Dr. Dr. med. Lutz Aderhold

KLARTEXT GESUNDHEIT!

Dr. Dr. med. Lutz Aderhold

KLARTEXT GESUNDHEIT!

Ernährung – Bewegung – Entspannung – Denken

Die besten Strategien für mehr Gesundheit, Energie und Wohlbefinden

– Mit einem Geleitwort von Prof. Dr. med. Martin Engelhardt –

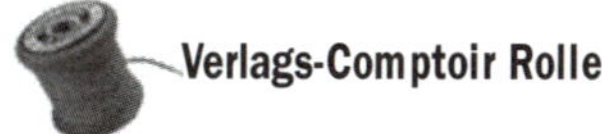
Verlags-Comptoir Rolle

Ein Imprint des Verlages VOPELIUS Jena
www.verlagvopelius.de
1. Auflage 2024

Bibliografische Information der Deutschen Nationalbibliothek: Die Deutsche Nationalbibliothek verzeichnet diese Publikation in der Deutschen Nationalbibliografie; detaillierte bibliografische Daten sind im Internet unter http://portal.dnb.de/opac.htm abrufbar.

ISBN: 978-3-947303-44-1

Satz, Layout, Umschlaggestaltung: Verlagsservice Baier, Auerstedt
Titelbild: iStock, Credit: Turac Novruzova (mit Abänderung durch Verlagsservice Baier)
Korrektorat: Dr. Dagmar Gebauer, Mainz
Produktion: Jürgen Knaack, Berlin
Printed in Germany

Umwelthinweis: Alle bedruckten Materialien dieses Buches sind chlorfrei gebleicht, umweltschonend und alterungsbeständig.

Geleitwort

Liebe Leserinnen, liebe Leser,

Gratulation zu Ihrer Entscheidung das Buch „Klartext Gesundheit" zu lesen! Viele von uns haben im Verlauf ihres Lebens Bücher gelesen und Musik gehört. Die Inhalte der meisten Bücher geraten wieder in Vergessenheit. Viele Lieder sind zwar schön anzuhören, erlangen aber für uns keine große Bedeutung. Einige wenige Bücher werden jedoch zu unserem individuellen Lebensschatz und einige Lieder und Kompositionen berühren unser Innerstes ganz tief und begleiten uns unvergesslich durch unser Leben.

„Klartext Gesundheit" kann für Sie zu einem solchen Buch werden! Lutz Aderhold hat in diesem Werk seine jahrzehntelange Erfahrung zum Thema Gesundheit als Mediziner, Sportler und Mensch zum Thema Gesundheit zu einem sehr wertvollen Buch zusammengefasst. Mit voller Leidenschaft trägt er das Wissen zusammen, räumt mit Mythen auf, zeigt Zusammenhänge auf und bietet Lösungsmöglichkeiten an. Sehr angenehm dabei ist der fehlende Dogmatismus, der Verzicht auf überhebliche Belehrungen und Besserwisserei. In diesem Buch spürt der Leser die durch Lebensweisheit entstandene Entspanntheit des Autors, die sich mit Begeisterungsfähigkeit für seine Botschaften paart.

Seit vielen Jahrzehnten zählt Deutschland zu den wohlhabendsten Ländern der Welt. Die Bürger leben privilegiert in einem Rechtsstaat mit nie zuvor gekannten Freiheiten und seit über 75 Jahren in Frieden. Trotzdem sind viele Deutsche zunehmend unzufrieden und unglücklich. Einsamkeit heißt die neueste Volkskrankheit. Jahrzehntelange gesellschaftliche Fehlentwicklungen haben zu einer Bewegungsarmut geführt, sodass die durchschnittliche tägliche Gehstrecke mittlerweile unter 800 Metern liegt. Hinzu kommen zunehmende Übergewichtigkeit, ungesunde Ernährung sowie ein Werteverlust und eine Orientierungslosigkeit bei zahlreichen Menschen.

Trotz der höchsten Ausgaben für das Gesundheitswesen in Europa haben die Deutschen nur eine durchschnittliche Lebenserwartung, die in den letzten Jahren sogar leicht rückläufig war. Der vierthäufigste Grund für den relativ vorzeitigen Tod nach Herzinfarkt, Schlaganfall und Krebsleiden ist dabei die Bewegungsarmut. Die körperliche Leistungsfähigkeit schon bei Zehnjährigen nimmt in Deutschland seit Jahrzehnten kontinuierlich ab. Mittlerweile kann nur noch die Hälfte der jungen Menschen in diesem Alter sicher Schwimmen und vernünftig einen Kilometer auf der Bahn Laufen.

Das Buch von Lutz Aderhold zeigt uns, dass es so nicht bleiben muss. Er macht Hoffnung und zeigt uns Varianten, wie jeder von uns sich positiv weiterentwickeln und auch mehr Bewegung in seinen Alltag vernünftig implementieren kann. Lutz Aderhold nennt es den Weg zu mehr Gesundheit, Energie und Wohlbefinden durch einen präventiven Lebensstil und eine wirksame Medizin im Krankheitsfall.

Für mich persönlich gehört das Buch zu den Werken, die mich fortan durch das Leben begleiten – und es kann auch für Sie zu einem wertvollen Schatz werden, sofern es nicht beim Lesen bleibt! Lassen Sie sich von der Begeisterung infizieren und betrachten Sie dieses Buch als Mutmacher! Probieren Sie die Anregungen dieses Buches selbst aus und profitieren Sie vom Ergebnis!

Viel Spaß und viel Erfolg dabei wünscht

Ihr Prof. Dr. med. Martin Engelhardt

INHALT

EINFÜHRUNG 7

1 GRUNDLAGEN 11

1.1 Die Entwicklung des Menschen – Evolution 11

1.2 Genetik und Epigenetik 16

1.3 Darm-Hirn-Verbindung und Mikrobiom 20

1.4 Immunsystem 28

1.5 Stresssystem 34

1.6 Circadianer Rhythmus 37

1.7 Test zum individuellen Gesundheitsprofil 41

2 GESUND ALT WERDEN UND FIT BLEIBEN 45

3 EPIGENETISCHES QUARTETT 55

3.1 Ernährung 55

3.1.1 Makronährstoffe 56

3.1.2 Mikronährstoffe 71

3.1.3 Physiologische Grundlagen 77

3.1.4 Körperliche Aktivität und Diät 96

3.1.5 Gesunde Ernährung 97

3.1.6 Spezielle Ernährungsthemen 109

3.1.7 Nahrungsergänzung 126

3.2 Bewegung 135

3.2.1 Motivation – es ist nie zu spät für den Anfang 139

3.2.2 Vorsorgeuntersuchung 143

3.2.3 Immunsystem und körperliche Aktivität 144

3.2.4 Bewegung und Sport 147

3.3 Entspannung und Regeneration 161

3.3.1 Progressive Muskelentspannung 163

3.3.2 Entspannung durch Atemtechnik 163

3.3.3 Meditation und Achtsamkeit 164

3.3.4 Massagen 169

3.3.5 Sauna und Dampfbad 170

3.3.6 Gesunder Schlaf 170

3.3.7 Urlaub – Zeit zum Ausspannen und Erholen 174

3.4 Denken – Fühlen – Handeln 175

3.4.1 Gehirn und Funktion 175

3.4.2 Veränderte Bewusstseinszustände 194

3.4.3 Mentales Training 197

4 ERKRANKUNGEN 214

4.1 Prävention 217

4.1.1 Körperliche Aktivität und Sport 218

4.1.2 Impfungen 222

4.1.3 Anti-Aging und Selbstoptimierung 223

4.2 Therapie 224

4.2.1 Medizin und „Alternativmedizin“ 224

4.2.2 Kommunikation und Gedanken als Medizin 243

4.2.3 Wechselwirkungen zwischen Körper und Geist 249

4.2.4 Erschöpfung und Burnout 253

4.2.5 Wege zur psychischen Heilung 256

Nachwort und Danksagung 262

Linksammlung 264

Weiterführende Literatur – eine Auswahl 264

Register 281

EINFÜHRUNG

*„Gesundheit ist nicht alles,
aber ohne Gesundheit ist alles nichts."*
(Arthur Schopenhauer,
deutscher Philosoph, 1788–1860)

Knapp zwei Drittel der Deutschen fühlen sich gesund. Aber nur 17 Prozent erfüllen die Kriterien für ein gesundes Leben, bei den 30–45-Jährigen sind es nur 10 Prozent. Insgesamt pflegen Frauen den gesünderen Lebensstil in Bezug auf Ernährung, körperliche Aktivität, Rauchen, Alkohol und Stressempfinden (DKV-Report 2023: Wie gesund lebt Deutschland).

Das vorige Jahrhundert hat viele medizinische Fortschritte gebracht. Eine verbesserte Hygiene, die Entdeckung der Antibiotika, der Impfstoffe und die Entwicklung der Chirurgie hatten große Auswirkungen auf unsere Gesundheit und Lebenserwartung. Doch ein längeres Leben bedeutet nicht automatisch auch ein gesünderes Leben. Tatsächlich können wir derzeit einen starken Anstieg chronischer Erkrankungen verzeichnen. Langsam beginnen wir aber die Ursachen zu erkennen. Schlechte Ernährung, Bewegungsmangel, Stress, Schlafmangel, Informationsflut und soziale Isolation sind die Gesundheitsrisiken der heutigen Zeit. Wir entfernen uns immer weiter von den natürlichen Lebensbedingungen, an die wir uns evolutionär angepasst haben. In der Bevölkerung besteht ein großer Bedarf an Informationen, was jeder selbst tun kann, um gesund zu werden und zu bleiben, denn Gesundheit wünscht sich jeder von uns. Jeder will alt werden, aber keiner will alt sein!

Hier hilft eine integrative Sicht auf Biologie, Umwelt und Verhalten weiter. Neue wissenschaftliche Erkenntnisse haben gezeigt, dass wir durch unseren Lebensstil einen Großteil unseres Schicksals und das unserer Nachkommen selbst in der Hand haben. Zwar spielen Gene eine wichtige Rolle für unsere Gesundheit, entscheidender ist aber die Regulation unserer Gene über die Kontrollfunktion der Epigenetik. Auf der Basis von Zwillingsstudien wird der Einfluss der Gene für eine sehr lange Lebenszeit auf nur 25 Prozent geschätzt. Die übrigen 75 Prozent sind durch äußere Faktoren beeinflussbar. Der Einfluss der Gene auf die Gesundheit soll sogar nur bei 7 Prozent liegen. Mehr als 90 Prozent bestimmt also unser alltägliches Leben. Was wir essen, ob wir uns regelmäßig bewegen, wie wir psychisch belastet und sozial eingebunden sind und ob wir in einer gesunden Umwelt leben, all dies hat großen Einfluss auf die Genregulation und damit unsere Gesundheit. Entscheidend ist das epigenetische Quartett Ernährung, Bewegung, Entspannung und Denken sowie eine wirksame Medizin im Krankheitsfall. Hier können wir durch unser Verhalten entscheidend selbst Einfluss nehmen und quasi den Resetknopf drücken.

Zitat Prof. Christiaan Barnard (1922–2001): *„Heute würde ich keine Herzen mehr verpflanzen. Heute würde ich mich darum kümmern, dass die Herzen gar nicht erst krank würden. Mit einem Bewegungsprogramm, einem Ernährungsprogramm, einem Denkprogramm."*

Eine weitblickende Empfehlung eines großen Mediziners.

Je nach individuellen Bedürfnissen und Zielsetzungen ergeben sich verschiedene Schwerpunkte in den vier Lebensstilbereichen. Die Stärkung in einem Teilbereich kann Schwachstellen in einem anderen Bereich ausgleichen. Haben Sie den Mut, Dinge auszuprobieren, anzupassen oder auch wieder zu verwerfen, vertrauen Sie dabei auf Ihren Entdeckermut. Ihren ganz eigenen Handlungsbedarf können Sie durch den Test in Kapitel 1.7 herausfinden.

Die meisten Menschen tragen die Möglichkeiten in sich, wieder gesund zu werden. Es gilt die Selbstheilungskräfte zu aktivieren. Dazu muss man es wieder schaffen, Ordnung in das eigene Leben im Umgang mit Familie, Beruf, Hobbys und Plänen für die Zukunft zu bringen. Die eigenen Wünsche und Ziele sollen wieder mehr Platz bekommen. Wenn Sie Dinge verändern wollen, macht Ihnen Ihr alter epigenetischer Code Schwierigkeiten. Sie brauchen einen gewissen Grad an Willensstärke, um gegen alte Gewohnheiten anzugehen und neue zu schaffen. Ihr Körper wird aber relativ schnell positive Auswirkungen erkennen und damit neue Gewohnheiten im epigenetischen Code verankern. Damit fällt es Ihnen auch leichter, dabei zu bleiben.

Die Mehrheit der Erwachsenen in Industrieländern ist heute übergewichtig und unsportlich. Schon bei Kindern steigt die Häufigkeit von Fettsucht stark an. Mangelnde Fitness und Übergewicht sind mit Herzkrankheiten, Schlaganfällen und verschiedenen Krebsformen verbunden, aber auch mit zahlreichen chronischen Krankheiten wie Diabetes Typ 2 und Osteoporose. Diese Entwicklung bringt einerseits viel Leid aber auch gigantische Kosten im Gesundheitswesen. Wir würden uns einer besseren Gesundheit erfreuen, wenn wir die Lebensmittel zu uns nähmen, an die wir durch die Evolution angepasst sind und körperlich ebenso aktiv wären wie unsere Vorfahren. Es ist an der Zeit, einen neuen Weg einzuschlagen und der Präventivmedizin die Vorfahrt zu gewähren. Die Medizin der Zukunft sollte in erster Linie Prophylaxe sein, um Beschwerden und Erkrankungen überflüssig zu machen: Vorbeugen statt später heilen. Kein Autobesitzer käme auf die Idee, den Zustand seines Motors erst dann überprüfen zu lassen, nachdem dieser röchelnd am Wegesrand seinen weiteren Dienst verweigert.

Um die Bedingungen für mehr Gesundheit in unserer Gesellschaft zu verbessern, sind Anpassungen und Verbesserungen im Gesundheits- und Bildungssystem, beim Städte- und Wohnungsbau, im Verkehrswesen, der Nahrungsmittelindustrie, im Umwelt- und Naturschutz sowie der Arbeitswelt erforderlich.

Gesund und fit zu sein liegt voll im Trend. Bei den meisten Menschen steht Gesundheit im Werte-Index an erster Stelle, noch vor Freiheit und Erfolg. Erstaunlich fitte ältere Menschen gibt es mehr und mehr, früher waren es die „Senioren", heute sind es die „Best Ager". Die älteren Menschen sind heute im Vergleich zu früheren Generationen gesünder, verfügen über einen höheren Bildungsstand und über mehr finanzielle Möglichkeiten.

Gesund zu leben erfordert aber auch Disziplin und Durchhaltevermögen, es müssen Gewohnheiten geändert und andere Prioritäten gesetzt werden. Dies fällt leichter auf der Grundlage soliden Wissens, denn noch nie wussten wir so viel über eine gesunde Lebensweise. Es gibt viele Fachbücher zu einzelnen Gesundheitsthemen, die von angesehenen Wissenschaftlern verfasst wurden, aber kaum ein Buch, das die vielen Erkenntnisse einer breiteren Öffentlichkeit zugänglich macht. Das Buch soll Ihnen als Kompass Orientierung in der Vielfalt der Gesundheitsthemen bieten, erhebt aber keinen Anspruch auf Vollständigkeit oder Ausschließlichkeit. Ich stelle Ihnen zu den einzelnen Themen die besten Strategien für mehr Gesundheit, Energie und Wohlbefinden vor. Es sind Anregungen, die Sie in vielfältiger Weise nutzen können.

Keiner wird immer alles richtig machen oder auch richtig machen wollen. Jeder hat die Freiheit, sein Leben nach seinen Wünschen, Bedürfnissen und Gegebenheiten zu gestalten, also seinen persönlichen Lebensstil zu wählen. Eine Verpflichtung, sich nach bestimmten Gesundheitsregeln zu richten, gibt es nicht. Wir dürfen nämlich nicht den Fehler machen, den Lebensstil zur Ideologie zu machen und Krankheit als Eigenschuld zu betrachten. Die Bedeutung der Gesellschaft sowie schicksalhafte Unwägbarkeiten darf man nicht ignorieren. Aus diesen Gründen gibt es die Solidargemeinschaft.

In der heutigen Zeit führt die ständige Flut aus Informationen, Ratschlägen, Gesundheits- und Ernährungstipps zu einer zunehmenden Überforderung und auch Misstrauen gegenüber der modernen Medizin. Dabei spielen Google, YouTube, TV, Soziale Medien und Messenger-Dienste eine große Rolle. Das Buch soll Ihnen helfen, diesen Informationsdschungel besser einordnen zu können, und ein Wegweiser aus dieser Verunsicherung sein.

Der vorgestellte Gesundheitskompass engt nicht ein, er lässt Ihnen allen Spielraum, aber schafft eine Systematik und gibt Ihnen Orientierung, denn Wissen ist der beste Impfstoff gegen die meisten Krankheiten. Jeder soll und kann individuell wählen, was er für sich als wichtig und auch praktikabel erachtet. Stellen Sie sich ihr eigenes

Gesundheitsprogramm zusammen und werden sie aktiv. Sie können Ihre Ressourcen stärken, Sie können aber auch mit Ihrem Gesundheitskapital verschwenderisch umgehen, denn ein Diktat zu gesundheitlichem Verhalten gibt es nicht. Finden Sie heraus, was gut für Sie ist und vermeiden Sie, was schlecht für Sie ist. Handeln Sie entsprechend Ihren Neigungen und Möglichkeiten: klingt doch ganz einfach! Sie brauchen nicht gleich das ganze Buch durchzuarbeiten. Sie können sich auch einzelne Kapitel mit für Sie besonderem Handlungsbedarf zuerst vornehmen. Basiswissen zur Physiologie des Menschen und zum besseren Verständnis der vorgestellten Maßnahmen finden Sie in den Kapiteln 1.1–1.6.

Beginnen Sie die Veränderungen am besten mit kleinen, leicht umsetzbaren Entscheidungen und setzen Sie sich Zwischenziele. Das bringt Ihnen Erfolgserlebnisse und erhält die Motivation. Um neue Verhaltensweisen im Unterbewusstsein zu verankern, bedarf es ständiger Wiederholung, erst dann werden sie schließlich zur Routine. Haben Sie ein Zwischenziel erreicht, gönnen Sie sich eine Belohnung und seien Sie stolz auf das bereits Erreichte. Nur was uns Spaß macht, was uns Wohlgefühl und „Belohnung" schenkt, werden wir wiederholen und auch als neue Verhaltensweise beibehalten. Überfordern Sie sich nicht, jeder einzelne Schritt ist wertvoll.

Gesundheit ist im Grunde genommen immer eine Selbstheilung, die durch verschiedene Maßnahmen unterstützt werden kann. Eine Bedienungsanleitung dafür gibt es allerdings nicht, denn Leben ist immer Veränderung und Entwicklung. Fertigrezepte und Garantien existieren nicht, wir sind keine Maschinen. Wir können aber unsere Selbstheilungskompetenz stärken, unabhängig von den Lebensumständen, dem Alter oder Gesundheitszustand. Werden Sie also vom bloßen Behandelten zum Handelnden. Aber beginnen Sie nicht einen Wettlauf um Jugend, Schönheit und Fitness, sie werden bei diesem Optimierungswahn nur verlieren. Leben Sie bewusst, aber lassen Sie sich nicht von irgendwelchen Diktaten verrückt machen, eine gute Portion Gelassenheit ist immer nützlich.

Wenn Sie bereits unter gesundheitlichen Beschwerden leiden, können die vorgestellten Maßnahmen Ihnen Hilfe zur Selbsthilfe geben, eine erforderliche medizinische Therapie aber nicht ersetzen. Besprechen Sie dies am besten mit Ihrem behandelnden Arzt oder Therapeuten und setzen Sie ärztliche Verordnungen nicht einfach ab, denn neben dem epigenetischen Quartett der Lebensstilfaktoren ist eine wirksame Medizin ein wichtiger Pfeiler für Ihre Gesundheit.

Die Anwendung der dargestellten Tipps und Empfehlungen liegen in Ihrer Verantwortung. Ein direktes Heilversprechen kann nicht gegeben werden, das liegt in der Komplexität jedes einzelnen Individuums begründet. Eine Haftung des Autors, des Verlags und aller Personen, die an diesem Buch mitgearbeitet haben, für jegliche Schäden ist ausdrücklich ausgeschlossen.

Gesundheit und Lebensqualität kann man nicht kostenfrei und ohne Aufwand konsumieren, sondern muss ein Leben lang selbst gestaltet werden, denn Wundermittel für die ewige Jugend gibt es nicht. Dabei ist Gesundheit zu erhalten einfacher, als Gesundheit zurückzugewinnen. Sie haben es selbst in der Hand, eine höhere Ebene der Gesundheit zu erreichen, eine Vitalität und Freude, die Sie seit langem nicht mehr gekannt haben. Sie werden das Leben wieder genießen mit mehr Antrieb, Tatkraft und Schaffensfreude. Werden Sie aktiv und nehmen Sie Ihre Gesundheit und Ihr Lebensglück eigenverantwortlich in die Hand. Schaffen sie die Voraussetzungen, um jung und fit bis ins hohe Alter zu bleiben. Die Einstellung – *„Wenn ich krank bin, gehe ich zum Arzt, bekomme ein paar Medikamente und werde wieder gesund"* – funktioniert nicht!

Die Hauptursachen für die meisten gesundheitlichen Probleme können auf eine ungesunde Lebensweise mit zu wenig Bewegung, falscher Ernährung und zu viel Stress zurückgeführt werden. Mit geringen individuellen Änderungen können Sie präventiv viel bewirken. Vor über 2000 Jahren nannte der griechische Philosoph und Naturforscher Aristoteles (384–322 v. Chr.) sechs wichtige Schlüssel, die ein erfolgreiches und glückliches Leben ausmachen:

- Sinnhaftigkeit des Lebens,
- Persönliche Autonomie,
- Persönliches Wachstum,
- Die Kontrollierbarkeit der Umwelt,
- Positive Beziehungen zu anderen und
- Selbstakzeptanz.

Schon der antike griechische Arzt Hippokrates hat den richtigen Weg beschrieben: *„Wenn wir jedem Individuum das richtige Maß an Nahrung und Bewegung zukommen lassen könnten, hätten wir den sichersten Weg zur Gesundheit gefunden."* Hippokrates, quasi der Urvater der modernen Medizin, sah in einer gesunden Lebensweise eine wichtige Voraussetzung für unsere Gesundheit. In dieser Tradition stehen auch Galen, Paracelsus und Sebastian Kneipp.

Auch wenn ich versucht habe, umgangssprachlich zu formulieren, dann immer auf dem Boden der Wissenschaftlichkeit. Die Literatur zum Thema Gesundheit zu überblicken und kritisch zu bewerten erfordert fundiertes medizinisches Wissen und natürlich viel Zeit. Mit diesem Buch habe ich versucht, Ihnen den aktuellen Stand und die für Sie wichtigsten Erkenntnisse der Forschung und Wissenschaft zusammenzustellen und biete Ihnen das kompakte aktuelle Wissen für eine unkomplizierte praktische Anwendung. Ich habe bewusst auf die Nennung einzelner Studien weitgehend verzichtet, weil das den Rahmen des Buches gesprengt hätte. Im Literaturverzeichnis finden Sie weiterführende Bücher mit Hinweisen auf Einzelstudien. Angesichts der rasanten Entwicklung der modernen Wissenschaft kann man nicht voraussagen, welches Wissen morgen noch Gültigkeit hat.

Aus pragmatischen Gründen wird in dem Text durchgehend die männliche Form benutzt, was weder ausgrenzend noch diskriminierend gemeint ist. Weibliche, männliche und diverse Lesende sollen sich gleichermaßen angesprochen fühlen. Dieses Buch ist für einen breiten Leserkreis geschrieben: in erster Linie für jeden, der seine Gesundheit erhalten oder wiedergewinnen möchte, sein Wohlbefinden steigern oder auch Krankheiten vorbeugen will. Es soll medizinisches Personal, Therapeuten aller Art, Ernährungsberater, Sportwissenschaftler, Trainer, Sportler, Studenten und Patienten ansprechen.

Aber nun: Starten Sie den Weg zu mehr Gesundheit, Energie und Wohlbefinden. Bleiben Sie neugierig, kritisch und zuversichtlich. Viele kleine Veränderungen werden dazu führen, dass Sie sich wohler fühlen und einfach besser in Form sind. Auf den Punkt gebracht: Sie erreichen eine bessere Lebensqualität! Vermeiden Sie aber, dass vor lauter Gesundheitsplanung und Besser-Leben-Terminen nicht Ihre Lebenslust auf der Strecke bleibt! Finden Sie die richtige Dosis und gehen Sie sorgsam mit sich um. Es geht nicht um zwanghafte Disziplin und Selbstoptimierung, sondern um ein Gleichgewicht zwischen Lebensfreude, Fitness und gesundem Verhalten!

„Es ist nicht genug zu wissen, man muss auch anwenden; es ist nicht genug zu wollen, man muss auch tun."

(Johann Wolfgang von Goethe, deutscher Dichter und Naturforscher, 1749–1832)

1 GRUNDLAGEN

1.1 Die Entwicklung des Menschen – Evolution

„Über die Entstehung der Arten"

(Charles Darwin, britischer Naturforscher, 1809–1882)

Die Entstehung des Lebens auf der Erde beruht auf der chemischen Evolution durch Bildung von Lebewesen aus anorganischen und organischen Stoffen. Sie begann vor etwa 4 Milliarden Jahren, als unser Planet ungefähr 500 Millionen Jahre alt war. Zum Ablauf der chemischen Evolution existieren verschiedene Hypothesen, die auf geologischen Rückschlüssen über die damalige Erdatmosphäre sowie klimatischen Bedingungen beruhen. Seit der Entstehung zellulärer Organismen bildet sich Leben aus Leben (Biogenese). Sicher scheint zu sein, dass sich nur die auf Nukleinsäuren (DNA und RNA) beruhende Form von Leben durchgesetzt hat. Die Bausteine der zwei lebenstypischen Makromoleküle (Nukleotide und Aminosäuren) und der universell gültige genetische Code sprechen dafür.

Die Wissenschaft von der Evolution des Menschen entwickelt sich gegenwärtig sehr dynamisch. Dabei stehen Veränderungen des Klimas und der Umwelt wie europäische Savannen und afrikanische Wüsten oder die Austrocknung des Mittelmeeres und die Eiszeiten besonders im Fokus. Was der Mensch heute ist, ist das Ergebnis der Evolution von Jahrmillionen. Wer überleben wollte, musste sich immer wieder verändern und anpassen. Dabei ist Evolution kein auf ein bestimmtes Ziel orientierter Prozess, Komplexität und Funktion entstehen nebenbei und oft auf Umwegen. Auch dank der Paläo-Genetik können wir aus alter DNA die Geschichte unserer Vorfahren rekonstruieren.

Die mit Abstand am besten erforschte Vormenschart ist *Australopithecus afarensis*, die mit dem Skelett von „Lucy" einen ikonenhaften Status erlangt hat. Die meisten Funde stammen aus der äthiopischen Afar-Region und dem tansanischen Laetoli und sind zwischen 3,7 und 3 Millionen Jahre alt. Neue Untersuchungen belegen, dass *Danuvius guggenmosi* (11,6 Millionen Jahre) und *Graecopithecus freybergi* (7,3 Millionen Jahre) deutlich älter sind als die ältesten potentiellen Vormenschen Afrikas. Könnte es sich bei diesen Funden in Europa um die Urahnen der Menschen handeln? Damit würde die Annahme, dass die frühe Evolution des Menschen ausschließlich in Afrika stattfand, infrage gestellt. Der Zeitraum, in dem sich die Menschen von der Schimpansen-Linie trennten, wird auf 7–13 Millionen Jahre vor unserer Zeit eingegrenzt. Die Fossilien unserer ältesten Vorfahren müssten demnach aus dieser Zeitspanne stammen. Allerdings sind die afrikanischen Funde sämtlich einige Millionen Jahre jünger. Dagegen wurden in Eurasien eine Vielzahl von Fossilien aus dieser Phase der Evolution gefunden. Müsste die Wiege der Menschheit nicht dort liegen, wo auch die ältesten Knochen gefunden wurden? *Danuvius guggenmosi* und *Graecopithecus freybergi* stützen diese Theorie.

Auch Funde von Fußabdrücken auf Kreta widersprechen der Vorstellung, dass der menschliche Lauffuß sich vor 3,7 Millionen Jahren bei *Australopethicus afarensis* in Afrika entwickelt hat. Vielmehr zeigt die Analyse der Fußabdrücke auf Kreta, dass sich der aufrechte Gang wahrscheinlich schon vor mehr als 6 Millionen Jahren herausbildete. Der aufrechte Gang befreite die Hände von der Aufgabe der Fortbewegung, sodass sie nun auch Werkzeuge herstellen konnten. Gleichzeitig passte sich die Architektur der Wirbelsäule zu einem doppelten S an. Dadurch werden Stöße beim Gehen und Laufen abgefedert. Das Becken wurde breiter, um die Organe zu halten und das Gewicht auf die Beine und Füße zu übertragen.

Biologisch betrachtet sind wir zweibeinige Affen mit einem großen Gehirn. Die Evolution hat eine große Vielfalt an Affen, im Fachjargon Primaten genannt, hervorgebracht. Die Hominoiden („Menschenartige") unter ihnen werden in die Kleinen Menschenaffen *(Gibbons)* und die Großen Menschenaffen *(Hominidae)* unterteilt. Diese umfassen alle noch lebende Menschenaffen und den Menschen, einschließlich seiner ausgestorbenen Vorfahren. In diese Familie gehören die Orang Utans *(Ponginae)*, Gorillas und Schimpansen *(Homininae)* und wir Menschen *(Hominini)*. Mit unseren engsten lebenden Verwandten, den Schimpansen *(Panini)*, stimmt das Erbgut zu 98,7 Prozent überein. Genetische Untersuchungen legen nahe, dass wir uns vor bis zu 13 Millionen Jahren von den Schimpansen trennten. Veränderungen des Körperbaus, die sich durch die Anpassung an neue Lebensräume und Klimaveränderungen ergaben, sind die Grundlagen der Entwicklungsgeschichte des Menschen.

Die europäischen Vormenschenfunde widersprechen allerdings klar der Annahme, dass Afrika die Wiege der Menschheit ist („Out-of-Africa-Theorie I"). Die Evolution der Gattung *Homo* ist eng mit den klimatischen Umbrüchen des Eiszeitalters verbunden, das vor etwa 2,7 Millionen Jahren begann. Aus dieser Zeit stammen die ersten Funde von primitiven Urmenschen und ihren handwerklich gefertigten Werkzeugen. Im Gegensatz zu den Vormenschen hatten die ersten Urmenschen runde statt ovale Zahnleisten und ein vergrößertes Hirnvolumen von 600–800 Kubikzentimetern. Ein wesentlicher zeitlicher Unterschied zwischen den ältesten Urmenschen und Werkzeugkulturen Ostafrikas, des Mittelmeerraumes und Asiens ist nicht zu erkennen, auch dies spricht gegen das Out-of-Afrika-Paradigma. Die Herkunft des Menschen auf eine bestimmte Region zu beschränken ist sicherlich falsch. Wissenschaft ist keine Sammlung von unumstößlichen Wahrheiten. Sie ist ein offener Prozess. Morgen kann es neue Funde geben und die Faktenlage sieht wieder anders aus.

Ein stabilisierter Kopf, niedrige Schultern, schmale Taille, großer Gesäßmuskel, große Hüft-, Knie- und Fußgelenke, lange Beine, lange Achillessehne, gut ausgebildetes Fußgewölbe und kurze Zehen sind Anpassungen an das Gehen und Laufen. Durch das zweifüßige Gehen minimiert der Mensch automatisch den Energieverbrauch und maximiert die zurückgelegte Entfernung. Nicht nur unser Bewegungsapparat hat Anpassungen durchlaufen, die uns beim Laufen unterstützen, sondern auch unser Gleichgewichtssinn, um bei hohem Lauftempo die Balance besser zu halten. Ohne Fell mit einem guten Kühlungsmechanismus und physiologisch hoch energieeffizient war der Mensch schließlich ein Dauerläufer, der perfekte Hetzjäger. Die erste Menschenart, von der man sicher weiß, dass sie den Dauerlauf beherrschte, ist der 1,8 Millionen Jahre alte *Homo georgicus* aus Dmanisi im Kaukasus.

Vor etwa 2 Millionen Jahren begann der Mensch das Feuer zu nutzen und vom Rohfleischesser zum Garkocher zu werden. Dies führte auch zu einer Verkleinerung der Zähne beim *Homo erectus.* Zuvor erhitzte Nahrung lässt sich leichter und schneller verdauen und hat mehr Nährwert, außerdem werden Bakterien und Parasiten abgetötet. Die Folgen waren eine Verkleinerung des Magen-Darm-Traktes und eine Vergrößerung des Gehirns. Zudem machte das Kochen etliche Nahrungsmittel wie Samen und Gräser oder stärkehaltige Knollen erst genießbar. Der wesentliche Schlüssel für den evolutionären Erfolg des Menschen war die Zubereitung von Fleisch und pflanzlichen Lebensmitteln durch Erhitzen. Mit dem Feuer hatte der Mensch auch eine verlässliche Licht- und Wärmequelle sowie eine wirkungsvolle Waffe gegen Feinde, ob Tier oder Mensch.

Bereits unsere frühesten Vorfahren könnten Zuckerjunkies gewesen sein, konnte man doch an 12,5 Millionen Jahre alten Zähnen der Menschenaffenart *Dryopithecus carinthiacus* fortgeschrittene Zahnkaries feststellen. Für die Entwicklung des Gehirns bis zu durchschnittlich 1.300 Kubikzentimeter hat aber sicherlich auch das proteinreiche Fleisch und Fett, vor allem Omega-3-Fette, eine Rolle gespielt. Mit reiner Rohkost hätte ein solch Energie forderndes Gehirn nicht versorgt werden können.

Eine wesentliche Grundlage für die menschliche Zivilisation stellt die Fähigkeit dar, Gedanken und Gefühle durch Mimik, Gesten und Laute auszudrücken (kognitive Revolution). Was uns wirklich auszeichnet, ist unsere Fähigkeit zu fühlen. Gefühle sind ein evolutionärer Vorteil. Sie warnen und motivieren uns, lenken unsere Aufmerksamkeit und bestimmen unser Verhalten (siehe Kapitel 3.4).

Nach Auswertung umfangreicher Daten geht man heute davon aus, dass die Entstehung der menschlichen Sprache mindestens bis zum letzten gemeinsamen Vorfahren von modernen Menschen und Neandertaler zurückgeht, nämlich den *Homo heidelbergensis* vor 600.000 Jahren. Der Austausch von Informationen zur Jagd oder zum Sammeln von Lebensmitteln brachte einen Selektionsvorsteil und war Grundlage des Lebens in sozialen Gruppen. Klatsch und Tratsch sorgte für den sozialen Kitt des menschlichen Zusammenlebens. Umfangreiches Wissen konnte weitergegeben werden und so die Grundlage für die kulturelle Evolution geschaffen werden. Ein Meilenstein war sicher die Entwicklung der Schrift durch die Sumerer (Keilschrift), Ägypter (Hieroglyphen) und Inder (Zahlen). Unser Evolutionserfolg lässt sich in erster Linie auf die Anpassungsfähigkeit zurückführen, über Denken, Kommunikation (Sprache) und Kooperation, Neuerungen zu entwickeln und uns auf vielschichtige Umstände einzustellen. Unsere heutige Gesellschaft ist das Ergebnis dieser Entwicklung – im Guten wie im Schlechten.

Innerhalb unserer relevanten, vertrauten Gruppen werben wir auch heute um Sympathie und ringen um Anerkennung, nach außen grenzen wir uns ab. Dies ist das Erbe aus unserer Vergangenheit, als die Konkurrenz um Nahrungsmittel und Paarungspartner für das Überleben bedeutsamer waren als heute. Was vor Jahrmillionen mit der schrittweisen Herausbildung des aufrechten Ganges und der Hände begann, führte über veränderte Ernährungsbedingungen und die Entwicklung der Sprache zu den Sozialstrukturen des modernen Menschen. Die Aufzucht des Nachwuchses erfordert Unterstützung von Verwandten und Nachbarn. Daher hat die Evolution diejenigen bevorzugt, die in der Lage waren, starke soziale Beziehungen einzugehen.

Die Wissenschaft ist sich nicht einig, wie viele **Menscharten** es insgesamt gegeben hat. Die Mehrheit der Paläoanthropologen vertritt derzeit die Meinung, dass sich etwa 12 Arten mehr oder weniger voneinander abgrenzen lassen:

- *Homo habilis,*
- *Homo rudolfensis,*
- *Homo georgicus,*
- *Homo ergaster,*
- *Homo erectus*
- *Homo antecessor,*
- *Homo heidelbergensis,*
- *Homo naledi,*
- *Homo floresiensis,*
- *Homo neanderthalensis,*
- *Homo sapiens.*

Der Übergang zum Eiszeitalter vor 2,6 Millionen Jahren markiert die Geburtsstunde unserer Gattung und führte zur Evolution des klassischen Urmenschen, des aufgerichteten Menschen, *Homo erectus*. Mindestens 1,5 Millionen Jahre besiedelte er die Erde und ist damit die am längsten dokumentierte Menschenart. Wechselhaftes Klima und Lebensbedingungen forderten Intelligenz, Kreativität und Flexibilität, um das Überleben zu sichern. Als **Homo sapiens**, der „vernunftbegabte Mensch" vor über 300.000 Jahren erstmals die Bühne der Evolution betrat, teilte er sich die Welt noch mit 7 weiteren Menschenarten. Von Ostafrika ausgehend eroberte er die Welt (Out-of-Africa-Theorie II). Nach Europa erreichte er Asien, Australien und schließlich Nord- und Südamerika. Doch seit 40.000 Jahren ist *Homo sapiens* die einzige verbliebene Menschart auf der Erde. Der *Homo sapiens* gehört zu:

- Reich (Tiere),
- Stamm (Wirbeltiere),
- Klasse (Säugetiere),
- Ordnung (Primaten),
- Familie (Menschenaffen),
- Gattung (Homo),
- Art (Homo sapiens).

Aber warum haben ausgerechnet wir überlebt? Heute lebende Menschen besitzen noch zwei bis acht Prozent des Genoms von archaischen Menschen, also von anderen Arten unserer Gattung *Homo* (Medizinnobelpreis 2022). Diese genetischen Anteile zeigen, dass sich die unterschiedlichen Arten miteinander paarten. So konnte die sehr variable und anpassungsfähige Art *Homo sapiens* entstehen. Die früheren Mitmenschenarten sind im Grunde genommen nicht ausgestorben, sondern sie leben in uns weiter.

Am Ende der letzten Eiszeit lebten wahrscheinlich nur einige 10.000 Menschen in Eurasien und insgesamt etwa 1 Million auf der ganzen Erde. Auch der Mensch hätte aussterben können. Vielleicht hat ihn eine Genmutation gerettet, die bereits vor 15 Millionen Jahren bei den Menschaffen auftrat. Das Enzym Uricase wurde nicht mehr gebildet, die Harnsäure dadurch nicht mehr abgebaut und über den Urin ausgeschieden. Dank der erhöhten Harnsäurewerte im Blut verwandelt der Körper Fruchtzucker in Fett. Er bildet also Reserven für die nahrungsarme Zeit. Außerdem stabilisiert Harnsäure den Blutdruck. Wir sind damit weniger schnell erschöpft als Säugetiere, welche die Harnsäure abbauen. Unsere Zivilisationskrankheiten wie Gicht, Diabetes, Fettleibigkeit, Bluthochdruck und Herzkreislauferkrankungen rühren zu einem Gutteil von dieser Uricase-Mutation her.

Menschen haben etwa 2 Millionen Jahre als Jäger und Sammler gelebt und sich an die entsprechende Lebensweise, Ernährung und die Einflussfaktoren der Umwelt angepasst. Die meisten Menschen waren Nomaden und zogen als Gruppe auf der Nahrungssuche von einem Ort zum anderen. Ihre Wanderungen wurden durch den Wechsel der Jahreszeiten, die Migration von Tieren und den Wachstumszyklus der Pflanzen bestimmt. Durch den vielfältigen Einsatz ihres Körpers waren sie fit wie ein Marathonläufer. Sie hatten eine körperliche Flexibilität, wie wir sie heute nur durch jahrelanges Yoga erreichen.

Das Erfolgsgeheimnis der Jäger und Sammler war ihre vielseitige Ernährung. Sie waren zwar auch anfällig für die Widrigkeiten der Natur und kannten Zeiten des Mangels und Hungers, doch in der Regel bewältigten sie diese erheblich besser. Es überlebten nur diejenigen, die am meisten Nahrung suchen, verschlingen und speichern konnten. Evolutionär sind wir deshalb auf Süßes, Salziges und Fettiges programmiert. Anfangs war der Mensch passiver Jäger als Aasfresser frisch verendeter Tiere. Seit circa 400.000 Jahren ist das aktive Jagen mit Waffen Teil der Nahrungsbeschaffung. Die Nahrung bestand aus erjagtem Fleisch und Fisch und gesammelten Wurzeln, Gemüse, Obst, Kräutern, Gräsern und Pilzen. Wir sind von unserer Entwicklung also omnivor (Allesesser), was auch an der Gebissform sowie dem Aufbau und der Funktion des Verdauungstrakts deutlich wird. Der Mensch hat eben das gegessen, was da war. Die Leidenschaft für süße, fettreiche Nahrung, für Fleisch, Gekochtes und große Mengen waren und sind Kennzeichen der menschlichen Ernährung. Vier biologische Programme sicherten Überleben und Fortpflanzung: Nährstoffoptimierung, Energiemaximierung, Üppigkeit und Genuss, gemeinsames Essen und Feiern.

Die reinen Pflanzenfresser aus der Reihe der Hominini sind vor etwa 1,5 Millionen Jahren ausgestorben, die Omnivoren haben überlebt. Vor 12.000 Jahren zogen rund 5–8 Millionen Jäger und Sammler als Nomaden über den Planeten. Aufgrund der Werkzeugfunde spricht man von „Steinzeit" und die Zeit der Jäger und Sammler wird als „Altsteinzeit" oder „Paläolithikum" bezeichnet. Sie macht etwa 99,5 Prozent der Menschheitsgeschichte mit 120.000 Generationen aus. Die folgenden ca. 500 Generationen machen nur 0,5 Prozent aus. Dies zeigt den großen Einfluss dieser Zeitspanne auf unsere Entwicklung.

Die evolutionäre Anthropologie und insbesondere die Paläo-Genetik konnten rekonstruieren, über welche Routen Europa bevölkert wurde. Vor etwa 39.000 Jahren brach in der Nähe des heutigen Vesuvs ein Supervulkan aus und führte zum zwischenzeitlichen Ende früher moderner Menschen in Mitteleuropa. Diese Eruption war wahrscheinlich auch der Anfang vom Ende des

Neandertalers. Gegen Ende des eiszeitlichen Maximums, vor 20.000 Jahren, breiteten sich die Jäger und Sammler aus Südwesteuropa wieder nach Norden aus. Vor mehr als 17.000 Jahren wurde die italienische Halbinsel vom Balkan neu besiedelt. Diese neuen Bewohner der Halbinsel zogen vor 14.500 Jahren nach Norden und verdrängten in Mitteleuropa die ansässigen Jäger und Sammler nach Norden. Vor 8.000 Jahren gelangen Bauern aus Anatolien nach Europa.

Die Situation änderte sich als der Mensch begann Viehzucht zu betreiben, Getreide anzubauen und sesshaft zu werden (landwirtschaftliche Revolution). Nach dem Ende der Eiszeit wurde das Klima wärmer und stabiler, was unentbehrlich für die Landwirtschaft war. Der Mensch machte sich Pflanzen und Tiere untertan und schuf sich damit einen neuen Feind: die Infektionskrankheiten. Vor etwa 8.000 Jahren wurde die Gewinnung von Salz möglich und kristalliner Zucker wird seit 2.500 Jahren genutzt. Die Ernährung wurde einseitiger und machte anfällig für Mangelerscheinungen und Hungersnöte bei Ernteausfällen.

Im Zuge von Sesshaftigkeit und Ackerbau stiegen die Bevölkerungszahl und der Ressourcenbedarf stark an, mit den bekannten negativen Folgen für Umwelt und Klima. Der Übergang vom Jäger und Sammler zum Bauern ist die Schnittstelle, ab der mit einer gezielten Zucht und Veränderung der Arten eine bewusste Umformung der Landschaft zu einem Ökosystem erfolgte, das der Mensch komplett seinen Bedürfnissen unterworfen hat. Es ist der Übergang vom Natur-Menschen zum Kultur-Menschen.

Zu Beginn der modernen Zeitrechnung gab es bereits etwa 250 Millionen Bauern und nur noch 1–2 Millionen Jäger und Sammler. Wir denken und fühlen bis heute wie die Jäger und Sammler, doch wir ernähren uns wie die ersten Bauern. Bis in die Spätmoderne waren 90 Prozent der Menschheit Bauern. Trotz der stark veränderten Lebens- und Umweltbedingungen (Ernährung, Bewegung, Wechsel von Anspannung und Erholung) in den letzten 10.000 Jahren konnten sich nur wenige genetische Anpassungen ausbilden. Dies bereitete den Boden für die Zivilisationskrankheiten in der heutigen Zeit. Man kann auch von sogenannten Fehlanpassungskrankheiten sprechen, die dadurch entstehen, dass unser steinzeitlicher Körper nur unzureichend an bestimmte moderne Verhaltensweisen und Bedingungen angepasst ist. Die meisten Krankheiten, von denen wir irgendwann betroffen sind, werden durch Umweltfaktoren, die sich seit der landwirtschaftlichen Revolution und der Industrialisierung durchgesetzt haben, ausgelöst oder verschlimmert. Wir müssen uns klar machen, dass wir mit dem genetischen Erbe der Steinzeit leben und unser zukünftiges Befinden beeinflussen können. Eine der wenigen Anpassungen, die seitdem erfolgte, ist die Laktosetoleranz. Überall dort, wo Milchviehhaltung eine Rolle spielte, wird Milch gut vertragen. In anderen Regionen der Welt, insbesondere in Asien, dagegen nicht.

Die Beschaffenheit seines Gehirns, die Sprache und seine Fähigkeit zur Kooperation machten den *Homo sapiens* zum Beherrscher und zur Bedrohung des Planeten. Der „weise Mensch" war die größte Katastrophe, von der die Tier- und Pflanzenwelt der Erde heimgesucht wurde. Noch ehe er das Rad, die Schrift und Waffen aus Metall erfunden hatte, waren durch ihn die Hälfte aller Großsäuger der Erde ausgerottet. Die heute lebenden Menschen machen nur 0,01 Prozent der gesamten Biomasse der Erde aus, aber wir hinterlassen gewaltige Auswirkungen.

Es vergingen nur wenige Jahrtausende zwischen der landwirtschaftlichen Revolution und dem Aufstieg von Städten und ganzen Weltreichen. Die meisten Gesellschaften waren und sind patriarchal geprägt. Über Jahrmillionen hatte sich der Mensch in Grüppchen von einigen Dutzend entwickelt, einen Instinkt zur Massenkooperation hatte er nicht, denn die Skepsis oder Angst vor Fremden gehört zum evolutionären Erbe. Die Zusammenarbeit in großen Imperien war selten freiwillig oder gar gleichberechtigt, meist herrschte Unterdrückung und Ausbeutung. Die Hierarchien zwischen Freien und Sklaven, Reichen und Armen oder Männern und Frauen basierten nur auf Fiktionen und Mythen. Dadurch werden Menschen von Geburt an programmiert auf bestimmte Weise zu denken und zu handeln, eben nach Regeln in einer Kultur zu leben. Sprache, Sitten und Gebräuche, Melodien, Handwerkstechniken aber auch Kleidermoden werden von Generation zu Generation weitergegeben, verändert und optimiert. Das soziale Umfeld prägt Verhalten und Physiologie der betreffenden Individuen und der nachfolgenden Generationen. Kulturen sind aber nicht festgeschrieben, sondern veränderbar und zeigen damit die Kreativität und Dynamik unserer Art.

Neben den Imperien waren die Entstehung der missionierenden Weltreligionen (Christentum, Islam und Buddhismus) und die Verbreitung des Geldes als universelles Tauschmittel bedeutende Revolutionen in der Geschichte der Menschheit. Hinzu kam in den letzten 500 Jahren eine rasante Entwicklung unseres Wissens (wissenschaftliche Revolution) und seit dem Ende des 18. Jahrhunderts die industrielle Revolution. Eine Kombination aus technischen, wirtschaftlichen, wissenschaftlichen und gesellschaftlichen Wandlungen trat ein, die den Lauf der Geschichte und unsere Umwelt schnell und radikal veränderten. Dies geschah in einem Zeitraum von weniger als 10 Generationen, nach den Zeitmaßstäben der Evolution quasi in einem Augenblick.

Eines ist allerdings klar, die Evolution wird weitergehen und Menschen werden sich an veränderte ökologische und soziale Verhältnisse anpassen. Ob dies bei den immer schneller eintretenden Veränderungen möglich ist, bleibt offen. Eines Tages werden wir vielleicht in der Lage sein, in unsere Evolution einzugreifen. Eingriffe dieser Art haben weitreichende Folgen und sollten umkehrbar sein. Die Anwendung ethischer Grundsätze ist dabei unverzichtbar.

Es ist nicht davon auszugehen, dass sich die menschengemachten Umweltveränderungen zurückdrehen lassen und unsere Nachfahren in Millionen Jahren die Erde noch bevölkern. Der *Homo sapiens* wird wie viele biologische Arten vor ihm aussterben, die Voraussetzungen dafür schafft er durch sein Verhalten. Aber vielleicht ist das auch zu pessimistisch gedacht und technische Entwicklungen werden die durch den Menschen geschaffenen Probleme lösen. Auf jeden Fall müssen jetzt die richtigen Weichenstellungen vorgenommen werden, bevor es zu spät ist, denn 2050 werden etwa 10 Milliarden Menschen die Erde bevölkern. Dazu wird auch beitragen, dass in praktisch allen Ländern der Welt die Zahl und der Anteil älterer Menschen an der Gesamtbevölkerung wächst. Nach den Prognosen der Vereinten Nationen soll die Bevölkerung der Erde durch Rückgang der Wachstumsrate im Jahr 2100 ein Plateau erreichen und schließlich wieder zurückgehen. Die Corona-Pandemie hat gezeigt, dass universelle Gesundheit die Grundlage für Wohlstand, Sicherheit und Frieden darstellt. Nur gemeinsam lassen sich solche globalen Gesundheitsbedrohungen meistern.

Dieser Blick auf die Entwicklungsgeschichte des Menschen macht viele Maßnahmen zur Förderung unserer Gesundheit verständlich.

1.2 Genetik und Epigenetik

„Das ganze Geheimnis, sein Leben zu verlängern, besteht darin: es nicht zu verkürzen."

(Ernst von Feuchtersleben, österreichischer Arzt, 1806–1849)

Das **Genom** ist das Erbgut eines Lebewesens und umfasst die Gesamtheit der Informationen, die in der DNA (vom engl. *deoxyribonucleic acid* = Desoxyribonukleinsäure) gespeichert ist und an dessen Nachkommen vererbt werden kann. Die genetische Information wird über die Abfolge von vier Basen kodiert: Adenin (A), Cytosin (C), Guanin (G) und Thymin (T). Die Basen sind auf 22 Chromosomen und dem Geschlechtschromosom verteilt. Von der Mutter erhält das Baby immer ein X-Chromosom. Falls vom Vater das Y-Chromosom hinzukommt, wird das Baby männlich, bei einem X-Chromosom hingegen weiblich. Da Sie von jedem Elternteil 23

Chromosomen und ca. drei Milliarden Basenpaare erhalten haben, weisen Ihre Zellen insgesamt 46 Chromosomen und ca. sechs Milliarden Basenpaare auf.

In der Abfolge von Basenpaaren und ihren Kombinationsmöglichkeiten in der DNA-Doppelhelix ist die Gesamtheit der Erbinformation enthalten **(genetischer Code)**. Bestimmte Abschnitte dieser Basenfolgen nennt man **Gene**, welche insbesondere Informationen zur Bildung von Proteinen enthalten. Insgesamt sind beim Menschen ca. 21.000 codierende (proteinbildende) Gene bekannt. Über die Transkription in die RNA (engl. *ribonunleic acid* = Ribonukleinsäure) erfolgt an den Ribosomen die Translation in ein Protein (Genexpression genannt). Dabei entspricht jedes Basentriplett (Codon) einer Aminosäure. Daneben gibt es auch nichtkodierende Gene, die eine Bedeutung in der Genregulation haben.

Proteine gestalten sämtliche Prozesse im Organismus, so spalten sie als Enzyme unsere Nahrung auf oder helfen uns als Antikörper, Bakterien und Viren zu bekämpfen. Ohne Proteine würde so gut wie gar nichts in unserem Körper funktionieren. Ähnlich viele nichtkodierende Gene dienen der Genregulation. Treten in der DNA-Sequenz Veränderungen ein, die nicht wieder repariert werden können, spricht man von einer **Mutation**. Diese Mutationen können nur dann vererbt werden, wenn sie in den Geschlechtszellen (Ei- oder Spermienzellen) auftreten. Mutationen in allen anderen Zellen des Körpers werden nicht vererbt, können aber Krankheiten auslösen.

Es werden auch Informationen vererbt, die nicht in unseren Genen enthalten sind. Dazu zählen insbesondere Informationen zur Regulierung der Aktivität von Genen, also zu welchem Zeitpunkt und in welchen Zellen Gene abgelesen und Produkte (Proteine) gebildet werden. Diese Informationen sind im **Epigenom** (epi, *griechisch* = bei, auf, darüber, außerdem) enthalten, dem zweiten Code. Vergleicht man das Genom mit einem Computer, dann ist das Epigenom die Software.

Die Zellfunktionen werden hauptsächlich durch die Interaktion mit ihrer Umgebung gesteuert und nicht durch den genetischen Code. Die Gesamtheit aller Umweltfaktoren nennt man das **Exposom**. Die stetigen Anpassungen des Auslesens des Genoms sind entscheidend dafür, wie unser Organismus sich entwickelt, funktioniert und an die Umwelt anpasst. Die Epigenetik stellt das Bindeglied zwischen Genetik und Umwelt dar.

Unser genetisches Schicksal ist nicht festgelegt. Es kann überarbeitet, neu geschrieben und verändert werden. Lebensstil (Ernährung, Bewegung, Entspannung, Denken) und Umwelt können über epigenetische Mechanismen Einfluss auf unsere Erbinformationen und unsere Gesundheit nehmen. Einen wichtigen Teil stellen dabei „genetische Variationen" dar, die SNP (englisch: Single nucleotide polymorphism; gesprochen „Snip") genannt werden. Bisher wurden im menschlichen Genom etwa zehn Millionen SNPs identifiziert, von denen jeder von uns eine Million besitzt.

Die im Laufe unseres Lebens erworbenen epigenetischen Informationen können an unsere Nachkommen weitergegeben werden, z. B. die Prädisposition für bestimmte Erkrankungen. Gesundheit ist also ein Generationenprojekt. Eine gesunde Lebensführung ist das größte Geschenk, das wir unseren Kindern und Enkeln machen können. Allerdings kommt es beim Embryo zu einer Reprogrammierung und ein Teil des epigenetischen Codes wird gelöscht. Etwa 10 bis 15 Prozent des elterlichen Epigenoms pflanzt sich auf die Kinder fort.

Beim Aufbau der DNA kommt dem Cytosin in epigenetischer Hinsicht eine besondere Bedeutung zu, da es eine Methylgruppe ($-CH_3$) binden kann. Diese **Methylierung** führt zur Inaktivierung der jeweiligen DNA-Sequenz, dem Ablesen ist ein Riegel vorgeschoben. Methylgruppen sind so etwas wie universelle An- und Ausschalter im Körper.

Unsere DNA ist auf kleinen, spulenartigen Proteinen, den Histonen, aufgewickelt. Die Histone und die darum gewickelte DNA nennt man **Nuklesosom**, die Gesamtheit der Nukleosome das **Chromatin**. Chemische Modifizierungen durch Methyl-, Phosphat- und Acetylgruppen beeinflussen die

Stärke der Aufwicklung und bestimmen damit, ob die DNA zum Abschreiben der Information zugänglich ist. Bei einem lockeren Zustand spricht man vom Euchromatin, bei einem verdichteten Zustand vom Heterochromatin. Das Anheften von **Acetylgruppen** führt zur Lockerung und der Genabschnitt wird besser zugänglich. Werden Methyl- oder Phosphatgruppen an die Histone angeheftet, kann das zur Verriegelung der entsprechenden Gene führen. Dies legt den Gedanken nahe, dass eine pathologische Methylierung die Ursache von vorzeitiger Alterung und von degenerativen Erkrankungen bei älteren Menschen sein könnte.

Folat (Vitamin B_9) ist der Star unter den Methylierungsnährstoffen und für viele genetische Prozesse unverzichtbar. Ein Mangel an Folat hängt mit einer Hypomethylierung der DNA zusammen, was zu einem gesteigerten Krebsrisiko führen kann. Weitere methylierungsfreundliche Nährstoffe sind die Vitamine B_2, B_6 und B_{12} sowie Betain, Cholin und Methionin. Wir können über die Nährstoffzufuhr unsere Gene unterstützen. Der dritte epigenetische Mechanismus zur Regulierung der Genexpression besteht in **kleinen RNA-Molekülen** (miRNA), die an die RNA binden und damit die Übersetzung in ein Protein unterdrücken. **Die Methylierung unterstützend wirken:**

- Ernährung mit reichlich Methyldonatoren,
- ausreichend Bewegung,
- tiefer, erholsamer Schlaf,
- Reduzierung der toxischen Belastung (Umweltgifte),
- Stressreduktion.

Nur weil wir ein erhöhtes **genetisches Risiko** für eine bestimmte Krankheit haben, muss das nicht heißen, dass die entsprechenden Gene tatsächlich zur Manifestation gelangen. Lebenserfahrungen in ihrer ganzen Bandbreite steuern die chemische Modifikation unserer Gene. So können z.B. Schadstoffe aber auch psychische Belastungen und Stress zu epigenetischen Anpassungen führen und damit die Entstehung von Krankheiten begünstigen. Chronischer Stress ruft ein charakteristisches Genexpressionsmuster hervor, das eine vermehrte Entstehung von Entzündungsprozessen und eine Verminderung der spezifischen Immunantwort bedeutet. Eine moderne mediterrane Ernährung (siehe Kapitel 3.1) liefert alle Nährstoffe für verbesserte epigenetische Mechanismen: Vitamine A, B_2, B_6, B_9, B_{12}, Methionin, Cholin, Betain, Zn, Mg und Butyrat. Verschiedene sekundäre Pflanzenstoffe wirken als Methylierungsblocker an Tumorsuppressorgenen. Das Zellwachstum wird damit besser kontrolliert und Krebs verhindert. Eine Kalorienreduzierung (Intervallfasten) reduziert die Anreicherung von Modifikationen und Defekten im Epigenom im Alter und erhöht damit die Lebenserwartung (siehe Kapitel 2).

Epigenetische Modifizierungen treten viel häufiger auf als Mutationen des Genoms und können potentiell wieder rückgängig gemacht werden. Die Umkehrbarkeit ist ein grundsätzlicher Wesenszug der Epigenetik und erlaubt die flexible Anpassung der Genaktivierung. Evolutionäre Prozesse laufen dadurch schneller ab. Entscheidend ist wie wir leben, uns ernähren, bewegen, schlafen oder gestresst sind. Lebensstil und Umwelt verändern die Genregulation. Wir sind nicht Opfer unserer Gene, sondern Gestalter unseres Lebens. Genau aus diesem Grund sind eineiige Zwillinge nicht identisch miteinander. Sie führen individuell unterschiedliche Leben und werden so zu unterschiedlichen Individuen, obgleich jeder von ihnen ein Genom in sich trägt, welches buchstäblich eine Kopie des jeweils anderen ist.

Die Suche nach einzelnen Langlebigkeitsgenen beim Menschen ist bisher nicht erfolgreich verlaufen. Durch eine positive Lebensführung können wir auch ein vermeintlich schlechtes genetisches Erbe überschreiben, erblich bedingte Fehlprogrammierungen sind umkehrbar. Wenn Sie das Gen für eine Krebserkrankung geerbt haben, heißt das nicht automatisch, dass Sie auch diese Krebserkrankung bekommen. Ob die Erkrankung ausbricht, bestimmen epigenetische Faktoren, die wir beeinflussen können. Auch Menschen ohne genetische Veranlagung für Krebs können erkranken, wenn sie ihr individuelles Belastungslimit überschritten haben.

Die genspezifische Veränderung des Epigenoms ist ein Ziel der biomedizinischen Forschung, um Krankheiten durch individualisierte Behandlung zu beeinflussen oder vorzubeugen. Das Human-Epigenom-Projekt, das von den Vereinigten Staaten, Frankreich, Deutschland und Großbritannien finanziert wird, könnte dafür die Grundlage schaffen. Der Nobelpreis für Chemie wurde 2020 für die Entwicklung der Genschere vergeben. Diese Technologie gilt als ein vielseitiges Werkzeug, jede beliebige Gensequenz in den Zellen lebender Organismen effizient zu verändern. Die vielerorts angebotenen Gentests sind nicht zu empfehlen, da die Ergebnisse oft zu mehr Verwirrung als tatsächlicher Aussagekraft führen. Ausgenommen sind genetische Untersuchungen durch einen Arzt für Humangenetik zur Klärung spezifischer genetischer Fragestellungen.

Horvaths Uhr

Mit dem Muster der Methylierungen im Erbgut lässt sich das biologische Alter ziemlich genau bestimmen. Steve Horvath, geboren in Frankfurt, ist heute Professor für Humangenetik in Los Angeles und hat daraus seine Altersuhr entwickelt. Aus dem **Methylierungsmuster** der DNA weißer Blutkörperchen kann er das biologische Alter seines Trägers bestimmen, weil sich dieses Muster eben mit dem Alter verändert. Dieser Zusammenhang zwischen Gen-Veränderung (Epigenetik) und Alter schlägt jede andere bisher bekannte Bestimmung Ihres biologischen Alters. Diese **Biologische Uhr** können Sie durch den Lebensstil zu Ihren Gunsten beeinflussen, also ihr Leben verlängern mit:

- niedrigem Body-Mass-Index (BMI),
- höherem Bildungsniveau,
- körperlicher Aktivität,
- Fisch, Geflügel, Früchte und Gemüse.

Folsäure kann Methylierungen fördern. Ob dies allerdings ein gangbarer Weg zur Altersverzögerung darstellt, ist Gegenstand weiterer Forschung.

Telomere

Unsere Chromosomen tragen an den Enden Schutzkappen, **Telomere** (telos – griechisch = Ende, meros = Teil) genannt, die zur Stabilität beitragen. Diese verkürzen sich bei jeder Zellteilung und stellen quasi eine zusätzliche Messgröße für das biologische Alter dar. Die meisten Körperzellen erreichen etwa nach 52-maliger Teilung das Ende der Teilungsfähigkeit (Hayflick-Grenze) und sterben ab. Telomere bestehen, wie die gesamte DNA, aus Nukleotiden (Basenpaaren). Die DNA der Telomere enthält aber keine genetische Information. Bei der Geburt sind die Telomere ca. 10.000 Nukleotide lang.

Psychische Belastungen, chronische Entzündungen, chronischer Stress, wenig Schlaf und Bewegung sowie ungesunde Ernährung führen zu einer Verkürzung der Telomere mit der Folge von Erkrankungen und vorzeitigem Altern. Sind die Telomere fast aufgebraucht, finden keine Zellteilungen mehr statt, die Zelle stirbt (Apoptose) oder geht in einen teilungsunfähigen Alterszustand (Seneszenz) über. Je älter wir werden, desto kürzere Telomere haben auch unsere Immunzellen (Immunseneszenz). Dies führt dazu, dass unser Immunsystem nicht mehr so schnell und effektiv auf Entzündungen, Toxine, Bakterien, Viren und Krebszellen reagieren kann.

Das Enzym **Telomerase** ist in der Lage, die Telomere wiederaufzubauen (Nobelpreis 2009). Des Weiteren stabilisiert dieses Anti-Alterungsenzym die Funktion der Mitochondrien und damit die Energiegewinnung. Mit einem gesunden Lebensstil können Sie dieses Enzym aktivieren und die Alterung verzögern. Dazu gehören körperliche Aktivität, gute Ernährung (z.B. Omega-3-Fettsäuren), eine optimistische Lebenseinstellung, Zufriedenheit und Dankbarkeit, der Dienst am Nächsten, soziale Kontakte in einer Gemeinschaft und die Erfahrung von Liebe.

Die Telomerase ist aber ein zweischneidiges Schwert. Die Telomerase zu aktivieren kann auch Krebs verursachen. Alle Krebszellen charakterisiert u. a. eine beschleunigte Telomerase-Aktivität. Das ist die Schattenseite dieses „Jungbrunnenenzyms".

Ein anderer Schutzmechanismus der Telomere sind Proteine (Histone), die an den

Telomeren sitzen. Die Histone werden durch **Sirtuine** stabilisiert. Durch Fasten, niedrigkalorische Ernährung und Bewegung werden diese Sirtuine aktiviert (siehe Kapitel 2).

Insgesamt aktiviert ein gesunder Lebensstil (das epigenetische Quartett) Gene, die vor Krebs schützen, Entzündungen reduzieren und die Alterung verzögern.

1.3 Darm-Hirn-Verbindung und Mikrobiom

„Der gesunde Darm ist die Wurzel aller Gesundheit."
(Hippokrates, griechischer Arzt, 460–370 v. Chr.)

Wir leben in einer Zeit, in der ein neues Verständnis der Darm-Hirn-Verbindung die Medizin revolutioniert. Diese Verbindung hat einen großen Einfluss auf unser körperliches und psychisches Wohlbefinden, und wir haben durch unser Verhalten einen großen Einfluss darauf. Ernährung, Körperfett, Darm, Gehirn und Psyche bilden ein zusammenhängendes System. Die Darm-Hirn-Verbindung besteht aus einer nervlichen Achse vom Darm zum Hirn und vom Hirn zum Darm, einer hormonellen Achse mit gemeinsamen Botenstoffen sowie einer Immunachse.

Vagus-Nerv

Das vegetative Nervensystem besteht aus dem **Sympathikus**, dem **Parasympathikus** und dem enterischen Nervensystem (siehe Kapitel 1.4). Der **Vagus-Nerv** (X. Hirnnerv) ist ein Teil des Parasympathikus und verbindet die inneren Organe mit dem Hirn. Man nennt ihn auch „Erholungsnerv". Er steht für Beruhigung, Vertrauen und Wohlgefühl.

Der Sympathikus (Stressnerv) entspringt dem Rückenmark und bildet symmetrisch neben der Wirbelsäule einen rechten und linken Grenzstrang als Relaisstationen. Vom Grenzstrang verlaufen die Nerven des Sympathikus zu den inneren Organen: Blutgefäße, Herz, Lunge, Kehlkopf, Tränen-, Speichel- und Schweißdrüsen, Blase, Magen, Darm und Geschlechtsorgane. Im Nebennierenmark regelt der Sympathikus die Ausschüttung der Stresshormone Adrenalin und Noradrenalin. Damit kann er den ganzen Körper in Alarm versetzen (Stressreaktion, Kapitel 1.5). Der Sympathikus reagiert vor allem auf äußere Reize und kann bei Gefahr schnell eine Flucht- oder Kampfreaktion auslösen. Das Mikrobiom (Darmbakterien) trägt dazu bei, die Stressreaktion auszubalancieren. Stress stört aber auch die Darmfunktion und damit das Mikrobiom. Dass Stress auf die Verdauung schlägt, weiß jeder aus Erfahrung. Vor allem chronischer Stress kann die Darmdurchlässigkeit und die Entzündungsbereitschaft erhöhen. Folgen sind Blähungen, Bauchschmerzen, Verstopfung und Durchfall.

Im Gegensatz dazu reagiert der Vagus auf innere Reize, insbesondere aus dem Darm. Durch den Darm sind wir ganz nah dran an der Außenwelt. Nur 20 Prozent der Vagus-Fasern geben Befehle von oben nach unten, die restlichen 80 Prozent informieren das Gehirn über den Zustand der inneren Organe. Ein großer Teil der Signale unseres Mikrobioms an das Gehirn läuft über diesen Kommunikationskanal. Diese vagal übermittelten Informationen können die Schmerzempfindung, den Appetit, die Stimmung und Denkvorgänge beeinflussen, da sie direkt in die affektive Steuerungszentrale des Gehirns münden. Während der Sympathikus der Aktivator ist, besticht der Vagus durch Kommunikation. Da verwundert es nicht, dass der Vagus-Nerv auch eine enge Beziehung zum Hormon Oxytocin, dem Beziehungshormon, hat. Langsames Essen, Entspannungsverfahren und Singen stimulieren nachweislich den Vagus-Nerv.

Darmnerven und -hormone

Es gibt Hinweise, dass in der Evolution das zentrale Hirn aus dem Darmnervensystem (enterisches Nervensystem) entstanden ist. Dafür spricht, dass viele Botenstoffe im Hirn und Darm identisch sind. Das „Bauchhirn", auch „zweites Gehirn" genannt, besteht aus 50 bis 100 Millionen Nervenzellen, ebenso viele wie im Rückenmark.

Ein komplexes System aus chemischen Substanzen und Hormonen sorgt für eine ausgiebige Kommunikation zwischen Darm und Gehirn. Die Nervenzellen des Darms stellen über 30 **Botenstoffe** her. Der wichtigste Botenstoff ist das **Serotonin**, das auch im Gehirn vorkommt, eine wichtige Rolle als „Glücks- oder Zufriedenheitshormon" spielt und zu Gelassenheit, Ruhe, Optimismus und Angstfreiheit führt. 95 Prozent der Serotoninmenge wird allerdings im Darm gebildet. Das Serotonin-Signalsystem orchestriert und beeinflusst daher nachhaltig unser Verdauungssystem.

Im Darm bewirkt es eine rhythmische An- und Entspannung der Darmmuskulatur und damit eine optimale Verdauung. Wird Serotonin in größeren Mengen freigesetzt, zum Beispiel bei einer Lebensmittelvergiftung, kommt es zu Erbrechen und Durchfall, um den „Eindringling" zu beseitigen. Menschen mit Angststörungen müssen viel häufiger auf die Toilette. Bei depressiven Menschen hingegen ist die Darmpassage oft verlängert. Da das Mikrobiom für die Bildung von Serotonin wichtig ist, muss es gesund und vielfältig sein.

Der Darm produziert zusätzlich **Dopamin**, das im Belohnungssystem des Gehirns eine wichtige Rolle spielt und mit Freude, Optimismus und Kreativität verbunden ist. Das im Darm gebildete **Cholezystokinin** regt die Ausschüttung von Verdauungssäften der Galle und der Bauchspeicheldrüse an. Außerdem teilt es dem Gehirn mit, dass wir satt sind.

Gamma-Aminobuttersäure (GABA) ist ein beruhigender Botenstoff des Gehirns, der auch den Schlaf fördert. GABA unterstützt uns dabei, ruhig und entspannt zu sein. Stress kann zu einem GABA-Mangel führen. Neue Befunde zeigen, dass auch Darmbakterien an der Bildung von GABA beteiligt sind und so möglicherweise kognitive und emotionale Prozesse dämpfen. Eine gestörte Darmflora kann sich daher negativ auf den Schlaf und den circadianen Rhythmus auswirken. Umgekehrt fördert die gesunde Darmflora einen ungestörten Schlaf. Auch bei Kindern mit ADHS hat sich gezeigt, dass GABA im Gehirn häufig nicht ausreichend vorhanden ist.

Eine besonders enge Beziehung besteht zwischen „Inselrinde" (Cortex insularis) des Gehirns und Darm. Die Inselrinde ist Sitz unseres Bewusstseins, moralischer Entscheidungen sowie der Emotionskontrolle und der Empathie. Evolutionsbiologisch sind Darm und Bewusstsein eng verknüpft. Wenn wir etwas planen oder bewusst abwägen dann ist unser Stirnlappen, der präfrontale Kortex, im Einsatz. Geht es aber um schnelle, intuitive Entscheidungen, ist die Inselrinde aktiv. Sie erhält Gefühlsinformationen aus dem ganzen Körper, besonders über den Vagus aus dem Magen-Darm-Trakt. Die Art wie wir denken und fühlen ist teilweise genetisch veranlagt, kann aber im Laufe des Lebens durch Lebens- und Essgewohnheiten epigenetisch modifiziert werden.

Bauchentscheidungen tauchen intuitiv aus dem Unterbewusstsein auf ohne vorherige rationale Überlegungen. Das bedeutet aber nicht, dass sie irrational oder schlecht sind. In die Intuition fließen gesammelte Erfahrungen und damit verbundene Emotionen ein. So kann in einer Situation aus den gegebenen Fakten und den gespeicherten Gedächtnisinhalten innerhalb kurzer Zeit eine Entscheidung getroffen werden. Das Bauchhirn hat eine Art Intelligenz, es ist aber fraglich, ob hier auch der Sitz der Intuition ist. Man kann aber annehmen, dass unbewusste Empfindungen aus dem Bauch eine Art Gefühlsteppich bilden, der unsere Entscheidungen beeinflusst und auf das limbische System einwirkt. Frauen hören eher auf ihr Bauchgefühl und treffen häufiger emotionale Entscheidungen als Männer. In vielen Situationen lassen wir uns von unserem Bauchgefühl leiten. Im Nachhinein stellen wir bei rationalem Abwägen fest, dass wir rein intuitiv richtig entschieden haben. Emotionen spielen bei jeder Entscheidung, die wir treffen, eine Rolle. Eine vollkommen rationale Entscheidung gibt es nicht. Unser Bauchgefühl weiß wie es uns geht. Wir „haben Schiss" oder „die Hosen voll", wenn wir ängstlich sind. Wir müssen Enttäuschungen „verdauen" oder „herunterschlucken". Ärger „stößt uns sauer auf" und Verliebte „haben Schmetterlinge im Bauch". Das Bauchgefühl liegt aber nicht immer richtig, denn nicht nur eigene Erfahrungen, sondern auch äußere Einflüsse wie Werbeaussagen beeinflussen intuitive Entscheidungen.

Nobelpreisträger Daniel Kahnemann nennt diese Bauch-Entscheidungen „System 1" (schnell, emotional und intuitiv). Hirn-Entscheidungen sind das „System 2" (rational, bewusst und logisch). Mehr dazu in Kapitel 3.4. und 4.2.

Hirnbelohnungssystem

Wir essen nicht nur, wenn wir Hunger haben, sondern auch aus Langeweile, Lust oder um ein bestimmtes Gefühl auszulösen. Die Botenstoffe, die das Gehirn dabei freisetzt, erzeugen Freude und Glück, können aber auch zu Übergewicht und Sucht führen. Drei miteinander verbundene Systeme im Gehirn regulieren unsere Nahrungsaufnahme. Der Hypothalamus als zentrale Steuerungseinheit des Appetits, das Belohnungssystem und der präfrontale Cortex bilden diese Trias, wobei sich letzterer als Steuerungseinheit des bewussten Verhaltens bei Bedarf über die anderen Regulierungssysteme hinwegzusetzen vermag.

Evolutionsbedingt neigen wir dazu, mehr zu essen, als wir im Moment benötigen. „Vorräte" hatten einen Überlebensvorteil. Aus diesem Grund werden wir durch den Verzehr von hochkalorischen und süßen Lebensmitteln mit positiven Emotionen belohnt. Der verantwortliche Botenstoff ist das Dopamin, es vermittelt Antrieb und Verlangen und positive Erwartung. Eine problematische Eigenheit des Dopamin-Systems ist die Gewöhnung und damit die Förderung einer Dosissteigerung, wie sie bei Abhängigkeiten und Süchten auftritt. Zuckerlust kann Folge und Ursache einer Depression sein.

Zucker kann süchtig machen, denn es ist nicht nur eine Darmbelohnung, sondern auch eine Hirnbelohnung. Das Sättigungshormon Ghrelin und die Stimulierung des Vagus verstärken die Wirkung und heben die Stimmung. Die Seltenheit von Zucker in Urzeiten erklärt, weshalb unser Hirnbelohnungssystem so stark darauf reagiert und der Zuckerkonsum im Gegensatz zu Protein und Salz nicht zur Sättigung führt. Da die Leber jederzeit Zucker herstellen kann, sind wir auf die Zufuhr auch nicht angewiesen, ein Zuckermangel macht uns nichts aus. Daher genügt ein Kohlenhydratanteil von 30–50 Prozent als gesundheitlich idealer Anteil. Mehr dazu in Kapitel 3.1.

Darmbakterien

Es ist schon lange bekannt, dass Menschen mit Magen-Darm-Krankheiten häufig depressiv und ängstlich sind. Trotzdem wurden die Darmbakterien in der medizinischen Forschung lange vernachlässigt. Seit neue Technologien wie Next Generation Sequenzing (NGS) verfügbar sind, die es erlauben, komplexe mikrobielle Ökosysteme erschwinglich, schnell und in großer Zahl zu untersuchen, sowie vor allem deren Funktion über ihre phylogenetische Zusammensetzung hinaus zu definieren, ist das Interesse am „Mikrokosmos" in unserem Darm sprunghaft gestiegen.

Die Mikroorganismen in und auf dem menschlichen Körper können als ein funktionelles Organ betrachtet werden. Sie besitzen Bedeutung für die Physiologie und letztendlich für die Gesundheit des Individuums. Von der **Mikrobiota**, d. h. der Gesamtheit aller Mikroorganismen des Menschen, befinden sich 99 Prozent im Verdauungstrakt. Dabei werden allein im Mund mehr als 700 verschiedene Arten nachgewiesen, im Darm erweitert sich dies auf über 1000 verschiedene Spezies.

Dies führt u. a. dazu, dass bei einem Kuss ca. 80 Millionen Bakterienzellen übertragen werden. Eine Störung des Ökosystems der Mundhöhle führt zu einer dysbiotischen Verschiebung hin zu einem höheren Anteil pathogener Mikroorgansimen. In der Folge kann es zu Karies und Zahnfleischentzündungen kommen. Die Hautoberfläche ist Lebensraum für viele Mikroorganismen (Hautflora), welche die Hautfunktion unterstützen und vor der Besiedelung durch schädliche Mikroben schützen. Übertriebene Hygienemaßnahmen und Antibiotikabehandlungen können das Gleichgewicht im Ökosystem der Haut und die Barrierefunktion stören.

Unsere Darmmikrobiota wiegen bis zu 2 Kilogramm und bestehen aus rund 100 Billionen Bakterien, vor allem anaerobe Bakterien, die keinen Sauerstoff benötigen. Das Verhältnis von Mikroorganismen und Körperzellen liegt bei etwa 1 : 1. Zu den mehr als tausend verschiedenen Bakterienspezies kommen noch Minderheiten aus Viren, Hefen, Pilzen und diverse Einzeller. Die vorherrschenden Bakteriengruppen hängen vom Milieu des jeweiligen Abschnitts des Magen-Darm-Traktes ab. Die überwiegende Mehrheit befindet sich im Dickdarm. Nach Gewicht machen die Bakterien in einer Stuhlprobe ungefähr 40 Prozent aus. In jedem Gramm Stuhl stecken mehr Bakterien, als es Menschen auf der Erde gibt.

Als **Mikrobiom** (griechisch: „kleine Leben") bezeichnet man die Gesamtheit aller Gene der Bakterien, die uns bewohnen. Das sind 3,3 Millionen und entspricht dem 150-fachen der Anzahl menschlicher Gene. Die Zusammensetzung der Bakterienarten ist für jeden Menschen einzigartig und ändert sich von der Kindheit bis ins hohe Alter, teilweise laut neuesten Studien sogar im Tagesverlauf. Eine wichtige Rolle spielen Gene, die frühe Kindheit, Ernährung, Medikamente und das Immunsystem.

Neben der natürlichen Bakterienflora gibt es auch zahlreiche Bakterien, die wir oft über die Nahrung aufnehmen und die uns krank machen können. Die bekanntesten sind Salmonellen, Shigellen, Yersinien, Staphylokokken, Enterokokken und Campylobacter. Gesundheitsfördernde Bakterien (Probiotika) sind z.B. Lactobacillus acidophilus und Bifidobacterium bifidum. Sie kommen in Milchprodukten wie Joghurt vor.

Wir erben unsere Darmbakterien ausschließlich von der Mutter. Während der natürlichen Geburt siedeln sich beim Kind, dessen Darm anfangs steril ist, die Bakterien der mütterlichen Vagina an. Dagegen findet man bei Säuglingen, die mit Kaiserschnitt geboren wurden, Bakterien von der Hautoberfläche. Diese Kinder entwickeln später häufiger Allergien, ADHS, Diabetes und Übergewicht. Zur Vorbeugung können den Säuglingen direkt nach der Geburt die natürlichen Vaginalbakterien künstlich übertragen werden, was von den Fachgesellschaften bisher allerdings nicht empfohlen wird. Der Mangel kann offenbar auch von den Mikroben aus der Muttermilch wettgemacht werden.

Die Bakterienvielfalt entwickelt sich in den ersten drei Lebensjahren. Muttermilch enthält alle Nährstoffe, die ein Kind für seine Entwicklung braucht, aber auch Antikörper, die das Kind schützen, bis sein eigenes Immunsystem entwickelt ist sowie Pro- und Präbiotika für die Entwicklung der Bakterien. Flaschennahrung und Antibiotika wirken sich negativ auf die Entwicklung des Mikrobioms aus. Kleinkinder nehmen gerne alles in den Mund, dies trägt dazu bei, das Immunsystem zu trainieren sowie Freund und Feind unterscheiden zu können. Die Zahl der Bakterienarten im Darm steigt von etwa einhundert im Kleinkindalter bis zu eintausend oder mehr beim Erwachsenen.

Zum Alter nimmt dann die Vielfalt der Darmbakterien wieder ab. Wir leben mit den Bakterien in einer Symbiose, also zum gegenseitigen Nutzen. Die Symbionten werden von ihrem Wirt mit Nährstoffen versorgt und helfen als Gegenleistung, den Darm im Gleichgewicht zu halten und unerwünschte Eindringlinge abzuwehren. Die westliche zucker- und fettreiche Ernährung fördert das Wachstum der falschen Bakterienstämme im Darm. Der Verlust der Vielfalt führt zum Auftreten von Krankheiten. Die Ursachen liegen in der „westlichen" Lebensweise mit übermäßiger Hygiene, häufige Verwendung von Antibiotika und die Aufnahme von raffinierten Nahrungsmitteln ohne Ballaststoffe.

Natürlich haben **Antibiotika** ihre Berechtigung, aber die Gefahren eines übermäßigen Einsatzes werden durch Veränderung der natürlichen Darmflora und die zunehmende Entwicklung von Resistenzen deutlich. Eine fünftägige Antibiotikatherapie kann ein Drittel der Darmbakterien vernichten und der Prozess der Neubesiedelung kann Monate dauern. Zwischen 2000 und 2010 ist weltweit der Gebrauch von Antibiotika um 35 Prozent gestiegen. Antibiotika werden auch zum Mästen von Nutztieren eingesetzt, weil man festgestellt hat, dass die Tiere dann schneller an Gewicht zulegen. Diese Mittel fördern selektiv Bakterien, die das Tier in die Lage versetzen, mehr Energie aus der Nahrung zu gewinnen. Das Gleiche kann jenen passieren, die das Fleisch dieser mit Antibiotika gefütterten Tiere verzehren.

Da sich die Zusammensetzung unserer Darmbakterien sehr schnell ändert, können wir durch unsere Ernährung großen Einfluss nehmen. Je nach vorherrschender Bakteriengattung lassen sich 3 **Enterotypen** unterscheiden: Bacteroides, Prevotella und Ruminococcus. Der Bacteroides-Darmtyp dominiert beim Fleischkonsument. Der Prevotella-Darmtyp kommt bevorzugt bei Vegetariern vor und der Ruminococcus-Darmtyp zeigt sich beim Allesesser. Eine Ernährungsumstellung könnte sich in Zukunft auch am Enterotyp orientieren. Mischkost, die unsere Ahnen viele hunderttausend Jahre lang verzehrten, könnte unsere von der Evolution vorgegebene Ernährungsweise sein. Eine vegetarische Ernährung bot eine Ausweichlösung, wenn tierische Produkte kaum verfügbar waren. Wir wissen heute, dass eine pflanzenbasierte Kost mit moderaten Mengen an fettarmem Fleisch, vor allem Fisch und Geflügel, ergänzt durch Vollkornprodukte, Hülsenfrüchte und Milchprodukte (nach Verträglichkeit) die Vielfalt der Darmbakterien vergrößert. Setzen Sie auf Ballaststoffe und fermentierte Lebensmittel und bleiben Sie bei Zucker und hochverarbeiteten Produkten zurückhaltend.

Bei Menschen mit vielfältiger Darmflora herrschen Faecali- und Bifidobakterien sowie Laktobazillen vor, bei Menschen mit geringer Vielfalt zeigen sich Bacteroides, Parabacteroides und Ruminococcus. Vor allem Ruminococcus (Firmicutes) können die Nahrung sehr gut aufschließen und Energie gewinnen, was leichter zu Gewichtszunahme führt. Es gibt eben doch den guten und den weniger guten „Futterverwerter". Bei Übergewichtigen kommen mehr Firmicutes vor als bei schlanken Menschen. Bakterien haben Mittel und Wege unseren Appetit und Sattheit sowie die Kalorienausbeute zu beeinflussen.

Die Darmbakterien helfen uns bei der Verdauung und der Aufnahme der Nährstoffe sowie bei der Instandhaltung der Darmschleimhaut (Barriere, die den Darminhalt vom Rest des Körpers getrennt hält). Sie zerlegen Pflanzenfasern (Ballaststoffe) in kurzkettige Fettsäuren wie Buttersäure (Butyrat), Essigsäure (Acetat) und Propionsäure, wobei ein höherer Anteil an Propionsäure bedeutet, dass im Darm die nicht so freundlichen Bakterien (z.B. Clostridien) vorherrschen. Die Darmzellen verwenden diese kurzkettigen Fettsäuren zur Energiegewinnung. Buttersäure senkt auch den Cholesterinspiegel und hilft der Leber bei der Entgiftung. Darmbakterien helfen uns organische Gifte zu zersetzen und giftige Schwermetalle auszuscheiden. Darmbakterien spielen auch bei der Aufnahme und dem Effekt von Medikamenten eine Rolle. Außerdem bilden sie sogenannte Bacteriocine, die krank machende Keime abwehren können. Durch die Zusammenarbeit von Dickdarm und Darmflora erhalten wir eine Extraportion der Vitamine K, Folsäure, B_1, B_2, B_7, und B_{12}.

Unsere Darmflora unterhält sich ständig mit unserem Magen-Darm-Trakt, unserem enterischen Nervensystem, unserem Immunsystem und unserem Gehirn. Wie bei jeder kooperativen Beziehung ist eine gute Kommunikation von besonderer Bedeutung und die läuft über Signalmoleküle zu denen Peptide, Zytokine und Neurotransmitter gehören. Die Darmbakterien beeinflussen die Darm-Hirn-Verbindung mit Signalstoffen über den Vagus. Sie haben einen großen Einfluss auf das Herz, die Leber, die Schilddrüse, die Knochen und die Haut. Außerdem nehmen sie über Stoffwechselprodukte Einfluss auf Immunzellen der Darmschleimhaut und steuern das Ablesen von Genen. Stress verändert die Lebensbedingungen im Darm, es überleben andere Bakterien als in entspannten Zeiten. Die Verdauung wird gehemmt und belastet unseren Darm. Stress kann auch zu einer Funktionsstörung der Schilddrüse führen, was sich auf Stoffwechsel, Psyche und Darm auswirkt.

Ein Ungleichgewicht der Darmbakterien nennt man „**Dysbiose**". Das Ausmaß und die Bedeutung der Dysbiose bei der Entstehung von chronisch entzündlichen Darmentzündungen (Colitis ulcerosa und Morbus Crohn) sowie dem Reizdarmsyndrom sind noch unklar. Ursache und Wirkung sind bisher nicht geklärt, also ist das veränderte Mikrobiom nur Folge der Erkrankung oder Mitauslöser? Neben der Ernährung können eine ganze Reihe von Medikamenten die Darmflora verändern, wenn auch nicht immer zum Negativen: Antibiotika, Abführmittel, Entzündungshemmer, hormonelle Verhütungsmittel, Beruhigungsmittel, Antidepressiva, Antihistaminika, Magensäurehemmer (Protonenpumpen-Inhibitoren), Cholesterin-Senker (Statine), Blutdruck-Senker (Betablocker), Schmerzmittel (Ibuprofen, Opiate), Diabetesmedikamente (Metformin) und Blutgerinnungshemmer (Plättchen-Aggregationshemmer). Bei den Antidepressiva wird diskutiert, ob sie auch über eine Veränderung der Darmflora die Stimmung aufhellen. Auch Süßstoffe können zu einer Dysbiose führen und den Stoffwechsel negativ beeinflussen.

Das Mikrobiom hat einen erheblichen Einfluss auf unser geistiges Wohlbefinden, unsere Stimmung und unser Denken. Benommenheit, Erschöpfung, Gedächtnisstörung, Konzentrationsschwäche, Reizbarkeit und Schlafstörungen können durch eine gestörte Darmflora bedingt sein. Eine Dysbiose wird auch als mögliche Ursache bei vielen neurologischen und psychiatrischen Erkrankungen diskutiert: Affektive Störungen, Depression, Stress und Angst, Autismus und ADHS, Demenz, Parkinson, Schizophrenie und Multiple Sklerose. Behandlungen mit einer Ernährungsumstellung und Probiotika zeigten in Studien bereits Erfolge. Heilung kann in beiden Richtungen der Darm-Hirn-Achse funktionieren. Gesunde Ernährung und Sport beeinflussen das Mikrobiom positiv und somit auch das Gehirn. Verhaltenstherapien und Meditation, die Abläufe im Gehirn verändern, wirken sich dann auch positiv auf das Mikrobiom aus.

Wenn Ihr Mikrobiom gesund ist, haben Sie gute Voraussetzungen, psychische Störungen aller Art und eine ganze Reihe chronischer Erkrankungen zu vermeiden, denn die Nebenprodukte der Darmflora tragen zur Eindämmung von Entzündungen bei. Tatsächlich liegen den unterschiedlichen Gesundheitsproblemen wie Übergewicht, Diabetes, Krebs, Depressionen, Autismus, Asthma, Arthritis, koronarer Herzkrankheit, Hautprobleme (Neurodermitis), Multipler Sklerose, Parkinson und Alzheimer letztendlich meist Entzündungsprozesse zugrunde.

Die hilfreichen Bakterien sorgen dafür, dass sie in der Überzahl sind. Sie besetzten die Lebensräume im Darm so dicht, dass kein Platz mehr für krankmachende Erreger ist: das nennt man **Kolonisationsresistenz**. Es ist zu empfehlen natürliche **Probiotika** über fermentierte Lebensmittel einzunehmen: Joghurt, Kefir, Hütten- und Parmesankäse, saure Gurken, Sauerkraut, Kimchi und Apfelessig. Fermentation ist die älteste und gesündeste Technik, um Essen haltbar zu machen. Auch die Einnahme von Nahrungsergänzungsmittel mit Probiotika ist möglich, wobei es kein „Allroundpräparat" gibt und immer noch heftig wissenschaftlich darüber diskutiert wird, welcher Prozentsatz dieser „künstlichen" Probiotika tatsächlich nach Zufuhr im Darm hängen bleibt. Ballaststoffe aus Gemüse und Früchten stellen dagegen das natürliche Futter (**Präbiotika**) für unsere Darmflora dar.

Zweifellos beeinflusst die Darmflora unsere körperliche und psychische Gesundheit. Leider gibt es noch keine diagnostischen Routinemethoden, mit denen man feststellen kann, ob ein Bauch- oder Stimmungsproblem mit einem Zuviel oder einem Zuwenig an Darmbakterien zu tun hat. Ernährung, Bewegung und Medikamente haben großen Einfluss auf unsere Darmflora. Sportlich aktive Menschen, die sich ausgewogen ernähren, haben eine größere Darmbakterienvielfalt und diese macht sie widerstandsfähiger gegenüber körperlichem und psychischem Stress.

Mittlerweile ist klar, dass kein menschliches Mikrobiom einem anderen gleicht, also quasi ein „mikrobieller Fingerabdruck" existiert. Allerdings variiert dabei die Diversität des individuellen Ökosystems je nach Nahrungsaufnahme, immunologischem Status und sogar innerhalb des Tagesablaufs derart, dass eine rein singuläre Probenanalyse keine evidenzbasierte Aussagekraft haben kann. Schon während des Transports der Proben können erhebliche Veränderungen eintreten, und von Labor zu Labor divergieren die postulierten Ergebnisse häufig enorm. Trotzdem hat sich hierzu ein für alternativmedizinische Labore äußerst lukrativer Markt etabliert.

Es ist bislang wissenschaftlich kaum verstanden, was ein gesundes und ein krankes Darmmikrobiom ausmacht. Im Moment spielen deshalb Mikrobiom-Analysen weder in der Prävention noch in der Therapie eine relevante Rolle. Aus bakteriellen Verschiebungen, die sich in Stuhltests zeigen, lässt sich kein krankhafter Zustand oder ein Zusammenhang mit einer chronischen Erkrankung herleiten. Mit der Bestimmung des Mikrobioms besteht zurzeit kein validierter diagnostischer und therapeutischer Ansatz. Die Kosten dafür können Sie sich also sparen.

Darmimmunsystem

80 Prozent des Immunsystems ist im Darm lokalisiert. Über den „Darm-Hirn-Highway" wird das Immunsystem reguliert, das beruhigende Vagus-System beeinflusst, Zytokine produziert und damit ebenfalls eine direkte Einflussnahme auf die Psyche genommen. Krankheitsgefühl, Niedergeschlagenheit und Antriebslosigkeit ähneln einer Depression, haben aber die Funktion, vor körperlicher und psychischer Überforderung zu schützen.

Die Abwehr beginnt im **Mund** mit dem Speichel, der antibakterielle Stoffe und Immunglobuline enthält. Das Alter, viele Medikamente, Stress, Rauchen und Alkohol führen zu Speichelmangel. Schlecht gepflegte Zähne und Zahnfleisch fördern chronische Entzündungen und können z.B. Herzkrankheiten und Depressionen begünstigen. Auch trockene Schleimhäute im Mund, Nasen und Rachenraum begünstigen den Eintritt von Erregern. Hier wirken Nasenduschen mit Salzwasser prophylaktisch.

Die **Magensäure** ist ein wichtiger Bestandteil der Darmabwehr, denn sie vermindert die Anzahl der aufgenommenen Bakterien drastisch. Fehlt es an Magensäure, werden nicht genügend Verdauungsenzyme im Dünndarm gebildet. Helicobacter kann zwar Magengeschwüre und Krebs verursachen, dämpft aber auch das Darmimmunsystem und senkt damit das Risiko für Allergien und Asthma.

Durch die Dünndarmzotten und ihre fingerförmigen, bürstenartigen Ausstülpungen, die Mikrovilli, hat der Darm eine riesige Oberfläche von 200 Quadratmetern. Im Durchschnitt lebt eine Zelle auf der Darminnenseite nur drei Tage, bevor sie erneuert wird. Die **Dünndarmschleimhaut** besteht aus einer einzigen unverhornten Schicht Zellen, die über Schlussleisten *(tight junctions)* verbunden sind. Dies hat den Vorteil, dass Flüssigkeit und Nahrung schnell aufgenommen werden können. Kohlenhydrate, wasserlösliche Vitamine, Aminosäuren und Mineralstoffe gelangen durch Transportproteine in die Zellen der Darmschleimhaut und dann in den Blutkreislauf. Fette und fettlösliche Stoffe (Vitamine A, D, E und K) werden als winzige Fettkügelchen (Mizellen) direkt in die Zellen und dann in die Lymphgefäße aufgenommen.

Die Darmzellen sitzen auf einer Bindegewebsschicht, die kleine Gefäße und den wesentlichen Teil des Darmimmunsystems beherbergt. Den Mangel an Schutz macht der Darm durch seine chemische und immunologische Abwehr wett. Die Darmzellen produzieren eine Schleimschicht, in der sich Antikörper (IgA) befinden und auf der sich die Darmbakterien tummeln. Die Darmwand ist so aufgebaut, dass die Immunzellen sowohl mit dem Darminhalt als auch mit den Blutgefäßen und dem Nervensystem im Austausch stehen. Dazugehört auch das darmassoziierte lymphatische Gewebe oder GALT (engl. Gut associated lymphatic tissue). Insgesamt haben damit alle Prozesse im Darm Auswirkungen auf den gesamten Organismus.

Bei **chronisch-entzündlichen Darmerkrankungen** (CED) ist dieser Schutzwall gestört und der Körper nimmt vermehrt Bakterien und Gifte (z.B. Lipopolysaccharide) auf, die eine chronische Entzündung auslösen und Schäden an vielen Organen (z.B. den Augen, der Haut und den Gelenken) hervorrufen können (Systemerkrankungen). Man spricht in diesem Zusammenhang vom *„Leaky Gut"*, sprich durchlässiger Darm. Ein *„Leaky Gut"* ist Folge und nicht Ursache entzündlicher Prozesse. Es stellt aber kein eigenständiges Krankheitsbild dar. Die Permeabilität kann bei schweren

Darmentzündungen, also einer aktiven Zöliakie, einer chronisch-entzündlichen Darmerkrankung (Morbus Crohn, Colitis ulcerosa) oder einer akuten bakteriellen oder viralen Enteritis, massiv erhöht sein. Eine geringgradige Permeabilitätserhöhung mit einer leicht entzündlichen Komponente wird auch beim Reizdarmsyndrom gefunden. Gefördert wird die Durchlässigkeit des Darms auch durch eine Ernährung mit vielen leeren Kohlenhydraten, Alkohol, Stress und einem gestörten Mikrobiom. Nimmt die Aktivität der Darmentzündungen wieder ab, normalisiert sich auch die Permeabilität.

Neuere Studien zeigen einen Zusammenhang zwischen durchlässigem Darm und Störungen der Blut-Hirn-Schranke, also zwischen „*Leaky Gut*" und "*Leaky Brain*". Allerdings existieren bisher keine wissenschaftlichen Studien zu einem definierten „Leaky-Gut-Syndrom", es gibt immer noch keine evidenzbasierten Untersuchungsverfahren und Nachweisergebnisse. Je mehr Daten gewonnen werden, umso klarer wird, wie komplex das Agieren unseres Mikrobioms sich in den Auswirkungen auf den Gesamtkörper darstellt. Wir stehen immer noch am Anfang der Suche und des Begreifens dieser Interaktionsvielfalt.

Für die Behandlung schwerer und anhaltender Störungen der Darmflora wie bei Darminfektionen (z.B. einer therapieresistenten Colitis ulcerosa) wurde die **Stuhltransplantation** entwickelt. Vielleicht werden in Zukunft auch Parasitentherapien für die Behandlung von chronisch entzündlichen Erkrankungen gefunden.

Der Dünndarm beherbergt normalerweise nicht viele Bakterien, bei Störungen kann es aber zu einer Überwucherung im untersten Abschnitt kommen. Man spricht dann von **SIBO** *(small intestinal bacterial overgrowth)*. Ursachen können ein Mangel an Magensäure u.a. durch Medikamente, ein Überangebot an Eisen, Fehlernährung und der verlangsamte Transport des Nahrungsbreis sein. Es kommt zu Bauchbeschwerden, Verstimmung und Tagesmüdigkeit. Am Ende des Dünndarms befindet sich ein Ventil, das verhindert, dass die massenhafte Darmflora des Dickdarms in den Dünndarm gelangt. Der Blinddarm ist kein unnützes Anhängsel, sondern dient als mikrobielles Reservoir, das dazu beiträgt, den Darmtrakt neu zu besiedeln.

Der größte Teil des erworbenen Immunsystems ist mit dem Darm assoziiert. Makrophagen und dendritische Zellen präsentieren Antigene und machen die T- und B-Lymphozyten des Immunsystem auf einen Schädling aufmerksam. Zytokine aktivieren auch das Gehirn, das mit Appetitlosigkeit, Ängstlichkeit, Erschöpfung und Stress reagiert. Gebildete Antikörper greifen spezifische Erreger an oder markieren diese, damit sie anschließend von den Fresszellen vernichtet werden können. Die Darmbakterien sind für das erworbene Immunsystem quasi Sparringspartner der Immunzellen, um zwischen eigen und fremd zu unterscheiden. Fehlende Toleranz kann zu einer Überaktivierung des Immunsystems mit Ausbildung von Allergien und Autoimmunkrankheiten führen. Gemeinsames Kennzeichen der Autoimmunerkrankungen ist, dass das Immunsystem Krieg gegen das gesunde körpereigene Gewebe führt.

Auch über das Lymphsystem besteht eine Darm-Hirn-Verbindung. Tägliche Bewegung ist wichtig für die Funktion dieses Systems. Der Darm ist der Lehrmeister des Abwehrsystems des Gehirns. Ohne gesunde Darmflora können sich die dendritischen Zellen des Gehirns, die **Mikroglia**, nicht optimal entwickeln. Wichtig für die Regulation der Mikroglia sind Stoffe, die durch die Bakterien im Darm entstehen, z.B. kurzkettige Fettsäuren wie Propionat und Butyrat. Ein gestörtes Mikrobiom kann zur Aktivierung der Mikroglia und folgender Freisetzung von Entzündungsmediatoren führen. Darin wird möglicherweise eine Ursache neurodegenerativer Erkrankungen gesehen.

Nahrungsmittelunverträglichkeiten

Nahrungsmittelallergien und -unverträglichkeiten haben alarmierend hohe Zahlen erreicht. Allerdings ist daraus mittlerweile eine regelrechte „Hysterie" entstanden. Keine Einladung mehr, wo der Gastgeber nicht zuvor die „Nahrungsmittelunverträglichkeiten" der Gäste abfragt.

Während eine tatsächliche Unverträglichkeit von Gluten zu einer Störung der Darm-Hirn-Verbindung führt (u. a. Angst, Depression bis hin zu Hirnentzündungen) und diese auch als Zöliakie bezeichnete Pathologie als Folge einer chronischen Entzündung der Dünndarmschleimhaut zu einer erheblichen autoimmunologischen Schädigung der Dünndarmschleimhaut führen kann, ist deren Vorkommen eher selten. Die meisten Menschen brauchen jedoch keine Angst vor Gluten zu haben, sie haben einen genetischen Schutzschild. Trotzdem ist die Angst davor offensichtlich sehr groß. In den USA ernähren sich bereits ein Viertel der Menschen glutenfrei! Eine glutenfreie Ernährung erhöht aber das Risiko für Gewichtszunahme und Herzinfarkt. Außerdem werden Gluten-Ersatzprodukte überwiegend aus Reismehl hergestellt, das häufig mit Arsen und Quecksilber belastet ist.

Zu jeder Menge Verunsicherung haben die insbesondere in Heilpraktiker- und Alternativmedizinerkreisen „beliebten" Nahrungsmittelscreens auf Immunglobulin-G-Basis (IgG4) geführt. Ein erhöhter IgG4-Wert auf bestimmte Nahrungsmittel zeigt jedoch lediglich an, dass einzelne Bestandteile dieser Nahrungsmittel vom Darm aufgenommen und vom Immunsystem erkannt werden. Diese Immunreaktion ist aber eher schützend als schädlich, denn es handelt sich um eine **toleranzinduzierende** Immunreaktion, die Entzündungen unterdrückt. In der Herbeiführung von Toleranzen besteht ja gerade die normale Immunreaktion des Darms, denn seine Aufgabe ist es, körperfremde Stoffe – die Nahrung – aufzunehmen, nicht abzustoßen. Und genau diese Reaktion, die aktive Immuntoleranz, zeigt der IgG-Bluttest im Wesentlichen an. Eine Allergie kann damit nicht entdeckt werden. Dieses Prinzip wird beispielsweise bei Desensibilisierungen gegen Allergien angewendet, wo die auf die kleine Zufuhr des Allergens entstehenden IgG-Antikörper die Allergene und damit die IgE-Reaktion schützend blockieren. Trotzdem werden diese positiven Testreaktionen oft als Hinweis auf bestehende „Nahrungsmittelunverträglichkeiten" missinterpretiert und Gesunde zu multiplen Nahrungsmittel-Allergikern erklärt. Mehr dazu in Kapitel 3.1 und 4.2.

Diese Dinge schaden dem Mikrobiom:

- einseitige Ernährung,
- stark verarbeitete Lebensmittel,
- zu viel Zucker und Süßstoffe,
- zu viel Alkohol und Rauchen,
- psychischer Stress,
- Bewegungsmangel,
- aber auch zu viel Sport,
- Schlafmangel,
- übertriebene Hygiene,
- Antibiotika,
- Kaiserschnittgeburt.

1.4 Immunsystem

„Mens sana in corpore sano – Gesunder Geist in gesundem Körper."

(Juvenal, römischer Dichter, 58–138 n. Chr.)

Das seelische Gleichgewicht ist wichtig für unser körperliches Wohlbefinden. Die gegenseitige Abhängigkeit ist schon lange bekannt. Sorgen, Ängste und Stress können zu körperlichen Symptomen führen: „Es ist mir auf den Magen geschlagen." „Ihm ist die Galle übergelaufen." Ein neueres Forschungsgebiet, die **Psycho-Neuro-Endokrino-Immunologie**, beschäftigt sich mit den Zusammenhängen zwischen Psyche, Nervensystem, Hormondrüsen und Körperabwehr. Viele verschiedene Subsysteme und Systemkomponenten des Organismus informieren sich ständig über ihre Funktionszustände und beeinflussen sich wechselseitig. So kann Stress durch zusätzliche Hormonausschüttung einen Herzinfarkt oder Schlaganfall begünstigen oder das Immunsystem schädigen und zu Infekten führen. Das Gehirn kann stressbedingt mit der Behinderung der Bildung neuer Nervenzellen reagieren. Die auslösende Funktion von Stress für die Entstehung von Depressionen bei bestehender genetischer Disposition gilt heute als wissenschaftlich gesichert. Umgekehrt tragen gute Gefühle, Glück und Entspannung zur Gesundheit bei, frisch verliebte Menschen werden selten krank.

Diese Erkenntnisse macht sich die **Mind-Body-Medizin** zunutze, die durch mentale Techniken und Verhaltensänderungen positiv auf die Wechselbeziehungen zwischen Psyche, Immunsystem und Nervensystem einzuwirken versucht. Prävention und Therapie erfolgen aus ganzheitlicher Sicht mit dem Fokus, die Selbstregulation des Organismus anzuregen (Kapitel 4.2).

Immunsystem

Das Immunsystem (immunis – lateinisch = frei, verschont) ist unser biologisches Abwehrsystem, das fremde Mikroorganismen, Toxine und Substanzen (Antigene) entfernt sowie fehlerhafte körpereigene Zellen zerstört. Das Immunsystem regiert im Grunde genommen unsere Gesundheit. Es arbeitet eng mit dem Gerinnungssystem zusammen und ist einer ganzen Reihe von Einflüssen ausgesetzt:

- Ernährung,
- Umweltschadstoffe,
- Physikalische Belastungen,
- Lebensstil,
- Medikamente und
- Infektionen.

Mit einer Masse von 2–3 kg gehört das Immunsystem zu den großen Organen. Eine wesentliche Aufgabe des Immunsystems ist zwischen "gefährlich" und „ungefährlich" bzw. „fremd" und „eigen" zu unterscheiden. Damit die körperliche Unversehrtheit gewahrt bleibt, entwickelten die Lebewesen im Laufe der Evolution zunehmend höher organisierte Abwehrsysteme. Man unterscheidet:

- Mechanisch-physikalische Barrieren (Haut, Schleimhaut),
- Chemisch-biochemische Barrieren (Schleim, Tränen, Speichel, Verdauungssäfte),
- Biologische Abwehr (unspezifisches und spezifisches Immunsystem).

Unser Immunsystem ist ein komplexes Netzwerk aus lymphatischen Organen (Knochenmark, Thymus, Lymphknoten, Milz, mukosaassoziiertes lymphatische Gewebe (mucosa-associated lymphatic tissue: MALT), Zelltypen und Molekülen und besteht aus einem angeborenen (unspezifischen) und einem erworbenen (spezifischen) Teilsystem. Beide Systeme weisen humorale (lösliche) und zelluläre Komponenten auf.

Das **angeborene Immunsystem** reagiert rasch und stellt mit den Makrophagen, neutrophilen Granulozyten und dendritischen Zellen als Phagozyten (Fresszellen) die erste Verteidigungslinie dar. Über Toll-Like-Rezeptoren erkennen sie Bestandteile von Viren, Bakterien sowie Pilzen und lösen Reaktionsketten aus, die der Abwehr dieser Krankheitserreger dienen (mikrobielle Mustererkennung). Dieser Signalweg wird durch externe Kältereize aufgrund von saisonalen Fluktuationen in seiner Schutzfunktion beeinträchtigt. Externe Kältereize unterdrücken Immunabwehrmechanismen in der Nasenschleimhaut und begünstigen so, dass Virusinfektionen in kälteren Jahreszeiten gehäuft auftreten.

Bei vielen älteren Menschen funktionieren vor allem die Fresszellen nicht mehr richtig. Diese Zellen werden unterstützt von Mastzellen der Schleimhäute und des Bindegewebes. Diese enthalten Substanzen (z. B. Histamin), die nach Aktivierung ausgeschüttet werden. Die natürlichen Killerzellen eliminieren kranke Zellen durch zytotoxische Faktoren.

Zu den humoralen Mechanismen der unspezifischen Abwehr gehören vor allem Enzyme, Zytokine, Proteine und das Komplementsystem. Dieses System besteht aus über 30 Plasmaproteinen, die auf Oberflächen von Mikroorganismen aktiviert werden. Dadurch erkennen die Phagozyten die Mikroorganismen (Opsonierung – Sichtbarmachung). Eine weitere Funktion des Komplementsystem ist die direkte Zerstörung von Bakterien.

Alle Zellen des Immunsystems können **Zytokine** freisetzen, als lösliche Botenstoffe des Immunsystems. Das Zytokin-System kann pro- und antientzündlich wirken und ist sowohl für die Immunhomöostase als auch die Abwehrleistung unverzichtbar. Das angeborene Immunsystem reagiert immer gleich und besitzt kein Gedächtnis. Während die unspezifische Immunantwort immer antigenunabhängig wirksam wird, ist die spezifische Immunantwort gegen ein Antigen gerichtet. Grundsätzlich wirken sowohl das angeborene als auch das adaptive Immunsystem bei Fieber besser. Höhere Temperaturen machen den meisten Krankheisterregern das Leben schwer. Spezielle Zytokine, die Pyrogene, führen im Wärmeregulationszentrum des Hypothalamus zu einer Erhöhung der Körpertemperatur.

Mit dem Prozess der **Antigenpräsentation** unterstützen die Zellen des angeborenen Immunsystems (Makrophagen und dendritische Zellen) das erworbene Immunsystem. In den Lymphknoten aktivieren sie CD8-T-Zellen (Zytotoxische T-Zellen – Abtöten von infizierten Zellen) und CD-4-T-Zellen (T-Helferzellen), welche die B-Zellen zur Antikörperbildung anregen. Dies ist das entscheidende Bindeglied zwischen angeborenem und adaptivem Immunsystem.

Das **erworbene oder adaptive Immunsystem** reagiert verzögert und ist mit den T- und B-Lymphozyten auf bestimmte Mikroorganismen und Fremdstoffe spezialisiert. Die erworbene Immunabwehr braucht Zeit, um zu lernen, Eindringlinge zielgerichtet und spezifisch zu beseitigen. Bei den T-Zellen unterscheidet man T-Helferzellen, Zytotoxische T-Zellen, Suppressor T-Zellen und T-Gedächtniszellen. Während T-Zellen infizierte Körperzellen attackieren, bilden B-Zellen (als Plasmazellen) Antikörper (Immunglobuline: IgM, IgA, IgG, IgD, IgE), welche z.B. an Bakterien anhaften und diese für Immunzellen sichtbar machen oder wie IgA als neutralisierende Antikörper wirken. IgA-Moleküle können auf den Schleimhäuten äußerst effektiv die Invasion z.B. von Viruspartikeln oder Bakterien in die Zellen des Organismus verhindern.

Nach der Infektion bleiben T- und B-Gedächtniszellen und spezifische Antikörper erhalten, um bei einem späteren Kontakt mit dem Erreger eine schnellere Abwehrreaktion zu gewährleisten (immunologisches Gedächtnis). Eine erneute Erkrankung bleibt entweder aus oder verläuft wesentlich schwächer. Als zentraler Faktor der Regulation wirken die Suppressor T-Zellen oder auch regulatorische T-Zellen. Diese Lymphozyten bremsen nach erfolgreich beherrschter Infektion die Immunantwort wieder ab. Dadurch wird eine überschießende Reaktion vermieden. Außerdem vermitteln diese Zellen eine Toleranz gegen Fremdantigene und eigenes Gewebe. Schwangere haben zum Schutz des Embryos mehr regulatorische T-Zellen. Versagt diese negative Regulation, kann es zu einer Fehlregulation der Immunantwort mit Entstehung von Allergien und Autoimmunkrankheiten kommen.

Bei einer Immunreaktion zirkulieren Hormone und Zytokine im Organismus und es kommt zu einer **Entzündungsreaktion**. Die Kardinalsymptome einer Entzündung sind:

- Rötung,
- Überwärmung,
- Schwellung,
- Schmerz,
- Funktionsstörung.

Dabei spielen die **Stresshormone** (Adrenalin, Noradrenalin, Kortisol) eine wichtige Rolle. Die Interferone, Interleukine und Tumornekrosefaktoren sind das Zytokine-Triumvirat einer erfolgreichen Immunabwehr. Neben anderen gehören Interferone, TNF (Tumornekrosefaktor), Interleukin-1 und Interleukin-6 zu den proentzündlichen Zytokinen (Immunbotenstoffen). Ein gut funktionierendes angeborenes Immunsystem kann eine Erstinfektion bereits nach wenigen Tagen beenden, lange bevor die B- und T-Zellen der adaptiven Immunantwort aktiv werden können. Entscheidend ist die frühzeitige Bildung von Interferonen durch infizierte Zellen, welche die ansässigen Abwehrzellen des angeborenen Immunsystems (Makrophagen und Monozyten) aktivieren. Gelingt die Erstabwehr nicht, können weitere Zellen infiziert werden und ein schwerer Verlauf ist möglich.

Unser Organismus macht keinen großen Unterschied, ob ein Virus abgewehrt werden muss, eine Verletzung oder ein seelischer Stressor vorliegt. Eine Entzündung ist kurzfristig eine sinnvolle Schutzreaktion des Organismus. **Langfristig bestehende Entzündungsreaktionen** können allerdings gefährlich sein. Jede Dauerbelastung, der man nicht entgehen kann, führt zu einer fortwährenden Aktivierung der Stress-Achsen. Permanent erhöhte Kortisol-Spiegel sind aber mit einem herunterregulierten Immunsystem verbunden. Dies kann zum Auftreten von Infektionen, Wundheilungsstörungen und Allergien führen.

Die Reaktion auf eine **Impfung** geht auf das angeborene Immunsystem zurück (lokale und systemische Entzündungsreaktion – grippaler Impfinfekt). Diese Reaktion ist nötig, um die Entstehung der erlernten Immunität einzuleiten. Eine Immunsuppression schützt nicht vor einer unangenehmen Impfreaktion, denn die meisten Immunsuppressiva greifen in die adaptive Immunantwort ein und beeinflussen die angeborene Immunreaktion nicht.

Eine akute bzw. kürzlich erfolgte Infektion bzw. Impfung (hier am Beispiel von SARS-CoV-2 oder „Corona") zeigt sich in einem IgM/IgA-positiven und IgG-(noch) negativen Befund. Die Bildung von IgM beginnt meist am 3. bis 4. Tag nach Symptombeginn. Nach 2 Wochen haben alle Patienten einen messbaren IgM-Titer (Höhepunkt in der 2. Woche). IgM wird meist 2 Tage früher positiv, dafür bleibt IgA länger positiv. IgA wird 3–6 Tage nach Symptombeginn messbar. Nach 2 Wochen zeigen 95 Prozent der Patienten IgA-Spiegel, nach 1 Jahr nur noch ca. 20 Prozent. Damit geht ein Großteil des Schleimhautschutzes verloren.

IgG bildet sich erst im Verlauf der Immunantwort und persistiert längere Zeit. Die Bildung von IgG beginnt 7–10 Tage nach dem Auftreten der ersten Symptome. Man geht davon aus, dass mit der Bildung von IgG-Antikörpern die Infektiosität beendet ist. Ab der 3. Woche erreicht IgG eine Sensitivität von 94 Prozent. Nach 6 Wochen zeigen 94–98 Prozent der Betroffenen IgG-Antikörper. Nach 1 Jahr haben ca. 90 Prozent der Infizierten noch IgG-Antikörper (10 Prozent Verlust pro Jahr). Die T-Zell-Antwort steigt bereits vor der Antikörperbildung an und ist 9 Monate nachweisbar.

Einige Patienten verlieren die IgG-Antikörper nach 3-4 Monaten wieder. Die Dynamik der Antikörperbildung kann individuell sehr unterschiedlich ausfallen. Auch bei sicher durchgemachter Infektion und fehlendem Antikörpernachweis kann trotzdem Immunität bestehen, da die Antikörper zwar zur Immunabwehr des Virus beitragen (z. B. durch Neutralisation über Hemmung der Aufnahme in Zielzellen), aber die Immunabwehr gegen das Virus vorrangig über die T-Lymphozyten mit der Zerstörung bereits infizierter Zellen erfolgt. Die spezifische T-Zell-Immunität könnte auch dafür verantwortlich sein, dass die Infektion ohne Symptome überstanden wird. Patienten mit milden oder symptomlosen Verläufen zeigen häufig eine verzögerte Antikörperbildung und niedrigere Titer aller Antikörperklassen.

Die **Immunisierung** führt zur Aktivierung von zytotoxischen T-Zellen, welche die virusinfizierten Zellen abtöten, und zur Ausbildung entsprechender Gedächtnis-T-Zellen. Außerdem kommt es zur Produktion neutralisierender Antikörper (IgA) und zur Ausbildung von Gedächtnis-B-Zellen, die im Falle einer erneuten Virusinfektion die entsprechenden Antikörper erneut produzieren.

Nicht neutralisierende Antikörper binden an das Pathogen und benutzen z. B das Komplementsystem oder Makrophagen, um das Pathogen zu entfernen. Die **neutralisierenden Antikörper** besitzen eine schützende Funktion, weil sie die Bindung des Virus an die Zellen blockieren. Hohe Antikörpertiter gehen meist auch mit einer erhöhten Aktivität neutralisierender Antikörper einher, bei niedrigen Titern ist das meist nicht der Fall, eben bei milden oder symptomlosen Verläufen. Neutralisierende Antikörper sind ein wichtiger Bestandteil der Immunität nach einer Infektion und Impfung, welche vor erneuter Infektion schützen (sterilisierende Immunität). Bei IgA ist die Neutralisation die Hauptfunktion als Schutz der Schleimhäute. Die Aktivität neutralisierender Antikörper erreicht innerhalb der ersten 2 Monate nach natürlicher Infektion bzw. Impfung ihren Höchststand. Ein Jahr nach Infektion sind vom IgA nur noch ca. 20 Prozent vorhanden! Nach der Impfung wird es ähnlich aussehen. Das bedeutet, dass die Gefahr für eine erneute Infektion steigt, wobei dann ein milderer Verlauf zu erwarten ist. Ein Mangel an IgA führt zu wiederholten Infektionen der Atemwege und erhöht das Risiko für eine Infektion.

Defizitäre oder exzessive Kortisol- und Katecholamin-Reaktionen auf **Stress** verschieben das Gleichgewicht zwischen angeborenem und erworbenem Immunsystem und können die Anfälligkeit für verschiedene Krankheiten erhöhen. Bei einer stark ausgeprägten Kortisol-Reaktion auf Stress erhöht sich aufgrund der reduzierten Reaktion des angeborenen Immunsystems das Risiko für Infektionen, Adipositas, Diabetes mellitus Typ 2, Osteoporose, Wundheilungsstörung, Erschöpfung, Depression und Krebsentstehung. Der stressbedingte Anstieg des adaptiven Immunsystems würde wiederum das Risiko für Allergien und Asthma erhöhen.

Aufgrund chronisch entzündlicher Reaktionen oder chronischem Stress kann es zu einer zu schwach ausfallenden Kortisol-Reaktion kommen. Der Organismus wird zu wenig vor einer überschießenden oder langanhaltenden Aktivierung von Entzündungsreaktionen geschützt. Das Risiko für Autoimmunerkrankungen (rheumatoide Arthritis, Multiple Sklerose, Diabetes mellitus Typ 1, autoimmune Schilddrüsenerkrankung und Morbus Crohn) und Herzkreislauferkrankungen ist erhöht. Mit diesen Erkrankungen gehen fast immer auch neurovegetative Beschwerden (Erschöpfung, Schlafstörung, Appetitlosigkeit, Schmerz) einher. Chronischer Stress ist ein Feind unserer Selbstheilungskräfte und kann unser vegetatives Nervensystem, unser Hormon- und Immunsystem aus der Bahn werfen.

Drei Organe bzw. Organsysteme sind die **Hauptenergieverbraucher** („The Big Three"): Die Muskeln, das Gehirn und das Immunsystem. Wenn diese Organsysteme sehr aktiv sind, wird kaum Nahrung aufgenommen, weswegen Energiespeicher vorhanden sein müssen, um den Bedarf zu decken. Es gibt aber nur zwei Egoisten, da das Gehirn die Aktivität der Muskulatur kontrolliert. Die unbeteiligten Organe werden bei akuter Aktivierung auf die Grundbedürfnisse heruntergefahren. Das egoistische Gehirn aktiviert bei der Stressreaktion (siehe Kapitel 1.5) die Hypophyse, die Nebenniere und das sympathische Nervensystem zur Energiebereitstellung. Das egoistische Immunsystem benutzt dazu bei Abwehrreaktionen Zytokine (TNF, Interleukin-6), Hormone aus Immunzellen (Noradrenalin) und Hormone aus der Leber (entzündungsbedingt stimuliertes Kortisol).

Bei längerdauernden Situationen (chronischer Stress, Infektionen) hemmen sich das egoistische Gehirn und das egoistische Immunsystem gegenseitig. Bei kurzzeitigen Situationen helfen beide Systeme sich gegenseitig aus. Appetitlosigkeit kennzeichnet sowohl die Kampf- und Fluchtreaktion wie die Abwehrreaktion des Immunsystems. Zwischen den akuten Aktivierungsphasen beider Systeme müssen Phasen liegen, die für Wachstum, Reparatur und Fortpflanzung genutzt werden. Die langfristige oder chronische Aktivierung der eigentlich kurzfristig gedachten Programme (Stressreaktion, Entzündung) führt zu Energieengpässen, verminderter körperlicher und geistiger Aktivität, beschleunigter Alterung und der Entwicklung chronischer Erkrankungen.

Belastungsbedingte Reaktion des Immunsystems

Der Alterungsprozess in der zweiten Lebenshälfte führt zu einer **systemischen Entzündungsreaktion** („silent inflammation" – stille Entzündung), was zu einer erhöhten Aktivität des angeborenen und adaptiven Immunsystems führt. Lebensstilbedingte Risikofaktoren (z.B. Adipositas) und höheres Lebensalter führen zu einer Alterung und Schwächung des Immunsystems (Immunseneszenz). Bewegungsmangel gilt als Risikofaktor für Diabetes mellitus Typ 2, Herz-Kreislauf-Erkrankungen, Darmkrebs, Brustkrebs, Demenz und Depression. Bei diesen Erkrankungen ist eine niedriggradige, systemische Entzündungslage beteiligt. Dies zeigt sich an der Erhöhung von Entzündungsmarkern wie IL-6, TNF-α und CRP (C-reaktives Protein).

Körperliche Aktivität und Sport haben eine indirekt antientzündliche Wirkung. Eine Schlüsselrolle scheinen die von den Muskelzellen gebildeten **Myokine** (hormonähnliche Botenstoffe) zu besitzen sowie die

Aktivierung von T-Zellen und hämatopoetischen Vorläuferzellen. Zusätzlich wird durch moderates Ausdauertraining die Wirksamkeit von Impfungen erhöht. Auch die Ernährungsumstellung auf eine pflanzenbasierte Kost und intermittierendes Fasten reduziert Entzündungsprozesse (Kapitel 3.1).

Mehrmalige **sportliche Aktivität** in der Woche aktiviert die Abwehrzellen, verbessert die Abwehr der Schleimhäute über Steigerung von IgA und beugt damit Infekten vor. So soll moderat betriebener Sport auch den Schutz vor Krebs verbessern. Ganz allgemein scheint die Immunreaktion auf akuten Stress durch einen Anstieg der unspezifischen, angeborenen Immunität charakterisiert zu sein. Chronischer Stress hat einen negativen Effekt auf nahezu alle funktionellen Parameter des Immunsystems. Stress und Depression verändern die Genaktivität nicht nur bei zahlreichen Immunbotenstoffen, sondern auch in Zellen des Immunsystems, sodass deren Abwehrkraft gegenüber Erregern und Tumorzellen entscheidend vermindert wird. Wenn Belastungen durch Stress und Depression nicht beseitigt werden (z.B. durch Psychotherapie), ergeben sich erhöhte Risiken für Herz-Kreislauf-Erkrankungen und auch für bösartige Erkrankungen.

Bezogen auf Immunfunktion und Infektanfälligkeit kann körperliche Aktivität in Abhängigkeit von Dauer und Intensität sowohl positive wie negative Auswirkungen haben (siehe Kapitel 3.2). Zu berücksichtigen sind natürlich auch die Belastungen durch Beruf und privates Umfeld, wobei physischer und psychischer Stress gleichermaßen negativ auf das Immunsystem einwirken.

Im Wesentlichen sind drei Dinge für das Infektionsgeschehen entscheidend, d.h. ob man sich infiziert oder nicht:

- die Erregermenge (Keimdosis),
- unsere Immunkapazität und
- der Eintrittsort des Erregers.

Durch die Beachtung von allgemeinen Hygieneempfehlungen kann das Erkrankungsrisiko signifikant gesenkt werden:

- Reduktion von Händeschütteln,
- konsequentes Händewaschen u. ggf. Desinfektion,
- Verwendung von Papierhandtüchern,
- Abstandhalten sowie Kontaktreduktion zu potentiell erregerübertragenden Menschen,
- Abhärtung (keine überheizten Räume, regelmäßig lüften, Wechseldusche, Sauna),
- Ausreichend Flüssigkeitszufuhr (Feuchthalten der Schleimhäute),
- bedarfsgerechte Ernährung und ggf. Nahrungsergänzung (Kapitel 3.1),
- genügend Schlaf und Erholung,
- Bewegung an der frischen Luft,
- passive Immunisierung durch Gabe von Antikörpern,
- Impfung als aktive Immunisierung (z. B. saisonale Influenza-Impfung),

Die Entwicklung der **Impfung** oder aktiven Immunisierung ist ein großer medizinischer Erfolg. Sie stellt die einzige prophylaktische Maßnahme dar, die dauerhaft vor einer Erkrankung schützen kann. Dabei werden abgeschwächte oder abgetötete Erreger oder nur deren Antigene appliziert, wodurch im Impfling eine Immunantwort gegen den Erreger bzw. das Antigen ausgelöst wird, die im Rahmen eines Sekundärkontakts schützend ist. Dieser langanhaltende Schutz durch das immunologische Gedächtnis ist auch der Vorteil gegenüber der passiven Immunisierung, die eine vorübergehende Leihimmunität darstellt. In Deutschland gibt die Ständige Impfkommission (STIKO) am Robert-Koch-Institut (www.rki.de) Impfempfehlungen heraus.

Schwächende Einflüsse auf unser Immunsystem sind:

- Mangelernährung,
- Chronischer Stress (Beruf, Familie, Freizeit und Sport),
- Erhöhtes Lebensalter,
- Medikamente,
- Umweltgifte, Alkohol und Nikotin.

Während **negative Emotionen** zu einer Schwächung der Immunfunktion führen, wirken sich Positivfaktoren wie Optimismus,

Selbstwert, Selbstwirksamkeit, positive Affekte (Begeisterung, Glück, Enthusiasmus) und soziale Beziehungen stabilisierend auf das Immunsystem aus. Positive Effekte zeigen sich auch durch Stressmanagement, Hypnose, Entspannung, Spiritualität, Meditation und andere Verfahren zur Selbstregulation. Es sollte auf ausreichend Bewegung, Erholung und Schlaf sowie eine bedarfsgerechte und gesunde Ernährung geachtet werden (Kapitel 3.1 bis 3.4).

1.5 Stresssystem

„Ruhe zieht das Leben an, Unruhe verscheucht es."

(Gottfried Keller, schweizer Dichter, 1819–1890)

Acht von zehn Deutschen empfinden ihr Leben als stressbelastet, jeder Dritte leidet unter Dauerstress. Die Stressbelastung hat in den letzten Jahren zugenommen, als Ursache stehen Beruf oder Schule/Studium an erster Stelle. Frauen fühlen sich subjektiv stärker gestresst als Männer. Je stärker die subjektive Stressbelastung, desto häufiger treten physische und psychische Folgestörungen auf (DKV-Report 2023: Wie gesund lebt Deutschland).

Unser Organismus besitzt zwei getrennte Schutzsysteme, das Stresssystem und das Immunsystem. Beide sind überlebenswichtig, arbeiten im Verbund zusammenarbeiten und beeinflussen sich gegenseitig.

Das vegetative oder auch autonome Nervensystem bildet zusammen mit dem somatischen Nervensystem das gesamte zentrale und periphere Nervensystem. Das **vegetative Nervensystem** steuert innerkörperliche Vorgänge (z. B. Herzschlag), die vom Menschen willentlich nur indirekt beeinflusst werden können. Das somatische Nervensystem ermöglichst demgegenüber eine willkürliche und bewusste Reaktion (z. B. Muskelaktivität). Manche Organe (z. B. Lunge und Atmung) werden auch von beiden Systemen gesteuert. Bei beiden Systemen liegt jeweils ein Teil im zentralen Nervensystem (Gehirn und Rückenmark) und ein Teil im peripheren Nervensystem.

Das vegetative Nervensystem steuert lebenswichtige Funktionen wie Herzschlag, Atmung, Verdauung und Stoffwechsel, aber auch die Sexualorgane, Endokrine Drüsen (Hormone), Exokrine Drüsen (z. B. Schweißdrüsen), das Blutgefäßsystem (Blutdruck) oder die inneren Augenmuskeln (Pupillenreaktion). Durch permanente Meldung vom und zum zentralen Nervensystem passt das vegetative Nervensystem den Organismus permanent an die Umwelt und deren Erfordernisse an. Auch unser körperliches und emotionales Befinden hängen von diesem System ab. Funktionell und anatomisch gliedert sich das vegetative Nervensystem in:

- Sympathisches Nervensystem,
- Parasympathisches Nervensystem,
- Enterisches Nervensystem (Nervensystem des Magen-Darm-Trakts, siehe Kapitel 1.3).

Der Sympathikus arbeitet hauptsächlich leistungssteigernd, der Parasympathikus gilt als Erholungsnerv. Die Hauptregelkreise beider Systeme befinden sich im Hirnstamm und im Hypothalamus.

Die **Stressreaktion** des vegetativen Nervensystems ist eine evolutionsbedingte schnelle Anpassungsreaktion an körperliche oder seelische Belastungen (Stressoren), mit dem Ziel, das Überleben durch Angriff, Flucht oder Erstarrung zu sichern („Fight-or-Flight" – „Kampf-oder-Flucht"; „Freeze" – „Schockstarre"). Stress ist also primär ein sinnvoller physiologischer Mechanismus, der uns schützen soll. Die Aufmerksamkeit wird auf die Gefahrensituation fokussiert und andere energieverbrauchende Prozesse werden unterdrückt.

Über Sinnesorgane gelangen Informationen über Stressoren in das Großhirn und das limbische System im Mittelhirn. Mit der Bewertung der Situation erfolgt die Aktivierung des Hypothalamus sowie des **Sympathikus** und einer Sofortreaktion:

- Erhöhung der Atem- und Herzfrequenz,
- Erweiterung der Bronchien und der Pupillen,
- Abbau von Glykogen zu Glukose in der Leber,
- Bildung von zähflüssigerem Speichel,

- Verringerung der Magen-Darm-Aktivität,
- Hemmung der Geschlechtsorgane.

Gleichzeitig kommt es über den Sympathikus vermittelt im Nebennierenmark zu einer Ausschüttung von Adrenalin und Noradrenalin (SAM-Achse) mit:

- Steigerung der Gehirnaktivität (das egoistische Gehirn – Brain-Pull)
- Leistungssteigerung des Herzens,
- Erweiterung der Blutgefäße in den Skelettmuskeln,
- Verengung der Blutgefäße in den Eingeweiden und der Haut,
- Unterdrückung der Insulinausschüttung,
- Förderung des Glykogenabbaus in Leber und Muskeln,
- Mobilisierung von Fettsäuren aus dem Fettgewebe.

Über die Hypothalamus-Hypophysen-Verbindung wird verzögert eine ganze Kaskade von Hormonen ausgelöst, welche die Stressreaktion verstärken und erweitern:

- Hypothalamus-Hypophysen-Nebennierenrinden-Achse (HPA-Achse): Kortisol,
- Hypothalamus-Hypophysen-Schilddrüsen-Achse: Thyroxin,
- Hypothalamus-Hypophyse: Wachstumshormon.

Kortisol aktiviert den Glykogenabbau und die Neubildung von Glukose in der Leber. Außerdem hemmt es das Immunsystem und Entzündungen (siehe Kapitel 1.4). Thyroxin fördert den oxidativen Stoffwechsel und erhöht die Körpertemperatur. Das Wachstumshormon fördert die Aufnahme von Aminosäuren, erhöht den Blutzuckerspiegel und die Lipolyse (Energiebereitstellung). Über eine Rückkoppelung hemmen diese Hormone die Hypophyse und den Hypothalamus, sodass eine Stressreaktion bei abklingenden Stressoren auch wieder abgeschaltet wird.

Weitere Wirkungen der Stressreaktion:

- Freisetzung von Endorphinen (Schmerzreduktion),
- Freisetzung von Noradrenalin (Alarmbereitschaft, Aufmerksamkeit, Wachheit),
- Freisetzung von Acetylcholin (Fokussierung),
- Erhöhung der Blutgerinnung,
- Natrium- und Wasserretention durch die Niere (Renin-Angiotensin-Aldosteron-System),
- Vermehrung der Schweißproduktion.

Die Hypothalamus-Hypophysen-Nebennierenrinden-Achse (HPA-Achse) ist neben dem sympatho-adrenomedullären (SAM) System der wesentliche Vermittler zwischen Umwelt und unserem Organismus zur Aufrechterhaltung des inneren Gleichgewichts (**Homöostase**). Um diese Aufgabe zu erfüllen, ist die HPA-Achse mit den Geschlechts- und Wachstumsorganen, der Schilddrüse und dem Immunsystem verbunden. Alle diese Subsysteme lassen sich unter dem Begriff des **Stresssystems** zusammenfassen, da sie alle bei Stress, also bei Anpassung an innere und äußere Veränderungen, regulierend reagieren.

Akuter Stress ist zeitlich begrenzt und gefolgt von einer Entspannungshase. Kurzzeitiger und adäquater Stress kann die Leistungsbereitschaft erhöhen. Man spricht dann auch von „Eustress", wenn nach kurzer Zeit das Hormonsystem wieder heruntergefahren wird. Hier wirkt auch das interne Beruhigungssystem über Oxytocin und Serotonin. Beim **chronischen Stress** („Disstress") hält die Stressreaktion auf Dauer an, er geht mit einer permanenten Freisetzung von Stresshormonen und dem Gefühl der Unsicherheit einher. Entspannung und Erholung finden nicht mehr statt. Dies zeigt sich auch an Blutwerten (Eiweiß/Aminosäuren, Stresshormone, Immunsystem). Inadäquat hoher oder zu lange anhaltender Stress, man spricht auch von allostatischer Last, können Flexibilität, Gedächtnisfunktionen sowie Lernfähigkeit blockieren und die Entstehung von Krankheiten begünstigen. Bleibt der Sympathikus chronisch aktiviert, tut das unserer Gesundheit und unseren sozialen Beziehungen nicht gut:

- Stress führt zu Schäden an der DNA,
- Stress führt zur Verkürzung der Telomere und verminderter Aktivität der Telomerase,
- Stress schaltet Tumorsuppressorgene aus,

- Stress begünstigt chronische Entzündungen,
- Stress schwächt das Immunsystem und
- Stress fördert damit Depression, Schlafstörungen, Drogenmissbrauch, Stoffwechselstörungen, Herz-Kreislauf-Erkrankungen, Krebserkrankungen und somatoforme Störungen.

Chronischer Stress ist zu Beginn mit einem erhöhten Kortisol-Spiegel verbunden. Es kommt zu schädlichen Reaktionen im Organismus:

- Kortisol baut Eiweiß ab (Muskeln schwinden, Verlust an Knochenstabilität, faltige Haut),
- Kortisol steigert die Glukoseaufnahme im Darm und den Blutzuckerspiegel,
- Kortisol führt zur vermehrten Fetteinlagerung,
- Kortisol verzögert die Heilung,
- Kortisol führt bei chronischer Erhöhung zum Abbau von Nervenzellen,
- Kortisol erhöht den Blutdruck.

Chronischer Stress oder permanente Unterforderung beschleunigen die Alterung. Periodischer, überschaubarer Stress und die Fähigkeit Probleme als positive Herausforderung wahrzunehmen haben einen verjüngenden Effekt.

Die Auslösefunktion von Stress für die Depression darf bei bestehender genetischer Disposition als wissenschaftlich gesichert angesehen werden. Dies zeigt sich durch erhöhte Werte von CRH (Corticotropin Releasing Hormon), die z. B. mit Antidepressiva aber auch durch stressreduzierendes Verhalten gesenkt werden können.

Somatoforme Störungen sind körperliche Beschwerden, die sich nicht auf eine organische Erkrankung zurückführen lassen. Es können Allgemeinsymptome wie Müdigkeit und Erschöpfung sowie Herz-Kreislauf-Beschwerden, Magen-Darm-Beschwerden und vor allem Schmerzen und Schwindel auftreten. Weiterhin können Atemstörungen, Hautveränderungen und Störungen im Urogenitalbereich auftreten. Wird keine organische Ursache gefunden, wechseln die Patienten häufig den Arzt (Ärztehopping). Meist kommt es erst nach Jahren zu einer psychosomatischen Abklärung.

Eine Lösungsmöglichkeit für Dauerstress besteht darin, dass man sich anpasst (**Habituation**) und die Zielerwartungen verändert. Die akzeptablen Zielzustände werden vergrößert, man gibt sich mit weniger attraktiven Zuständen zufrieden und reduziert damit die Verunsicherung. Realistische Erwartungen stärken unsere Selbstkompetenz und Motivation. Wer nicht habituieren kann, wird ein Opfer von chronischem Stress, auch toxischer Stress genannt. Besonders gefährdet sind die Perfektionisten. In Japan ist man sich der Auswirkungen von Arbeitsstress viel stärker bewusst. Es gibt ein eigenes Wort dafür: *karoshi*, was so viel bedeutet wie „Tod durch Überarbeitung".

Bedingungen zur Erfüllung alltäglicher Herausforderungen:

- Leben und arbeiten in einer vertrauten Umgebung.
- Konflikte und Aufgaben sind lösbar.
- Tragfähiges soziales Netzwerk aus Familie, Freunden und Kollegen.
- Keine existentiellen Nöte und Sorgen.

Der **Parasympathikus** ist der Gegenspieler des Sympathikus und gilt als Ruhe- oder Erholungsnerv („Rest-Digest-Repair" – „Ruhe-Verarbeitung-Reparatur"). Die Zentren des Parasympathikus liegen im Hirnstamm und im sakralen Rückenmark, weshalb er auch als kraniosakrales System (von lat. Cranium = Schädel, Os sacrum = Kreuzbein) bezeichnet wird. Die Überträgersubstanz (Neurotransmitter) ist Acetylcholin.

Ein wichtiger Teil des Parasympathikus ist der **Nervus Vagus** (X. Hirnnerv). Er wirkt auf Herz, Bronchien, Magen, Darm, Gallenblase, Leber, Bauchspeicheldrüse und die Harnleiter. Er reduziert die Herzfrequenz, verengt die Bronchien und fördert generell die Verdauung (siehe Kapitel 1.3). Das Nebennierenmark und die Produktion von Adrenalin und Noradrenalin wird gehemmt, die Harnblase kontrahiert und die Geschlechtsorgane werden vermehrt durchblutet. Die Effekte können auf die Freisetzung von Stickstoffmonoxid (NO), Endocannabinoiden und Endorphinen zurückgeführt werden.

Der Nervus Vagus besteht aus einem vorderen Ast, der zusammen mit den Hirnnerven V, VII, IX und XI für Kontakt und Kommunikation steht, und einem hinteren Ast, der für Rückzug, Erstarren und Abschottung (Depression) steht. Wenn diese fünf Nerven (V, VII, IX, X, XI) gut zusammenarbeiten werden ein zugewandtes Sozialverhalten, Kommunikation und selbstberuhigende Verhaltensweisen begünstigt. Der Nervus Vagus fördert die Steuerung der für unsere Gesundheit und das seelische Wohlbefinden erforderlichen Körperfunktionen. Wenn er ordnungsgemäß funktioniert, sind wir gesund, fühlen uns wohl und können uns positiv mit anderen Menschen austauschen. Die Aktivierung des vorderen Vagus-Astes durch Entspannung, Erholung und Regeneration führt aus Stress und Depression (Kapitel 3.3 und 4.2).

Die Mehrzahl der Erkrankungen, wegen derer Menschen einen Arzt heute aufsuchen, sind auf die eine oder andere Weise mit Stress, insbesondere psychosozialen Ursprungs, verbunden. Bei anhaltendem chronischem Stress erschöpft der Körper und wird anfällig für Infektionen, Wunden heilen schlechter, der Blutdruck steigt, das Risiko für Übergewicht, Diabetes, Osteoporose und Krebs ist erhöht. Die Bildung von Hormonen (Sexualhormone, Wachstumshormon, Schilddrüsenhormon, Melatonin) wird gestört. Die Potenz lässt nach, es treten Schlafstörungen auf und nicht zuletzt psychische Erkrankungen wie Burnout und Depressionen. Chronischer Stress erhöht auch das Risiko, später an Alzheimer zu erkranken.

Stress ist aber keine Erfindung unserer modernen Welt, Stress hat es immer gegeben. Stress ist weder krank noch gesund, es kommt darauf an, wie wir mit ihm umgehen. Ungeduld ist nicht nur ein lästiges Gefühl, sondern birgt große Risiken. Sie bewirkt eine innere Unruhe und setzt den Körper unter Stress. In der Psychologie spricht man vom Action-Bias. Damit ist der Fehler unseres Gehirns gemeint, lieber zu handeln als abzuwarten. **Stressmanagement** bedeutet, ein Gleichgewicht zwischen Anspannung und Entspannung herzustellen (Kapitel 3.3 und 4.2). Dazu gehören:

- stressreduzierendes Verhalten,
- ausreichend Bewegung,
- Entspannung,
- gesunde Ernährung,
- soziale Unterstützung.

Beim **Zeitmanagement** hilft das Eisenhower-Prinzip, das wichtige und dringende Aufgaben von unwichtigen und nicht dringenden Aufgaben unterscheidet. Wichtige und dringende Aufgaben sollten Sie möglichst zeitnah erledigen und wichtige aber nicht dringende Aufgaben planen. Unwichtige aber dringende Aufgaben können delegiert werden. Weder wichtige noch dringende Aufgaben sind zu vernachlässigen. Schalten Sie störende Einflüsse wie Telefon und E-Mail aus. Legen Sie regelmäßige Pausen ein, das steigert die Produktivität.

Es gilt: *„In der Ruhe liegt die Kraft"* (Redensart).

1.6 Circadianer Rhythmus

„Nichts ist dauernd als der Wechsel"
(Ludwig Börne, deutscher Journalist, 1786-1837)

Als circadianen Rhythmus (circadian = ungefähr einen Tag lang) bezeichnet man in der Chronobiologie die inneren Rhythmen, die eine Periodenlänge von circa 24 Stunden haben. Sie entstanden evolutionsbedingt als Anpassung an die sich im Tagesrhythmus ändernden Umweltbedingungen. Wir sind immer noch darauf ausgelegt, nachts zu schlafen und tagsüber zu essen und zu arbeiten. Die Gesamtheit circadianer Rhythmen bezeichnet man auch als **„innere Uhr"**. Die circadiane Uhr ist unser inneres Zeitsystem, das zusammen mit dem Licht und dem Zeitpunkt der Nahrungsaufnahme unsere täglichen Rhythmen bestimmt. Für die Entschlüsselung der Mechanismen, welche die circadianen Rhythmen steuern, wurde 2017 der Nobelpreis für Medizin und Physiologie vergeben.

Nahezu jede Zelle verfügt über eine innere Uhr, die darauf programmiert ist, zu verschiedenen Tages- und Nachtzeiten Tausende von Genen ein- oder auszuschalten. Jede Funktion hat ein spezifisches Zeitfenster, weil unser Körper nicht alles auf einmal erledigen kann. Doch wenn diese täglichen Rhythmen beeinträchtigt werden, funktionieren Körper und Geist nicht mehr reibungslos und es können Krankheiten entstehen. Wenn wir unsere circadianen Rhythmen wiederherstellen, können wir Beschwerden lindern und unsere Gesundheit verbessern.

Wir wissen mittlerweile, dass neben der Frage, was und wie viel wir essen, auch der Zeitpunkt der Nahrungsaufnahme von Bedeutung ist. Doch viele von uns müssen Schichtarbeit leisten, bekommen zu wenig Schlaf, essen zu unregelmäßigen Zeiten, bewegen sich zu wenig oder treiben zu intensiv Sport zur falschen Zeit. Ein Leben entsprechend dem eigenen Chronotyp verbessert Gesundheit und Lebensqualität. So können z.B. gleitende Arbeitszeiten die Chronobiologie berücksichtigen. In diesem Zusammenhang wäre die Abschaffung der Sommerzeit vorteilhaft.

Neue Untersuchungen zeigen, dass 87 Prozent der Erwachsenen unter dem „**social Jetlag**" leiden, weil sie, auch wenn es nur am Wochenende vorkommt, sich nicht im Einklang mit ihrer inneren Uhr befinden. Nach einer zu kurzen Nacht sind wir müde, können aber nicht schlafen, der Magen ist gereizt, die Muskeln sind schwach und wir können nicht besonders klar denken. Das Immunsystem ist geschwächt, sodass wir für Infektionen empfänglicher sind.

Schlechte Schlafgewohnheiten können die Entwicklung von Angststörungen und Depressionen begünstigen und dazu führen, dass wir zu viel essen, weil das Gehirn die Botschaften des Hungerhormons **Ghrelin** und des Sättigungshormons **Leptin** nicht richtig empfängt. Ghrelin unterliegt einem circadianen Rhythmus, der sicherstellt, dass Hunger dann auftritt, wenn der Magen leer ist. Nach einer Mahlzeit sinkt der Ghrelin-Spiegel und wir fühlen uns gesättigt. Im Schlaf wird die Produktion von Ghrelin gesenkt, damit wir nachts nicht wegen Hunger aufwachen und etwas essen müssen. Bekommen wir nicht genug Schlaf, steigt das Ghrelin an und macht uns hungrig, obwohl die letzte Mahlzeit noch gar nicht verdaut ist. Schlechter Schlaf verändert zudem das Darm-Mikrobiom derart, dass Adipositas gefördert wird.

Schon bevor wir morgens die Augen öffnen, werden wir durch unsere innere Uhr auf das **Aufwachen** vorbereitet. Die Hypophyse drosselt die Produktion des Schlafhormons **Melatonin**, der Herzschlag und die Atmung beschleunigen sich, der Blutdruck steigt. Unsere Körperkerntemperatur steigt um etwa ein halbes °C. Kurz nachdem wir die Augen öffnen, schütten die Nebennieren eine erhöhte Menge des Stresshormons **Kortisol** aus, damit wir unsere morgendlichen Routinen zügig erledigen können. Die Bauchspeicheldrüse ist bereit, für die Verarbeitung des Frühstücks Insulin auszuschütten. Doch auch wenn wir nicht frühstücken, wird durch Kortisol die Glukoneogenese aktiviert und Glukose bereitgestellt. Über Nacht verliert ihr Körper 500 ml Flüssigkeit (Ausatemluft, Schweiß, Urin). Auf nüchternen Magen können Sie jetzt noch vor dem Frühstück 2 Gläser lauwarmes und stilles Wasser trinken.

Nach einer erholsamen Nacht und einem guten **Frühstück** sind wir bereit, die anstehenden Arbeiten zu erledigen. Unser Gehirn arbeitet am besten zwischen 10 und 15 Uhr, in dieser Zeit können wir besonders gut arbeiten und lernen. Für die Produktivität ist es eher besser, eine kurze **Mittagspause** einzulegen und ein leichtes Mittagessen zu sich zu nehmen. Legen Sie zwischendurch kleine Pausen ein und bewegen Sie sich möglichst an der frischen Luft. Der optimale Zeitpunkt für ein Mittagsnickerchen (Powernap) von 15 bis 30 Minuten ist zwischen 14 und 15 Uhr.

Am späten Nachmittag ermüdet unser Gehirn und wir können komplexe Aufgaben nicht mehr so gut erledigen. Optimieren Sie Ihre Produktivität, indem Sie so viel Tageslicht wie möglich tanken. Helles Licht während des Tages verbessert nachweislich die Stimmung, Wachheit und Produktivität. Gegen Ende des Tages erreicht der Muskeltonus einen Höhepunkt, wir sind bereit für **sportliche Aktivität**. Geht die Sonne unter fällt die Körpertemperatur ab, die Produktion des Melatonins setzt ein und bereitet den Körper auf den Schlaf vor. Im Schlaf werden neue Nervenverbindungen geschaffen und Erinnerungen abgespeichert. Das Gehirn wird entgiftet. Über die Ausschüttung von **Wachstumshormon** werden im Schlaf Reparaturprozesse vorgenommen (Kapitel 3.3).

Das moderne Leben, das sich meist drinnen abspielt, unterbricht unseren natürlichen circadianen Rhythmus. **Helles Licht am Abend** und zu wenig Sonnenlicht tagsüber verwirren unsere innere Uhr, hindern uns am Schlafen, wecken Hungergefühle und machen uns anfällig für Erkrankungen von Herz, Stoffwechsel, Fortpflanzungsorganen, Magen, Darm, Immunsystem sowie eine Reihe von psychischen Leiden. Fernseher, Computer und Telefone haben durch ihren Blaulichtanteil zunehmend negative Auswirkungen auf unseren circadianen Rhythmus. Das von ihnen in ein oder zwei Stunden abgegebene Licht reicht aus, um die abendliche Melatoninproduktion zu unterdrücken und den Schlaf zu stören. Es gibt aber Technologien, welche die Helligkeit oder Farbe von Computerbildschirmen und Smartphones ab einer bestimmten Zeit ändern. Moderne LED-Leuchten sind zwar wesentlich energieeffizienter, geben aber mehr blaues Licht ab. Sie sollten sich also genau überlegen, in welchem Bereich Sie LED verwenden. Es gibt aber bereits programmierbare LED-Leuchten, die einen Farbwechsel vornehmen, allerdings noch recht teuer sind. Eine Alternative ist auch eine blaulichtfilternde Brille, die Sie dann nur abends tragen.

Selbst Blinde verfügen über innere Uhren, die durch Licht beeinflusst werden. 2002 wurde das lichtempfindliche Protein **Melanopsin** auf der Netzhaut entdeckt. Es fungiert als Lichtsensor und regelt den täglichen Schlaf-Wach-Rhythmus. Dieses Protein ist größtenteils empfänglich für blaues und weniger empfänglich für rotes Licht. Wird Melanopsin durch blaues Licht aktiviert, sendet es ein Signal an das Gehirn, das dann so reagiert, als sei es Tag, unabhängig davon welche Tageszeit es wirklich ist. Die Melatonin-Bildung wird unterdrückt. Mit der wechselnden Tageslichtdauer im Lauf der Jahreszeiten passt sich unsere innere Uhr an die Zeitverschiebungen bei Sonnenaufgang und Sonnenuntergang an.

Circadiane Rhythmen werden vom Licht beeinflusst, aber das Timing wird durch die Gene bestimmt. Für jedes Gewebe gibt es einen im Genom verborgenen Zeitcode. Dies betrifft die Zellreparatur und Zellteilung, den Energiestoffwechsel, die Produktion von Proteinen und die Zellkommunikation (z.B. Hunger und Sättigung). Auch die Wirkung von Medikamenten unterliegt circadianen Rhythmen.

Die Hauptuhr

Der **übergeordnete Taktgeber** ist der *suprachiasmatische Nucleus (SCN)*, ein kleiner Zellhaufen im Hypothalamus, wo sich die Steuerzentren für Hunger, Sättigung, Durst und Flüssigkeitshaushalt, Schlaf, Stressreaktion, Körpertemperatur, Wachstum und Sexualverhalten befinden. Die Melanopsin-Zellen der Netzhaut stehen in direkter Verbindung zum SCN, weshalb unsere Hauptuhr (Master Clock) sehr empfindlich auf blaues Licht reagiert. Der SCN stellt die Verbindung zwischen Licht und Zeitabläufen dar.

Grundrhythmen

Die Uhren in den verschiedenen Organen arbeiten zusammen und erzeugen die drei Grundrhythmen, die für unsere Gesundheit von ausschlaggebender Bedeutung sind: **Schlaf, Essen, Bewegung**. Diese sind wechselseitig miteinander verbunden und wenn nur ein Rhythmus aus dem Gleichgewicht gerät, wirkt sich das auch negativ auf die anderen aus. Wenn alle einwandfrei funktionieren, ist die Grundlage für unsere Gesundheit geschaffen. Unsere Selbstregulierungskapazität ist meist auf rund eine Stunde pro Tag begrenzt, was für die Anpassung an eine neue Zeitzone von Bedeutung ist. Eine gesunde Lebensweise beinhaltet also, was wir wann essen, wann und wie lange wir schlafen und wann und wie häufig wir uns bewegen.

Schlaf ist kein passives Erlebnis, denn unser Körper bereitet sich während der Nacht auf den nächsten Tag vor (Schlafphasen: Kapitel 3.3). Am Abend synchronisieren sich die Uhren der einzelnen Organe, um die optimalen Voraussetzungen für den Schlaf zu schaffen. Innerhalb von 20 Minuten nach Löschen des Lichts sollten wir eingeschlafen sein. Hauptgründe für Einschlafprobleme sind:

- Sorgen und Grübeln,
- zu viel und zu spätes Essen,
- zu spät Koffein,
- zu wenig Bewegung und
- zu viel Zeit in hellem Licht am Abend.

Welcher **Chronotyp** Sie sind, ist genetisch festgelegt und können Sie sich nicht aussuchen. Ob wir Morgenmenschen (Lerchen), Normaltypen (Kolibris) oder Nachtmenschen (Eulen) sind, kann sich mit dem Alter ändern. Kleinkinder werden in der Regel früh wach, weil sie früh am Abend einschlafen. Teenager gehen meist spät zu Bett und schlafen dann bis in den Morgen hinein. In den Jahren zwischen 30 und 50 werden wir meist wieder zu Frühaufstehern. Als Babys sind wir darauf programmiert mindestens 9 Stunden zu schlafen und für den Rest des Lebens behalten wir meist 7 Stunden Schlaf bei. Studien haben gezeigt, dass sowohl zu viel als auch zu wenig Schlaf schädlich sein können. Mit zunehmendem Alter kommt es häufiger zu Schlafstörungen, wir werden durch Geräusche oder Licht schneller geweckt und haben Probleme wieder einzuschlafen. Die Hauptgründe für unterbrochenen Schlaf sind:

- Umgebungstemperatur zu hoch oder zu niedrig,
- Dehydrierung (auch durch zu viel Alkohol am Abend),
- Sodbrennen durch zu spätes Essen,
- Haustier im Schlafzimmer,
- Schnarchen und Schlafapnoe,
- andere Geräusche.

Am Morgen zählt unsere Gehirnuhr ab dem ersten Sonnenlicht die Stunden, die wir wach sind. Nach 12 Wachstunden stößt sie uns an, sich langsam aufs Schlafengehen vorzubereiten. Waren wir 16 Stunden wach, wollen die meisten von uns schlafen. Für jede Stunde, die wir wach sind, müssen wir 20–30 Minuten schlafen. Ein kleines Nickerchen am Tag ist eine Möglichkeit, eine entstandene Schlafschuld abzutragen. Ein längerer Schlaf am Nachmittag schiebt allerdings die abendliche Schlafenszeit hinaus und Sie können ggf. schwieriger einschlafen.

Morgens werden wir immer zur gleichen Zeit hungrig. 80 Prozent der Menschen nimmt innerhalb einer Stunde nach dem Aufstehen etwas anderes als Wasser zu sich. Weitere 10 Prozent essen etwas innerhalb der ersten zwei Stunden und der Rest wartet länger als zwei Stunden mit der ersten **Mahlzeit**. Frühstück bedeutet das Beenden des Fastens (im Englischen *breakfast*), das in der Nacht zuvor stattgefunden hat. Der erste Bissen am Tag stellt unsere Organuhren. Die Bauchspeicheldrüse ist bereit, Insulin abzugeben, die Muskeln sind bereit Glukose aufzunehmen und die Leber Glykogen zu speichern sowie Fett herzustellen und einzulagern. Ein Abendessen, das um 18 Uhr eingenommen wird, benötigt bereits einige Stunden für die Verarbeitung. Wird dasselbe Essen erst um 20 Uhr eingenommen, dauert die Verarbeitung wesentlich länger. Wenn die Nahrungsaufnahme zu willkürlichen Zeiten und über Tag und Nacht verteilt vorgenommen wird, bleibt der Fettherstellungsprozess die ganze Zeit aktiv. Das Fettverbrennungsprogramm wird erst dann gestartet, wenn die Organe feststellen, dass kein Nachschub mehr kommt, was erst einige Zeit nach der letzten Mahlzeit geschieht. Bis der Körper eine ordentliche Portion des gespeicherten Fetts wieder abgebaut hat, dauert es wiederum mehrere Stunden.

Genau wie unser Gehirn brauchen auch unsere Stoffwechselorgane die nötige Erholungszeit. Nur 10 Prozent aller Erwachsenen essen in einem Zeitraum von 12 Stunden oder weniger. Wenn Sie an den meisten Tagen ihre gesamte Nahrung innerhalb von 8 bis 11 Stunden zu sich nehmen, erzielen Sie die meisten gesundheitlichen Vorteile. **Intervallfasten** verbessert den Schlaf, wann Sie essen, ist wichtiger, als was Sie essen. Das Minimum wäre ein 12-Stunden-Fenster, damit erzielen Sie bereits beeindruckende Effekte. Die gesundheitlichen Vorteile verbessern sich mit jeder Stunde, die Sie weniger essen, bis zu einem Essensfenster von 8 Stunden (siehe Kapitel 3.1). Der Großteil der Fettverbrennung findet 6–8 Stunden nach der letzten

Mahlzeit statt und nimmt nach 12 Stunden exponentiell zu. Mehr als 12-stündiges Fasten ist also sehr vorteilhaft für den Gewichtsverlust.

Vielleicht möchten Sie Ihr Essensfenster nicht dauerhaft auf acht Stunden beschränken, aber ein Essensintervall von 10 oder 12 Stunden eignet sich gut als Lebensweise. Damit haben Sie einen stabilen circadianen Rhythmus und die Wahrscheinlichkeit, eine chronische Krankheit zu entwickeln, bleibt gering. Der eine braucht ein Frühstück, um in die Gänge zu kommen. Andere warten bis mittags und können so besser mit einem kürzeren Essensintervall umgehen. Die Entscheidung bleibt ganz allein bei Ihnen. Moderates Fasten wie auch sportliche Aktivität fördert die Freisetzung des Wachstumsfaktors BDNF, der die Verbindungen zwischen den Gehirnzellen fördert und damit die Gehirnfunktion verbessert. Zwischen dem letzten Bissen und der Bettgehzeit sollten idealerweise 3 oder mehr Stunden liegen. In der Folge kommt es zur Verbesserung des Hormonhaushalts, Immunsystems, sowie von Stimmung, Schlaf und Libido.

Unser Körperbau und unser Stoffwechsel haben sich durch die Evolution so entwickelt, dass wir während des Wachzustands körperliche Arbeit verrichten können. **Körperliche Aktivität** hat immense Vorteile für unsere Gesundheit und beeinflusst auch unsere innere Uhr. Sind wir über den Tag verteilt körperlich aktiv, hebt das die Stimmung und fördert einen erholsamen Schlaf. Körperliche Aktivität und Sport sollte ein fester Bestandteil der täglichen Routine sein. Jeder Mensch, der gesund genug ist, um Sport zu treiben, sollte mindestens 150 Minuten pro Woche eine moderate oder 75 Minuten pro Woche eine stärkere körperliche Betätigung ausführen. Am besten ist eine Kombination von Ausdauer-, Kraft- sowie Dehn- und Koordinationstraining (siehe Kapitel 3.2).

Ein Training am Morgen und am späten Nachmittag ist perfekt zur Unterstützung ihres circadianen Rhythmus. Der frühe Morgen, ist ideal um an der frischen Luft ein aerobes Training zu absolvieren. Das helle Tageslicht synchronisiert ihre Gehirnuhr und lässt Sie gut in den Tag starten. Wenn Sie vor dem Frühstück aktiv sind, aktivieren Sie zusätzlich Ihren Fettstoffwechsel. Leichte körperliche Aktivität z.B. in Form eines Abendspaziergangs trägt nach dem Abendessen zur Verdauung bei. Eine intensive sportliche Tätigkeit sollten Sie in jedem Fall vor dem Abendessen absolvieren. Spät am Abend ins Fitnessstudio zu gehen ist keine gute Idee. Der Kortisolspiegel kann auf morgendliche Werte ansteigen und die Bildung von Melatonin unterdrücken. Intensives Training erhöht zudem den Puls und die Körpertemperatur, was es Ihnen schwer macht, anschließend in den Schlaf zu finden.

Aktivität und Ruhe, Anspannung und Entspannung, Aktion und Reaktion wechseln sich ständig ab. Davon profitieren wir lebenslang, solange wir diese von der Evolution vorgegebenen Rhythmen nicht stören. Unser individueller Schrittmacher ist der circadiane Rhythmus, die biologisch verankerte Uhr. Im Rhythmus mit der inneren Uhr zu leben, ist die Grundlage für unser körperliches und geistiges Wohlbefinden, für unsere Gesundheit und Lebensqualität. Bei allem, was wir machen, ist wichtig, dass wir einen **gesunden Rhythmus** zwischen dem Erreichen von Zielen und unseren Beziehungen, zwischen Aktivität und Ruhephasen, zwischen Stressaufbau und -abbau, sowohl im Alltag wie auch in den einzelnen Lebensphasen finden.

1.7 Test zum individuellen Gesundheitsprofil

„Der eine fragt: Was kommt danach?“
(Theodor Storm, deutscher Schriftsteller, 1817–1888)

Mit diesem Test erfahren Sie, wie es um Ihre Lebensqualität und Gesundheit bestellt ist. Mit dem Ergebnis erhalten Sie Hinweise zur Verbesserung.

1 Haben Sie chronische Erkrankungen (Arteriosklerose, Fettstoffwechselstörung, Bluthochdruck, Herzinfarkt, Schlaganfall, Diabetes, Autoimmunerkrankung, Osteoporose, Arthrose, Demenz, Depression, Krebs)? – Kapitel 4.1 und 4.2

- ❒ Nein
  1
- ❒ Nein, aber ich habe eine andere Erkrankung
  3
- ❒ Ja
  5

2 Nehmen Sie verschiedene Medikamente ein? – Kapitel 4.1 und 4.2

- ❒ Keine
  1
- ❒ Bis zu 2 verschiedene Medikamente
  3
- ❒ Mehr als 2 verschiedene Medikamente
  5

3 Rauchen Sie Zigaretten, Zigarren, Pfeife oder E-Zigarette? – Kapitel 4.1 und 4.2

- ❒ Bin Nichtraucher
  1
- ❒ Rauche gelegentlich (bis 3 x pro Tag)
  3
- ❒ Regelmäßig (mehr als 3 x pro Tag)
  5

4 Wie groß ist Ihr Bauchumfang? – Kapitel 3.1, 4.1 und 4.2

- ❒ Weniger als 94 cm (Männer), weniger als 80 cm (Frauen)
  1
- ❒ 94–102 cm (Männer), 80–88 cm (Frauen)
  3
- ❒ Größer als 102 cm (Männer), größer als 88 cm (Frauen)
  5

5 Wie groß ist Ihr Body-Mass-Index (BMI) – Kapitel 3.1, 4.1 und 4.2

- ❒ 18–25 (kg/m^2)
  1
- ❒ 25–30 (kg/m^2)
  3
- ❒ Über 30 (kg/m^2)
  5

6 Wie oft leiden Sie im Jahr an Infekten oder Allergien? – Kapitel 1.4 und 4.2

- ❒ Höchstens 1–2 x im Jahr
  1
- ❒ Höchstens 6 x im Jahr (ca. alle 2 Monate)
  3
- ❒ Mehr als 6 x im Jahr
  5

7 Gehen Sie zur Kontrolle zum Arzt (auch Vorsorgeuntersuchung)? – Kapitel 4.1

- ❒ Ich nehme regelmäßig Kontroll- und Vorsorgeuntersuchungen wahr
  1
- ❒ Ich gehe unregelmäßig zum Arzt
  3
- ❒ Ich gehe nur zum Arzt, wenn ich muss
  5

8 Wie würden Sie Ihre Ernährung einstufen? – Kapitel 3.1

- ❒ Betont gesund (mediterran, LOGI/low carb, Paleo, vegetarisch)
  1
- ❒ Gut bürgerlich
  3
- ❒ Fast Food (Fertiggerichte, Imbiss)
  5

9 Wie viel Wasser (mit Tee und Kaffee) trinken Sie täglich? – Kapitel 3.1

- ❒ 1,5 bis 2 Liter, bei Bedarf mehr
  1
- ❒ Weniger als 1,5 Liter
  3
- ❒ Ich vergesse häufig das Trinken
  5

10 Wieviel Alkohol trinken Sie täglich? – Kapitel 3.1

- ❒ 0 bis 1 Glas (1/8 Liter) pro Tag
  1
- ❒ 3 Gläser (1/8 Liter) pro Tag
  3
- ❒ Mehr als 3 Gläser (1/8 Liter) pro Tag
  5

11 Wie häufig in der Woche (auch im Winter) halten Sie sich tagsüber im Freien auf? – Kapitel 3.2

- ❒ Mindestens 3 x
  1

1 x bis 2 x
3

- ❒ Kein regelmäßiger Aufenthalt im Freien
  5

12 Wieviel körperliche Aktivität üben Sie pro Woche aus? – Kapitel 3.2

- ❒ 150 min moderates oder 75 min intensives Ausdauertraining pro Woche plus 2x in der Woche Kraft-, Beweglichkeits- und Koordinationstraining
  1
- ❒ 120 min körperliche Aktivität
  3
- ❒ 60 min oder weniger körperliche Aktivität
  5

13 Haben Sie einen geregelten (circadianen) Tagesablauf und Arbeitsrhythmus? – Kapitel 1.6 und 3.3

- ❒ Ja, an allen Tagen in der Woche
  1
- ❒ Ja, an den meisten Tagen in der Woche
  3
- ❒ Nein, häufig unregelmäßiger Tagesablauf
  5

14 Arbeiten Sie in einem Beruf, der Ihnen Spaß macht und Sie ausfüllt? – Kapitel 3.4

- ❒ Ich arbeite in meinem Wunschberuf in einer positiven Umgebung
  1
- ❒ Ich bin grundsätzlich zufrieden, die Bedingungen sind allerdings nicht optimal
  3
- ❒ Ich würde gerne etwas Anderes machen
  5

15 Wie häufig erleben Sie negativen Stress? – Kapitel 3.3 und 3.4

- ❒ Selten
  1
- ❒ Gelegentlich
  3
- ❒ Häufig
  5

16 Schlafen Sie problemlos ein und durch und wachen morgens erholt auf? – Kapitel 3.3

- ❒ Regelmäßig
  1
- ❒ Teilweise
  3
- ❒ Selten
  5

17 Haben Sie Hobbys und wie oft betreiben Sie diese? – Kapitel 3.3 und 3.4

- ❒ Regelmäßig
  1
- ❒ Gelegentlich
  3
- ❒ Habe keine Hobbys
  5

18 Können Sie gut abschalten und zur Ruhe kommen – Kapitel 3.3 und 3.4

- ❒ Fällt mir leicht
  1
- ❒ Habe Probleme zu entspannen
  3
- ❒ Kann das Grübeln kaum abstellen
  5

19 Wie würden sie Ihr soziales Umfeld bezeichnen? – Kapitel 3.4

- ❒ Harmonisch und glücklich
  1
- ❒ Teilweise belastet
  3
- ❒ Sehr belastet
  5

20 Wie ist Ihr Befinden und Ihre Stimmung an den meisten Tagen? – Kapitel 3.4

- ❒ Voller Energie und Interesse / positiv und heiter
  1
- ❒ Teilweise müde / gedrückt
  3
- ❒ Erschöpft / niedergeschlagen
  5

Summe: ________

Auswertung:

Addieren Sie Ihre Punkte von allen 20 Fragen zu Ihrem Gesamtwert, dieser dient zur Beurteilung Ihrer Lebensqualität und Gesundheit. 20 Punkte wird kaum ein Mensch erreichen, das wäre optimal und mit einem sehr niedrigen Gesamtrisiko verbunden.

Bis 30 Punkte: Ihr Wohlbefinden und ihr Gesundheitsprofil befindet sich im grünen Bereich. Machen Sie so weiter, aber vielleicht gibt es den einen oder anderen Punkt, den Sie noch verbessern möchten.

31–60 Punkte: Sie könnten sich mehr um Ihr Wohlbefinden und um Ihre Gesundheit kümmern. Sie haben ein mäßig gesteigertes Gesamtrisiko für gesundheitliche Einschränkungen und die Entwicklung von Erkrankungen. Schauen Sie sich an, wo Sie die meisten Punkte gesammelt haben und suchen Sie sich die für Sie passenden Maßnahmen in den einzelnen Kapiteln heraus.

61–100 Punkte: Ihre Lebensqualität und ihr Gesundheitsprofil müssen dringend verbessert werden, weil Sie sonst mit ernsthaften gesundheitlichen Problemen rechnen müssen. Sie haben ein deutlich gesteigertes Gesamtrisiko, sollten einen umfassenden Gesundheits-Check bei Ihrem Arzt machen lassen und ggf. auch psychologische Hilfe in Anspruch nehmen. Suchen Sie sich auch bereits geeignete Gegenmaßnahmen in den angegebenen Kapiteln heraus.

Den schnellsten und stärksten Effekt für Wohlbefinden, Lebensqualität und Gesundheit werden Sie erzielen, wenn Sie zuerst in dem Bereich Veränderungen vornehmen, in dem Sie die meisten Punkte erreicht haben. Suchen Sie sich einige grundlegende Ratschläge heraus, die Sie leicht in Ihren Alltag integrieren können. Damit erzielen Sie schnell die ersten Erfolge und bleiben motiviert, weitere Veränderungen anzugehen. Nur eines ist wichtig: Fangen Sie an, am besten noch heute!

2 GESUND ALT WERDEN UND FIT BLEIBEN

„Gesundheit gibt es nicht im Handel, sondern durch den Lebenswandel."

(Sebastian Kneipp, deutscher Priester und Naturheilkundler, 1821–1897)

In jedem Jahr sterben in der Welt laut WHO 16 Millionen Menschen vor dem 70. Lebensjahr an vermeidbaren Zivilisationserkrankungen wie Herzkreislauf- und Atemwegserkrankungen, Diabetes, Krebs sowie neurodegenerativen Erkrankungen und psychischen Störungen. Ab dem 65. Lebensjahr sind es im Wesentlichen nur fünf Beschwerden, die den meisten zu schaffen machen: Krankheiten des Stütz- und Bewegungssystems, Herz-Kreislauf-Erkrankungen, Krebs, Demenzerkrankungen und Depressionen.

Die Gesundheitswirtschaft ist inzwischen der größte Wirtschaftsbereich weltweit, deutlich größer als etwa die Automobilindustrie. Die Gesundheitsausgaben in Deutschland haben im Jahr 2022 mit über 497 Milliarden Euro einen neuen Rekord erreicht (Statistisches Bundesamt). Der enorme Einsatz von Ressourcen zeigt durchaus Erfolge, denn niemals zuvor lebten die Menschen, zumindest in Deutschland, länger. Allerdings wird die Medizin immer komplizierter und teurer. Die Vorzüge moderner Medizin sind weltweit höchstens für 20 Prozent der Bevölkerung zugänglich. Die meisten Menschen sind eher schlecht oder gar nicht versorgt. Das Problem des Älterwerdens in unserer Zeit ist, dass es zunehmend für sinnlos gehalten und sogar als Krankheit betrachtet wird.

Die Definition der Weltgesundheitsorganisation (WHO) von **Gesundheit** lautet: „Zustand des vollständigen körperlichen, seelischen und sozialen Wohlbefindens und nicht nur das Freisein von Krankheit und Gebrechen." Die WHO hat den Zeitraum zwischen 2020 und 2030 zur Dekade des gesunden Alterns erklärt und den Begriff Gesundheit neu gefasst: Gesund ist demnach eine Person, wenn sie in der Lage ist, Dinge zu tun, die für sie Wert haben, getan zu werden.

Gesundheit ist eine Funktion unserer Biologie, der Umwelt und unseres Verhaltens. Sie ist nicht starr, sondern ein dynamisches Gleichgewicht, das erhalten und immer wieder hergestellt werden muss. Gesundheit fördert Lebensfreude und Wohlbefinden als wesentliche Bestandteile unseres Lebens. Man ist eben immer so gesund, wie man sich fühlt, denn es gibt keine absolute Gesundheit. Wir befinden uns immer in einem dynamischen Prozess zwischen Gesundheit und Krankheit. Die subjektive Wahrnehmung des eigenen Zustandes kann dabei individuell sehr unterschiedlich sein. Was der eine als große Einschränkung empfindet, ist für den anderen nicht weiter tragisch.

Während sich die **Pathogenese** damit beschäftigt, wie Krankheiten entstehen, konzentriert sich die **Salutogenese** (Entstehung von Gesundheit) darauf, was den Menschen gesund erhält. Dieser Begriff geht auf den Medizinsoziologen Aaron Antonovsky zurück. Im pathogenetischen Modell wird die Gesundheit und das innere Gleichgewicht (**Homöostase**) als Normalfall angesehen, Krankheit gilt als Abweichung. Im salutogenetischen Modell werden Krankheit und Leid (wie auch der Tod) als Bestandteile des Lebens angesehen. Grundprinzip ist dabei die ständige Veränderung (**Heterostase**). Wir sind ständig einer Flut von Reizen ausgesetzt, die fortwährend Anpassung und Bewältigung erfordern. Dazu benötigen wir unsere regulativen Selbstheilungskräfte, um Symptome zu lindern, Krankheiten zu heilen und zu mehr Wohlbefinden und Zufriedenheit zu gelangen. Alle regulativen Systeme unseres Körpers sind störanfällig.

Gesundheit und Krankheit entstehen in den dynamischen Wechselbeziehungen von Ressourcen und Belastungen (Stressoren). Je mehr Ressourcen uns zur Verfügung stehen, desto mehr bildet sich die Überzeugung heraus, dass unser Leben in den verschiedenen Bereichen handhabbar, verstehbar und sinnvoll ist. Wir können unser Leben beeinflussen, sind ihm gewachsen und sehen eine Bedeutung (Sinn) darin. Es entsteht ein Gefühl des Vertrauens, das man **Kohärenz** nennt. Personen mit einem hohen Kohärenzgefühl sehen Belastungen eher als Herausforderung, während Personen mit niedrigem Kohärenzgefühl Belastungen eher als Bedrohung wahrnehmen (Kapitel 3.4).

Der Alterungsprozess

Den Altersrekord hält die Französin Jeanne Calment, die 1997 mit 122 Jahren starb. Als ältester Mann gilt der Japaner Jiroemon Kimura mit 116 Jahren, der 2013 starb. Damit ist aber mit Sicherheit nicht das Ende erreicht. Durch evolutionäre Einflüsse sowie gesellschaftliche Veränderungen und wissenschaftliche Erkenntnisse wird der Mensch immer älter werden. Dies wird aber auch zu großen gesellschaftlichen und ökonomischen Herausforderungen führen.

Das **Altern** und die Krankheiten, die mit ihm zusammenhängen, sind nicht die Folge einer einzelnen Ursache, sondern das Zeichen verschiedener Faktoren:

- Instabilität des Genoms durch DNA-Schäden,
- Abnutzung der Telomere,
- Veränderungen im Epigenom,
- Verlust des Proteingleichgewichts (Auf- und Abbau),
- Fehlregulation in der Aufnahme und Verwertung von Nährstoffen,
- Fehlfunktion der Mitochondrien,
- Anreicherung von gealterten Zellen und Entzündungen,
- Erschöpfung der Stammzellen und
- Veränderung der Kommunikation zwischen den Zellen.

Beim Älterwerden stellen sich also viele Veränderungen ein, die zu Funktionsverlusten führen. Es ist ein hochkomplexer Prozess in unseren Organen, Geweben und Zellen. **Altern gilt allerdings nicht als Krankheit und darum auch nicht als behandlungsbedürftig**. Trotzdem besteht der Wunsch, diesen Prozess zu verlangsamen oder umzukehren.

Je älter wir werden, desto mehr chronische Entzündungen tragen wir im Körper herum und niemand kann genau sagen warum. Im Englischen spricht man auch von **inflammaging** (abgeleitet von *inflammation* – Entzündung und *aging* – Alterung). Diese Entzündungsprozesse können unbemerkt, heimlich, still und leise, ohne die klassischen Entzündungszeichen stattfinden. Man nennt sie auch „versteckte" oder „niedriggradige" Entzündungen. Marker hierfür sind CRP, TNF-alpha, und Interleukine (z.B. IL-1 und IL-6). Diese Entzündungen gelten als Ursache vieler Erkrankungen, wie Herz-Kreislauf-Erkrankungen, Fettstoffwechselstörungen, Diabetes, Demenz, Parkinson, Depression, Fibromyalgie und Krebs. Vor allem über Ernährung und Bewegung sowie die Vermeidung von Stress können wir Einfluss auf die Entstehung von Entzündungen nehmen.

Durch genetische Unterschiede (Polymorphismen) haben wir alle eine oder mehrere Schwachstellen. Untersuchungen haben gezeigt, dass es vier besondere Orte für Schwachstellen gibt:

- das Immunsystem,
- der Stoffwechsel,
- die Leber und
- die Nieren.

Auch die **Freie-Radikalen-Theorie** des Alterns wird immer wieder diskutiert. **Freie Radikale** sind hochreaktive Metabolite (sog. Sauerstoffradikale – ROS), die während des Körperstoffwechsels, der Energieproduktion oder der biologischen Reaktion auf Stress, Umweltgifte, Alkohol, Zigarettenrauch, Sonnenstrahlung, Kosmetika u.a. entstehen. Einige Reaktionen auf freie Radikale sind:

- Eiweiß- und Lipidoxidation,
- Bildung von Stickstoffradikalen und
- Schädigung der DNA.

Freie Radikale sind nicht per se schädlich, sondern eine sinnvolle Einrichtung der Natur zur Unterstützung des Immunsystems. Problematisch wird es erst, wenn sie im Übermaß auftreten. Bei einem übermäßigen Vorkommen von Sauerstoffradikalen (ROS – Reactive Oxygen Species) spricht man von **oxidativem Stress**.

Antioxidanzien sind Substanzen, die freie Radikale unschädlich machen. Dazu zählen Enzyme (Katalase, Glutathionperoxidase – GPX, Superoxiddismutase – SOD), Vitamine

(Vitamin A, C, E) und Sekundäre Pflanzenstoffe (Betacarotin, Lycopin, Quercetin u. a.). Antioxidativ wirken auch Coenzym Q10, Zink, Selen, Alpha-Liponsäure und Melatonin. Freie Radikale sind notwendig, um die Abwehrkapazität in der Zelle zu erhöhen. Antioxidanzien können diesen Prozess verhindern. Es geht also auch hier um ein ausgewogenes Verhältnis. *„Dosis facit venenum"* („Die Dosis macht das Gift" – Paracelsus, Schweizer Arzt, 1493–1541). Starker oxidativer Stress ist nachgewiesenermaßen schädlich (z. B. Rauchen). Die Entwicklung der Forschung lässt aber immer mehr Zweifel an der Freien-Radikalen-Theorie des Alterns aufkommen, denn die Wirksamkeit der Antioxidanzien auf den Alterungsprozess ist bis heute nicht nachgewiesen. Zur Bedeutung der **Telomere** für den Alterungsprozess siehe Kapitel 1.2.

Eine weitere Theorie des Alterns ist die **Neuroendokrine Theorie**. Dabei wird die Abnahme der Konzentration der Geschlechtshormone (Testosteron, Östrogen) und der sogenannten Leistungshormone (Wachstumshormon, DHEA, Melatonin) als Ursache für die Alterungsprozesse angenommen. Der männliche wie auch der weibliche Körper verfügen sowohl über männliche als auch über weibliche Geschlechtshormone. Das Verhältnis dieser Hormone zueinander ist allerdings unterschiedlich.

Hormone gehören zu den wirksamsten aber auch umstrittensten Substanzen im Kampf gegen das Altern. Diese Wirkstoffe können zwar die Geweberegeneration verbessern, aber auch das Krebsrisiko erhöhen. Oder beim Testosteron zu Herzinfarkt und Schlaganfall führen. Östrogene erhöhen das Brustkrebsrisiko und das „Universal-Hormon" DHEA (Dehydroepiandrosteron – Vorstufe für die Testosteron- und Östrogensynthese) kann das Risiko für Prostata-, Leber-, Brust- und Eierstockkrebs erhöhen. Es ist eben ein riskantes Spiel, mit Hormonen eine Verjüngung erreichen zu wollen. Eine Hormonersatztherapie sollte nur bei medizinischer Indikation und unter ärztlicher Kontrolle erfolgen. Eine pauschale Verurteilung der Hormonersatztherapie ist allerdings nicht angebracht. Richtig eingesetzt kann sie mehr nützen als schaden. Versuchen Sie, über Ihren Lebensstil die Hormone in Balance zu halten:

- Testosteron (Krafttraining, proteinreiche Ernährung),
- Kortisol (Stressreduktion, Bewegung),
- Insulin (bedarfsgerechte Kohlenhydratzufuhr – Flexicarb),
- Wachstumshormon (Ausdauersport, Intervallfasten, ausreichend gesunder Schlaf).

Allgemein kann man feststellen, dass mit dem fortschreitenden Alter die Leistungsfähigkeit der meisten Organe und Körperfunktionen nachlässt und zwar:

- Sensorisch (Sehen, Hören, Riechen, Tasten und Schmecken).
- Körperlich (Muskeln, Beweglichkeit, Koordination, Ausdauer, Kraft).
- Kognitiv (Denken, Aufmerksamkeit, Erinnern, Problemlösung).

2019 fanden Eline Slagboom und Mitarbeiter 14 Laborwerte, die eine **Formel des gesunden Alterns** darstellen und einen Hinweis geben, ob man kürzer oder länger lebt. Dabei handelt es sich um vier Werte für Blutfette, zwei Blutzuckerwerte, fünf Aminosäuren, ein Ketonkörper, Albumin und ein Entzündungsmarker. Diese Liste macht die besondere Bedeutung von Eiweiß für die Gesundheit deutlich! Das Team von Rudolf Kaaks (Deutsches Krebsforschungszentrum in Heidelberg) nutze 2022 fünf Proteine um das biologische Alter zu ermitteln: GDF-15 (Mitochondrienfunktion), Cystatin-C-Wert (Nierenfunktion), NT-proBNP (Herzinsuffizienz), HbA1c-Wert (Diabetes mellitus) und CRP (Entzündungsmarker). Bei der Suche nach Langlebigkeits-Genen ist die Forschung bisher wenig erfolgreich gewesen.

Kümmert man sich um die Alterszeichen, kann man die Alterung verlangsamen, Krankheiten verhindern und den Tod hinausschieben. Das Altern ist massiv beeinflussbar. Wir werden nicht nur immer älter, sondern auch immer später alt und niemand muss Bedenken haben, durch seine Präventionsbemühungen Siechtum und Sterben zu verlängern. Über drei elementare Prozesse:

- die Zellerneuerung,
- die Energieerzeugung und
- die Entgiftung

können wir eine Vitalisierung erreichen und die Alterung verzögern.

Unser Körper besitzt eine unglaubliche **Erneuerungsfähigkeit**. Kaum zu glauben, aber 50 Millionen Zellen werden pro Sekunde neu gebildet, weil eben die gleiche Zahl verloren geht. Der ganze Körper ist in 7 Jahren erneuert. Allerdings lassen die regenerativen Eigenschaften unserer Stammzellen nach und der Abbau von verbrauchtem „Zellmüll" und Schadstoffen verläuft nicht mehr so effektiv. Bei massiver Störung in der Zelle leitet diese ihren Selbstmord (Apoptose) ein und wird dann vom Immunsystem aufgelöst. Oder sie geht in einen teilungsunfähigen Alterszustand (Seneszenz) über (siehe Kapitel 1.2). Diese Zellen sind aber teilweise hochaktiv und produzieren entzündungsfördernde Substanzen, die den Alterungsprozess und die Entstehung von Krankheiten forcieren.

Die Forschung arbeitet daran, Substanzen zu entwickeln, sogenannte **Senolytika**, die gezielt gealterte Zellen eliminieren und die Gewebe wieder in den jugendlichen Zustand zurückversetzen. Im Blickfeld sind hier Quercetin und Fisetin. Nachgewiesen werden konnte bereits, dass regelmäßige Bewegung die Ansammlung von seneszenten Zellen verhindern kann. Das ist doch eine gute Nachricht. Also, worauf warten Sie noch?

Mitochondrien waren ursprünglich Bakterien und sind die Kraftwerke unserer Zellen, winzige Generatoren, die nahezu alle Energie erzeugen, die eine Zelle zum Leben benötigt. Je nach Zelltyp (Ausnahme: rote Blutkörperchen) und Energiebedarf gibt es davon Hunderte bis Tausende. Insgesamt enthält unser Körper die unglaubliche Zahl von 50–100 Billionen Mitochondrien. Sie nutzen den über Atmung und Blut zugeführten Sauerstoff, um Nahrungsbestandteile über den Zitratzyklus und die Elektronentransportkette zu Energie in Form von Adenosintriphosphat (ATP) zu verbrennen. In jeder Sekunde laufen mehrere Milliarden chemische Reaktionen in ihnen ab. Im Gegensatz zu anderen Zellorganellen haben die Mitochondrien eine eigene DNA, die frei in der Matrix liegt und damit sehr anfällig für Schäden ist. Mit eigener RNA und Ribosomen sind die Mitochondrien zur Proteinbiosynthese fähig.

Solange wir gesund und fit sind, passen sich die Mitochondrien unserem Lebensstil ständig an. Durch den Alterungsprozess nimmt ihre Zahl ab und die Zellkraftwerke produzieren weniger Energie. Ein Überangebot von Sauerstoffradikalen (ROS) kann die Mitochondrien schädigen. In kontrollierter Menge wirkt oxidativer Stress, wie er z. B. bei moderater sportlicher Aktivität auftritt, gesundheitsfördernd und lebensverlängernd, man spricht auch von **Mitohormesis** (Aktivierung der zelleigenen Abwehr). Elementar wichtig für die Energieproduktion (ATP) in den Mitochondrien ist das Coenzym Q10. Außerdem gehört es mit den Vitaminen C und E, Glutathion und Alpha-Liponsäure zu den Big-Five der Antioxidanzien und reduziert Entzündungsreaktionen. Bereits ab dem Alter von 20 Jahren sinken unsere Q10-Spiegel im Blut. Spätestens ab dem 40. Lebensjahr kann eine Nahrungsergänzung mit Q10 Sinn machen, wobei Ubichinol die effektivere Variante darstellt.

An der **Entgiftung**, Entsorgung und dem Recycling in der Zelle sind vor allem die Proteasomen und die Lysosomen beteiligt. Der Zellmüll wird dort aufgespalten und teilweise in den Zellstoffwechsel zurückgeführt. Man nennt dieses System auch „Selbstverdauung" oder **Autophagie**. Durch diesen Vorgang werden ca. 7/8 der Aminosäuren wiederverwendet. Zu wenig Recycling kann zur Ansammlung von Abbauprodukten und Erkrankungen wie Alzheimer und Parkinson oder auch zu „Altersflecken" führen. Bei fortgeschrittenen Tumoren wird die Nutzung der Autophagie als Ursache für das weitere Tumorwachstum angenommen. Eine funktionierende Autophagie ist von ganz besonderer Bedeutung für unsere Langlebigkeit.

Wir können unsere Zellen aber bei der Entsorgung unterstützen. Kalorienreduzierung durch Intervallfasten und regelmäßige Bewegung fördern die Entsorgung und Recyclingsysteme. Durch **Spermidin** wird die Autophagie angekurbelt und die Mitochondrienfunktion unterstützt. Diese Substanz findet sich in der männlichen Samenflüssigkeit in hoher Konzentration aber auch in Lebensmitteln, vor allem in Weizenkeimen, Hartkäse, Kürbiskernen, Bohnen, Erbsen und Pilzen. Die im Körper selbst produzierte Menge an Spermidin nimmt mit dem Alter ab, kann aber durch körperliche Aktivität und Sport gesteigert werden.

Langlebigkeitsmechanismen

Der Mensch besitzt eine ganze Reihe von Langlebigkeitsgenen, die das Leben verlängern aber auch gesünder machen können. Die Produkte dieser Gene bezeichnet man als **Sirtuine** (silent information regulator). Diese Proteine wirken auf das Epigenom und damit auf die Ablesbarkeit der Gene. Sie wirken wie eine Katastrophenschutztruppe, die sich um DNA-Stabilität, DNA-Reparatur, Überlebensfähigkeit, Stoffwechsel und Kommunikation der Zellen kümmert. Eine ganze Reihe von sekundären Pflanzenstoffen wirken sirtuinstimulierend (Resveratrol, Sulforaphan, Curcumin, Quercetin). Die Evidenzlage zur Verwendung als Nahrungsergänzungsmittel (NEM) ist bisher allerdings schwach. Es fehlt an Interventionsstudien zu einzelnen sekundären Pflanzenstoffen.

Weitere Proteine, die in ähnlicher Weise wirken, sind **AMPK** (Adenosinmonophosphat aktivierte Proteinkinase) und **PGC-1α** (Hauptregulator der Mitochondrienbildung). Zelluläre Gesundheit und Leistungsfähigkeit hängt von diesen drei Regulatoren (Sirtuine, AMPK und PGC-1α) ab. Alle diese Systeme werden als Reaktion auf biologischen Stress aktiviert. Dazu gehören:

- körperliche Bewegung,
- vorübergehendes Fasten,
- Erhitzung oder Unterkühlung und
- Stress allgemein.

Dies bezeichnet man auch als **Hormesis** („Anregung"). Hormesis ist für den Organismus etwas Gutes, wenn sie so ausgelöst wird, dass kein dauerhafter Schaden entsteht – eben nach dem Motto „treiben aber nicht übertreiben". So können die Selbstheilungskräfte ihre optimale Wirkung entfalten. Gesundheit ist das Resultat der Wechselwirkung des Organismus mit der Umwelt. Nur so werden Signalwege und Gene aktiviert, die für uns förderlich sind.

Demgegenüber aktiviert **mTOR** (mammalian target of rapamycin – Ziel von Rapamycin) in Verbindung auch mit Insulin und IGF-1 die Proteinbildung, Wachstumsprozesse und die Zellteilung. Wenn das Vitalitätsgen mTOR gehemmt wird, zwingt es die Zellen, weniger Energie für die Teilung und mehr auf den Prozess der Autophagie aufzuwenden, der Abbauprodukte der Zelle wiederverwendet. mTOR kann man sich wie den Schalter des Hauptstromkreises vorstellen. Wenn der Schalter an ist, läuft der Stoffwechsel und die Zellen produzieren aus Aminosäuren Proteine und in den Mitochondrien Energie. mTOR wirkt also leistungssteigernd, muskelaufbauend und wundheilend. Es sind viele Elemente, die zur Überaktivierung von mTOR führen. Ständiges Essen mit viel Zucker (Kohlenhydraten), viel Fleisch (Eiweiß) und auch Fett, also der sogenannten westlichen Art der Ernährung *(Western Diet)*, ist ein Faktor. **Die beiden wichtigen Schalter AMPK und mTOR müssen in einem ausgewogenen Verhältnis aktiv sein, damit unser Körper gesund bleibt.**

Ist mTOR ausgeschaltet, gehen die Zellen in den Instandhaltungsmodus, recyceln alte beschädigte Proteine und werfen die Autophagie an, entsorgen also den Müll, der sich mit der Zeit in den Zellen angesammelt hat. Die Zellen werden also „sauberer" und gesünder. Sie halten Stress besser aus, nutzen die Energie effizienter und sind weniger anfällig für Schäden. Die Bildung neuer Mitochondrien wird angeregt. Außerdem erfolgt, wie auch durch Bewegung, die Bildung von BDNF (Brain-derived neurotrophic factor) und damit von neuen Nervenzellen.

Das Abschalten des mTOR-Signalwegs hemmt auch Entzündungs- und Wachstumsvorgänge, die offenbar mit dem Altern verbunden sind. Eine gesunde Zelle zeichnet sich durch eine Balance zwischen diesen beiden Zuständen von mTOR aus. Ständige Aktivität wäre genauso ungesund wie ständige Inaktivität. mTOR-hemmend wirken auch: Kaffee, Melatonin, Vitamin D, Glukosamin und Alpha-Liponsäure.

Zur Wachstumsstimulation kommt es, wenn unsere Zellen mit wachstumsfördernden Stoffen wie Insulin, IGF (Insulin-like Growth Factors), Wachstumshormon, Testosteron, Glukose, Aminosäuren und ungesundem Fett (Transfette) überschwemmt werden. Die Zellen produzieren dann fleißig Energie und Proteine. Dadurch altern wir früher: Proteine verklumpen, die Mitochondrien (unsere Kraftwerke) müssen mit voller Kraft arbeiten und die vielen Kohlenhydrate sorgen für Quervernetzungen (**Glykation**). Dabei entstehen AGEs (Advanced Glycation End-Products) durch Vernetzung von Kohlenhydraten mit körpereigenen Proteinen und Fetten. Sind Diabetiker schlecht eingestellt, vermehrt sich das glykierte Hämoglobin (HbA1-c). Dies ist ein wichtiger Wert für den Arzt, um die Therapie anzupassen. So können Vernetzungen in Kollagenfasern die Elastizität herabsetzen und z. B. zur Faltenbildung der Haut führen. Ein niedriger HbA1-c-Wert deutet darauf hin, dass die Glykierung langsamer verläuft. Damit lassen Alterungserscheinungen wie grauer Star, Nierenschäden, Falten, Arthrose und Arteriosklerose noch etwas länger auf sich warten.

Viele Wissenschaftler, die sich mit der Hemmung von mTOR beschäftigen, suchen nach „**Rapaloga**", die ähnlich wie Rapamycin auf mTOR wirken, allerdings gezielter und ohne unerwünschte Nebenwirkungen (Unterdrückung des Immunsystems und Nierenschädigung).

Wie Rapamycin ahmt auch **Metformin** (Diabetesmedikament) verschiedene Aspekte der Kalorienbeschränkung nach. Es hemmt aber nicht mTOR, sondern schränkt die Energiegewinnung in den Mitochondrien ein und aktiviert AMPK, welches die Funktion der Mitochondrien wiederherstellt. Außerdem werden Sirtuine aktiviert, mehr NAD (Nicotinamid-Adenin-Dinukleotid) produziert, der Stoffwechsel von Krebszellen gehemmt und fehlproduzierte Proteine entfernt. Die Glukoseproduktion in der Leber wird blockiert, die Glukoseaufnahme in den Muskeln gesteigert und damit sinkt der Blutzuckerspiegel. Metformin reduziert quasi die schädlichen Wirkungen des Zuckers.

Metformin senkt bei älteren Menschen die Häufigkeit von Demenz, Herz-Kreislauf-Erkrankungen, Krebs, Gebrechlichkeit und Depression. Allerdings hat Metformin als potentes Medikament auch Nebenwirkungen (Verdauungsstörungen, Laktatazidose, Vitamin B_{12}-Mangel). Es bedarf weiterer Untersuchungen mit einer größeren Zahl von Versuchspersonen, um mit Sicherheit zu wissen, ob Metformin die Alterung auf lange Sicht bremsen kann.

Eine weitere Substanz, die eine Kalorienbeschränkung nachahmt ist **Resveratrol** aus Weintrauben, allerdings kann man die notwendige Wirkdosis kaum aufnehmen. In ähnlicher Weise wirkt auch **Pterostilben** (Heidelbeeren, Trauben) und weitere sekundäre Pflanzenstoffe (Allicin, Capsaicin, Curcumin, Quercetin).

Eine deutlich stärkere Aktivierung der Sirtuine scheinen **NAD-Vorläufer** (Nicotinamid-Adenin-Dinucleotid) zu bewirken. Hier wären Nicotinamid-Ribosid (NR) und Nicotinamid-Mononucleotid (NMN) zu nennen. Im Organismus wird NR zu NMN umgesetzt und dieses wird dann zu NAD weiterverarbeitet. Beide Substanzen sind als Nahrungsergänzungsmittel erhältlich. Preisgünstiger sind Niacin (Vitamin B_3) und Nicotinamid (NAM), aber sie steigern den NAD-Spiegel offensichtlich nicht so stark wie NMN und NR. NAD spielt eine wichtige Rolle bei der Energiegewinnung in den Mitochondrien.

Bisher liegen allerdings nur Tierstudien vor und Langzeitergebnisse beim Menschen sind bisher nicht verfügbar. Der NAD-Spiegel kann auch durch Kalorienrestriktion und Sport erhöht werden. Es gilt also das gleiche wie für Metformin. Auch **Acetylsalicylsäure** (Aspirin®), **Omega-3-Fette** und **sekundäre Pflanzenstoffe** sollen mäßigend auf mTOR wirken.

Es wird noch eine gewisse Zeit dauern, bis man weiß, welche Wirkstoffe wann und für wen die Besten sind. Bis dahin sollten Sie sich auf mehr Bewegung und Kalorienbeschränkung (Caloric restriction) oder

Intervallfasten verlassen und das Geld für diese Mittel sparen (Kapitel 3.1 und 3.2).

Intensiv wird auch an Gentherapien zur Beeinflussung des Epigenoms geforscht. Die Umprogrammierung von Zellen stellt das große Neuland der Altersforschung dar (Kapitel 1.2). Auch an der Übertragung von verjüngenden Plasmaproteinen („junges Blut") wird eifrig geforscht. Auf die Anwendung dieser Verfahren werden wir aber noch warten müssen. Doch es gibt jetzt schon Möglichkeiten, den Alterungsprozess günstig zu beeinflussen.

Körperliche Bewegung verändert die Langlebigkeitsregulatoren AMPK, mTOR und die Sirtuine unabhängig von der Kalorienaufnahme in die richtige Richtung. Sie lässt den NAD-Spiegel steigen, neue Kapillaren in den Muskelzellen entstehen und die Energieproduktion in den Mitochondrien erhöhen.

Ein anderer wirksamer Weg zum Einschalten der Langlebigkeitsgene besteht darin, den Körper weniger angenehmen Temperaturen auszusetzen. Durch **niedrige Temperaturen** wird unser **braunes Fettgewebe** aktiviert und vermehrt. Insbesondere Bewegung in der Kälte oder nachts ein Fenster offenzulassen sind hilfreich. Braunes Fettgewebe enthält jede Menge Mitochondrien, die Wärme produzieren und wie eine Wärmflasche wirken. Allerdings wird die Produktion von braunem Fettgewebe mit fortschreitendem Alter immer schwieriger. Ähnlich positive Wirkungen scheinen auch am anderen Ende der Temperaturskala zu erfolgen. Bekannt sind die gesundheitlich positiven Effekte der Sauna. Eine merkliche Belastung oder angemessener Stress für die Zellen ist gut für unser Epigenom, weil dabei unsere Langlebigkeitsgene aktiviert werden.

Vor allem ältere Menschen leiden unter Schlafstörungen. Der regenerative Effekt eines gesunden Schlafs fehlt dann und Alterungsprozesse werden beschleunigt. Während des **Tiefschlafs** ist das glymphatische System im Gehirn mit der Reinigung beschäftigt, Abfall- und Giftstoffe werden beseitigt. Die Sensibilität des Lichtrezeptors lässt im Alter nach, sodass die Einstellung der inneren Uhr leidet. Eine gestörte Rhythmik kann neben Müdigkeit und Erschöpfung die Entwicklung von chronischen Erkrankungen begünstigen. Ein kurzes Nickerchen (maximal 30 Minuten) nach 12 Uhr, auch „Powernapping" genannt, kann helfen (Kapitel 1.6 und 3.3).

Richtige Ernährung, Bewegung, Stressabbau und Entspannung, genügend Schlaf, positives Denken, ein erfüllendes Sexualleben, Lebensfreude und Sozialkontakte sind die wichtigsten Faktoren zur epigenetischen Programmierung auf Langlebigkeit und wirken dem vorzeitigen Abbau der Telomere (Schutzkappen der Chromosomen) entgegen. Dieses Wissen kollidiert allerdings häufig mit Bequemlichkeit, Gewohnheiten und Genuss. Bereits unsere Kinder sollten einen gesünderen Lebensstil lernen. Die Freude an Bewegung und die Lust auf gesunde Lebensmittel müssen zu zentralen Lernzielen werden. Daneben spielt auch die Umwelt, in der wir leben, eine große Rolle. Wir sind heutzutage massiven schädigenden Einflüssen von außen ausgesetzt, wie Feinstaub, Giftgase oder Schadstoffen in den Lebensmitteln.

Die **Lebenserwartung** hat sich in den letzten 125 Jahren nahezu verdoppelt und liegt heute in Deutschland für Frauen bei 82,8 Jahren, für Männer bei 78,1 Jahren (Stand 2022). Damit ging die Lebenserwartung gegenüber dem Vorpandemiejahr 2019 um 0,6 Jahre zurück. Deutschland liegt im Vergleich zu den europäischen Nachbarländern nur auf Platz 18 (in der Welt auf Platz 38). Schweizer, Spanier, Italiener und Norweger leben in Europa am längsten. Die momentan maximale Lebensspanne liegt für den Menschen bei etwa 120 Jahren. Arme Menschen haben eine deutlich geringere Lebenserwartung. Bei Frauen sind es sieben, bei Männern elf Jahre. So ist die Lebensmittelqualität eine Frage des Einkommens und indirekt auch des Bildungsunterschieds. Denn Bildung bedeutet auch, über gesunde Ernährung besser informiert zu sein.

Es sind in erster Linie die Verhaltensweisen, die unsere Lebenserwartung beeinflussen. Wie eine große amerikanische Studie gezeigt hat, geht es um vergleichsweise einfache Verhaltensregeln: Regelmäßige

Bewegung, maßvolle und ausgewogene Ernährung, nicht rauchen, zurückhaltender Alkoholgenuss, guter Umgang mit Stress, erholsamer Schlaf, positive soziale Beziehungen und keine Opioidkonsumstörung. Wer diese Regeln befolgt, kann sein Leben um mehr als 20 Jahre verlängern.

Mit jedem Jahrzehnt steigt die durchschnittliche Lebenserwartung um 2,5 Jahre. Frauen haben durch ihre genetische Grundausstattung mit zwei X-Chromosomen einen biologischen Vorteil. Außerdem sind sie weniger risikobereit, wesentlich gesundheitsbewusster und nehmen Vorsorgeuntersuchungen häufiger wahr. Durch den medizinischen Fortschritt ist die Lebenserwartung stetig gestiegen. **Es muss aber das Ziel sein, ein hohes Alter auch bei guter Lebensqualität zu erreichen.**

Die Gesellschaft für Entwicklung und Zusammenarbeit in Europa (OECD) bewertet regelmäßig die Lebensqualität in den verschiedenen Ländern. In die Bewertung gehen Faktoren wie Gesundheit, Bildung, Umwelt, Einkommen, Gemeinsinn, Beschäftigung, Sicherheit, Zivilengagement und Work-Live-Balance ein. Deutschland liegt von 40 Ländern auf Platz 15. Norwegen und Australien belegen die ersten beiden Plätze, die Schweiz Platz 6.

Die positiven Seiten des Alters

Alter kann auch Wissen, Weisheit, Erfahrung und Würde bedeuten, eben ein geistiger und seelischer Reifeprozess. Ältere Menschen haben häufig einen ganzheitlichen Blick auf die Welt und integrieren scheinbar widersprüchliche Perspektiven miteinander, um Balance und Wohlbefinden zu erreichen. Diese positiven Seiten zu betonen und zu leben, fördert die Gesundheit. Dies wird dadurch gefördert, dass man älteren Menschen Respekt, Wertschätzung und Freundlichkeit entgegenbringt. Eine Beteiligung älterer Menschen an der Arbeitswelt ist das beste Mittel, unsere Sozialversicherungssysteme stabil zu halten. Viele wollen die im Alter um Jahrzehnte verlängerte Vitalität auch mit sinnvoller Arbeit füllen. Unsere Gesellschaft sollte den großen Vorteil von reicher Erfahrung dieser Generation nutzen, zumal die „fitten Alten" auch weniger Gesundheitskosten verursachen.

Es ist das Privileg des Alters, nicht mehr um jede Sache kämpfen zu müssen, alles etwas gelassener und auch mit Humor zu sehen. Man ist freier, unabhängiger, hat weniger Pflichten und ist auch meist finanziell abgesichert. Während die körperliche Gesundheit nachlässt, steigt das psychisch-mentale Wohlbefinden an. Das schnelle Glück ist nicht mehr so wichtig, Zufriedenheit und Dankbarkeit stehen im Vordergrund. Ein erfülltes Leben hilft dabei beträchtlich, eben der Stolz, etwas aus einem Leben gemacht und auch Ziele erreicht zu haben. Lebensglück und Lebenserwartung steigen mit Engagement und dem Gefühl gebraucht zu werden. Die Kurve des Glücks und der Zufriedenheit verläuft U-förmig mit Höhen in der Jugend und im Alter. In der mittleren Lebensphase stecken viele in einem Tiefpunkt, fühlen sich wie in einem Hamsterrad. Nach der Phase der Entwicklung und dem Aufbau muss dann die Phase des Loslassens und des sich Arrangierens kommen, sonst steigt die Gefahr stressbedingter Erkrankungen. Häufige Killer der Zufriedenheit sind chronischer Stress, soziale Isolation und der Verlust von Selbständigkeit. Menschen mit einer positiven Einstellung zum Älterwerden leben sieben Jahre länger als jene, die das Altern eher negativ betrachten (Kapitel 3.4).

Das **biologische Alter** (körperliche Fitness) und das chronologische Alter können durchaus bis zu 20 Jahre voneinander abweichen. Manche Menschen sehen nicht nur älter aus, sie wirken auch älter, während man bei den anderen den Eindruck hat, sie altern kaum oder nur extrem langsam. Ausschlaggebend ist die umweltbedingte Genregulation (Epigenetik). Während Kindheit und Jugend werden die Weichen für Gesundheit und Langlebigkeit gestellt. Aber es ist nie zu spät, denn epigenetische Markierungen sind umkehrbar. Die Lebensspanne hängt weniger vom Erbgut als von äußeren Faktoren ab. In unseren Alterungsprozess sind viele Gene involviert, ein einzelnes „Langlebigkeitsgen" konnte bisher nicht identifiziert werden. Entscheidend ist, was Sie essen und trinken, ob Sie sich ausreichend bewegen und erholen, was Sie denken, fühlen und aus welchen Einstellungen Sie heraus handeln.

Ein gesunder Lebensstil achtet auf die persönlichen Bedürfnisse. An dieser Achtsamkeit hapert es aber oft in unserer Zeit, die durch Hektik, Schnelligkeit, Überforderung und Stress sowohl im Beruf als auch in der Freizeit geprägt ist. Doch es ist nie zu spät, eine Gesundheit förderliche Lebensgestaltung zu beginnen. **Zur Änderung des Lebensstils gehört die Verstehbarkeit, die Handhabbarkeit und Sinnhaftigkeit. Nur wenn wir die Bedeutung einer Änderung verstehen, in der Lage zur Umsetzung sind und auch einen Sinn darin sehen, werden wir die Motivation zur Umsetzung gewinnen.** Positive Erfahrungen wirken verstärkend.

Wer bei guter Gesundheit alt werden möchte, sollte sich pflanzenbasiert ernähren, mit Fisch und gelegentlich Fleisch ergänzen und vor dem satt werden mit dem essen aufhören. Bei Genussmitteln wie Alkohol und Süßigkeiten Zurückhaltung üben, nicht rauchen, immer körperlich und geistig aktiv bleiben, anregende Sozialkontakte pflegen und eine positive Lebenseinstellung haben. Das gefühlte Alter beeinflusst die tatsächlichen Alterungsvorgänge positiv. „Man ist so alt, wie man sich fühlt". Dies zeigen Untersuchungen der sogenannten „Blauen Zonen". Zu diesen Regionen, die sich durch die Langlebigkeit ihrer Bewohner auszeichnen, zählen: Okinawa (Japan), Nicoya (Costa Rica), Sardinien (Italien), Ikaria (Griechenland) und die Siebenten-Tags-Adventisten in Loma Linda (USA).

Immer mehr Menschen sind zu dick. Ursachen sind eine ungesunde Ernährung und Bewegungsmangel. Der genetisch bedingte Anteil am Übergewicht wird auf 50–70 Prozent geschätzt, wobei ein spezielles „Dickmacher-Gen" nicht existiert. Zucker und Kohlenhydrate sind ernährungsphysiologisch viel schlimmer, als es das Fett je war und die wahre Ursache für die verbreitete Fettleibigkeit, für Herzkrankheiten und Diabetes. Die Weichmacher Bisphenole in unserer Nahrung kurbeln die Insulinproduktion an und wirken so zusätzlich als Dickmacher. Sie haben hormonelle Wirkung und beeinflussen das Immunsystem. Wann immer möglich sollten Sie Lebensmittelverpackungen aus Kunststoff meiden. Körperliche Aktivitäten schalten Gene an, um Fette besser abzubauen und den Insulinstoffwechsel zu optimieren. Eine der besten Maßnahmen gegen vorzeitiges Altern ist ausreichend zu trinken und Wassermangel zu vermeiden. Die im Alter immer stärker zunehmende Dehydrierung reduziert und verschlechtert Stoffwechselvorgänge und beschleunigt den Alterungsprozess.

Neben der Qualität der Lebensmittel spielt auch die Menge eine Rolle. Die Einschränkung der Energiezufuhr führt zur Freisetzung von Sirtuinen, welche die Telomere schützen und der Zellalterung entgegenwirken. Es entstehen weniger freie Radikale, was Entzündungen reduziert und die Freisetzung von Insulin wird gedrosselt. Verzicht durch Fasten kann den Körperstoffwechsel tiefgreifend beeinflussen. Eine einfache Variante ist das Intervallfasten, bei dem das Abendessen („Dinner Cancelling") oder das Frühstück ausfällt und innerhalb von 8 Stunden am Tag gegessen wird.

Zeitlich begrenztes Fasten erfüllt die Kriterien von Kurzzeitstress und stellt mTOR vollständiger ab als eine Kalorienreduzierung. Kohlenhydratreserven werden so aufgebraucht, der Blutzucker- und Insulinspiegel sinkt. Die Fettdepots werden zunehmend zur Energiegewinnung herangezogen. Dabei werden Ketonkörper gebildet, die auch das „zuckerverwöhnte" Gehirn mit Energie versorgen. Nicht nur Kohlenhydrate auch eine proteinreiche Ernährung aktiviert Wachstumshormonrezeptoren und mTOR, die beiden wichtigsten Triebkräfte für das Altern der Zelle.

„Who wants to live forever?" fragte die englische Band Queen. Das wollen sicher die wenigsten von uns. Angesichts der wissenschaftlichen Fortschritte ist eine längere und gesündere Lebensdauer der Menschen aber quasi unvermeidlich. Für die Wirksamkeit von AMPK-Aktivatoren, mTOR-Inhibitoren, Senolytika und Sirtuinaktivatoren gibt es bereits weitreichende Belege. Auch die Forschung mit der mRNA-Technologie unter Verwendung von kleinen mRNA-Molekülen (miRNA) ist vielversprechend. Hinzukommen wird zunehmend eine über Gentests gesteuerte personalisierte medizinische Versorgung, mit der wir unseren Körper funktionsfähig halten und Krankheiten verhindern (Kapitel 1.2 und 4.1). Bei allem Streben nach Gesundheit und einem langen Leben dürfen aber Spaß und Genuss nicht auf der Strecke bleiben.

„Es kommt nicht darauf an, dem Leben mehr Jahre zu geben, sondern den Jahren mehr Leben zu geben"

(Alexis Carrel, französischer Arzt, 1873–1944).

Am Ende des Lebens ist es für Angehörige und behandelnde Ärzte hilfreich, wenn der persönliche Wille in einer Patientenverfügung und einem Organspendeausweis festgehalten ist. Niemandem sollte das Recht verwehrt werden, nach seinen eigenen Vorstellungen zu leben und zu sterben. Dieses Recht sollte auch jeder mit einer aussichtslosen medizinischen Diagnose oder einer schmerzhaften chronischen Krankheit haben. Dazu sollte es klare gesetzliche Regeln geben. Es sollte nicht einfach sein, sich aus einer Laune heraus das Leben zu nehmen. Wir dürfen aber geistig gesunde Erwachsene, die aus freiem Willen in einer aussichtslosen Situation das Leben beenden wollen, nicht mit Schuld und Schamgefühlen belasten. Nicht Lebensverlängerung durch jede noch mögliche medizinische Maßnahme sondern Lebensqualität muss dann im Vordergrund stehen. Die Sterbehilfe bedarf einer neuen grundlegenden gesamtgesellschaftlichen Diskussion und Regelung.

Wir können zwar den biologischen Lauf der Alterung nicht stoppen, aber wir haben Möglichkeiten, ihn zu beeinflussen und damit Erkrankungsrisiken zu verringern:

7 goldene Regeln für alle, die gesund altern wollen:

- **Ernähren Sie sich gesund.**
- **Bewegen Sie sich regelmäßig.**
- **Achten Sie auf Ihren Biorhythmus.**
- **Sorgen Sie für sinnvolle und befriedigende Beschäftigung.**
- **Denken Sie positiv und bleiben Sie geistig fit.**
- **Pflegen Sie Ihre Sozialkontakte.**
- **Sorgen Sie für eine gesunde Umwelt.**

3 DAS EPIGENETISCHE QUARTETT

„Das Ganze ist mehr als die Summe seiner Teile."

(Aristoteles, griechischer Universalgelehrter, 384-322 v. Chr.)

Unsere Gesundheit und unser Wohlergehen werden entscheidend von vier Faktoren beeinflusst:

- **E**rnährung,
- **B**ewegung,
- **E**ntspannung und
- **N**achdenken.

Dies sind die vier wichtigen Lebensstilfaktoren, die den größten Einfluss auf unseren Alltag haben. Damit ist eine gesunde Ernährung, ausreichend Bewegung, die Einhaltung eines Wechsels von Anspannung und Entspannung unter Beachtung des individuellen circadianen Rhythmus und ein situationsgemäßes Denken, Fühlen und Handeln gemeint.

Die vier Anfangsbuchstaben ergeben das Wort **EBEN**. Umgangssprachlich bedeutet dieses Wort: genau so ist es! Bei der Aussage handelt es sich um eine offensichtliche, unabänderliche oder auch banale Tatsache. Sie ist und gilt überall gleich!

In einem **Quartett** kommt es zu einer gegenseitigen Beeinflussung. Ein Quartett ist dann am besten, wenn die einzelnen Teile sich ergänzen und das Ganze eine Harmonie ergibt. Stärken in einzelnen Bereichen können Schwächen in anderen Bereichen ausgleichen, im Sinne einer Synergie und eines ganzheitlichen Verständnisses von Gesundheit.

3.1 Ernährung

„Eure Nahrungsmittel sollen eure Heilmittel sein."

(Hippokrates, griechischer Arzt, 460–370 v.Chr.)

Die Ernährung ist von zentraler Bedeutung, weil sie die Basis für den ständigen Erneuerungsprozess des Körpers darstellt. Neben gesundheitlichen Aspekten dient die Ernährung auch der Bedürfnisbefriedigung und dem Genuss. Eine gesunde Ernährung und Fasten wirken eindeutig präventiv und lebensverlängernd. Allerdings ernährt sich die Hälfte der Deutschen nicht gesund!

Ein Drittel der Menschen, die hierzulande aus irgendeinem Grund stationär aufgenommen werden, weisen eine Mangelernährung auf, welche den Verlauf, die Liegedauer, die Komplikationsrate und bei einigen Erkrankungen auch die Sterblichkeit negativ beeinflussen. In vielen Kliniken fehlt es am Ernährungsscreening und professionellen Ernährungsteams. Dieser Zustand wird immer noch nicht ernstgenommen und bedarf dringend wesentlicher Verbesserungen.

Unsere Lebensmittel sollten möglichst ressourcenschonend und emissionsarm erzeugt, verarbeitet, vermarktet und zubereitet werden. Studien der Ernährungswissenschaften sind von vielen unbekannten oder schwer messbaren Einflüssen abhängig. Deswegen kommt es immer wieder zu widersprüchlichen Ergebnissen.

Alle Populationen die eine „westliche" Ernährung zu sich nehmen mit viel verarbeiteten Nahrungsmitteln, Fleisch, Fett- und Zuckerzusätzen, raffinierten Kohlenhydraten, wenig Gemüse, Obst und Vollkornprodukten, verzeichnen einen hohen Anteil an Menschen, die an den Zivilisationskrankheiten Fettleibigkeit, Typ-2-Diabetes, Fettstoffwechselstörungen, Gicht, Herz-Kreislauf-Erkrankungen, Erkrankungen des Stütz- und Bewegungsapparates, nächtlichen Atemstörungen und Krebs leiden.

Demgegenüber leiden Populationen, die eine traditionelle Ernährung zu sich nehmen, im Allgemeinen nicht an diesen chronischen Krankheiten. Diese Ernährungsformen können von der Zusammenstellung sehr unterschiedlich sein. Das zeigt, dass es nicht eine ideale Ernährung gibt und der Allesesser Mensch an ein breites Spektrum unterschiedlicher Ernährungsformen in unterschiedlichen Regionen evolutionär gut angepasst ist. Wer sich heute gut ernähren will, muss vor allem echte Lebensmittel auswählen und den Fertigprodukten der Lebensmittelindustrie aus dem Weg gehen. Meiden Sie vor allem Nahrungsprodukte, die mehr als fünf Zutaten enthalten. Eine artgerechte Ernährung erhalten Sie, wenn sie möglichst frische Produkte auswählen aus: Gemüse, zuckerarmem Obst, Pilze, Nüsse, Samen, Körner, Kräuter, Gewürze, Fisch, mäßig Fleisch, keine Wurstwaren. Dabei muss die Ernährung einfach zu verstehen, im Alltag praktikabel sowie gut verträglich, abwechslungsreich und schmackhaft sein.

Der Gesundheitswert unserer Lebensmittel besteht in:

- Gehalt und Dichte an essentiellen und gesundheitsfördernden Inhaltsstoffen,
- Energiegehalt und Energiedichte,
- Sättigungswirkung,
- Verdaulichkeit und Bekömmlichkeit,
- Reife und Frische.

Wertmindernd können sich auswirken:

- Gehalt an Schadstoffen,
- Vorkommen von pathogenen Mikroorganismen und Toxinen,
- Gehalt an Zusatzstoffen.

Essentielle Nährstoffe zum Aufbau der Körperstruktur und für die Körperfunktion sind:

- Aminosäuren,
- Fettsäuren,
- Vitamine,
- Mineralstoffe,
- Spurenelemente und
- Wasser.

Der Nährstoffbedarf ist individuell sehr unterschiedlich und wird von zahlreichen Faktoren beeinflusst:

- Genetik,
- physiologischer Status,
- Ernährungsstatus,
- Lebensstil und
- Umweltbedingungen.

3.1.1 Makronährstoffe

Die Makronährstoffe **Eiweiße (Proteine)**, **Kohlenhydrate** und **Fette** sind die mengenmäßig bedeutendsten Nährstoffe, die der menschliche Organismus mit der Nahrung aufnehmen muss. Sie liefern Bausteine für die Struktur und Funktion des Körpers sowie Energie für die Grundfunktion unserer Organe und die Realisierung körperlicher Arbeit. Eiweiß und Fett sind **essentiell** und müssen regelmäßig aufgenommen werden. Kohlenhydrate sind nicht essentiell und müssen entsprechend des Lebensstils angepasst werden.

Eiweiß – Baustein des Lebens

Leben bedeutet ständige Zellerneuerung und damit Proteinaufbau, deshalb stellt Eiweiß den wichtigsten Makronährstoff für Gesundheit und Leistungsfähigkeit dar. „Protos" kommt aus dem Altgriechischen und bedeutet „Das Erste oder das Wichtigste". Eiweiße geben unserem Körper Struktur. Als Hormone und Rezeptoren sind sie an der Steuerung und Regelung beteiligt. Im Stoffwechsel sind sie als Enzyme tätig, arbeiten als Transportstoffe und ermöglichen Bewegung (Muskulatur). Nicht zuletzt besteht unser Immunsystem überwiegend aus Eiweiß. **Von den drei Hauptnährstoffen sättigen Proteine am besten.** Sobald unser Proteinhunger gestillt ist, hören wir auf zu essen.

Die Bausteine hierfür liefern 20 **Aminosäuren**. Bei zwei zusammengesetzten Aminosäuren spricht man von einem Dipeptid, ab einem Dutzend sind es Polypeptide und ab 50 liegt ein Protein vor. Von den 20 proteinbildenden (proteinogenen) Aminosäuren sind 8 **essentiell** (Isoleucin, Leucin, Lysin, Methionin, Phenylalanin, Threonin, Tryptophan, Valin). Das bedeutet, dass wir sie nicht selbst bilden können und mit der Nahrung aufnehmen müssen. In hochwertigen Eiweißen sind viele dieser essentiellen Aminosäuren enthalten. Arginin und Histidin gelten als semiessentiell. Eine Übersicht über alle Aminosäuren und ihre Funktion gibt die Tabelle 3.1.

Aminosäuren wie Glutamin, Isoleucin und Valin, die zu Glukose umgebaut werden können, werden als **glukogen** bezeichnet. Im Gegensatz dazu nennt man Aminosäuren wie Leucin und Lysin, die im Körper zu Ketonkörpern abgebaut werden, **ketogen**. Ein Bluttest mit einem **Aminogramm** zeigt, ob genügend Aminosäuren im Körper vorhanden sind. Ihre Werte sollten für jede Aminosäure zumindest über dem

Durchschnitt liegen. Schwachstellen sollten Sie gezielt ausgleichen. Eine ausreichende Versorgung mit Aminosäuren kann der Zentralschlüssel für Ihre Gesundheit darstellen. Dieser Test stellt üblicherweise keine Leistung der gesetzlichen Krankenkassen dar. Von besonderer Bedeutung sind die 8 essentiellen Aminosäuren. Die restlichen kann der Körper selbst herstellen. Neben den proteinogenen Aminosäuren gibt es auch eine ganze Reihe von nichtproteinogenen Aminosäuren, die als Vorstufen von Hormonen und Neurotransmittern dienen. Auf diesem Gebiet besteht noch erheblicher Forschungsbedarf.

Tabelle 3.1.1 Proteinbildende Aminosäuren: Bedeutung und Wirkung der essentiellen (EA) und nichtessentiellen (NA) Aminosäuren.

Aminosäure	EA/NA	Bedeutung und Wirkung
Isoleucin	EA	Leistungsfähigkeit, Muskelaufbau, Wundheilung, Entgiftung
Leucin	EA	Leistungsfähigkeit, Muskelaufbau, Wundheilung, Entgiftung
Lysin	EA	Virusabwehr, Immunsystem, Bindegewebe, Knochen, Stress
Methionin	EA	Virusabwehr, Immunsystem, Haare, Stress
Phenylalanin	EA	Gehirnleistung, Antrieb, Wachheit, Stimmung
Threonin	EA	Gefäße, Bindegewebe, Schleimhäute, Immunsystem
Tryptophan	EA	Stimmung, Schlaf, Gehirnleistung, Haut
Valin	EA	Leistungsfähigkeit, Muskelaufbau, Wundheilung, Entgiftung
Alanin	NA	Knochen, Glukoneogenese
Arginin	NA	Durchblutung, Blutdruck, Cholesterinsenkung, Potenz
Asparagin	NA	Neurotransmitter, Entgiftung
Asparaginsäure	NA	Neurotransmitter, Entgiftung, Energiestoffwechsel
Cystein	NA	Immunsystem, Glutathion, Entgiftung
Glutaminsäure	NA	Knochen, Glutathion, Entgiftung, Neurotransmitter
Glutamin	NA	Schleimhaut, Immunsystem, Gehirnfunktion, Entgiftung
Glycin	NA	Knochen, Glutathion, Kollagen, Schlaf
Histidin	NA	Sauerstofftransport, Blutbildung, Immunsystem, Entgiftung
Prolin	NA	Knochen, Bindegewebe
Serin	NA	Membranen, Gehirnfunktion
Tyrosin	NA	Neurotransmitter, Hormone, Stress
Taurin	NA	Fettverbrennung, Ausdauer, Immunsystem, Stress

Die Netto-Stickstoffverwertung (NNU – Net Nitrogen Utilisation) gibt an, wie hoch die reale Stickstoffverwertung eines Proteins ist. Ein Vollei liefert 48 Prozent NNU, Fisch, Fleisch und Geflügel 28–34 Prozent, Soja und andere pflanzliche Proteine 17 Prozent, Kasein, Molke und Milch 16 Prozent. Der Rest zu 100 Prozent ist der zu entsorgende Stickstoffabfall. Je höher die Netto-Stickstoffverwertung ist, desto hochwertiger ist das Eiweiß und desto weniger Belastung entsteht für den Körper.

Der größte Eiweißspeicher ist unsere Muskulatur. Im gesamten Körper sind etwa 110 g Aminosäuren gespeichert, davon im Blut etwa 5 g als freie Aminosäuren. Da unser Organismus Aminosäuren nur unzureichend speichern kann, ist die Aufnahme von hochwertigem Eiweiß über die tägliche Nahrungszufuhr wichtig. Ein häufiger Fehler bei Diäten, aber auch intensivem Training ist die zu geringe Eiweißzufuhr, denn Eiweiß ist wichtig für den **Muskelaufbau** und die **Funktion des Immunsystems**. Fehlt es an Eiweißbausteinen, ist die Regeneration verzögert und die Infektanfälligkeit erhöht. Auch zur Bildung von Enzymen (Biokatalysatoren), Hormonen und Botenstoffen (Neurotransmittern) sowie Nukleinsäuren werden Aminosäuren benötigt. Außerdem werden bei Energiemangel Aminosäuren zur Umwandlung in Glukose (Glukoneogenese) verwendet.

Das **Gesamteiweiß** im Blut ist ein indirekter Indikator für Leistungsfähigkeit und auch ein Hinweis für die Leistungsfähigkeit Ihres Immunsystems. Der Normalbereich liegt bei 6,6–8,7 mg%, Mittelwert 7,65 mg%. Kennen Sie Ihren Wert?

Die Hormone Insulin, Testosteron und das Wachstumshormon (STH) wirken proteinaufbauend (anabol), höhere Kortisolkonzentrationen wirken proteinabbauend (katabol). Lustlosigkeit und Müdigkeit können Zeichen für eine muskelabbauende (katabole) Stoffwechsellage sein.

Bei rein **veganer Ernährung** kann es problematisch sein, alle Aminosäuren in ausreichender Menge aufzunehmen. **Tierisches Eiweiß enthält mehr essentielle Aminosäuren** und der Mensch kann Eiweiß aus tierischen Produkten leichter aufnehmen als aus pflanzlichen Lebensmitteln, die außerdem eine ungünstigere Zusammensetzung der Aminosäuren haben. Veganer sollten darauf achten, dass in jeder Mahlzeit ein proteinhaltiges Nahrungsmittel enthalten ist (s. u.).

Die Ernährung unserer Urahnen, der steinzeitlichen Jäger und Sammler, war mit einem Anteil von 20–30 Prozent sehr eiweißreich (30–40 Prozent Kohlenhydrate, 30–40 Prozent Fett). Der Eiweißgehalt unserer heutigen Ernährung beträgt ca. 5–15 Prozent. Wir sind von unserer genetischen Physiologie also durchaus dafür ausgestattet, Eiweiß in einer Bandbreite von 0,6 bis 2,0 g Eiweiß pro Kilogramm Körpergewicht zu verwerten. Eine gute Orientierung sind als Basis 1 bis 1,5 g pro kg Körpergewicht, bei stärkerer körperlicher Belastung mehr. Auch im Alter, für Kinder und Schwangere, bei Krankheit, zur Gewichtsreduktion und bei Stress sollte es ruhig etwas mehr Eiweiß sein. Nur bei eingeschränkter Nierenfunktion muss die Eiweißzufuhr angepasst werden. In den Ländern mit der höchsten Lebenserwartung ist der Konsum tierischen Proteins in den letzten Jahren kontinuierlich angestiegen, ebenso wie die Lebenserwartung.

Gute Eiweißquellen sind:

- Quark, Molke und andere Milchprodukte,
- Sojaprodukte (z.B. Tofu),
- Vollkorngetreide,
- Hülsenfrüchte wie Bohnen, Erbsen, Linsen, Kichererbsen und Lupinen,
- Nüsse und Samen,
- Keime und Sprossen,
- Eier, Fisch, mageres Rindfleisch, Wild und
- Geflügelfleisch ohne Haut.

Die Ballaststoffe der Hülsenfrüchte reinigen den Darm und senken die schlechten Blutfette, außerdem werden Mineralstoffe gleich mitgeliefert. Hülsenfrüchte haben einen positiven Einfluss auf das Körpergewicht und Entzündungsprozesse. Eier sind gesunde Lebensmittel, weil sie viel hochwertiges Eiweiß, Omega-3-Fette, Lecithin und viele weitere Nährstoffe enthalten. Eier sind wahre Nährstoffbomben. Die mit Eierkonsum verbundene Cholesterinaufnahme beeinflusst den Blutfettspiegel kaum und erhöht das Risiko für Herz-Kreislauf-Erkrankungen nicht. Gegen ein Ei pro Tag ist nichts einzuwenden und verwenden Sie möglichst Bio-Eier.

Fleisch

Es gibt kein Lebensmittel, über das so emotional diskutiert wird, wie Fleisch. Von der evolutionären Entwicklung ist der Mensch ein Allesesser (omnivor, Kapitel 1.1), der immer bei Verfügbarkeit Fleisch gegessen hat. Fleisch gehört also zu unserer artgerechten Ernährung. Fleisch und auch Innereien (Leber) liefern eine hohe Dichte an essentiellen Nährstoffen, bei relativ niedriger Energiedichte. Der Verzehr von Fleisch und wenig Wurst ist am besten für unsere Gesundheit und Langlebigkeit, denn Fleisch ist wertvolle Quelle für Eiweiß, Eisen, Zink, Vitamin A, B-Vitamine, und essentielle Fettsäuren. Entscheidend ist die Zusammensetzung der Fettsäuren des Fleisches, die von der Haltung der Tiere abhängt. Fleisch von Tieren, die auf der Weide Grünfutter fressen, enthält einen hohen Anteil an Omega-3-Fettsäuren (EPA und DHA). Tiere aus Massentierhaltung, die mit Futter aus Getreide und Soja gefüttert werden, bieten überwiegend Omega-6-Fette, was Entzündungen fördert. Fleisch in Maßen aus artgerechter Haltung und in Bio-Qualität ist gesund. Weidetierhaltung ist auch per se nicht schlecht für das Klima, wie vielfach argumentiert wird. Sie trägt in der Summe zu einer Reduktion von Klimagasen bei, verbessert die Bodenqualität und erhält Wiesenflächen.

Ein hoher Fleischkonsum geht bei uns häufig mit einem ungesunden Lebensstil einher. Der Verzehr großer Mengen von rotem Fleisch und Wurstwaren wird mit Herzkrankheiten, Schlaganfall, Typ-2-Diabetes und Krebs in Verbindung gebracht. Vielleicht liegt es bei der Wurst an den enthaltenen Phosphaten, Nitraten oder dem Salz. Besonders Schweinefleisch enthält viel Arachidonsäure, die über die Erhöhung der Prostaglandinsynthese Entzündungen fördert.

Wenn Sie Ihr Fleisch mit Gemüse und Salat ohne stärkereiche Beilage essen, werden Sie keine nennenswerten gesundheitlichen Nachteile haben. Niedertemperaturgaren und die Verwendung von Marinaden, z. B. aus Olivenöl, Knoblauch, Zwiebeln und Kräutern, hemmen die Bildung von heterozyklischen aromatischen Aminen (Nitrosamine). Der Gehalt von Sialinsäure (Neu5Gc) soll für das erhöhte Risiko für kanzerogene Tumoren durch den Konsum von rotem Fleisch (Rind, Kalb, Schwein, Lamm) verantwortlich sein. Neu5Gc könnte auch eine Rolle bei der Entstehung von Multipler Sklerose (MS) spielen. Das Darmkrebsrisiko ist bei Fleischessern nur dann erhöht, wenn sie gleichzeitig wenig Ballaststoffe und wenig Fisch essen. Fleisch ist moderat genossen und schonend zubereitet kein Risikolebensmittel, sondern für unsere Gesundheit vorteilhaft. Bevorzugen Sie weißes Fleisch (Geflügel) und Fisch (Wild- ist besser als Zuchtfisch) gegenüber rotem Fleisch.

Die **Methoden der Tierindustrie** mit ihrer Massentierhaltung haben nichts mehr mit der bäuerlichen Tradition zu tun. Die Billigpreispolitik fördert die Massentierhaltung. Es geht dabei um den Einsatz von Hormonen und Antibiotika zur Produktionssteigerung. Diese Mittel nehmen wir dann mit dem Fleisch auf. Durch den massiven Einsatz von Antibiotika in der Massentierhaltung kommt es zu Resistenzen bei den Top-Krankheitserregern *Salmonellen, Campylobacter, Escherichia coli* und *Staphylococcus aureus*. Wenn man Pech hat, ist so ein Keim dann die Beigabe zur Packung Putenfleisch oder Hähnchen im Supermarkt.

Weder Fleisch noch Fisch sollten wir im Übermaß essen, denn unser Körper braucht sie nicht in großen Mengen. Die Produktion von Fleisch und die Überfischung der Meere überlasten die Regenerationsmechanismen der Erde.

Fisch

Fisch beinhaltet eine besonders wertvolle Kombination von hochwertigem Eiweiß und Omega-3-Fettsäuren. Bevorzugen Sie es, gegarten Fisch zu essen. Bei rohem Fisch, wie in Sushi, kann es bei schlechten Hygienepraktiken zu Infektionen mit *E.-coli*-Erregern und *Staphylococcus aureus* kommen. Auch Listerien und Nematoden (Würmer) können in rohem Fisch vorkommen. Außerdem besteht bei Thunfisch häufig eine höhere Schwermetall-Belastung. Vor allem Schwangere und Stillende sollten auf Thunfisch und Sushi verzichten. Essen Sie ein- bis zweimal die Woche Fisch (ca. 200 g), davon mindestens 70 Gramm fetten Seefisch. Achten Sie dabei auf Bio- oder Nachhaltigkeitssiegel.

Molkenprotein

Molkenprotein (Whey-Protein) ist ein guter Spender für die Aminosäure Zystein, die als Grundlage für die Glutathion-Synthese dient. Glutathion ist der wichtigste Radikalfänger (Antioxidans). Molke (Whey) ist ein hochwertiges Lebensmittel, das wertvolle Inhaltsstoffe wie Molkenproteine, Laktose, Mineralstoffe und Vitamine enthält. Gleichzeitig zeichnet sie sich durch einen geringen Fettgehalt aus. Molkenproteine besitzen durch den hohen Gehalt an essentiellen Aminosäuren eine hohe biologische Wertigkeit. Ideal sind Produkte mit einem Proteinanteil von 60–80 Prozent. Molke wird schnell verdaut und ins Blut aufgenommen. Sie ist reich an den verzweigtkettigen Aminosäuren Leucin, Isoleucin und Valin, die schnell ins Muskelgewebe eingelagert werden. Beim Sportler ist der Bedarf an Valin, Leucin und Isoleucin besonders in der Phase der Regeneration erhöht. Molkenprotein hat eine hohe muskelaufbauende Wirkung. Nach der sportlichen Aktivität sind sie in Kombination mit Kohlenhydraten ideal zur Regeneration der Muskulatur.

Biologische Wertigkeit

Der Referenzwert für die **biologische Wertigkeit** von Eiweiß ist auf Vollei (100) bezogen. Das heißt, der Körper kann aus 100 g Hühnereiweiß 100 g körpereigenes Eiweiß bilden. Durch geschicktes Kombinieren von Nahrungsmitteln kann man die biologische Wertigkeit auf Werte über 100 erhöhen: Eier und Kartoffeln haben zusammen einen Wert von 136, Eier und Brot 123, Quark und Kartoffeln sowie Rindfleisch und Kartoffeln 114. Besondere Bedeutung kommt dabei dem Gehalt an essentiellen Aminosäuren zu.

Die biologische Wertigkeit ignoriert den konkreten Eiweißgehalt der Lebensmittel. Dies ist vergleichbar mit dem glykämischen Index und der glykämischen Last bei den Kohlenhydraten. Für die Proteine wäre das entsprechend der Protein Digestibility Corrected Amino Acid Score (PDCAAS). Der jeweilige Wert berücksichtigt die Zusammensetzung, den Gehalt an essentiellen Aminosäuren und die Verdaulichkeit. Beispiele: Ei: 1,0 – Milch: 1,0 – Sojaprotein: 1,0 - Rindfleisch 0,92 – Erbsen: 0,73 – Reis: 0,56 – Kartoffeln: 0,55.

Wichtig ist aber das **Aminosäureprofil der Lebensmittel**:

- Ei, Fisch, Fleisch, Milch, Molke: alle Aminosäuren gut verteilt,
- Soja: viel Arginin, wenig Isoleucin, Leucin, Valin (BCAA), Cystein, Tryptophan, Methionin,
- Hülsenfrüchte: wenig Tryptophan und Methionin,
- Getreide: wenig Lysin,
- Reis: wenig Tryptophan und Threonin.

Der limitierende Faktor für die Eiweißsynthese ist immer die am wenigsten vorhandene Aminosäure. Die **limitierende Aminosäure** bei rein pflanzlicher Ernährung ist Lysin. Im tierischen Eiweiß sind alle notwendigen Aminosäuren vorhanden, insbesondere die BCAA (verzweigtkettige Aminosäuren) im richtigen Verhältnis zueinander. Da tierisches Eiweiß uns ähnlicher ist, können wir es auch leichter verarbeiten.

So ist das Eiweiß aus Eiern (bevorzugt aus Freiland-Biohaltung) und Milchprodukten besonders hochwertig für uns. Bei einer Allergie gegen Milcheiweiß oder bestehender Laktoseintoleranz müssen Sie beim Milchkonsum zurückhaltend sein. Regelmäßiger Genuss von Käse und Joghurt wirkt sich lebensverlängernd aus. Ein Ei am Tag schadet nicht und wirkt sich nicht negativ auf die Lebenserwartung aus.

Die Proteinzufuhr müssen wir der Lebensphase anpassen. Kinder und Jugendliche brauchen für das Wachstum etwas mehr, Erwachsene brauchen weniger Eiweiß. Bei älteren Menschen ab 65 Jahren findet man häufig eine Unterversorgung mit Eiweiß. Auch in diesen Fällen ist eine eiweißbetontere Ernährung sinnvoll.

Eiweiß kurbelt den Stoffwechsel an und führt zu mehr Fettverbrennung. Es ist sinnvoll, schnelle Kohlenhydrate, die die Insulinproduktion ankurbeln würden, durch Eiweiß zu ersetzen. Viel Eiweiß kurbelt die Wachstumsfaktoren mTOR und IGF-1 an. Diese können auch die Alterung und das Krebszellwachstum begünstigen. Das richtige Maß gilt es auch hier zu finden, denn auch Eiweiß lockt Insulin. Allerdings ist die Insulinwirkung gegenüber Kohlenhydraten deutlich geringer. Verteilen Sie die Eiweißaufnahme auf die einzelnen Mahlzeiten. Zu viel Eiweiß in einer Mahlzeit wird zu Glukose und zu viel Glukose wird zu Fett umgewandelt.

Regeln zur Ernährung mit Eiweiß:

- Achten Sie auf die hohe biologische Wertigkeit des Eiweißes!

- Tauschen Sie öfter eine kohlenhydratreiche Mahlzeit gegen ein eiweißhaltiges Gericht!
- Essen Sie pflanzliches Eiweiß, Milchprodukte, Fisch, weißes und weniger rotes Fleisch!

Kohlenhydrate – die schnelle Energie

Neben hochwertigem Eiweiß und den richtigen Fetten ist eine kohlenhydratbewusste Ernährung wichtig. Gut gefüllte **Glykogenspeicher** sind die Voraussetzung für unsere Leistungsfähigkeit. Die in der Muskulatur eingelagerten Kohlenhydrate sind für die Muskelarbeit nötig. Das Leberglykogen sorgt für einen konstanten Blutzuckerspiegel, damit die Organe mit Energie versorgt werden. Besonders das Gehirn braucht einen Nachschub von Glukose, kann aber auch Ketonkörper zur Energiegewinnung nutzen. Grundsätzlich gehören Kohlenhydrate im Gegensatz zu Eiweiß und Fetten nicht zu den essentiellen Nährstoffen. Der Körper benötigt zwar geringe Mengen Glukose für manche Gehirnzellen, die roten Blutkörperchen und das Nierenmark, kann diese aber über die Glukoneogenese aus Aminosäuren, Glyzerin und Laktat bilden. Mit diesem Stoffwechselweg konnte die Menschheit bei Nahrungsknappheit gut überleben.

Man unterscheidet zwischen:

- Einfachzucker (Monosaccharide, z.B. Glukose, Fruktose, Galaktose),
- Zweifachzucker (Disaccharide, z.B. Saccharose, Maltose, Laktose),
- Mehrfachzucker (Oligosaccharide, z.B. Maltodextrine) und
- Vielfachzucker (Polysaccharide, z.B. Amylose und Amylopektin, Glykogen).

Es ist ratsam, vollwertige **komplexe Kohlenhydrate** (Vollkornnudeln, Vollkornbrot auf Sauerteigbasis, Naturreis, Haferflocken, Gemüse, Kartoffeln) zu bevorzugen, da der Gehalt an Vitaminen, Mineralstoffen, Spurenelementen und Ballaststoffen höher ist (größere Nährstoffdichte). Außerdem sättigen diese Kohlenhydrate stärker. Bei einer hohen Einfachzuckeraufnahme kann es zu einer Minderversorgung mit Vitaminen (Vitamine B, E und D), Ballaststoffen, Mineralstoffen und Spurenelementen (Eisen, Zink, Kalzium und Magnesium) kommen.

Der glykämische Index (GI)

Der **glykämische Index** (GI) – auch Glyx-Faktor – klassifiziert die Kohlenhydrate nach ihrer Wirkung auf den Blutzuckerspiegel bezogen auf Glukose (GI = 100).

Hat ein Lebensmittel einen GI von 50, lässt es den Blutzucker nur halb so schnell steigen wie Glukose. Bei schnell verdaulichen Kohlenhydraten geht der Zucker schnell ins Blut, es liegt ein hoher GI (über 70) vor. Von einem mittleren GI spricht man bei Werten von 55–70. Braucht das Verdauungssystem länger um die Kohlenhydrate aufzuschließen, liegt ein niedriger GI von unter 55 vor. Dies gilt insbesondere für ballaststoffreiche Nahrungsmittel wie Vollkornerzeugnisse und Hülsenfrüchte.

Durch die gleichzeitige Aufnahme von Fett und Eiweiß wird die Verdauung verlangsamt und der GI der Kohlenhydrate reduziert. Hülsenfrüchte und Nüsse haben einen niedrigen GI, verringern damit den GI von Kohlenhydraten und sollten deswegen verstärkt in den Speiseplan aufgenommen werden.

Der glykämische Index ausgewählter Nahrungsmittel:

- **hoher GI:** Traubenzucker (Glukose), Honig, Toastbrot, Baguette, Cornflakes, weißer Reis, Instantkartoffelpüree.
- **mittlerer GI**: Kartoffeln, Spaghetti, Weizenbrot, Müsli, Mais, Rosinen, Bananen, Basmatireis.
- **niedriger GI:** Äpfel, Haferflocken, Roggenvollkornbrot, Vollkornnudeln, Vollkornspaghetti, Vollkorn-Basmati, Hülsenfrüchte, Buchweizen, Dinkel, Quinoa, Joghurt, Nüsse.

Wenn Sie zwischen Lebensmitteln aussuchen können, sollten Sie die mit dem niedrigeren GI bevorzugen. Wählen Sie also Roggenvollkornbrot statt Weißbrot und Haferflocken statt Cornflakes. Haferflocken sind extrem nährstoffreich, enthalten kein Gluten, sind die beste Manganquelle und stabilisieren die Darmflora. Das gesündeste am Vollkorn ist übrigens die Kleie, also die Randschicht. Das Risiko für Herzinfarkt und Schlaganfall wird durch eine vollkornbasierte Ernährung um 20 Prozent reduziert, für Diabetes um 50 Prozent. Nudeln al dente gekocht schneiden blutzuckertechnisch vorteilhafter ab als Reis und Kartoffeln. Oder probieren Sie Nudeln aus Hülsenfrüchten, die 25 Prozent weniger Kohlenhydrate und dafür doppelt so viel Eiweiß enthalten.

Aktuell geht die Wissenschaft davon aus, dass eine kohlenhydratreduzierte und ballaststoffreiche Ernährung mit anteilsmäßig hoher Zufuhr an mehrfach ungesättigten Fettsäuren sowie der Verzehr von hochwertigem Eiweiß den stärksten präventiven Charakter für metabolische und kardiovaskuläre Erkrankungen wie auch Vorteile für das Gewichtsmanagement besitzt.

Zucker

Jeder Deutsche isst durchschnittlich über 30 Kilogramm **Zucker** pro Jahr, das entspricht knapp 100 Gramm pro Tag (32 Zuckerwürfel). Bei den Zivilisationskrankheiten gilt der hohe Zuckerkonsum als Hauptursache. Das gilt auch für Krebs, denn Krebszellen lieben Zucker. Schließlich verkürzt exzessiver Zuckerkonsum die Telomere und beschleunigt damit die Zellalterung. Die Nahrungsmittelindustrie nutzt allerdings unsere evolutionär angelegte „Zuckersucht" aus und reichert ihre Produkte mit Zucker an, weil Zucker zu den billigen Zutaten gehört. Die Deutschen verzehren 83 Prozent der Zuckerzufuhr in dieser „versteckten" Form. Zucker kann nämlich durch die Bildung von Serotonin die Laune deutlich verbessern. Über die Insulinwirkung gelangt auch vermehrt Tryptophan ins Gehirn, die Ausgangssubstanz für Serotonin. So werden wir zum „Carboholiker".

Das **Süße** kann wie eine Droge wirken. Es stimuliert den Nucleus accumbens im limbischen System, das sogenannten Belohnungssystem. Es kommt zur Ausschüttung von Dopamin, was ein Wohlgefühl auslöst und das Verlangen nach mehr fördert. Essen kann in der heutigen Zeit zum Ersatz für unerfüllte Bedürfnisse werden. Das Belohnungssystem hat sich evolutionär zur Art- und Selbsterhaltung entwickelt. So sollen aus Getreide, Milch, Kakao und Kaffee sogenannte Exorphine freigesetzt werden. Sie wirken wie Opioide und docken an Opioidrezeptoren im Belohnungszentrum an. Am bekanntesten sind Gliadorphin aus Gluten und Caomorphin aus dem Milcheiweiß (Kasein).

Die fünf **Geschmacksqualitäten** sind süß, sauer, salzig, bitter und umami (würzig). Die Bitter- und Sauerrezeptoren tragen eher zur Ablehnung einer Speise bei, während die anderen drei uns zum Verzehr der Nahrung anregen. Süße Speisen verschaffen uns Vergnügen, fördern eben die schnelle Bereitstellung von Energie und auch durch Insulin die Bevorratung über die Bildung von Glykogen und Fett. Die Vermeidung von Kohlenhydraten senkt den Insulinspiegel und mit der Zeit führt das dazu, dass das Verlangen nach Zucker nachlässt.

Demgegenüber haben die meisten Menschen eine Abneigung gegen bitter schmeckende Nahrung. Auch dies ist ein evolutionärer Schutz, da verdorbene oder giftige Speisen uns schaden. Die Industrie trickst auch hier, indem sie Bitterblockierer zusetzt und damit eine natürliche Schutzfunktion außer Kraft setzt. Bitterstoffe fördern die Freisetzung von Magensaft und Gallenflüssigkeit, was die Verdauung und Entgiftung unterstützt. Außerdem können sie die Lust auf Süßes mildern. Bittertropfen-Konzentrat gibt es in der Apotheke. Auch Kombinationspräparate aus Artischocke, Löwenzahn und Mariendistel unterstützen die Leber in der Verdauungs- und Entgiftungsarbeit. Die Vorlieben sind durchaus auch geschlechterspezifisch. Frauen haben durch das Östrogen eine Vorliebe für Süßes, Männer verlangt es durch das Testosteron eher nach etwas Würzigem.

Die **Weltgesundheitsorganisation (WHO)** empfiehlt die Aufnahme an freiem Zucker auf unter 10 Energieprozent zu reduzieren. Dies entspricht nicht mehr als 50 Gramm Zucker pro Tag für einen durchschnittlichen Erwachsenen mit einer Kalorienzufuhr von 2.000 kcal. Unter „freie Zucker" fallen alle Zuckerarten, die Speisen und Getränken zugesetzt werden. Aber auch jene Zucker, die natürlich in Honig, Sirup und Fruchtsäften vorkommen. Selbst die als Alternative genannten Birkenzucker, Dattelzucker oder Kokosblütenzucker sind nicht gesünder. Die WHO empfiehlt sogar den Zuckerkonsum pro Tag auf maximal ca. 25 Gramm für Erwachsene und 12,5 Gramm für Kinder zu reduzieren. Erwachsene sollten also höchstens fünf bis zehn Prozent der täglichen Kalorien als Zucker zu sich nehmen. Der Durchschnitt liegt in Deutschland bei 15 bis 18 Prozent.

Solange es nur wenig Süßes gibt, besteht auch keine Gefahr. Das große Problem entsteht aber dann, wenn über viel versteckten Zucker in den Fertigprodukten ein starkes Verlangen („Sucht") erzeugt wird. In 80 Prozent aller Lebensmittel aus dem Supermarkt ist Zucker enthalten. Versteckter Zucker ist in: Obstsäften und Fruchtnektar, Dosenfrüchten und Trockenobst, Cornflakes und Müsli, Fruchtjoghurt, Fertigsalaten und -gemüse, Ketchup und Dressings, Kindersnacks. „Zuckerarme" Nahrungsmittel dürfen höchstens 5 Gramm Zucker pro 100 Gramm enthalten. Produkte, die 30 Prozent weniger Ein- und Zweifachzucker als vergleichbare Produkte enthalten, gelten als „zuckerreduziert". Nahrungsmittel „ohne Zuckerzusatz" enthalten keine zusätzlichen Ein- und Zweifachfachzucker bzw. Zusätze wie Honig. Als „zuckerfrei" gelten alle Nahrungsmittel, die nicht mehr als 0,5 Gramm Zucker pro 100 Gramm enthalten.

Auch Zusatzstoffe und Chemikalien in der Nahrung beeinflussen den Regelkreis aus Hunger und Sättigung. Dann ist die Selbstkontrolle ausgeschaltet. Außerdem unterliegen wir alle der ständigen Werbung und Informationsflut. Man spricht auch von sogenannten „Cues" (englisch = Fingerzeige). Die appetitive Konditionierung erfolgt in der Amygdala, jenem Teil unseres Gehirns, in dem Emotionen entstehen und die Nahrungsaufnahme eingeleitet wird. Die Werbung kann über die Ausschüttung des appetitanregenden Hormons Ghrelin stimulieren, was wiederum die Freisetzung von Dopamin fördert. Im Grunde genommen ist jeder Supermarkt eine „giftige Umgebung" aus Fertiggerichten (Convenience Food), Softdrinks und Snacks. Vor allem Kinder sind für Werbung und „Fake Food" sehr empfänglich.

Die Großen Vier (Edeka, Rewe, Aldi und Lidl) beherrschen mit 85 Prozent Marktanteil den Lebensmittelhandel. Intransparenz und Irreführung über die Qualität der Produkte sind an der Tagesordnung. Die „Big Four" haben einen immensen Einfluss, wie Landwirtschaft betrieben wird und wie gesund oder ungesund wir uns ernähren. An erster Stelle steht dabei die Billig-Preis-Logik.

Die Zahl der kritischen Verbraucher nimmt zwar zu, aber es ist immer noch die Minderzahl, die sich über die Zusammensetzung der angebotenen Nahrungsmittel informiert. Man kann das Verhalten mit Information allein nicht ändern, vor allem wenn es um suchterzeugende Substanzen geht. Man muss die Verfügbarkeit einschränken. Hilfe kann es über Kennzeichnungsvorschriften und einfache Warnhinweise z. B. in Form eines **Ampelsystems** geben. Es könnte eine **Zuckersteuer** (einschließlich Süßstoffen) erhoben und die Werbung reguliert werden. Doch es fehlt bei uns an gesundheitsfördernden und präventiven Rahmenbedingungen, auch aufgrund der Einflussnahme der Nahrungsmittelindustrie. Hier geht es ums Big-Business nicht nur der Lebensmittelhersteller, sondern auch der Pharmaindustrie, die natürlich am Verkauf ihrer Medikamente für Herz-Kreislauf-Erkrankungen, Diabetes und Fettstoffwechselstörungen interessiert ist. Anfang dieses Jahrhunderts litt schon jeder Zehnte Deutsche an Diabetes, 1960 waren es nur 0,6 Prozent. Typ-2-Diabetes ist offenbar die Krankheit des 21. Jahrhunderts. Aber diese Erkrankung ist in vielen Fällen durch die Reduktion der Kohlenhydratzufuhr umkehrbar.

Zucker als Ursache für alles an den Pranger zu stellen ist überzogen, aber er liefert unserem Körper keine Nährstoffe, dafür reichlich Kalorien. Schon seit Jean Anthelme Brillat-Savarin (1755–1826) und William Banting (1796–1878) waren Kohlenhydrate wie Zucker und Stärke als Ursache für Fettleibigkeit bekannt. Bis in die 1950er-Jahre war eine Ernährung mit wenig Kohlenhydraten der Standardratschlag gegen Fettleibigkeit. Bis im Jahr 1977 in den USA per Regierungsbeschluss die Kohlenhydrate freigesprochen und Fett als Übeltäter an den Pranger gestellt wurde. Dies mündete dann in Ernährungsrichtlinien, die eine kohlenhydratreiche und fettarme Ernährung als Basis darstellte. So begann in der 1980er Jahren die rasante Zunahme der Fettleibigkeit.

Vor allem eine zu hohe Zufuhr von **Fruktose** (z. B. in Erfrischungsgetränken) führt zu Umwandlung in Fett, besonders tückisch für Leber- und Bauchfett. Die Folgen sind chronische Entzündungsprozesse mit Erhöhung von TNF-alpha und Interleukin-6, die Förderung von Insulinresistenz, vorzeitiges Altern und Zivilisationskrankheiten.

Fruchtzucker hat zwar einen niedrigen glykämischen Index, weil er erst in der Leber gespalten werden muss und der Blutzucker damit verzögert ansteigt, er führt aber auch zu einer Erhöhung der Triglyzeridwerte im Blut. Wenn innerhalb kurzer Zeit viel Fruktose in der Leber anflutet, wird sie schnell überlastet und baut einen Teil in Fett um. Nebenbei entsteht auch noch vermehrt Harnsäure (siehe Kap. 1.1), die das Gichtrisiko erhöht. Außerdem fördert Fruktose die Bildung von AGEs (advanced glycation end products – fortgeschrittene Verzuckerungs-Endprodukte).

Fruktose galt lange als der „gesunde" Zucker und ist immer noch in vielen Diätprodukten enthalten. Mittlerweile gilt der Fruchtzucker als der gefährlichste Zucker überhaupt. Der Darm kann nur eine begrenzte Menge an Fruktose aufnehmen. Bei einem zu großen Verzehr kann es zur Fruktosemalabsorption mit Durchfall und Blähungen kommen. Jeder Dritte verträgt eine Aufnahme von mehr als 25 g Fruktose am Tag nicht. Fruktose kann nur in der Leber metabolisiert werden. Das Gehirn, die Muskeln und die meisten anderen Körpergewebe können Fruktose nicht direkt als Energiequelle nutzen. Im Grunde landet alles, was über 25 g Fruktose am Tag aufgenommen wird, als Fett in den Speicherorganen. Fruktose erhöht zwar den Blutzuckerspiegel nicht nennenswert, ist aber ein Hauptverursacher von Fettleibigkeit und Fettleber. Von einer nichtalkoholischen Fettleber sind in Deutschland inzwischen 23 Prozent der Erwachsenen betroffen. Fruktose ist ein Wolf im Schafspelz.

Fruktose wirkt auf verschiedene Hormone, es drosselt das Sättigungshormon Leptin und erhöht den Hunger induzierenden Botenstoff Ghrelin. Manche Wissenschaftler stellen Fruktose auf eine Stufe mit Tabak und Alkohol. Auch wenn Fruktose nicht auf dem Etikett steht, kann Fruktose enthalten sein als: weißer Zucker, brauner Zucker, Agavendicksaft, Ahornsirup, Honig, Karamell, Invertzucker, modifizierte Stärke, Feinzucker, Glukosesirup, Fruchtzucker, Fruchtsüße, Palmzucker, Rohrzucker, Rübenzucker, Oligosaccharide, Reissirup, Saccharose, Weizensirup oder Zuckersirup. Und diese Aufzählung ist nicht vollständig.

Besonders in Verruf geraten ist der **Glukose-Fruktose-Sirup**, der billig aus Mais gewonnen wird. Nicht nur aus den Rüben und dem Rohr lässt sich Zucker gewinnen, auch aus Mais, Weizen, Reis und Zichorien werden mit Hilfe der Chemie Zuckervariationen hergestellt. Insgesamt gibt es um die 50 verschiedene süßende Substanzen aus Zucker, die auf der Zutatenliste für den Verbraucher oft nicht als „Zucker" zu erkennen sind.

Viel **Zucker in Kombination mit Fett** funktioniert noch besser, oder die Kombination von Salz, Stärke und Fett. Auf wenig Raum maximale Kalorien ohne nachhaltige Sättigungswirkung. Gezuckerte Erfrischungsgetränke und Obstsäfte beschleunigen die Zellalterung. Altersforscher bezeichnen die Alzheimer-Erkrankung bereits als „Zuckerkrankheit des Gehirns" und sprechen vom „Typ-3-Diabetes. **Zucker kann man auch als den wichtigsten Altersbeschleuniger** bezeichnen.

Zu viel Zucker kann bei Kindern zu Verhaltensauffälligkeiten, Hyperaktivität und Lernstörungen führen. Drei bis fünf Prozent der Schulkinder leiden heute unter Hyperaktivität. Die Ursachen sind immer noch unklar. Genetische Aspekte spielen eine Rolle, aber offenbar auch der Mangel an den Neurotransmittern Dopamin und Serotonin sowie Endorphinen, Überträgerstoffe des „Belohnungssystems" im Gehirn. Behandelt wird gerne mit Ritalin, obwohl der Wirkmechanismus bisher nicht geklärt ist. Es erzeugt eine „chemisch bewirkte Fügsamkeit". Zahlreiche wissenschaftliche Untersuchungen haben gezeigt, dass eine Ernährungsumstellung sich positiv auf die Hyperaktivität auswirken kann. Dabei geht es in erster Linie um die Vermeidung von Zusatzstoffen (Farbstoffe, Konservierungsstoffe, Geschmacksstoffe) und die Zufuhr wichtiger Nährstoffe wie Vitamine und Omega-3-Fettsäuren, eben eine natürliche Kost.

Mehr als 90 Prozent der amerikanischen Kinder und Jugendlichen trinken täglich Soft- und Energy-Drinks. In Deutschland trinken 14- bis 18-jährige Mädchen täglich 0,25 Liter Süßgetränke, bei den Jungs sind es 0,5 Liter. Sichere Verzehrmengen für Kinder und Jugendliche gibt es nicht. In vielen Studien bestätigte Folgen: Übergewicht, Diabetes, Fettstoffwechselstörungen und Herz-Kreislauf-Erkrankungen. Verhaltens- und Konsummuster, die in der Kindheit und Jugend erworben werden, haben einen entscheidenden Einfluss.

Immer mehr Mütter leiden unter Schwangerschaftsdiabetes und so beginnt das süße Leben häufig schon, bevor das Kind auf der Welt ist. Im weiteren Leben sind die Kinder der ständigen Versuchung wahrer „Zuckerbomben" ausgesetzt. Mit den Kinderprodukten in Supermarkt und Drogerie werden sie quasi auf „süß" programmiert. Dem Trommelfeuer der Werbung können sie kaum entgehen. Kinder geben ihr eigenes Geld überwiegend für Süßigkeiten aus. Die Zutatenliste liest sich häufig wie der Inhalt eines Chemiebaukastens. Die Vorbildfunktion der Eltern spielt eine große Rolle, in Sachen Essverhalten gilt das ganz besonders.

Beim **Obst** ist der Zucker in einer Struktur mit Ballaststoffen gebunden und die Freisetzung in die Blutbahn erfolgt nach und nach. Mehr als zwei Portionen Obst am Tag (jeweils eine Hand voll) sollten es nicht sein. Essen Sie Obst in der natürlichen Form und verzichten Sie auf Obstsäfte.

Bevorzugen Sie zuckerarme Obstsorten (weniger als 12 g Kohlenhydrate in 100 g) und meiden Sie zuckerreiche Obstsorten (über 12 g Kohlenhydrate in 100 g):

Zuckerarme Obstsorten: Beeren, Papayas, Melonen, Aprikosen, Zwetschgen, Pfirsiche, Grapefruits, Clementinen, Mandarinen, Orangen, Pampelmusen, Kiwis, Äpfel, Mangos, Birnen und Ananas.

Zuckerreiche Obstsorten: Feigen, Kirschen, Mirabellen, Weintrauben, Kakis, Granatäpfel und Bananen.

Die Energie wird aus Kohlenhydraten bis zu dreimal schneller freigesetzt als aus Fett. In den Mitochondrien, den Kraftwerken der Muskelzellen, kann nur Glukose direkt verwertet werden, andere Kohlenhydrate müssen zuvor in Glukose aufgespalten werden. Unsere Kohlenhydratspeicher in Muskulatur und Leber in Form von Glykogen (langkettige Makromoleküle aus verknüpften Glukoseeinheiten) können durch Training vergrößert werden. Ausdauersportler haben deshalb größere Energiereserven als Nichtsportler. Beim Untrainierten betragen die verfügbaren Glykogenspeicher in der Muskulatur ca. 250 g, beim Ausdauertrainierten bis zu 400 g. Das Glykogen in der Leber kann durch Training von etwa 80 g auf bis zu 120 g gesteigert werden. Mit dieser Menge von 520 g Glykogen (2.130 kcal) können intensive Belastungen bis zu zwei Stunden durchgeführt werden.

Kalium aus Obst und Gemüse unterstützt die Kohlenhydrateinlagerung in den Glykogenspeichern. Für den Kohlenhydratstoffwechsel ist außerdem **Chrom** ein wichtiger Mikronährstoff, der ausreichend mit der Nahrung zugeführt werden muss.

Regeln zur Ernährung mit Kohlenhydraten:

- Essen Sie Vollkornprodukte statt raffinierter Weißmehlprodukte!
- Nutzen Sie Gemüse, Obst und Hülsenfrüchte als Kohlenhydratquellen und seien Sie bei Kartoffeln, Brot, Reis und Nudeln (hohe glykämische Last) zurückhaltend!
- Achten Sie auf Nahrungsmittel mit einem niedrigen glykämischen Index und auf eine phasengerechte und belastungsadaptierte Zufuhr von Kohlenhydraten!

Das richtige Fett – für mehr Gesundheit

Fette sind nicht nur Energielieferanten, sie sind auch von enormer Bedeutung für unsere Gesundheit. Fett macht nicht fett und wer mehr Fett isst, lebt länger. Fette sind wichtig für den Aufbau und die Funktion von Gehirn, Zellwänden, Gefäßen und Hormonen – aber die richtigen Fette müssen es sein. Fettreichere Speisen machen länger satt, außerdem ist Fett ein Träger von Geschmacks- und Aromastoffen. Nur mit Fett können die Vitamine A, D, E und K aufgenommen werden. Nach Aufspaltung der aufgenommenen Nahrungsfette in Magen und Darm synthetisiert die Leber verschiedene Körperfette als Baustoffe, Isoliermaterial, Funktionsstoffe und Brennstoffe. Die wohl bekannteste Funktion von Fett ist die als Energiereserve.

Fettsäuren (FS) unterscheiden sich hinsichtlich ihrer **Länge**, der **Anzahl der Kohlenstoff-Atome** (kurzkettige mit maximal vier C-Atomen, mittelkettige mit sechs bis zwölf C-Atomen und langkettige mit mehr als zwölf C-Atomen) und der **Anzahl der Doppelbindungen** (gesättigt, einfach ungesättigt, mehrfach ungesättigt).

- Kurzkettige FS – Propionsäure, Buttersäure,
- Mittelkettige FS – Capronsäure, Caprinsäure, Laurinsäure,
- Langkettige FS – Palmitinsäure, Ölsäure, Linolsäure, Arachidonsäure, DHA, EPA.

Aus den im Magen zu Glycerin und Fettsäuren gespaltenen Triglyzeriden werden die kurz- und mittelkettigen Fettsäuren vom Darm aus direkt ins Blut aufgenommen. Die langkettigen Fettsäuren werden in den Darmhautzellen in Chylomikronen als Transportform gepackt und über die Lymphe abtransportiert. Endogen in der Leber synthetisierte Triglyzeride werden an Lipoproteine (VLDL) gekoppelt zu den Zellen transportiert.

Wir nehmen durchschnittlich 40 Prozent der Kalorien als Fett auf, und zwar vorwiegend gesättigte Fette, die nur als Energielieferant und als Baustoff für Zellwände verwendet werden. Da immer mehr Fleisch gegessen wird, werden auch mehr Omega-6-Fettsäuren aufgenommen. Dagegen hat der Verzehr von Pflanzen und Fisch, und damit die Zufuhr von Omega-3-Fettsäuren, abgenommen. Der größte Teil der Fette, die wir heute essen, sind tierische gesättigte Fette. Viel gesättigtes Fett erhöht die Gefahr für Diabetes und eine Fettleber. Die Evolution hat eine Ernährung mit derart viel gesättigtem Fett nicht vorgesehen. Beim Steinzeitmenschen stand noch mageres Wildfleisch und kein fettes Fleisch vom Stallschwein auf dem Speiseplan. Das Fleisch von Tieren aus Masthaltung enthält eine hohe Menge an Arachidonsäure, welche zu Entzündungsreaktionen führt. Aus diesem Grund sollten wir lieber öfter zu Wildgerichten sowie Weiderind bzw. Fisch oder Geflügel greifen und handelsübliches Schweinefleisch seltener verzehren. Unser Nahrungsfett sollte zu einem Drittel aus einfach ungesättigtem Fett, einem Drittel mehrfach ungesättigtem Fett und einem Drittel gesättigtem Fett bestehen.

Transfette

In den letzten 50 Jahren haben die sogenannten **Transfette** zugenommen. Transfette (TFA = Trans Fat Acids) entstehen bei der industriellen Härtung von pflanzlichen Ölen (z. B. bei der Herstellung von Margarine). Sie sind eigentlich eine feste und klebrige Masse. Gehärtete Fette sind lange haltbar und werden deshalb von der Industrie bei der Herstellung von Fertigprodukten verwendet. Sie beeinflussen die Blutfette negativ, indem das HDL gesenkt und das LDL sowie die Triglyzeride erhöht werden. Durch Einbau in die Zellhüllen werden diese hart und unflexibel, die Gefahr für Herz-Kreislauf-Erkrankungen und Diabetes steigt. Ein gesteigerter Konsum von Transfetten erhöht Entzündungen und das Herzinfarktrisiko deutlich. Neben Zucker sind die Transfette die „Brandbeschleuniger" bei der Entstehung chronischer Erkrankungen. Außerdem sollen Transfette dem Gehirn schaden und das Risiko für die Alzheimerkrankheit erhöhen. Vermeiden Sie also Produkte auf denen „teilgehärtet" oder „partiell hydrogeniert" steht.

Es besteht für die Industrie keine Verpflichtung, Transfette auf der Verpackung anzugeben. Man findet diese ungesunden Fette vor allem in Fertigprodukten, Backwaren,

Chips, Schokoriegeln, Pommes frites, Margarine, Tiefkühlpizza, Paniermassen von Tiefkühlprodukten, Plätzchen und Nuss-Nougat-Creme. Wenn es „böse" Fette gibt, dann sind es diese Transfette.

Gesättigte Fette

Fast zwei Drittel aller Fette, die wir heute essen, sind gesättigte Fette. Sie stecken in Wurst- und Fleischwaren, Butter, Käse, Sahne und Vollmilch. Fettarme Fleischsorten sind Hühner- und Putenfleisch, die auch eine günstigere Fettzusammensetzung haben als Rind- und Schweinefleisch.

Gesättigte Fettsäuren waren lange verpönt und wurden für hohe Cholesterinwerte und Herz-Kreislauferkrankungen verantwortlich gemacht. Gesättigte Fettsäuren erfüllen aber wichtige Funktionen und erhöhen in einem gesunden Maß die Mortalität nicht. Butter enthält viele kurz- und mittelkettige Fettsäuren, das macht sie leicht verdaulich. Die kurzkettige Buttersäure schützt den Darm, die mittelkettige Laurinsäure stärkt das Immunsystem und kann im Muskel leicht zu Energie umgewandelt werden. Die langkettige Palmitinsäure stärkt das Herz. Gesättigte Fettsäuren können nicht oxidieren und sind deshalb zum Anbraten ideal (Kokosöl, Palmfett, Butterschmalz). Hauptbestandteil des Kokosöls ist die gesättigte mittelkettige Laurinsäure, aus der in der Leber Ketone hergestellt werden. Die Laurinsäure hebt das HDL an und senkt die Triglyzeride. Mittelkettige Fettsäuren (MCT – medium-chain-triglycerides) gelten als gesund.

Fazit: Die Empfehlung, gesättigte Fette zu meiden, hat die Gesundheit der Menschen eher gefährdet. Ersetzt man die Butter durch das Industrieprodukt Margarine, steigt das Herzinfarktrisiko. Eine fettarme Ernährungsweise hat keinen positiven Effekt auf das Risiko, einen Herzinfarkt oder Schlaganfall zu erleiden oder an Brust- und Darmkrebs zu erkranken. In den meisten Studien sank das Risiko beim höchsten Konsum von Milchprodukten – auch bei vollfetten.

Einfach ungesättigte Fette

Einfach ungesättigte Fette (MUFA = Monounsaturated Fatty Acids) oxidieren nicht so schnell und führen damit weniger zur Verstopfung der Gefäße. Die Ölsäure (Omega-9-Fettsäure) im **Olivenöl und Rapsöl** wirkt anti-entzündlich sowie anti-atherogen und schützt von allen Komponenten der Mittelmeerkost am meisten vor Herz-Kreislauf-Erkrankungen.

In der mediterranen Ernährung ist Olivenöl die Hauptfettquelle. Nicht von ungefähr hat nur ein Fünftel der Menschen des Mittelmeerraums Herz-Kreislauf-Erkrankungen im Gegensatz zu den Nordeuropäern – und auch Krebserkrankungen sind nicht so häufig. Olivenöl enthält einfach ungesättigte Fettsäuren, Vitamin E und sekundäre Pflanzenstoffe (Polyphenole, Sterole, Terpene). Olivenöl kann man bis 220 °C erhitzen, ist also zum Braten geeignet. Ab 180 °C werden viele der wertvollen Inhaltsstoffe des nativen Olivenöls zerstört. Zum Hocherhitzen sollten Sie besser raffiniertes Olivenöl oder Rapsöl verwenden und das native Olivenöl zum Dünsten oder Beträufeln von Rohkost und fertigen Gerichten verwenden.

Cholesterin

Die körpereigene Substanz **Cholesterin** erfüllt viele Aufgaben, ist wesentlicher Bestandteil der Zellmembranen und kommt in Blut, Gehirn, Nervenfasern, Leber und Gallenflüssigkeit vor. In unserem Körper werden die Hormone Östrogen, Progesteron, Testosteron, Aldosteron und Kortisol aus Cholesterin hergestellt. Auch für Vitamin D, Coenzym Q10 und die Gallensäuren ist Cholesterin die Vorläufersubstanz. Cholesterin ist keinesfalls nur als „gefäßfeindlicher Stoff" zu betrachten, sondern ist nachweislich für eine Vielzahl von lebenswichtigen Funktionen im menschlichen Körper verantwortlich und unterstützt auch unser Immunsystem.

Cholesterin wird zum Großteil (90 Prozent) im Körper hergestellt und nur zum kleineren Teil (10 Prozent) mit der Nahrung aufgenommen. Die Ausscheidung erfolgt in Form von Gallensäuren über den Darm, allerdings werden ca. 90 Prozent der Gallensäuren wieder aufgenommen.

Cholesterin zählt zu den Fetten (Lipiden) und wird im Blut an Proteinmoleküle gebunden transportiert (Lipoproteine), da es nur so wasserlöslich ist. Die **Lipoproteine hoher Dichte (HDL-Cholesterin)** nehmen überschüssiges Cholesterin aus Gefäßen und Geweben auf und transportieren es zur Leber, wo es weiter verstoffwechselt wird. Die **Lipoproteine niedriger Dichte (LDL-Cholesterin)** transportieren Cholesterin zu den Körperzellen. Das System der Lipoproteine sollte sich normalerweise in einem Gleichgewicht befinden (LDL : HDL = 3 : 1). **Lipoprotein a** ist ein Lipoprotein, das ähnlich wie LDL aufgebaut ist. Die Konzentration ist im Wesentlichen genetisch determiniert und kann durch Lebensstilfaktoren nur minimal beeinflusst werden. Lipoprotein a besitzt eine sehr hohe Atherogenität und gilt als eigenständiger Atherosklerose-Risikofaktor. Der Normwert für die Lp(a)-Obergrenze wird üblicherweise mit 30 mg/dl angegeben. Unter diesem Wert besteht kein erhöhtes Risiko und eine einmalige Bestimmung reicht aus. Zur Senkung eines erhöhten Lp(a)-Spiegels gibt es aktuell noch keine zugelassene wirksame medikamentöse Therapie.

Cholesterinspiegel

Der durchschnittliche **Gesamtcholesterinspiegel** ist alters- und geschlechtsabhängig und liegt in der Altersgruppe zwischen 35 und 65 Jahren in Deutschland bei etwa 236 mg/dl. Der Gesamtcholesterinspiegel nimmt mit dem Alter generell deutlich zu. Der LDL-Cholesterinspiegel liegt in der Altersgruppe zwischen 35 und 65 Jahren bei den deutschen Frauen bei 164 mg/dl und bei den Männern bei 168 mg/dl. Der HDL-Cholesterinwert liegt bei den deutschen Frauen in der gleichen Altersgruppe bei 45 mg/dl, bei den Männern bei 37 mg/dl.

Die Höhe des Cholesterinspiegels hängt in erster Linie von der körpereigenen Produktion ab. Der Cholesteringehalt im Blut wird weitgehend von der Leber bedarfsgerecht reguliert. Durch Ernährung kann der Cholesterinspiegel nur geringfügig um ca. 5 Prozent gesenkt oder angehoben werden. Ein genetisch bedingter Rezeptormangel für das LDL-Lipoprotein kann zu einer Hypercholesterinämie führen.

Als Hauptgründe für hohe LDL-Werte gelten Übergewicht sowie der vermehrte Verzehr von Kohlenhydraten und nicht das Cholesterin in der Nahrung. Es gibt keinen nennenswerten Zusammenhang zwischen dem Cholesterinwert und der Cholesterinzufuhr über die Nahrung. Man kann sich also ruhig das Frühstücksei gönnen, denn es enthält Vitamine und hochwertiges Eiweiß. Eine fettreduzierte Ernährung senkt weder das Risiko für Herz-Kreislauf-Erkrankungen noch das Risiko für Schlaganfall. Die Fett- und Cholesterin-Theorie war der größte Wissenschaftsbetrug des vergangenen Jahrhunderts.

Vermeiden sollte man allerdings den Verzehr von industriell erzeugten Trans-Fettsäuren, welche mit einem erhöhten Risiko für Herzerkrankungen, Schlaganfällen oder Typ-2-Diabetes einhergehen. Die Reduzierung des Kohlenhydratanteils in der Nahrung und die Kompensation durch eine erhöhte Eiweißaufnahme ist die einfachste und effektivste Maßnahme, um das LDL- und VLDL-Cholesterin sowie die Triglyzeride zu reduzieren und Gewicht zu verlieren. Dabei erzielen tierisches und pflanzliches Eiweiß die gleichen Effekte. Durch den vermehrten Verzehr von ungesättigten Fettsäuren heben Sie das HDL-Cholesterin an.

Cholesterin und koronare Herzkrankheit (KHK) sowie Schlaganfall

Fett kann die Blutfette verbessern, das ist eine erwiesene Tatsache. Ersetzt man einen Teil der Kohlenhydrate in der Nahrung durch gesunde Fette (Ölsäure und Omega-3-Fettsäuren), sinken der Gesamtcholesterinspiegel, LDL-, VLDL-Cholesterin, Lipoprotein a und die Triglyzeride, während das HDL-Cholesterin steigt. Die Annahme, cholesterinreiche Ernährung und ein hoher Cholesterinspiegel hätten eine ursächliche Bedeutung bei der Entstehung von Herzinfarkten, hat in den letzten Jahrzehnten eine weite Verbreitung gefunden. Allerdings wird diese Annahme nur durch empirisch gewonnene Hinweise gestützt.

Bisher konnte kein biologischer Mechanismus gefunden werden, der über das Cholesterin zur Plaquebildung führt. Für jüngere und ältere Frauen und für ältere Männer stellt ein hoher Cholesterinspiegel keinen Risikofaktor für koronare Herzkrankheit dar und ist nicht mit einer Verkürzung der Lebenserwartung verknüpft. Bei jüngeren Männern mit hohem Cholesterinspiegel ist das Risiko für eine koronare Herzerkrankung erhöht. Allerdings lag die niedrigste beobachtete Todesrate bei Menschen mit einem Gesamtcholesterinwert von 200–240 mg/dl. Diese Werte gelten heute als „grenzwertig erhöht". Bei sinkendem Gesamtcholesterin steigt das Sterberisiko und ist bei einem Gesamtcholesterin von 120 mg/dl schon doppelt so hoch wie bei 240 mg/dl.

Ein Risikofaktor für die koronare Herzkrankheit stellt ein erhöhtes Verhältnis von Triglyzeriden zu HDL dar. Werte unter 2,5 sind okay, idealerweise sollte es bei 1 oder sogar darunter liegen. Das Verhältnis Gesamtcholesterin zu HDL-Cholesterin sollte geringer als 3:1 sein. Ideal ist ein HDL-Wert über 60 mg/dl bei Frauen und über 50 mg/dl bei Männern. Hohe Triglyzeridwerte (über 100 mg/dl) sind ein Zeichen für erhöhten Kohlenhydratkonsum und mit einem erhöhten Risiko für Herz-Kreislauf-Erkrankungen und nichtalkoholischer Fettleber verbunden.

Neue Metaanalysen haben gezeigt: Keine Evidenz trotz jahrzehntelanger Forschung, eine Reduktion der LDL-Werte schützt nicht vor Herzerkrankungen und senkt nicht das Sterberisiko. Die Zielvorgabe „as low as possible" muss als überholt angesehen werden. Auch in Ländern, wo Statine als Cholesterinsenker recht großzügig verordnet werden, ist dies nicht mit einer signifikanten Senkung der Herzinfarktrate oder Mortalität verknüpft. Das niedrigste Sterberisiko liegt für LDL bei 140 mg/dl.

Nach Studienlage gibt es auch keinen Zusammenhang zwischen dem Cholesterinspiegel und dem Schlaganfallrisiko, bei älteren Frauen sinkt sogar das Risiko mit steigendem Cholesterinspiegel. Bei niedrigem Cholesterinspiegel treten häufiger Depressionen, Aggressionen und Demenz auf. Außerdem sind die kognitiven Leistungen schlechter.

Essentielle Fette

Lebenswichtige oder auch **essentielle Fette** sind **Omega-3-Fette** (Alpha-Linolensäure) und **Omega-6-Fette** (Linolsäure), die der Mensch mit der Nahrung aufnehmen muss, weil er sie nicht selbst herstellen kann. Diese mehrfach ungesättigten Fettsäuren (PUFA = Polyunsaturated Fatty Acids) verwendet der Körper zum Aufbau von Zellmembranen, Nervensubstanz und Botenstoffen. Sie senken den Cholesterinspiegel des Blutes und beugen einer Arterienverkalkung vor. Ein Mangel an Omega-3-Fettsäuren ist in der Bevölkerung weit verbreitet.

Auch wenn Omega-6-Fette zu den „gesunden" Fetten gehören und für den Körper unentbehrlich sind, wird heute zu viel Omega-6-Fett und zu wenig Omega-3-Fett aus Fisch, Nüssen, Leinsamen, Rapsöl, Leinöl, Hanföl, Walnussöl und grünem Blattgemüse gegessen. Wo nur möglich, sollten Sie Omega-6-Fett vermeiden und mehr Omega-3-Fette verwenden. Ein ausgewogenes Verhältnis von Omega-6- und Omega-3-Fetten ist für die Bildung von Gewebehormonen (Eicosanoide) notwendig, die den Blutdruck, die Blutgerinnung, das Immunsystem und Entzündungsreaktionen beeinflussen. Das Verhältnis von Omega-6- zu Omega-3-Fett sollte wenigstens 5 : 1 betragen, in den modernen Industrieländern liegt es heute bei 20 : 1. Das Verhältnis lässt sich am einfachsten durch eine höhere Omega-3-Zufuhr verbessern.

Vor allem die Japaner, Kreter und Inuit haben einen hohen Anteil an dem gesunden Omega-3-Fett in ihrer Nahrung. Wer viel Fisch und wenig Fleisch isst, ist weniger gefährdet, eine Autoimmunerkrankung wie Rheuma, Schuppenflechte, Morbus Crohn und Asthma zu bekommen.

Omega-6-Fette

Wir essen heute zu viel linolsäurehaltige Pflanzenöle wie Sonnenblumen-, Maiskeim-, Soja- und Distelöl. Allerdings ist die Vermeidung von Omega-6-Fetten nicht ganz einfach, denn in vielen Backwaren, Fertiggerichten, mit Pflanzenölen Frittiertem, Mayonnaisen und Salatdressings sind sie enthalten. Ein Zuviel an Omega-6-Fettsäuren ist ein Grund für die Entstehung von Entzündungsprozessen, dabei ist die Omega-6-Fettsäure Arachidonsäure der zentrale Dreh- und Angelpunkt. Aus Arachidonsäure werden Prostaglandine und Leukotriene gebildet, die Entzündungsprozesse fördern. Arachidonsäure ist zum Anstoßen von Heilungsprozessen in geringen Mengen erforderlich, kann vom Körper aber selbst gebildet werden. Viel Transfettsäuren und Omega-6-Fettsäuren erhöhen das Krebsrisiko.

Omega-3-Fette

Omega-3-Fettsäuren

- verbessern die Fließeigenschaften des Blutes, indem sie das LDL-Cholesterin und die Triglyzeride senken,
- verringern die Blutgerinnung,
- regen den Fettabbau an (HDL ↑, TG ↓)
- senken die Sympathikusaktivität und Kortisol,
- senken den Blutdruck,
- erhöhen die Insulinsensitivität,
- steigern den Nervenwachstumsfaktor BDNF (Brain-derived neurotrophic factor),
- wirken immunmodulierend (stärken ein schwaches Immunsystem und hemmen ein überschießendes Immunsystem),
- wirken antiallergisch, entzündungshemmend, schmerzlindernd,
- vermindern das Risiko für Herz-Kreislauf-Erkrankungen, Diabetes, Demenz, Depressionen und Krebs,
- verlängern die Telomere.

Kanadische Wissenschaftler fanden heraus, dass sich Omega-3-Fettsäuren positiv auf die Ausdauer auswirken. Außerdem fördern sie die Regeneration, den Muskelaufbau und die Verlängerung der Telomere, die sich mit dem Alter verbrauchen und verkürzen. Omega-3-Fettsäuren sind also ein potentes Anti-Aging-Mittel. Die Versorgung ist aber oft unzureichend. Omega-3-Fette kommen vor in:

- pflanzlichen Ölen (Leinsamen, Hanf, Walnuss, Weizenkeim, Raps),
- Seefischen (Lachs, Hering, Sprotte, Makrele, Thunfisch, Sardine, Bückling),
- Algen und
- Nüssen, insbesondere Walnüssen.

Die wichtigsten Omega-3-Fettsäuren sind EPA (Eicosapentaensäure), und DHA (Docosahexaensäure). Aus EPA werden sogenannte Eicosanoide gebildet, die eine antientzündliche Wirkung entfalten. Der Omega-3-Index zeigt an, wie groß der Anteil von EPA und DHA an den Fettsäuren in der Zellwand der roten Blutkörperchen ist. Der Wert sollte zwischen 8 und 11 Prozent liegen. Ein niedrigerer Wert zeigt eine unzureichende Zufuhr an. In den westlichen Ländern liegt der Wert meist bei 4–6 Prozent. Veganer liegen meist bei 3–4 Prozent.

Die Quelle mit dem höchsten Gehalt an Omega-3-Fett (Alpha-Linolensäure) ist **Leinöl**, das aus Leinsamen gepresst wird. Leinsamen enthalten auch die hormonartigen Lignane und sekundäre Pflanzenstoffe, die sich positiv bei Darm-, Brust- und Prostatakrebs auswirken. Der Klassiker Leinöl mit Quark dokumentiert die traditionelle Bedeutung des Leins in der Küche.

Ein sehr gutes Öl ist auch **Rapsöl**. Dieses raffinierte Öl ist ideal zum Braten, dabei werden die Omega-3-Fette allerdings oxidiert. Alle Öle mit hohem Anteil an Omega-3-Fettsäuren bewahren Sie am besten im Kühlschrank auf, um die Oxidation zu vermeiden und damit die Haltbarkeit zu verlängern. Zu bevorzugen sind nicht raffinierte Öle aus dem Reformhaus oder Bioladen. Ein Teelöffel Leinöl am Tag, z. B. morgens ins Müsli, ist eine gute Nahrungsergänzung. Auch mit Leinsamen im Müsli bekommen Sie eine Extraportion Omega-3-Fett. Die im Leinöl enthaltene Linolensäure (Omega-3-Fettsäure) wird allerdings nur in 10 Prozent zu EPA und 0,5 Prozent zu DHA umgewandelt. Als Brotaufstrich und für Backwaren sind Olivenöl- und Omega-3-Margarine gut geeignet. Auch Mischstreichfette auf Butterbasis mit Rapsöl sind zu empfehlen.

Kaufen Sie Öle in kleinen dunklen Flaschen und bewahren sie diese dicht verschlossen im Kühlschrank auf. Eine Ausnahme bildet **Kokosöl** (-fett). Es ist sehr stabil und kann auch im normalen Glas bei Raumtemperatur aufbewahrt werden. Kalt gepresste Öle, wie natives Olivenöl, halten nach dem Öffnen der Flasche maximal 1 Jahr, Leinöl nur 1 Monat, Walnussöl 2 Monate. Diese Öle sind für die kalte Küche und zum Dünsten und Dämpfen geeignet.

Dünsten und Dampfgaren Sie immer so kurz wie möglich, damit werden die Nährstoffe optimal erhalten.

Die Verwendung der Öle in der Küche wird auch durch den sogenannten „Rauchpunkt" bestimmt. Dies ist die Temperatur, bei der das Öl beim Erhitzen anfängt zu rauchen. Olivenöl mit dem Zusatz „extra vergine" ist zum höheren Erhitzen geeignet. **Raffinierte Öle** (z.B. Rapsöl, Kokosöl, Palmöl) sind sehr hitzestabil und haben einen Rauchpunkt über 220 °C. Sie können daher zum Frittieren, Braten und Backen bei hohen Temperaturen verwendet werden. Öle mit einem hohen Anteil an mehrfach ungesättigten Fettsäuren (Weizenkeimöl, Walnussöl, Hanföl, Sesamöl und Leinöl) sollten Sie keinesfalls zum Braten verwenden, da vermehrt Transfettsäuren entstehen. Achten Sie beim Kauf auf die Hinweise: „unter Ausschluss von Licht, Hitze und Sauerstoff gepresst" oder „Omega safe". Öle, die ein ungünstiges Verhältnis von Omega-3- zu Omega-6-Fettsäuren aufweisen, sollten Sie nur selten verwenden: Maiskeimöl, Kürbiskernöl, Sonnenblumenöl, Traubenkernöl, Distelöl.

Langkettige Omega-3-Fette machen einen Großteil des Gehirns aus. Sie sind für die ständige Erneuerung von Nervenfasern erforderlich. Damit wird geistigem Verfall (Alzheimer), Depressionen, Lernschwäche und Konzentrationsschwäche vorgebeugt. Als Quelle dient in erster Linie fetter Seefisch (Sprotte, Makrele, Sardelle, Sardine, Hering, Lachs), alternativ Fischölkapseln. Bei der Einnahme von Fischölkapseln sollte zusätzlich Vitamin E (Antioxidans) ergänzt werden, um die Fette im Blut stabiler zu halten. Eine Dosierung von 2 bis 3 g Omega-3 gilt als sicher (1 g / 25 kg KG). Omega-3-Fettsäuren sind mehr als eine Nahrungsergänzung, sie haben ein Therapiepotenzial insbesondere zur Senkung erhöhter Triglyzerid-Werte. Eine Supplementation wird zur Sekundärprophylaxe der koronaren Herzkrankheit (KHK), des plötzlichen Herztodes bei KHK sowie bei Patienten mit Herzinsuffizienz empfohlen. Allerdings kann es bei höherer Dosierung zu Vorhofflimmern kommen. Das geringste Risiko, ein Vorhofflimmern zu entwickeln, besteht bei einem Omega-3-Index von 8 bis 11 Prozent (s.o.). Bei Werten darüber aber auch darunter ist das Risiko erhöht. Zwei- bis dreimal in der Woche sollte Fisch auf Ihrem Speiseplan stehen. Mehr sollte es wegen der bekannten Belastung mit Schwermetallen, Pestiziden und Mikroplastik nicht sein.

Ölziehen

Täglich fünf bis zehn Minuten Sesamöl, Sonnenblumenöl (oder ein anderes) durch die Zähne ziehen stammt aus dem Ayurveda, entgiftet und bindet Keime und Bakterien, beugt Karies, Mundgeruch und Zahnfleischentzündungen vor und macht weiße Zähne. Das Öl, das zu einer gelblich-weißen Emulsion wird, ausspucken und mit klarem Wasser nachspülen. Anschließend die Zähne putzen. Auch die Zungenreinigung mit Bürste oder Schaber ist nützlich.

Regeln zur Ernährung mit Fetten:

- Verwenden Sie vermehrt einfach ungesättigte Fettsäuren (Olivenöl)!
- Tauschen Sie Omega-6- gegen Omega-3-Fette!
- Vermeiden Sie Transfette, aber sparen Sie nicht an den gesunden Fetten!

3.1.2 Mikronährstoffe

Bei den Mikronährstoffen handelt es sich um essentielle Wirk-, Bau- und Reglerstoffe zur Aufrechterhaltung unserer Körperfunktionen. Ohne sie könnten zahlreiche Normalfunktionen wie Wachstum und Energieproduktion nicht stattfinden. Sie liefern keine Energie und werden in geringen Mengen benötigt. In erster Linie handelt es sich um **Vitamine, Mineralstoffe und Spurenelemente.**

Vitamine

Bei den Vitaminen unterscheidet man **fettlösliche Vitamine** A, D, E und K und **wasserlösliche Vitamine** B1, B2, B3, B5, B6, B12, Biotin (B7), Folsäure (B9) und C).

Tabelle 3.1.2 Fettlösliche Vitamine: Vorkommen, Funktion und wie viel ein gesunder Erwachsener täglich als sichere Menge aufnehmen kann.

Substanz	Vorkommen	Funktion	Zufuhrempfehlung für Erwachsene
Vitamin A	Leber Milchprodukte Fisch Eier Karotten	embryonale Entwicklung Sehfunktion Zellbildung Testosteronbildung	3.000 I. E. / 900 µg
Vitamin D	Fisch Milchprodukte Eier	Kalziumstoffwechsel Knochenbildung Immunsystem	2.000–4.000 I. E. / 50–100 µg
Vitamin E	Pflanzenöle Nüsse Eier Gemüse Vollkornprodukte	Antioxidans Immunsystem Blutgefäße	1.200 I. E. / 800 mg
Vitamin K_1 und K_2	grünes Gemüse Eier Käse Fisch	Blutgerinnung Knochenstoffwechsel Wundheilung	100–250 µg

Tabelle 3.1.3 Wasserlösliche Vitamine: Vorkommen, Funktion und wie viel ein Erwachsener täglich als sichere Menge aufnehmen kann.

Substanz	Vorkommen	Funktion	Zufuhrempfehlung für Erwachsene
Vitamin B_1 (Thiamin)	Fleisch Vollkornprodukte Gemüse Nüsse Kartoffeln	Energiestoffwechsel Nervensystem	10–40 mg
Vitamin B_2 (Riboflavin)	Milchprodukte Fleisch Gemüse Eier Nüsse	Energiestoffwechsel Nervensystem Antioxidans	10–40 mg
Vitamin B_3 (Niacin)	Leber Fleisch Getreide Fisch Nüsse	Energiestoffwechsel Nervensystem Antioxidans	50–200 mg
Vitamin B_5 (Pantothensäure)	Nüsse Vollkornprodukte Leber Fleisch Eier Gemüse	Energiestoffwechsel Nervensystem Blutbildung Wundheilung	50–150 mg

Tabelle 3.1.3 *(Fortsetzung)*

Substanz	Vorkommen	Funktion	Zufuhrempfehlung für Erwachsene
Vitamin B_6 (Pyridoxin)	Fleisch Leber Fisch Nüsse Vollkornprodukte	Energiestoffwechsel Nervensystem Blutbildung Immunsystem	10–40 mg
Biotin (B_7)	Vollkornprodukte Gemüse Eier Nüsse Soja Milchprodukte	Energiestoffwechsel Immunsystem Haare Haut Nägel	50–150 mg
Folsäure (B_9)	grünes Gemüse Eier Leber Jodsalz mit Folat	Blutbildung Nervensystem Wachstum Zellerneuerung	400–1000 µg
Vitamin B_{12} (Cobalamin)	Fleisch Fisch Milchprodukte Eier	Blutbildung Nervensystem Wachstum Zellerneuerung	50–200 µg
Vitamin C	Obst Gemüse Kohl Kartoffeln Sanddornsaft	Immunsystem Antioxidans Eisenverwertung Wundheilung	1.000–2.000 mg

Tabelle 3.1.4 Vitaminähnliche Substanzen (Vitaminoide): Vorkommen, Funktion und wie viel ein Erwachsener täglich als sichere Menge aufnehmen kann.

Substanz	Vorkommen	Funktion	Zufuhrempfehlung für Erwachsene
Beta-Carotin (Carotinoide)	Möhren Tomaten Aprikosen Kürbis	Antioxidans Immunsystem Gefäßschutz	5–10 mg
L-Carnitin	Fleisch Leber Milchprodukte	Energiestoffwechsel Fettverbrennung Immunsystem Regeneration	1–2 g
Coenzym Q10 (Ubichinon)	Fleisch Leber Fisch Eier Olivenöle	Energiestoffwechsel Immunsystem Antioxidans	50–500 mg
Alpha-Liponsäure	Fleisch	Energiestoffwechsel	100–600 mg

Tabelle 3.1.4 *(Fortsetzung)*

Substanz	Vorkommen	Funktion	Zufuhrempfehlung für Erwachsene
	Spinat Kartoffeln	Antioxidans	
Kreatin	Fleisch Fisch Milchprodukte	Energiestoffwechsel Muskelstoffwechsel	2 g
Cholin	Eigelb Leber Soja	Zellmembranen Neurotransmitter Fettstoffwechsel	3,5 g

Zur Gruppe der **B-Vitamine** werden Vitamin B1 (Thiamin), Vitamin B2 (Riboflavin), Vitamin B3 (Niacin), Vitamin B5 (Pantothensäure), Vitamin B6 (Pyridoxin), Vitamin B7 (Biotin), Vitamin B9 (Folsäure) und Vitamin B12 (Cobalamin) gezählt. Die B-Vitamine arbeiten im Verbund eng zusammen. Aus diesem Grund ist es auch sinnvoll, im Bedarfsfall ergänzend einen Vitamin-B-Komplex einzunehmen. Die B-Vitamine sind vor allem für den **Energiestoffwechsel** von Bedeutung. Sie sind an der Umwandlung von Kohlenhydraten in Glukose und damit an der schnellen Energiebereitstellung in der Zelle beteiligt. Auch bei der Bildung von Glykogen sowie der Fettverbrennung und -speicherung werden sie benötigt. Die B-Vitamine sind für die **Nervenfunktion** wichtig, daher bezeichnet man sie auch als neurotrope Vitamine. Sie sind an der Produktion der Botenstoffe Dopamin, Acetylcholin, Noradrenalin, Serotonin und Melatonin beteiligt. Damit wirken sie auch auf unsere geistige Leistungsfähigkeit und Psyche („Anti-Stress-Vitamine"). Von Bedeutung sind die B-Vitamine auch für den Proteinstoffwechsel und den Auf- und Abbau von Genen. Nur mit B-Vitaminen kann **Wachstum und Zellerneuerung** stattfinden. Diese drei entscheidenden Funktionskomplexe der B-Vitamine machen die Bedeutung einer ausreichenden Versorgung für uns deutlich.

Mineralstoffe

Mineralstoffe unterscheidet man nach der Menge, in der sie im Körper vorkommen. **Mengenelemente** sind Mineralstoffe, die im menschlichen Körper mit mehr als 50 mg/kg Körpergewicht enthalten sind. Zu ihnen zählen Chlor (Cl), Kalium (K), Kalzium (Ca), Magnesium (Mg), Natrium (Na), Phosphor (P) und Schwefel (S). Mengenelemente liegen im wässrigen Milieu meist ionisiert als positiv oder negativ geladene Teilchen vor. Aus diesem Grund werden sie als **Elektrolyte** bezeichnet.

Tabelle 3.1.5 Mineralstoffe: Vorkommen, Funktion und wie viel ein Erwachsener täglich als sichere Menge aufnehmen kann.

Substanz	Vorkommen	Funktion	Zufuhrempfehlung für Erwachsene
Kalium (K)	Obst Gemüse Kartoffeln Nüsse	Nerven- und Muskelfunktion Elektrolyt- und Wasserhaushalt Herzfunktion	2–4 g
Kalzium (Ca)	Milchprodukte Gemüse Nüsse Mineralwasser	Knochenbildung Nervenfunktion Blutgerinnung	1–1,5 g

Tabelle 3.1.5 *(Fortsetzung)*

Substanz	Vorkommen	Funktion	Zufuhrempfehlung für Erwachsene
Magnesium (Mg)	Nüsse Vollkornprodukte Milchprodukte Geflügel Obst	Muskel- und Nervenfunktion Energiestoffwechsel Enzyme Knochenbildung	400–600 mg
Natrium (Na)	Speisesalz Wurst Käse	Elektrolyt- und Wasserhaushalt Nerven- und Muskelfunktion	3–9 g

Spurenelemente

Spurenelemente sind Mineralstoffe, die weniger als 50 mg/kg Körpergewicht ausmachen (Ausnahme ist Eisen mit etwa 60 mg/kg KG).

Essentielle Spurenelemente sind: Bor (B), Chrom (Cr), (Eisen (Fe), Fluor (F), Jod (J), Kobalt (Co), Kupfer (Cu), Mangan (Mn), Molybdän (Mo), Selen (Se), Silizium (Si) und Zink (Zn). Kobalt ist nur als Bestandteil von Vitamin B_{12} essentiell.

Fraglich essentielle Spurenelemente sind: Arsen (As), Brom (Br), Germanium (Ge), Lithium (Li), Nickel (Ni), Vanadium (V) und Zinn (Sn).

Daneben gibt es eine Reihe von Spurenelementen, deren Bedeutung und Bedarf noch weitgehend unbekannt sind.

Tabelle 3.1.6 Spurenelemente: Vorkommen, Funktion und wie viel ein Erwachsener täglich als sichere Menge aufnehmen kann.

Substanz	Vorkommen	Funktion	Zufuhrempfehlung für Erwachsene
Chrom (Cr)	Käse Leber Nüsse Pilze Kartoffeln Tee	Energiestoffwechsel Muskelaufbau Glykogenbildung	200 µg
Eisen (Fe)	Fleisch Eier Getreide Leber Gemüse Nüsse	Blutbildung Sauerstofftransport Hormonsynthese Aminosäurestoffwechsel	25–50 mg
Jod (J)	Fisch Eier Milchprodukte Jodsalz Meer- und Steinsalz	Energiestoffwechsel Schilddrüsenhormone Wärmehaushalt	150-200 µg
Kupfer (Cu)	Leber Fisch Gemüse Nüsse Kakao	Blutbildung Antioxidans Energiestoffwechsel Knochenstoffwechsel	1–3 mg

Tabelle 3.1.6 *(Fortsetzung)*

Substanz	Vorkommen	Funktion	Zufuhrempfehlung für Erwachsene
Selen (Se)	Nüsse Vollkornprodukte Fleisch Pilze Fisch Eier Linsen	Antioxidans Immunsystem Zellwachstum Schilddrüsenhormone	100–200 µg
Silizium (Si)	Ackerschachtelhalm Gemüse Hafer Naturreis	Bindegewebe Haut Haare Wundheilung	20–30 mg
Zink (Zn)	Fleisch Eier Milchprodukte Vollkornprodukte Nüsse Meeresfrüchte	Immunsystem Wundheilung Energiestoffwechsel Antioxidans	20–30 mg
Mangan (Mn)	Schwarztee Haferflocken	Immunsystem Antioxidans	5 mg
Bor (B)	Nüsse Rote Bete Soja	Immunsystem Hormonproduktion Knochenstoffwechsel	3–10 mg
Fluor (F)	Mineralwasser Salz mit Fluor Tee	Zahn- und Knochenstoffwechsel	3 mg
Molybdän (Mo)	Hülsenfrüchte Gemüse Eier	Eisentransport Aminosäurestoffwechsel	50–100 µg

Der Bedarf, der mit der täglichen Versorgung dem Körper zugeführt werden muss, liegt bei den Mengenelementen im Bereich von Gramm, bei den Spurenelementen im Bereich von Milli- oder Mikrogramm. Wasserstoff (H), Kohlenstoff (C), Stickstoff (N) und Sauerstoff (O) sind die vier organischen Grundelemente, aus denen 99 Prozent der Biomasse besteht. Diese vier Elemente werden nicht zu den Mineralstoffen gezählt.

Bei den Mineralstoffen und Spurenelementen stehen vor allem Kalium (K), Kalzium (Ca), Magnesium (Mg), Natrium (Na), Chrom (Cr), Eisen (Fe), Jod (J), Kupfer (Cu), Selen (Se), Silizium (Si) und Zink (Zn) im Interesse. Eine Übersicht über Vitamine, vitaminähnliche Substanzen (Vitaminoide), Mineralstoffe und Spurenelemente geben die Tabellen 3.1.2 – 3.1.6.

Vitaminoide können in der Regel in ausreichender Menge vom Körper synthetisiert werden und haben als Kofaktoren von Enzymen vitaminähnliche Funktionen. Die als sicher geltenden Zufuhrempfehlungen leiten sich aus den Übersichten verschiedener Fachgesellschaften ab. Gesicherte Daten für die Relevanz dieser Empfehlungen gibt es bisher nicht. Ausführliche Informationen zu den einzelnen Vitaminen, vitaminähnlichen Substanzen, Mineralstoffen und Spurenelementen finden Sie in den im Literaturverzeichnis angegebenen Büchern.

3.1.3 Physiologische Grundlagen

Energiestoffwechsel

Wenn Ihr Energiestoffwechsel gut funktioniert, sind Sie gesund, motiviert und gut gelaunt. Funktioniert er nicht so gut, sind Sie oft müde und überfordert. Um Energie bereitzustellen, hat unser Körper verschiedene Systeme, die im Verbund arbeiten. Abhängig von der Intensität der Belastung werden unterschiedliche Energiequellen genutzt. Der eigentliche Treibstoff für die Muskelarbeit ist **ATP (Adenosintriphosphat)**, ein sogenanntes energiereiches Phosphat. Durch seine Spaltung zu Adenosindiphosphat (ADP) ermöglicht es die Muskelkontraktion. Chemische Energie (ATP) wird also in mechanische Energie umgewandelt. In der Muskelzelle gibt es nur einen geringen Vorrat an ATP, sodass diese Substanz im Muskelstoffwechsel ständig wiederaufgebaut werden muss. Je nach Intensität und Dauer der Belastung verfügt der Organismus über verschiedene Stoffwechselwege, um ATP zu bilden. Von der bereitgestellten Energie werden nur maximal 20–25 Prozent für die Muskelarbeit genutzt, der Rest geht in Form von Wärme „verloren". Die Folge davon ist, dass uns bei körperlicher Aktivität warm wird. ATP liefert aber nicht nur Energie für die Muskelarbeit, sondern für jeden Vorgang im Körper. Energie ist die Voraussetzung für Ihre Gesundheit.

Neben ATP gibt es in der Muskulatur noch ein zweites energiereiches Phosphat, das **Kreatinphosphat (KP)**. Auch diese Substanz ist nur in geringer Menge in der Muskulatur vorhanden und hat die Aufgabe, das ATP zu regenerieren. Die Energie zur Resynthese der Phosphatspeicher wird durch Oxidation der Nährstoffe bereitgestellt. Im Wesentlichen sind das die **Kohlenhydrate** (Glukose – Speicherform Glykogen) und **Fettsäuren** (Speicherform Triglyzeride). In geringerem Maße werden auch Aminosäuren (Eiweiße) über den Umweg der **Glukoneogenese** (Bildung von Glukose aus Aminosäuren) zur Energiegewinnung herangezogen.

Anaerobe und Aerobe Energiegewinnung

Ohne Sauerstoff kann nur Glukose zur Energiegewinnung herangezogen werden (**anaerobe Oxidation**). Dies kann je nach Bedarf mit und ohne Bildung von Milchsäure (Laktat) erfolgen. Bei der **aeroben** Oxidation können Glukose, Fette und Aminosäuren als Substrat zur Energiebildung dienen. Fette und Aminosäuren können also nur mit Sauerstoff verstoffwechselt werden. **Aminosäuren** (Eiweiß) spielen für die Energiebereitstellung nur bei langen Belastungen eine Rolle. Die **Glukose** wird durch den Glykogenabbau (Glykogenolyse), die **Fette** durch Fettspaltung (Lipolyse) bereitgestellt. Dabei werden die Muskeltriglyceride und die freien Fettsäuren des Blutes zur Energiegewinnung genutzt.

Die **aerobe Oxidation von Glukose und Fettsäuren** zu Kohlendioxid und Wasser unter Bildung von ATP über Zitratzyklus und Atmungskette in den Mitochondrien der Zelle sind die grundlegenden Stoffwechselwege zur Energiebereitstellung. Zeitbezogen kann aus Kohlenhydraten doppelt so schnell Energie gewonnen werden wie aus Fetten.

Die aerobe Oxidation ist besonders ökonomisch, allerdings wird dabei die Energie relativ langsam zur Verfügung gestellt. Vorteilhaft ist, dass kein Laktat gebildet wird. Die Energiemenge ist jedoch 10-mal größer als bei anaerober Oxidation, da die Substrate vollständig abgebaut werden. Für sehr intensive Belastungen sind die Fettsäuren kein Energielieferant. Bei einer Laktatbildung von mehr als 7 mmol/l werden die fettspaltenden Enzyme nämlich blockiert.

Bei sehr langen körperlichen Belastungen muss auch mit einem bedeutsamen Beitrag (5–10 Prozent) durch Proteinumsatz zur Energiegewinnung über die Glukoneogenese gerechnet werden. Der Proteinbeitrag zur Energiegewinnung führt zu einer verlängerten muskulären Regeneration. Der menschliche Körper verfügt nur über kleine Proteinreserven in Form von freien Aminosäuren. Ist dieser Aminosäurepool aufgebraucht, versorgt sich der Stoffwechsel aus den Strukturproteinen der Muskulatur, es wird Muskulatur abgebaut. Kohlenhydrataufnahme ist also auch Schutz vor Proteinabbau.

Allerdings können unsere Gehirnzellen bei Glukosemangel auch Ketonkörper (Acetoacetat und Beta-Hydroxybutyrat) aus der Betaoxidation der Fettsäuren als Energieträger („Ersatzkohlenhydrate") verwenden.

Für einen gut funktionierenden Energiestoffwechsel brauchen Sie:

- Funktionstüchtige Mitochondrien,
- Schilddrüsenhormone und
- Stresshormone.

Für eine gute **Mitochondrienfunktion** und einen reibungslos laufenden Energiestoffwechsel sind eine gesunde Ernährung, Bewegung und ein ausgewogenes Gleichgewicht zwischen Anspannung und Entspannung wichtig. Bedeutende Nährstoffe für die Biogenese und Funktion der Mitochondrien sind: Vitamin-B-Komplex, Aminosäuren, Omega-3-Fettsäuren, Vitamin C, Eisen, Kalium, Kupfer, Zink, Schwefel, Magnesium, Mangan, Alpha-Liponsäure, L-Carnitin, Coenzym Q_{10}, und Pyrrolochinolinchinon (PQQ). Eine ausgewogene Mikronährstoffversorgung wirkt sich positiv auf die Mitochondrien-Funktion aus. Veganer werden über die Ernährung häufig unzureichend mit Eisen, Coenzym Q10 und L-Carnithin versorgt, welche für eine gute Mitochondrienfunktion von Bedeutung sind.

Für die Mitochondriengesundheit von besonderer Bedeutung sind regelmäßige körperliche Aktivität durch Bewegung und Sport, möglichst an der frischen Luft. Nach wiederholten Reizen durch mäßig belastenden Sport erhöht sich die Anzahl und die Kapazität der Mitochondrien.

Fehlt es an Eisen und Kupfer können Mitochondrien nicht funktionieren. Eisenreich sind Fleisch, Eier, Leber und Nüsse. Kupfer findet sich vor allem in Leber, Hülsenfrüchten, Pflaumen und Nüssen.

Im Blut zirkulieren die beiden **Schilddrüsenhormone** T4 (Thyroxin) und T3 (Trijodthyronin), welches das aktive Hormon darstellt. Damit die Schilddrüse T4 bildet, brauchen Sie ausreichend Jod, Eisen, Zink, Selen, Chrom, Mangan, Molybdän, Vitamine A und D, Bor sowie Eiweiß. Durch die selenabhängige Dejodase wird T4 in T3 umgewandelt. Diese Umwandlung erfolgt in der Schilddrüse, Leber, Muskulatur und anderen Organen. Stresshormone fördern die Dejodase und damit die Bereitstellung von T3. In der Folge wird PGC-1alpha gebildet, was die Mitochdrienbildung und -funktion steigert. Schilddrüsenhormone forcieren auch die Bildung von NO (Stickstoffmonoxid) mit weitreichenden Wirkungen auf die Gefäße und den Stoffwechsel. Schilddrüsenhormone und Stresshormone wirken synergistisch in der Bildung von cAMP (zyklisches Adenosimonophosphat), dem Antreiber des Energiestoffwechsels in den Mitochondrien. Außerdem fördern sie die Bildung des Wachstumshormons (HGH).

Ausführliche Informationen zum Energiestoffwechsel finden Sie in meinem Buch „Laufen!".

Energiebilanz

Der Energieverbrauch (Gesamtumsatz) setzt sich aus dem Grundumsatz, der Thermogenese durch Nahrungsaufnahme und dem Arbeitsumsatz zusammen. Der **Grundumsatz** ist der Energieverbrauch unter Ruhebedingungen. Die Höhe des Grundumsatzes wird in erster Linie durch die Muskelmasse bedingt. Der Grundumsatz erhöht sich bei Fieber, Schilddrüsenüberfunktion, Stress, geistiger und körperlicher Arbeit sowie in der Schwangerschaft

Den täglichen Grundumsatz in kcal können Sie mit der einfachen Formel

- Körpergewicht × 20 (Frau) bzw.
- Körpergewicht × 23 (Mann)

abschätzen. Für körperlich inaktive Menschen liegt er allerdings darunter.

Die **Thermogenese durch Nahrungsaufnahme** beruht auf dem Energieverbrauch für Verdauung, Aufnahme und Transport der Nährstoffe. Die Thermogenese durch Nahrungsaufnahme ist abhängig von Geschlecht, Alter und Nahrungszusammensetzung.

Der **Arbeitsumsatz** entspricht dem Energieaufwand für die körperliche Aktivität. Der **Gesamtumsatz** hängt von der körperlichen Aktivität ab und lässt sich mit dem PAL-Faktor (englisch = Physical Activity Level) berechnen: PAL × Grundumsatz. PAL 1,4 entspricht einer fast ausschließlich sitzenden Tätigkeit, PAL 1,6 steht für zusätzlich stehende oder gehende Tätigkeit und PAL 1,8 bedeutet überwiegend stehende oder gehende Tätigkeit.

In der Physik wird Energie in **Joule** (1 Joule = 1 Newton × Meter = 1 Watt × Sekunde) angegeben, in der Ernährungswissenschaft ist die Einheit Kilokalorie (1 kcal = 4,184 kJ). **1 Kalorie** (cal) ist die Wärmemenge, die benötigt wird, um 1 g Wasser von 14,5 auf 15,5 °C zu erwärmen.

Der Umsatz von 1 g Kohlenhydraten (Glykogen) und 1 g Eiweiß setzt jeweils 4,1 kcal, der Abbau von 1 g Fett 9,3 kcal frei.

Optimales Körpergewicht

Das optimale Körpergewicht wird durch den genetisch festgelegten Körperbau beeinflusst. Leicht feststellbare Messgrößen zur Beschreibung des Körperbaus sind die Körpergröße und das Körpergewicht. In der Vergangenheit wurde eine ganze Reihe von Indizes zur Abschätzung von Normal- und Übergewicht entwickelt.

In neuerer Zeit hat sich international der **Body-Mass-Index (BMI)** zur Bestimmung für Normal-, Über- und Untergewicht durchgesetzt:

- BMI = Körpergewicht (in kg) geteilt durch Körpergröße (in m) zum Quadrat

Bei einem BMI von unter 18,5 spricht man von **Untergewicht**. Zwischen 18,5 und 24,9 liegt das **Normalgewicht**. Ein BMI von 25 bis 29,9 bedeutet **Übergewicht**, ab 30 liegt **Adipositas** (Fettsucht) Grad I vor, ab 35 Adipositas Grad II und ab 40 Adipositas Grad III. Für Senioren über 65 darf der BMI bis 29 betragen. Kleine Fettreserven helfen dem Körper in diesem Alter, Erkrankungen besser zu überstehen. Insgesamt gilt aber nach mehreren großen Metaanalysen: Die niedrigsten Sterberaten finden sich bei Menschen mit einem BMI zwischen 18,5 und 24,9.

Leider bildet der Body-Mass-Index nicht die individuelle Körperkomposition ab, sodass bei gleichen BMI-Werten erhebliche Schwankungen in der Fett- und Muskelmasse möglich sind. Eine erhöhte Fett- und verminderte Muskelmasse ist mit einem erhöhten Krankheitsrisiko verbunden.

Der Körperfettanteil lässt sich mit dem Body-Mass-Index nicht bestimmen. Das **Körperfett** kann über eine Messung der Hautfaltendicke (Calipermethode) und mit Fettwaagen (bioelektrische Impedanzmessung) näherungsweise bestimmt werden. Es wird dabei der prozentuale Körperfettanteil bestimmt. Die Bestimmung der Hautfaltendicke erfolgt an standardisierten Punkten mit einem Hautfaltenmessgerät. Impedanzmessungen können wegen der teilweise erheblichen Flüssigkeitsverschiebungen zu ungenau sein. Da wir morgens leichter sind, ist der Fettwert höher. Nachmittags wird durch Essen und Trinken das Gewicht höher, der Fettwert aber niedriger. Das hängt mit dem höheren Flüssigkeitsgehalt zusammen. Um diese Fehlerquelle zu eliminieren, ist es ratsam, sich immer morgens nach dem Aufstehen und dem Gang zur Toilette zu wiegen. Eine genauere Analyse der Körperzusammensetzung kann mit Hilfe einer bioelektrischen Impedanzanalyse über Messung an mehreren Körperpunkten und Auswertung durch eine leistungsfähige Software erfolgen.

Frauen haben durchschnittlich 5–10 Prozent mehr Körperfett. Nach der Calipermethode gelten die in Tabelle 3.1.7 aufgeführten Werte. Sie sollten möglichst unter dem oberen Limit bleiben, im Bereich des unteren Limits gilt man als schlank.

Tabelle 3.1.7 Idealer Körperfettanteil bei Männern und Frauen in verschiedenen Altersstufen.

	Männer	Frauen
bis 30 Jahre	9–15 %	14–21 %
30–50 Jahre	11–17 %	15–23 %
ab 50 Jahre	12–19 %	16–25 %

Frauen mit einem Körperfettanteil von unter 15 Prozent können magersuchtgefährdet sein und es kann zu hormonellen Störungen kommen. Ein Körperfettanteil von über 25 Prozent bei Männern und über 35 Prozent bei Frauen ist gesundheitlich bedenklich.

Der Körperfettanteil beeinflusst den Grundstoffwechsel und damit den Kalorienverbrauch. Bei einer höheren Muskelmasse ist der Grundumsatz größer. Der Körperfettanteil ist also der bessere **Indikator für den Fitnesszustand**. Wer raucht und Diät hält, kann zwar nach dem Body-Mass-Index schlank sein, ist wegen geringer Muskelmasse und Ausdauer aber nicht unbedingt fit. Fitte Dicke leben mit hoher Wahrscheinlichkeit gesünder und länger als schlappe Schlanke, die ihren niedrigen BMI einem wenig muskulösen Körper verdanken.

Hunger und Sättigung

Die biologische Funktion von Hunger und Sättigung besteht darin, den Organismus mit ausreichend Nährstoffen und Energie zu versorgen. Reguliert werden die Empfindungen von Hunger und Sättigung im Hypothalamus über Hormone und Neurotransmitter. Dabei handelt es sich um einen komplexen Prozess, an dem zahlreiche Faktoren beteiligt sind, die noch nicht vollständig erforscht sind.

Im lateralen Hypothalamus gibt es ein Hungerzentrum und im ventromedialen Hypothalamus ein Sättigungszentrum. Im Hypothalamus arbeiten wichtige Kontrollsysteme für die Stressreaktion, die Körpertemperatur, das Sexualverhalten, den Schlaf-Wach-Rhythmus und die Nahrungsaufnahme. Die Energiemessfühler sitzen auf zwei Typen von Nervenzellen (Neuronen). Bei den einen ist Glutamat der Botenstoff, der Glukosenachschub ordert. Bei den anderen ist GABA (Gamma-Aminobuttersäure) der hemmende Botenstoff. Das Wechselspiel der beiden Botenstoffe stellt ein Energiegleichgewicht (Homöostase) her. Dieses Gleichgewicht ist für uns mit Wohlgefühl verbunden. Tritt ein Ungleichgewicht auf, bedeutet es Stress, wir sind schlecht gelaunt, gereizt, angespannt, aggressiv. Mit der durch die Stressreaktion ausgelösten Ausschüttung von Kortisol erfolgt der Energieausgleich (Brain-Pull). Gehirn und Körper befinden sich von Geburt an in einem Wechselspiel der Kräfte und im Mittelpunkt steht der Energiestoffwechsel. Das Gehirn sitzt in diesem Wettstreit um Energie am längeren Hebel und bestimmt, wie die Energie fließt (das egoistische Gehirn).

Ein wesentlicher Auslöser von **Hunger** ist der Glukosespiegel im Blut, der über Rezeptoren in Leber und Magen an den Hypothalamus gemeldet wird. Dabei spielt auch der Insulinspiegel als Information eine Rolle. Bei einer Hypoglykämie wird ein Hungerreiz ausgelöst und das kann auch nachts passieren.

Außerdem wird der Hypothalamus mit dem Hormon **Leptin** über den „Füllungszustand" der Fettdepots informiert. Leptin wird in der Fettzelle gebildet und spielt eine Rolle für das Sättigungsgefühl. Leptin wird in geringen Mengen auch in der Magenschleimhaut, der Muskulatur, der Hypophyse und dem Hypothalamus gebildet. Je mehr Fettgewebe vorhanden ist, desto mehr Leptin wird freigesetzt. Leptin zeigt also den Füllungszustand des Fettgewebes an. Adipöse Menschen haben zwar einen hohen Leptinspiegel, sprechen darauf aber weniger gut an (Leptinresistenz). Nüchternleptin und Nüchterninsulin sind bei Fettleibigen höher, was auf eine Leptin- und Insulinresistenz hinweist.

Die mangelhafte Energieversorgung des egoistischen Gehirns (Brain-Pull) und **Orexin** fordern Nachschub. Das Leptinsignal wird auch durch hohe Insulinspiegel blockiert, sodass Hunger signalisiert wird, obwohl wir gerade erst gegessen haben. Insulin und das egoistische Gehirn sind also die Hauptschuldigen in diesem Spiel. Das Gehirn kann die Glukose an der Blut-Hirn-Schranke auch ohne Insulin aus dem Blut holen: das ist exklusive Energielieferung „on demand".

Wenn wir nachts aufwachen und Appetit verspüren, dann steckt das Peptidhormon Orexin (griechisch = Verlangen, Appetit) dahinter. Orexin wird im Hypothalamus gebildet und durch Leptin gehemmt. Bei adipösen Menschen besteht eine zunehmende Inkompetenz des Gehirns, Energie aus dem Körperdepots zu ziehen. Das Gehirn versorgt sich dann vorwiegend aus dem Glukoseangebot aus dem Blut (Body-Pull) mit der Folge weiterer Nahrungszufuhr, Glukosestau, Fetteinlagerung und langfristig Diabetes Typ 2. **Heißhungerattacken sind die Folge der permanenten Energiekrise des Gehirns und nicht von Charakterschwäche.**

Nur wenn das Gehirn in der Lage ist ausreichend Energie aus den Energiedepots anzufordern und ein intaktes Stresssystem vorliegt, kann eine optimale Energieversorgung von Gehirn und Körper sichergestellt werden, ohne dass die Fettspeicher volllaufen.

Erhöhte Leptinspiegel sollen bei adipösen Männern auch zu sinkenden Testosteron-Konzentrationen beitragen, mit der Folge chronischer Müdigkeit, Antriebslosigkeit und Libidoverlust. Insulin und Kortisol führen zu einer vermehrten Leptinbildung, während Testosteron, Östrogen, Adrenalin, Noradrenalin und die Schilddrüsenhormone die Leptinsynthese reduzieren. Je weniger Leptin im Blut vorhanden ist, desto stärker ist das Hungergefühl, was allerdings nur für schlanke Menschen gilt.

Das Hungerhormon **Ghrelin** wird im Magen und der Bauchspeicheldrüse gebildet, sowie in einer Vorstufe im Hypothalamus und der Hypophyse. Nach der Nahrungsaufnahme sinkt das Ghrelin ab und steigt dann wieder allmählich an. Nachts, wenn sich der Magen leert, wird durch Ghrelin (Growth Hormone Release Inducing) die Ausschüttung des Wachstumshormons (HGH) eingeleitet, das in der Nacht dafür sorgt, dass ausreichend Energie für die Reparaturprozesse sowie die Gehirnfunktion (Gedächtnisbildung) vorhanden ist. Schlafmangel induziert eine erhöhte Ghrelin-Ausschüttung und verringerte Leptinwerte, was Adipositas fördert. Ghrelin wirkt auch antidepressiv. Chronischer Stress, Depressionen und Schlafmangel können auch deshalb zu Übergewicht führen.

Mit dem Beginn der **Nahrungsaufnahme** reagieren die Dehnungsrezeptoren im Magen, die bei einem gewissen Füllstand erste Sättigungssignale an das Gehirn schicken. Entscheidender sind aber die Signale der Chemorezeptoren in Darm und Leber, welche Informationen über den Nährstoffgehalt der Nahrung an den Hypothalamus senden. Wird ein zu geringer Nährstoffgehalt registriert, löst dies erneut Hungergefühle aus. Übergewichtige haben häufig kein Disziplinproblem, sie essen einfach das Falsche (Mangel im Überfluss).

Die Zufuhr von kalorienarmen Getränken kann zwar den Magen dehnen, da die Chemorezeptoren aber nicht darauf ansprechen, bleibt das Sättigungsgefühl aus. Ähnlich sieht es aus, wenn eine kleine Menge sehr energiereicher Nahrung aufgenommen wird. Der Magen wird nicht genug gedehnt und es fehlt an Nährstoffen. Dieser Prozess kann Übergewicht begünstigen.

Proteine führen gegenüber Kohlenhydraten und Fetten zu einer besseren Sättigung. Durch die Nahrungsaufnahme kommt es zum Blutzuckeranstieg und über die Freisetzung der **Inkretine** Glucagon-like Peptid 1 (GLP-1) sowie Glukoseabhängiges insulinotropes Peptid (GIP) zur Ausschüttung von Insulin. Außerdem steigen Cholezystokinin und Leptin an. Cholezystokinin wird im Darm gebildet, fördert die Entleerung der Gallenblase, die Freisetzung von Enzymen aus der Bauchspeicheldrüse und im Hypothalamus das Sättigungsgefühl. Auch das im Dünndarm gebildete Oxyntomodulin (OXM) sowie das in der Bauchspeicheldrüse gebildeten Amylin und das Pankreatische Polypeptid (PP) verstärken die Sättigung. Ein weiteres Hormon, das Sättigung bewirkt, ist das Peptid YY, das am Ende des Dünndarms freigesetzt wird. Auch die Inkretine (s. o.) verzögern die Magenentleerung sowie Darmtätigkeit und hemmen das Hungergefühl. Die Inkretine werden für die gute Sättigungswirkung von Eiweiß verantwortlich gemacht, allerdings werden bei Störungen des Zuckerstoffwechsels weniger Inkretine ausgeschüttet. Daher werden Diabetiker kaum satt. Wenn genügend Sättigungsreize im Hypothalamus ankommen, erfolgt dort die Ausschüttung appetithemmender Substanzen, wie Serotonin.

Appetit auf eine Speise kann bewirken, dass trotz deutlicher Sättigung weiter gegessen wird. Umgekehrt kann Appetitlosigkeit, z. B. bei einer akuten Infektionskrankheit dazu führen, dass trotz Hunger keine Nahrung aufgenommen wird. Dies ist ein sinnvoller physiologischer Prozess, um den Körper nicht zusätzlich durch die Nahrungsaufnahme zu belasten.

Auch Sport hat einen Einfluss auf Hunger und Sättigung. Der Mechanismus, der nach intensiver körperlicher Aktivität zu vermindertem Hungergefühl führt, wird in der starken Aktivität des Sympathikus mit Steigerung der Körpertemperatur vermutet. Dies führt im Hypothalamus zu vermindertem Hungergefühl. Sportler müssen nicht befürchten, dass ihr Training zu übermäßigem Hunger führt. Allerdings gilt auch hier das Prinzip der Homöostase, der Körper strebt einen stabilen Zustand an. Erhöht man durch Sport den Verbrauch, erhöht sich meist auch die Zufuhr.

Wiederholte Diäten können den Stoffwechsel und die Regulation von Hunger und Sättigung stören. Bei einer Diät sinkt die Leptinkonzentration deutlich ab, was Heißhunger auslösen kann. Dabei besteht häufig ein starkes Verlangen nach Süßem oder bestimmten Nahrungsmitteln, was eher mit Appetit als mit Hunger gleichzusetzen ist. Heißhunger kann körperlich bedingt sein, wie durch die Hypoglykämie beim Diabetiker. Psychisch bedingter Heißhunger wird durch Stress und negative Emotionen hervorgerufen. Die dann eintretenden **Sättigungsgefühle sind von einer stimmungsaufhellenden Serotonin- und auch Dopaminausschüttung begleitet**. Bei Übergewichtigen hat man einen Mangel an Dopaminrezeptoren festgestellt, folglich fehlt die Befriedigung und die Suche nach fettigem und/oder süßem Essen geht weiter (Dopaminfalle). Auch Essstörungen beeinträchtigen die Regulation von Appetit, Hunger und Sättigung.

Der Hypothalamus erhält bei jeder Mahlzeit über das vegetative Nervensystem sowie über Leptin, Insulin, Ghrelin und Cholezystokinin Informationen über Hunger und Sättigung. Aus der Entschlüsselung dieser Informationen wird der Appetit angeregt oder gehemmt. Bei Appetitlosigkeit wird das sympathische Nervensystem angeregt, was zu Muskelaktivität und Fettabbau führt. Gleichzeitig wird der Vagus deaktiviert, der für Appetit und Fetteinlagerung zuständig ist. Bei Hunger geschieht das Gegenteil. Im Kleinhirn wurde eine Appetitbremse entdeckt. Wurden genügend Nährstoffe aufgenommen, wird der Regler aktiv und löst ein Sättigungsgefühl aus.

Insulin

Insulin ist ein lebenswichtiges anabol wirkendes Hormon, das in der Bauchspeicheldrüse gebildet wird. Es ermöglicht über Rezeptoren die Aufnahme von Glukose in die Zelle, damit sie dort zur Energieproduktion genutzt oder in ihre Speicherform Glykogen (Glykogenese) in der Muskulatur und in der Leber umgebaut werden kann. Auf diese Weise senkt Insulin den Blutzuckerspiegel. Hauptabnehmer für die Glukose ist das Gehirn und die Muskulatur. In der Stoffwechselhierarchie nimmt das Gehirn eine Sonderstellung ein. In Zeiten des Mangels stellt das Gehirn zuerst seine eigene Versorgung sicher, es ist egoistisch.

Im Hypothalamus werden die Energiefüllstände im Gehirn sowie im Fett- und Muskelgewebe registriert. Bei Mangel wird das Stresssystem aktiviert, Adrenalin und Kortisol wird ausgeschüttet, Insulin gedrosselt. Die Energie aus den Körperreserven werden ins Gehirn geleitet (Brain-Pull). Ist nicht genug Energie zur Lieferung vorhanden, verspüren wir Appetit und Heißhunger. Anschließend kehrt das Stresssystem wieder in die Ruhelage zurück und der Vagus (Parasympathikus) sorgt über die Nahrungsaufnahme für die Auffüllung der Körperreserven. So sorgt das Gehirn in schlechten Zeiten für unser Überleben und hält uns in guten Zeiten schlank. Wenn diese Regulierung aus dem Tritt gerät, kann es zu Übergewicht, Typ-2-Diabetes, Magersucht und Bulimie kommen. Mit einem niedrigen Insulinspiegel schalten Sie ein Gesundheits- und Schlankheitsprogramm an. Niedrige Insulinspiegel (unter 5µU/ml) verzögern den Alterungsprozess.

Außerdem sorgt Insulin dafür, dass Fettsäuren in die Fettzellen gelangen und Aminosäuren für die Eiweißbildung in die Muskelzellen aufgenommen werden. Insulin ist der Türöffner für alle Makronährstoffe in unsere Gewebe und macht weder fett noch krank, solange es in normalen Mengen vorkommt. Es wird erst dann problematisch, wenn es ständig in hohen Konzentrationen ins Blut ausgeschüttet wird. Der Food-Insulin-Index (FII) ist ein Maß für den Einfluss einzelner Nahrungsmittel auf den Insulinspiegel. Dabei wird berücksichtigt, dass ein hoher Eiweißanteil auch den Insulinspiegel ansteigen lässt.

Sind die Speicher für Glykogen in der Muskulatur und der Leber voll, wird Fett gebildet (Lipogenese) und der Fettabbau (Lipolyse) gehemmt. Insulin ist also ein Speicherhormon. Aus diesem Grund werden Typ-2-Diabetiker mit einer Insulintherapie langfristig dicker. Die Gegenspieler von Insulin, die eine gefährliche Unterzuckerung verhindern, sind Glukagon, Adrenalin und Kortisol. Insulin hemmt Kortisol, das Nährstoffe mobilisiert, das Immunsystem reguliert, Entzündungen hemmt und die Wundheilung fördert.

In unserer heutigen Zeit ist Nahrung ständig verfügbar und die meisten Nahrungsmittel, die man im Supermarkt findet, sind industriell stark verarbeitet oder aus isolierten Nährstoffen künstlich zusammengesetzt. Diese raffinierte, kohlenhydratreiche Nahrung wird schnell resorbiert und führt zu hohen Blutzucker- und damit auch Insulinspiegeln. In der Folge kommt es zum schnellen Absinken des Blutzuckerspiegels und Heißhungerattacken. Die hauptsächlichen Zielorgane für den Zucker nach der Nahrungszufuhr sind die Muskeln und die Leber. Wenn die Speicher gefüllt sind, wird das Überangebot an Zucker im Fettgewebe als Fett abgelagert. Zu viel Zucker und Insulin führen zu:

- Zahn- und Zahnfleischerkrankungen (Säurebildung, Entzündung),
- Sodbrennen und Gastritis (Säurebildung, Entzündung),
- Blähungen (Störung der Darmflora, Gärprozesse),
- Magen-Darm-Krämpfen und Entzündungen der Darmschleimhaut,
- Kopfschmerzen und Migräne (über N. vagus),
- Übersäuerung der Gewebe und Entzündungen,
- Bildung von AGEs (Advanced Glycation Endproducts) und Zellalterung,
- Fettbildung und Fettleber (Hemmung des Fettabbaus),
- Erhöhung des Cholesterin- und Triglyzerid-Spiegels,
- Hemmung des Immunsystems und Förderung von Autoimmunreaktionen,
- Bildung von freien Radikalen,
- Förderung von chronischen Erkrankungen,
- Zellteilung und Zellwachstum (Tumorbildung wird gefördert, Apoptose und Reparatur gehemmt).

Wenn wir ständig mehr essen, als wir an Energie benötigen, herrscht für die Zellen ein Überangebot an Energiesubstraten und das betrifft nicht nur die Kohlenhydrate, sondern auch die Proteine und Fette. Die Zellen sind dann nicht mehr in der Lage trotz hoher Insulinspiegel (Hyperinsulinämie), die gesamte Energie zu verwerten. Sie stumpfen gegenüber Insulin ab und es entsteht eine **Insulinresistenz.** Die energiereichen Substrate werden als Fett in der Leber, dem Unterhautfettgewebe und schließlich im Bauch gespeichert. Insulinresistenz ist also eine Schutzfunktion für die Muskelzellen, die fast ausnahmslos zuerst insulinresistent werden. Das Problem ist, dass die Insulinresistenz selbst keine Symptome macht. Die Bauchspeicheldrüse schüttet nun sehr viel Insulin aus, was die Insulinresistenz verstärkt – ein Teufelskreis, die Dicken werden dicker. Die Insulinresistenz kann viele Jahre bestehen und der Blutzuckerspiegel durch viel Insulin in Grenzen gehalten werden. Deshalb ist es wichtig auch den Insulinspiegel zu bestimmen, der nüchtern gemessen bei 3–5 µIE/ml liegen sollte. Eine kohlenhydratreduzierte Ernährung und Intervallfasten sind geeignet, einen erhöhten Insulinspiegel schnell zu senken.

Die **weitere Entwicklung** geht dann zu Diabetes, nichtalkoholischer Fettleber (NAFLD – Non Alcoholic Fatty Liver Disease) und metabolischem Syndrom (Übergewicht, Fettstoffwechselstörung, Diabetes, Bluthochdruck). Bei den Übergewichtigen haben 70 Prozent eine Fettleber und bei den Typ-2-Diabetikern sogar 70–90 Prozent. Besonders effektiv verfettet ein Überangebot an Fruchtzucker die Leber. Kommen Bewegungsmangel, Rauchen, Stress, Schilddrüsenunterfunktion, gestörtes Mikrobiom, Magnesium-, Schlaf- und Sonnenlichtmangel noch dazu, geht es umso schneller. Bei

Frauen kann ein erhöhter Testosteronspiegel auftreten mit Hirsutismus. Beim Mann fällt der Testosteronspiegel, der Östrogenspiegel steigt und es treten Erektionsstörungen sowie vermehrtes Brustwachstum (Gynäkomastie) auf. Unter www.leberfasten.de können Sie auf der Basis des BMI, Taillenumfang, gamma-GT und Triglyzeridwert Ihren Fettleber-Index (Fatty Liver Index), der die Wahrscheinlichkeit für eine Fettleber darstellt, berechnen.

Fett und faul fördert die Insulinresistenz, die wichtigste Ursache für Zivilisationskrankheiten. Das Geheimrezept gegen diese Entwicklung ist eine kohlenhydratangepasste Ernährung (mediterrane Low-Carb-Ernährung) und die Aktivierung der Muskelzellen über Bewegung (Ausdauer- und Krafttraining). Der Insulinspiegel fällt und die Insulinresistenz bessert sich. Ein Diabetes mellitus kann sich zurückbilden. Mindestens 75 Prozent der Typ-2-Diabetes-Fälle können durch eine gesunde Lebensweise vermieden werden. Pflanzenbasierter Ernährung kommt dabei nachweislich eine zentrale Bedeutung zu. Untersuchungen haben gezeigt, dass Normalwerte bei Blutfetten (Triglyzeriden), Blutzucker (HbA1c), Entzündungsparametern (CRP) und dem insulinähnlichen Wachstumsfaktor (IGF1) mit einem niedrigen Diabetes-Risiko einhergehen.

Bei kohlenhydratreduzierten Diäten geht der Grundumsatz weniger zurück, als bei den fettarmen. Dies erleichtert, das neue Gewicht zu halten. Bei der Low-Carb-Ernährung darf man sich an Salat, Gemüse, Protein (Fleisch, Eiern und Fisch) und Fett satt essen und sollte Kohlenhydrate (Kartoffeln, Nudeln und Brot) meiden. Durch Entzug der Kohlenhydrate soll der Körper seine Fettpolster verbrennen. Der Stoffwechsel bildet aus Fettsäuren Ketonkörper als alternative Treibstoffe. Zusätzlich stellt er in der Leber aus Aminosäuren Glukose her (Glukoneogenese). Da Eiweiße und Fette gut sättigen, nimmt man bei diesen Diäten ab. Außerdem benötigt der Körper 30 Prozent der Kalorien zur Verwertung von Eiweiß, aber nur 7 Prozent bei den Kohlenhydraten. Dies erklärt die hohe Wirksamkeit von fetteiweißbetonten Diäten.

Hier noch einige Tricks, wie Sie Glukose- und Insulinspitzen, reaktive Hypoglykämien und Heißhungerattacken vermeiden:

- Essen Sie zuerst die Ballaststoffe (Salat, Gemüse) dann die Proteine sowie Fette und zum Schluss die Kohlenhydrate.
- Essen Sie Kohlenhydrate nicht isoliert, sondern nur in Kombination mit Proteinen und Fetten.
- Wenn Süßes, dann am besten als Nachtisch und nicht als Snack zwischendurch.
- Wenn Sie einen Snack brauchen, dann sollte er herzhaft sein.
- Ein Glas Wasser mit 1 EL Apfelessig vor dem Essen hemmt die Zuckerspaltung und fördert die Glykogenbildung.
- Bewegen Sie sich nach dem Essen.

Fettgewebe

Unser **Fettgewebe** hat die Funktion in Zeiten des Nahrungsüberflusses Energievorräte anzulegen. Bei dauerhaftem Kalorienüberfluss dehnen sich die Fettzellen zunächst aus (Hypertrophie). Reicht dann der Speicherplatz nicht mehr, werden neue Fettzellen angelegt (Hyperplasie). Normalgewichtige junge Menschen haben 80 Prozent des gesamten Körperfettes im Unterhautfettgewebe, das ist Bausubstanz z.B. zur Polsterung von Organen. Das Fettgewebe produziert Gewebshormone (**Adipokine**), die bei schlechter Versorgung der Fettzellen eine Entzündungsreaktion und damit eine bessere Blutversorgung bewirken. Bleibt die übermäßige Kalorienzufuhr über längere Zeit bestehen, wird die Entzündung chronisch und die Fettzellen werden gegenüber Insulin unempfindlich. In der Folge „schwimmt" zu viel Fett im Blut, das sich dann in der Leber, Bauchspeicheldrüse, Bauchhöhle, Herz, Nieren, Muskeln, Gehirn und sogar in den Knochen ablagern kann. Übeltäter ist eine Ernährung mit zu viel Zucker, schlechten Kohlenhydraten, ungesunden Fettsäuren und zu wenig Ballaststoffen sowie zu wenig Bewegung.

Genetisch veranlagte Menschen lagern schon sehr früh Fett im Bauchraum (viszerales Fett) ab, man nennt sie TOFIs („thin outside and fat inside"). Es besteht ein hohes Risiko für die Entwicklung von Herz-

Kreislauf-Erkrankungen, Diabetes, Fettstoffwechselstörungen, Lebererkrankungen, Arthrose und Krebs. Das **viszerale Fett** wird heute als eigenständiges Organ betrachtet, wächst überwiegend durch Hypertrophie und geht oft mit einer chronischen Entzündung einher. Es produziert Interleukin-6, welches unser Immunsystem benötigt, im Übermaß aber Entzündungen und in der Folge Herzinfarkt und Schlaganfall fördert. Außerdem wandelt das Bauchfett Testosteron in Östrogen um, was bei Männern zu Erektionsstörungen und Brustbildung (Gynäkomastie) führen kann.

Männer neigen eher dazu, Fett in der Bauchhöhle abzulagern. Die bauchbetonte Fettansammlung, auch als Apfeltyp bezeichnet, tritt überwiegend bei Männern auf (androide Adipositas). Frauen lagern das Fett vor allem unter der Haut an Oberschenkeln und Po ein (Birnen- oder gynoider Typ). Dies ist kein erhöhtes Risiko für Folgekrankheiten.

Mit der Messung des Bauchumfangs kann das Risiko besser eingeschätzt werden als mit dem BMI. Ideal ist laut WHO bei Frauen ein Wert bis 80, bei Männern bis 94. Bei Männern gilt ein Bauchumfang (Taillenumfang) ab 102 Zentimeter als hoher Risikofaktor, bei Frauen ab 88 Zentimeter. Man kann auch das Taille-Größe-Verhältnis (englisch: Waist-to-Height-Ratio, kurz WtHR) bestimmen. Beispiel: 88 cm: 176 cm = 0,5. Bei den unter 40-Jährigen gilt 0,5 und höher als Übergewicht. Ab 40 Jahren gilt 0,6 und höher als Übergewicht. Bei der Waist-to-Hip Ratio (Taille-zu-Hüfte-Verhältnis) teilt man den Bauchwert durch den Hüftwert. Das Ergebnis sollte bei Frauen unter 0,85, bei Männern unter 1,0 liegen.

Wenn der Kortisolspiegel bei Stress erhöht ist, steigt auch das Insulin an, was dann durch „Seelenfutter" vor allem das Bauchfett anwachsen lässt. Dieses viszerale Fett steht im Zusammenhang mit Herz-Kreislauf-Erkrankungen und dem metabolischen Syndrom. Stress, Hunger und Belohnung wirken zusammen.

Diäten

Das Wort **Diät** leitet sich vom lateinischen „Diaeta" ab und bedeutet „geregelte Lebensweise". Daraus wird schon deutlich, dass es dabei nicht nur ums Essen geht, sondern auch um Arbeit und Erholung, Bewegung und Ruhe, Wachen und Schlafen. Die Hälfte aller Frauen und immerhin 25 Prozent der Männer haben schon einmal eine Diät gemacht.

Fast alle Diäten beruhen auf mindestens einer der folgenden Strategien:

- Beschränkung der Nahrungsmenge (Kalorien),
- Beschränkung einer Nährstoffgruppe (Kohlenhydrate, Fette),
- Beschränkung der Nahrungsaufnahme (Fasten).

Lassen Sie sich nicht von unglaubwürdigen Versprechungen in der Klatschpresse und im Internet verunsichern, Wunderdiäten gibt es nicht! Die meisten Diäten und Ernährungsprogramme sind langfristig für die wenigsten Menschen durchführbar, da sie zu einseitig sind. Kurzfristig Gewicht zu verlieren ist nicht so schwer, entscheidend ist der langfristige Erfolg. Wer über längere Zeit fettleibig gewesen ist, hat wesentlich mehr Probleme mit dem Abnehmen als jemand der erst vor Kurzem zugenommen hat. Wenn Sie wirklich abnehmen wollen, kommen Sie um eine regelmäßige Gewichtskontrolle und Dokumentation nicht herum, am besten täglich. Ausreißer in Ihrem Ernährungsplan lassen sich relativ einfach korrigieren, z.B. indem sie eine Mahlzeit auslassen.

Übergewicht ist das größte ernährungsbezogene Risiko für unsere Gesundheit. Die Wissenschaft weiß mittlerweile ziemlich genau, was Menschen nachhaltig abnehmen lässt. In einer großen Studie konnte nachgewiesen werden, dass Patienten, die kontrolliert alles richtig machten, nicht oder kaum abnahmen, wenn der Eisenspeicher Ferritin unter 30 ng/l lag. Dadurch wird nämlich die Fettverbrennung eingeschränkt. Auch Medikamente spielen natürlich eine Rolle. Psychopharmaka, Hormone, Antidiabetika, Kortison, Migränemittel und Betablocker machen über unterschiedliche Mechanismen dick. Sprechen Sie in diesem Fall mit Ihrem behandelnden Arzt.

Eine Diät bedeutet für die Gehirnregionen, die für die Energieversorgung zuständig sind, eine Krisensituation. Folglich fährt das Gehirn das sympathische Nervensystem und die Adrenalinausschüttung hoch.

Der Energiebedarf wird verstärkt aus den Körperdepots gedeckt und der gewünschte Abnehmeffekt stellt sich ein. Außerdem versucht das Gehirn über die Kortisolausschüttung das Stresssystem wieder in die Ruhelage zu bringen. Das gelingt aber nur, wenn das Neutralgewicht (Setpoint) wieder erreicht ist. Das Neutralgewicht hat nichts mit Normal- oder Idealgewicht zu tun. Das Neutralgewicht ist individuell und ändert sich im Laufe des Lebens, man kann dann etwas dicker oder dünner sein.

Bei radikalen Abnehmkuren durch Kalorienbeschränkung schaltet der Körper auf Notbetrieb und verwertet die Nahrung besser, Muskelmasse wird abgebaut und der Grundumsatz fällt. Der Körper schaltet in den Überlebensmodus, um sich selbst zu schützen. Außerdem werden mehr Hunger- und weniger Sättigungshormone ausgeschüttet. Wir haben Hunger, frieren, sind müde und niedergeschlagen. Nach der Diät füllt der Körper aber wieder seine Fettspeicher auf und die verlorenen Kilos sind wieder da, es kommt zum **Jo-Jo-Effekt**. Nehmen Sie lieber zehn Kilo mit Spaß ab, als 30 Kilo unter Zwang und mit Jo-Jo-Effekt. Diäten, die primär auf Verzicht setzen, sind langfristig zum Scheitern verurteilt. Nur wenn Sie sich realistische Ziele setzen, können Sie dauerhaft abnehmen. Maßvoll abnehmen, gesund bleiben und sich wohlfühlen, auch mit ein paar Kilo mehr.

Unter dem Dauereinfluss von Kortisol (Stress) sind Hungergefühle und Appetit häufig stärker als der eigene Wille und so ist das alte Gewicht (Neutralgewicht oder Setpoint) schnell wieder erreicht. Damit wird die zerebral-metabolische Homöostase und die emotionale Homöostase wiederhergestellt. Diäten, die auf kleinere Portionen und reduzierte Kalorienzufuhr setzen, sind mit hoher Wahrscheinlichkeit zum Scheitern verurteilt. Das hat in keiner Weise etwas mit mangelnder Willensstärke zu tun, es ist eine normale hormonelle Gegebenheit. Dieser Teufelskreis der negativen Energiebilanz wiederholt sich bei jeder niederkalorischen Diät.

Da der Grundumsatz gefallen ist, darf man nach der Diät nicht so essen wie vorher. Die theoretische Lösung, einfach weniger essen und mehr verbrauchen, ist gescheitert. Die einfache Kalorienbeschränkung ist also keine gute Strategie. Wenn Sie sich an einem Richtwert für die Lebensmittelauswahl orientieren wollen, dann **nutzen Sie anstatt der Kalorien die glykämische Last**.

Menschen mit einem starken Willen, die es schaffen, beim gezügelten Essen zu bleiben, bezahlen das Vorgehen mit permanent erhöhten Kortisolwerten. Dies kann die Alterung beschleunigen und zu Reizbarkeit, Verstimmungen, Libidoverlust, Persönlichkeitsveränderungen und Depressionen führen. Wer von chronischem Stress belastet ist, wird depressiv oder dick.

Unsere Strategien, mit chronischem Stress umzugehen, hängen von unseren Genen und unserer Biographie ab. Bei den **Wenigessern** flacht unter chronischem Stress die Stressantwort nicht ab (s. o.). Die fehlende Glukose wird über die Glukoneogenese gebildet. Bei den **Vielessern** flacht unter chronischem Stress die Stresskurve ab, das Kortisol sinkt. Als Ursache werden die dämpfende Wirkung des körpereigenen Cannabinoid-Systems und die Erhöhung des Insulinspiegels angenommen. Um den Energiebedarf des Gehirns zu decken, wird mehr gegessen. Ähnlich entsteht die Gewichtszunahme bei einer Kortisontherapie.

Helfen kann aus dieser Problematik nur eine Umstellung auf eine Ernährungsart, die mit weniger Energiezufuhr die gleiche Sättigung und Befriedigung liefert. Dauerhaft abnehmen ist nur möglich, wenn die negative Energiebilanz ohne großen Verzicht, Hunger und Appetit erreicht wird. Die glykämische Last muss sinken.

Nicht übermäßige Ernährung, sondern bestimmte Stoffwechselvorgänge sind für eine Gewichtszunahme verantwortlich. Fettleibigkeit ist eine Störung des Hormonhaushalts und nicht der Energiebilanz. Die Nahrungsbeschaffenheit (Kohlenhydrate mit hohem glykämischem Index) beeinflussen die Gewichtszunahme mehr als die Menge der Nahrung. Fettleibigkeit ist letztendlich das Resultat eines hormonellen Ungleichgewichts mit einem zu hohen Insulinspiegel. **Der herkömmliche Denkansatz der Energiebilanz, eine Kalorie ist eine Kalorie, egal woher sie kommt, hat**

sich als falsch erwiesen. Der Mensch ist eben kein Brennofen. Ein Gramm Fett hat neun Kalorien und ein Gramm Zucker vier Kalorien. Daraus könnte man ableiten: Zucker ist halb so schlimm.

Die verschiedenen Nährstoffe Eiweiß, Fett und Kohlenhydrate haben aber unterschiedliche Stoffwechselwirkungen. Nahrungsmittel mit einem hohen glykämischen Index (GI) oder einer hohen glykämischen Last stellen ein Risiko für das Dickwerden dar, weil durch den hohen Insulinausstoß mehr Energie gespeichert und weniger verbraucht wird. Der Verzehr von Nahrungsmitteln mit niedriger glykämischer Last (Gemüse, Salate, Fleisch, Fisch, Nüsse) ist mit einer Gewichtsabnahme verbunden, weil dabei mehr Energie verbraucht und weniger gespeichert wird. Vor allem Zucker und raffinierte Kohlenhydrate führen zu einem hohen Blutzuckeranstieg und folgender Ausschüttung von Insulin. Proteine erhöhen ebenfalls den Insulingehalt im Blut, obwohl ihre Wirkung auf den Blutzuckerspiegel minimal ist. Nahrungsfette beeinflussen den Blutzucker- und Insulinspiegel kaum. Bei schlanken Menschen kehrt der Insulinspiegel nach der Mahlzeit schneller wieder auf den Ausgangswert zurück, während er bei fettleibigen erhöht bleibt.

Der entscheidende Unterschied liegt eben in der Insulinwirkung und deshalb können Fette überraschenderweise das Gewicht eher stabilisieren oder sogar zum Gewichtsverlust beitragen. **Insulin ist der wichtigste Regulator des Fettstoffwechsels.** Wenn der Insulinspiegel hoch bleibt, wird Fett und auch Eiweiß nicht zur Energiegewinnung mobilisiert. Unsere Zellen benötigen Energie und wir bekommen Hunger, speziell auf Kohlenhydrate, weil dies der einzige Nährstoff ist, den unsere Zellen verbrennen, wenn der Insulinspiegel hoch ist. Es entsteht ein Teufelskreis, in dem wir immer mehr essen, dicker, träge und schließlich insulinresistent werden. Wenn wir schlanker werden und Fett verbrennen wollen, müssen wir dafür sorgen, dass der Insulinspiegel sinkt. Veranlagungsbedingt wird nicht jeder dick, wenn er Kohlenhydrate zu sich nimmt. Doch bei denjenigen, die dick werden, ist die Schuld dafür bei den Kohlenhydraten zu suchen. Wer darauf achtet, Glukose- und Insulinspitzen zu vermeiden, kann sich satt essen, ohne Kalorien zu zählen und trotzdem abnehmen.

Wasserreiche Lebensmittel wie Gemüse, Salate, Pilze Beeren, Fisch, Fleisch und Geflügel sind energiearm und führen zu einer guten Füllung des Magens. Eine große Portion Salat sättigt zwar schnell, hält aber nicht lange vor. Außerdem haben Salate im Vergleich zu anderen Gemüsesorten einen geringeren Nährstoffgehalt. In 100 g Eisbergsalat sind 95 g Wasser, 1,6 g Kohlenhydrate, 1 g Eiweiß, 0,2 g Fett und nur wenig Vitamine und Mineralien. Besser sieht es bei Chicoree, Endivien, Radiccio, Rucola und Feldsalat aus.

Eiweiß in Kombination mit gesundem Fett verlängert das Sättigungsgefühl, provoziert weniger Insulinbildung und hebt den Grundumsatz. Eiweiß bewirkt eine vermehrte Wärmebildung im Körper, denn für die Verstoffwechselung von Protein wird mehr Energie verbraucht als für andere Nährstoffe. Das erklärt die hohe Wirksamkeit von Proteindiäten. Außerdem verhindert ein hoher Proteinanteil bei negativer Energiebilanz den Abbau von Muskelmasse. Schnell verdauliche Kohlenhydrate lösen durch den abfallenden Blutzuckerspiegel schnell wieder Hunger aus.

Eine gute Sättigung ist bei einer Ernährungsumstellung von entscheidender Bedeutung, denn wenn Sie Hunger haben, müssen Sie auch etwas essen. Eine neue Ernährungsform, die mit Qualen verbunden ist, werden Sie nicht lange durchhalten. Essen ist auch Genuss, bringt Befriedigung und Wohlbefinden. Die persönlichen Vorlieben müssen beachtet werden.

Diäten zum Abnehmen sind dann erfolgreich, wenn auf die dickmachenden Kohlenhydrate in der Nahrung verzichtet wird. Ist dies nicht der Fall, wird die Diät scheitern. Die Diät muss den Fettstoffwechsel so regulieren, dass die überschüssigen Kalorien, die in Form von Fett gespeichert wurden, wieder abgegeben werden. Das gelingt nur bei niedrigem Insulinspiegel. Erhöhen Sie den Eiweißanteil und reduzieren Sie die

Kohlenhydrate. Jede Ernährungsumstellung, die auf eine Reduzierung des Fett- und Proteinkonsums ausgerichtet ist, entzieht dem Körper die essentiellen Bausubstanzen und hungert ihn aus. Der daraus folgende Hunger führt dazu, dass die Diät scheitert.

Eine optimale Diät ermöglicht:

- gute und langanhaltende Sättigung,
- niedrige Energiedichte und hohe Nährstoffdichte,
- stabile Blutzuckerspiegel sowie
- Genuss und Befriedigung.

Diäten-Dschungel

Etwa jeder zweite Erwachsene in Deutschland hat schon einmal eine Diät gemacht. Die meisten allerdings erfolglos. Häufig bestehen die Diäten aus nur einem Lebensmittel, das reicht von der Ananas-Diät bis zur Zucchini-Diät. Diese Diäten sind einseitig und werden früher oder später abgebrochen.

Wer glaubt, durch die Einnahme von ein paar Pillen das Traumgewicht zu erreichen, wird scheitern. Obwohl die meisten Menschen das wissen, wächst der Umsatz der Diätbranche weiter. Viele im Internet angebotene Abnehm-Mittel sind mit Sibutramin versetzt, das erhebliche Nebenwirkungen hat. Sibutramin war auch als Wirkstoff in dem Arzneimittel Reductil® enthalten, das seit 2010 aufgrund dieser Nebenwirkungen verboten ist. Das Mittel Orlistat (Xenical®) ist rezeptpflichtig und deshalb nur nach ärztlicher Verordnung verfügbar. Auch Semaglutid (Ozempic®, Wegovy®), ein GLP-1-Rezeptoragonist (Glucagon-like Peptid-1) zur Behandlung von Diabetes Typ-2, wird zur Behandlung stark adipöser Patienten von Ärzten bei entsprechender Indikation eingesetzt. GLP-1-Agonisten erhöhen den Insulinspiegel und erzeugen schnell ein Sättigungsgefühl. Da diese Mittel erhebliche Nebenwirkungen haben können, sollten sie nur bei fettsüchtigen Patienten mit einem BMI über 30 sowie gewichtsbedingten Vorerkrankungen und einem BMI von 27 eingesetzt werden. Das gleiche gilt für die operative **Magenverkleinerung**. Dies ist ein gravierender Eingriff mit erheblichem Nebenwirkungspotenzial und nur bei erheblicher Verfettung überhaupt zugelassen. Studien haben gezeigt, dass auch nach dem Absetzen von GLP-1-Agonisten das alte Gewicht wieder erreicht wird und deshalb eher eine Kombination aus Medikament und Verhaltenstherapie sinnvoll erscheint, bei der die Patienten lernen, Heißhungerattacken zu vermeiden, sich gesünder zu ernähren und mehr zu bewegen.

Wenn Sie unter Adipositas, Diabetes, Bluthochdruck, Gicht, Fettstoffwechselstörungen, Erkrankungen des Bewegungsapparates oder des Verdauungssystems, Hauterkrankungen, Autoimmunerkrankungen, Migräne etc. leiden oder Medikamente einnehmen, sollten Sie Diäten nicht in eigener Regie durchführen, sondern unter ärztlicher Begleitung und mit einer Ernährungsberatung. Das Führen eines **Ernährungstagebuches**, Tests, Laboruntersuchungen und Auslassversuche sind häufig für eine erfolgreiche Ernährungsumstellung erforderlich.

Zwischen unzähligen Diäten und Lifestyletrends ist es schwer, den Überblick zu behalten, was unserer Gesundheit guttut. Die **Formula-Diäten** mit ihren Pulver-Getränken bewirken keine Ernährungsumstellung. Sie führen zwischen 800 und 1.200 Kalorien pro Tag zu und führen zu einem schnellen Gewichtsverlust bei Fettleibigkeit. Da sie auf Dauer eintönig schmecken, kommt es nach dem Absetzen leicht zum Jo-Jo-Effekt. Bei gleichzeitiger Änderung der Ernährung und Lebensweise mit mehr Sport können sie als Einstieg bei extrem Übergewichtigen sinnvoll sein, aber keine Dauerernährung darstellen. Wichtig dabei ist, dass man viel Flüssigkeit in Form von Mineralwasser, Kräutertee oder Saftschorle zu sich nimmt. Formula-Diäten sind in die offiziellen Adipositas-Behandlungsrichtlinien der Deutschen Adipositas-Gesellschaft und der Deutschen Gesellschaft für Ernährungsmedizin aufgenommen worden.

Früher schworen Ernährungsexperten auf **„fettarm“**, jetzt ist **„Low Carb“** in. Low-Carb-Diäten haben sich gegenüber Low-Fat-Diäten als effektiver in der Gewichtsreduktion und Verbesserung der kardiovaskulären Risikofaktoren erwiesen. Bei einer Low-Carb-Ernährung werden maximal 50–150 g Kohlenhydrate aufgenommen. Viele Experten stellen die Fettvermeidungsdogmen und die Light-Lebensmittel in Frage, denn die Menschen wurden immer dicker, je lighter sie aßen. Lightprodukte enthalten häufig weniger Fett, dafür aber mehr Zucker. Gesetzlich festgelegt müssen Produkte, die als „light" oder „leicht" bezeichnet werden, mindestens 30 Prozent weniger Fett, Zucker, Alkohol oder Kalorien als ein vergleichbares Produkt enthalten. Light-Produkte sättigen schlechter, führen dazu, mehr zu essen, und enthalten häufig viele Zusatzstoffe. Machen Sie am besten einen weiten Bogen um sie. Die „Fettphobie" und die Bevorzugung der Kohlenhydrate war der epochale Fehler der Ernährungsmedizin und löste eine weltweite Welle an Übergewicht, Diabetes und anderen metabolischen Störungen aus. Wir müssen uns von zwei Mythen lösen:

- Eine fettarme, kohlenhydratreiche Ernährung ist gut und
- Cholesterin ist schlecht.

„Niemand ist gegen Irrtümer gefeit, das Große ist, aus ihnen zu lernen."
(Karl Popper 1902–1994, österreichisch-britischer Philosoph)

Die Renner sind jetzt **„Glutenfrei"** und **„Vegan"**, aber auch **„Laktose- und Histaminfrei"**. Natürlich müssen Unverträglichkeiten beachtet werden, aber eines ist klar: diese Produkte sind deutlich teurer und damit ein großes Geschäft für die Lebensmittelindustrie! Zu beachten ist auch, dass glutenfreie Produkte aus Reismehl hergestellt werden. Reis ist oft mit Arsen belastet. Gesunde Personen, die weder an Zöliakie noch einer Weizensensitivität leiden, profitieren von einer glutenfreien Ernährung nicht. Glutenfrei ist nicht automatisch „gesünder", diese Produkte sind häufig voller Zucker und Zusatzstoffen.

Das Erste, was man bei einer Diät sicherstellen sollte, ist, dass der Eiweißbedarf gut gedeckt ist. Eine eiweißreiche Kost stillt den Hunger. Zugleich fahren insulinresistente Menschen mit einer kohlenhydratarmen Kost besser. Eine fettarme Ernährung kann auf die Stimmung schlagen, es treten häufiger Depressionen auf. Wer mehr Fisch, Gemüse und Obst isst, leidet seltener an Depressionen. Demgegenüber können häufige Glukose- und Insulinspitzen zu verstärkten Depressionssymptomen und Angstzuständen führen.

Verschiedene Diätformen

Bei der **Glyx-Diät** werden die Lebensmittel nach dem **glykämischen Index (GI)** eingeteilt. Der GI kann sich aber mit der Zubereitungstechnik verändern. Zudem bezieht sich der GI auf eine definierte Kohlenhydratmenge (KH) und nicht auf übliche Portionsgrößen. Daher wurde eine weitere Kennzahl zur Beurteilung von Mahlzeiten vorgeschlagen, die sowohl den GI als auch den Kohlenhydratgehalt üblicher Portionen berücksichtigt: die **glykämische Last (GL)**. Die glykämische Last (GL) lässt sich folgendermaßen berechnen:

GL = GI × KH der Portion / 100

Eine GL bis zu 10 gilt als niedrig, zwischen 11 und 19 als mittel und ab 20 als hoch. Eine hohe glykämische Last bringen Getreideprodukte, Kartoffeln und Reis mit, Nahrungsmittel, die Stärke enthalten.

Wenn Sie bereits zu viel an Fett zugelegt haben, heißt die oberste Regel: runter mit der glykämischen Last. Sie werden mit einer kohlenhydratreduzierten Ernährung, einem höheren Eiweißanteil und guten Fetten sowie Gemüse, Salaten, Hülsenfrüchten und Obst als Sättigungsgrundlage sehr wahrscheinlich wieder abnehmen.

Die **LOGI-Methode** bedeutet „Low Glycemic and Insulinemic Diet" (Ernährung zur Förderung niedriger Blutzucker- und Insulinwerte). Es sind nun mal die Kohlenhydrate, die uns über den Insulinstoffwechsel davon abhalten, Fett abzubauen, und dazu führen, Fett anzusetzen. Die Ernährung besteht vor allem aus Gemüse, Salat, Obst, reichlich Eiweiß (Fleisch, Geflügel, Fisch, Milchprodukte, Nüsse, Hülsenfrüchte) sowie hochwertigen Fetten und Ölen. Vollkornprodukte, Nudeln, Reis und Kartoffeln sollten wenig verzehrt und Produkte aus raffiniertem Mehl und Süßwaren vermieden werden. Diese Ernährungsform ähnelt der unserer Vorfahren, den Jägern und

Sammlern, an die wir genetisch noch gut angepasst sind. Die LOGI-Methode ist eine Lebensmittelempfehlung, die keine Berechnung von Kalorien oder Nährstoffrelationen bzw. strenge Diätphasen erfordert. Die Zufuhr aller notwendigen Nährstoffe und eine gute Sättigung sind mit dieser Ernährung gewährleistet.

Mit dieser „artgerechten" Ernährung sinken das LDL-Cholesterin und die Triglyzeride, das HDL steigt. Entzündungsparameter und Blutdruck sinken, die Insulinresistenz bessert sich, das Gewicht fällt. Das ungeliebte Fett wird abgebaut und das Körpereiweiß (Muskeln und Immunsystem) wird geschont.

Gerade beim Sport spielen Kohlenhydrate als Energielieferanten eine große Rolle. Bei Entleerung der Glykogenspeicher kommt es auch zu einer vermehrten Freisetzung von Stresshormonen, um die Energiebereitstellung aus Fetten und Proteinen zu gewährleisten. Die phasengerechte Zufuhr von Kohlenhydraten ist daher von besonderer Bedeutung.

Dass trotz wenig Fettaufnahme die Kohlenhydrate ein Dickmacher sind, hat die „Low-Fett-Ära" in den USA gezeigt. Viele Menschen, die während ihrer „Diät" fettreduziert gegessen haben, wurden trotzdem immer dicker, weil sie ungehemmt Kohlenhydrate verzehrt haben. Kohlenhydrate werden, wenn überreichlich zugeführt, in Fettpolster umgewandelt.

Auf die Dauer führt nur die „Diät" zum Erfolg, die zu einem größeren Energieverbrauch im Verhältnis zur Zufuhr führt. Das gelingt am besten mit einem adäquaten Bewegungsprogramm. Von Blitzkuren und Wunderdiäten sollten Sie besser die Finger lassen. Dann versuchen Sie lieber die LOGI-Methode, die Strunz-Diät bzw. die Mischkost-Diäten Brigitte Ideal-Diät und die Fit For Fun-Diät.

Diäten sollten wenigstens 1.000 bis 1.200 kcal am Tag liefern und eine echte Ernährungsumstellung bringen. Ein **Ernährungsberater** kann dabei helfen, das Essverhalten umzustellen. Einzelkämpfer haben es immer schwerer. Sinnvoll können der Anreiz und der gewisse Druck durch eine Gruppe wie bei den Weight Watchers sein.

Die Diät sollte eine gute Nährstoffzusammenstellung berücksichtigen und einen hohen Obst-, Gemüse- sowie Ballaststoffanteil aufweisen. Außerdem sollte sie einfach in der Zubereitung sein. Mit Gewürzen lässt sich der Thermogeneseeffekt (Energieverbrauch durch die Nahrungsaufnahme) steigern. **Chili** regt den Stoffwechsel an, reduziert Körperfett und wirkt schmerzsenkend. **Ingwer** reduziert Muskelschmerzen, stärkt den Magen und fördert die Bildung des Antioxidans Glutathion. **Kurkuma** reduziert Entzündungsreaktionen, wirkt antioxidativ und unterstützt über die Förderung der Kollagenbildung die Regeneration. **Zimt** stabilisiert den Blutzucker und **Pfeffe**r fördert die Nährstoffaufnahme und die Wirkung sekundärer Pflanzenstoffe. **Kreuzkümmel, Anis, Fenchel, Kardamom, Koriander, Senf** und **Ingwer** fördern die Verdauung, wirken entzündungshemmend und damit auch schmerzlindernd. Auch Gewürzmischungen wie Garam Masala und Ras el-Hanout sind zu empfehlen.

Neben Zucker und Fett mögen wir evolutionär bedingt auch Salz. Verwenden Sie weniger Salz und dafür mehr Gewürze, denn über einen Mangel an Salz brauchen wir uns heute keine Sorgen zu machen. Im Fachhandel werden auch Kräutersalze angeboten. Die Verwendung von jodiertem Speisesalz ist ebenfalls zu empfehlen, da Deutschland als Jodmangelgebiet gilt. Sechs Gramm Salz pro Tag gelten als ideal, wir liegen deutlich darüber. Frauen konsumieren in Deutschland durchschnittlich 8,4 g Salz pro Tag, Männer 10 g. Bei jüngeren gesunden Menschen hat eine Salzaufnahme von bis zu 12 Gramm pro Tag keine negativen Folgen. Anders sieht es natürlich bei Bluthochdruck aus. Etwa ein Drittel der Menschheit ist weltweit salzsensitiv und reagiert mit erhöhtem Blutdruck. Ausdauersportler, die viel schwitzen, müssen auf einen ausreichenden Salzkonsum achten.

Gewürze und Kräuter treiben den Fettstoffwechsel an, stärken das Immunsystem und fördern die Regeneration. Durch ihren hohen Gehalt an sekundären Pflanzenstoffen wirken sie antibakteriell, entzündungshemmend und antioxidativ. Verwenden Sie die Vielfalt frischer grüner Kräuter und verfeinern Sie damit alle Mahlzeiten: **Thymian, Rosmarin, Koriander, Salbei, Fenchel, Kümmel, Oregano, Basilikum, Borretsch, Dill, Kerbel, Petersilie, Pimpinelle, Schnittlauch, Meerrettich, Kresse, Bärlauch, Brennnesseln, Giersch, Löwenzahn, Sauerampfer, Vogelmiere und Knoblauch**.

Kohlenhydratreduzierte Ernährung (Low-Carb-Ernährung)

Seit Jahren mehren sich die Argumente für die Wirkung einer **kohlenhydratreduzierten Ernährung** auf die Gesundheit. 2013 haben die medizinischen Fachgesellschaften kohlenhydratreduzierte Diäten in die ärztlichen Leitlinien für die Übergewichts- und Diabetestherapie aufgenommen. Eine strenge kohlenhydratreduzierte Ernährung mit chronischer Ketose, welche bei bestimmten Erkrankungen (s.u.) von Vorteil sein kann, ist allgemein und dem Ausdauersportler nicht zu empfehlen. Damit wird nämlich der Kohlenhydrat- und Insulinstoffwechsel stark herunterreguliert. Insulin – in Maßen – ist jedoch wichtig für den mitochondrialen Energiestoffwechsel. Die phasengerechte Zufuhr der Makronährstoffe ist der entscheidende Punkt für die Leistungsfähigkeit. Außerdem halten Sie damit Ihren Stoffwechsel flexibel bezüglich der Energielieferanten.

Die tägliche Kohlenhydratmenge sollte an den persönlichen Lebensstil angepasst werden:

- 100 g Kohlenhydrate: Übergewichtige, Diabetes, Fettstoffwechselstörung, Bluthochdruck mit wenig Bewegung.
- 150 g Kohlenhydrate: Übergewichtige mit drei- bis viermal Sport/Woche (je 30–45 Minuten), gesunde Normalgewichtige mit wenig Bewegung.
- 200 g Kohlenhydrate: gesunde Normalgewichtige mit viermal Sport/Woche (je 60 Minuten).

Die Umstellung auf eine kohlenhydratreduzierte Ernährung kann vorübergehend mit Unterzuckerung, Müdigkeit, Erschöpfung, Sehstörungen, Kopfschmerzen, Zittern, Herzrasen, Schwitzen, schweren Beinen, Durchfall, Übelkeit, Abgeschlagenheit, Gereiztheit, Lustlosigkeit, Kältegefühl, Schwindel und Konzentrationsstörungen einhergehen („Keto-Grippe"). Mit der Aktivierung des Fettstoffwechsels und der Glukoseneubildung in der Leber verschwinden diese Beschwerden. Für eine stabile Ketoadaption muss mit einer Umstellungsdauer von drei bis fünf Monaten gerechnet werden. Gesicherte und einheitliche Erkenntnisse, dass „Low Carb" oder eine ketogene Ernährung leistungssteigernde Effekte hätten, liegen bisher nicht vor.

Ketogene Ernährung

Eine Ernährung mit viel Fett und Eiweiß aber kaum Kohlenhydraten (ketogene Ernährung) wird bei Krebspatienten, Autoimmunerkrankung, Migräne, neurodegenerativen Erkrankungen, schweren psychischen Erkrankungen, Diabetes, gestörtem Glukosemetabolismus, Epilepsie und zur Gewichtsreduktion empfohlen. Auch unter Ausdauersportlern wird sie teilweise eingesetzt. Eine ketogene Ernährung besteht zu 60 bis 85 Prozent aus Fett, 10–30 Prozent Eiweiß und maximal 20–50 g (< 10 Prozent) Kohlenhydraten überwiegend in Form von Gemüse. Das Verhältnis von Fett zu Eiweiß plus Kohlenhydraten beträgt 4:1 oder 3:1. Die ketogene Ernährung ist also streng kohlenhydratreduziert. Dem gegenüber spricht man bei einer Zufuhr von 50–150 g Kohlenhydraten von einer kohlenhydratreduzierten oder **low-carb Ernährung**.

In der ketogene Ernährung dienen hochwertige Fettsäuren aus Kokosöl, Olivenöl, Weidebutter, Avocadoöl, Nussölen, MCT-Öl (Medium Chain Triglycerides), Butterschmalz, Avocado und Nüssen als Hauptenergielieferant. Viel Fett macht allerdings, wenn zu viel davon gegessen wird, auch fett. Die ketogene Ernährung ist kein Wundermittel für massiv Übergewichtige!

Viele verschiedene Krebsarten gewinnen die Energie für das Tumorwachstum durch die Vergärung von Glukose. Die dabei entstehende Milchsäure wirkt wie ein Schutzschild für den Tumor und hindert die Immunzellen daran, die Krebszellen aktiv anzugreifen. Außerdem fördert die Milchsäure die Ausbreitung des Tumors, hemmt das Selbstzerstörungsprogramm (Apoptose) und mindert damit die Wirkung von Therapien. Die Vermeidung von Kohlenhydraten ist eine Möglichkeit über die Ernährung die Krebstherapie zu unterstützen. Eine Kombination von ketogener Ernährung und Sport auch zusammen mit Intervallfasten scheint ideal. Ketonkörper können von Krebszellen praktisch nicht verwertet werden. Bei einer Krebserkrankung sollten Sie Ihre Ernährung mit dem Onkologen bzw. dem behandelnden Arzt besprechen.

Gefördert wird die Ketogenese durch Fasten, Bewegung, Kälte und eine stark kohlenhydratreduzierte Ernährung, also immer dann, wenn ein energetischer Engpass entsteht. Insulin hemmt und Glukagon stimuliert die Ketogenese. Die Bildung von Ketonkörpern (Azeton, Acetoacetat und Beta-Hydroxybutyrat) aus Fettsäuren in der Leber ist ein physiologischer Prozess, wenn keine Kohlenhydrate (unter 50 g pro Tag) zugeführt werden oder beim Fasten. Dieser natürliche Stoffwechselweg hat den Menschen bei Nahrungsknappheit das Überleben ermöglicht. Jeder Säugling lebt in Ketose, solange er gestillt wird. Die allermeisten Zellen im Körper können Ketone sehr effizient als Energielieferanten verwerten, insbesondere von Herz- und Skelettmuskulatur, Gehirn sowie Niere. Nur Azeton spielt metabolisch keine Rolle und wird als Stoffwechsel-Endprodukt über die Atemluft ausgeschieden.

Eine ketogene Ernährung:

- wirkt entzündungshemmend,
- fördert die Mitochondrienbildung,
- senkt die Bildung von Sauerstoffradikalen,
- fördert die Fettverbrennung,
- senkt den Blutzuckerspiegel und
- steigert die Konzentration.

Die Messung der Ketose kann im Blut, im Urin und in der Atemluft erfolgen. Die akkurateste Methode ist der Bluttest. Eine Ketose darf man aber nicht mit der Ketoazidose verwechseln, einer lebensbedrohlichen Stoffwechselentgleisung, aufgrund Insulinmangels, beim Typ-1-Diabetiker. Beim Gesunden wird ab einer gewissen Höhe von Ketonkörpern Insulin ausgeschüttet und die Bildung von Ketonkörpern gestoppt. Bei der ketogenen Ernährung kann eine Supplementierung mit Kalzium, Magnesium, Zink, Vitamin D und B-Vitaminen erforderlich sein. Ketone gibt es mittlerweile auch als Nahrungsergänzungssmittel.

Die ketogene Ernährung ist aber kein Allheilmittel. Es gibt bisher keine Erkenntnisse, ob eine dauerhafte Ketose der Gesundheit zuträglich ist. Dabei kann es zu einer Erniedrigung der Schilddrüsenhormne (T3) kommen und bei niedrigem Insulinspiegel ist die Aufnahme von Aminosäuren in die Zelle reduziert, was z. B. zu einer verminderten Bildung von Immunglobulinen führen kann. Schilddrüsenhormone sind aber wichtige Regulatoren vieler Körperfunktionen und das Gaspedal des Energiestoffwechsels. Außerdem kommt es vermehrt zur Glukoneogenese, was das Kortisol erhöht. Dies und erniedrigte Schilddrüsenhormone senken das Testosteron. Die physiologisch herbeigeführte Insulin-Resistenz kann zu erhöhtem Blutzuckerspiegel führen. Außerdem können erhöhte Cholesterinwerte auftreten. Es scheint also nicht sinnvoll, auf Dauer im Zustand der Ketose zu verharren, sofern man nicht unter den o. g. Erkrankungen leidet. **Eine dauerhafte Ketose ist im Grunde genommen eine medizinische Therapie.** Immer wieder einmal in die Ketose zu gehen, kann sich lohnen, um verschiedene Energiestoffwechselwege zu trainieren (hybride Energieversorgung). Besser für den Gesunden ist eine metabolische Flexibilität mit einer Zufuhr von 50–150 g Kohlenhydraten pro Tag.

Die wichtigsten Diät-Strategien:

- Ernährungsberatung nutzen.
- Formula-Produkte sind ein guter Start.
- Kohlenhydrate reduzieren.
- Mehr Eiweiß und Gemüse für die Sättigung.
- Hoch verarbeitete Lebensmittel meiden.
- Essenspausen einhalten.
- Mehr Bewegung und Krafttraining.
- Stress reduzieren und ausreichend schlafen.

Nachfolgend einige Tricks, wie Sie die Gewichtsreduktion unterstützen können:

- ➢ Vor dem Essen sollten Sie ein Glas Wasser trinken und zunächst einen Salat essen. Dadurch wird das Hungergefühl gedämpft.
- ➢ Essen Sie langsam und kauen Sie gründlich.

- Am besten verzichten Sie darauf, sich noch ein zweites Mal den Teller zu füllen, und hören mit dem Essen auf, auch wenn Sie noch kein Sättigungsgefühl verspüren (Hara Hachi Bu; japanisch: „Fülle deinen Magen nur zu 80 Prozent").
- Im Restaurant lassen Sie den Brotkorb stehen und bestellen sich anstatt der Kohlenhydratbeilage eine große Portion Gemüse.
- Reduzieren Sie Ihren Konsum von zusätzlichem und verstecktem Zucker (Getränke ohne Zucker).
- Als Nachspeise bieten sich Käse mit Obst, ungesüßte Quarkspeisen, Obstsalate und Kompotte an.
- Durch Koffein lässt sich der Fettstoffwechsel anregen, also trinken Sie ruhig nach dem Essen einen Espresso.
- Verzichten Sie auf Zwischenmahlzeiten.
- Eiweiß-Drinks (z. B. Molke) können das Abnehmen unterstützen und schonen so den Aminosäurepool und die muskulären Eiweiße.
- Achtsames Essen trägt dazu bei, den Teufelskreis zwischen Heißhunger auf Süßigkeiten und hohem Blutzuckerspiegel aufzubrechen.
- Lassen Sie abends Kohlenhydrate in Form von Nudeln, Reis, Kartoffeln und Brot komplett weg, oder machen Sie „Dinner-Cancelling" (Intervallfasten).
- Vielleicht gelingt es Ihnen auch, morgens nüchtern zu laufen und mehr Krafttraining durchzuführen.

Fasten

„Wer stark, gesund und jung bleiben will, sei mäßig, übe den Körper, atme reine Luft und heile sein Weh eher durch Fasten als durch Medikamente."

(Hippokrates, griechischer Arzt, 460–370 v. Chr.)

Fasten war für unsere frühen Vorfahren nicht ungewöhnlich, denn Nahrung war nicht immer verfügbar. Unser Körper speichert in den Organen und Geweben Energie, die er dann freisetzen kann, wenn sie gebraucht wird. Nahrungskarenz ist auch bei uns seit Jahrhunderten nicht nur in verschiedenen Religionen eine viel geübte Tradition und die Forschung hat ihr in jüngster Zeit zu neuer Popularität verholfen, denn es hat sich gezeigt, dass Fasten die Fettverbrennung ankurbelt, unsere Zellen verjüngt und den Körper reinigt.

Wir sind von Natur aus auf den Wechsel zwischen Sättigung und Hunger programmiert. Ohne dass es uns bewusst ist, fasten wir in der Nacht bis zum Frühstück. Nicht von ungefähr bedeutet das englische Wort für Frühstück, *breakfast*, das Beenden des Fastens oder Fastenbrechen. In unserer digitalisierten Welt lässt sich der Begriff Fasten auch auf Internet, Computerspiele und Smartphone ausdehnen. Eine zeitweise digitale- und Nachrichten-Abstinenz kann unserer Gesundheit nur förderlich sein (Kapitel 3.4). Bekannt ist, dass die nichtstofflichen Süchte in der Bevölkerung zunehmen.

Fasten kann sich bei vielen chronischen Krankheiten (z. B. Rheuma, Diabetes-Typ-2, Metabolisches Syndrom, Schmerzerkrankungen, Arthrose, Allergien, Hauterkrankungen, Darmerkrankungen, neurologische Erkrankungen) positiv auswirken, reduziert Entzündungsprozesse und hat sich auch zur Vorbeugung bewährt.

Fasten ist der effizienteste Weg, den Insulinspiegel zu senken und die Insulinsensitivität zu verbessern. Es verbessert den Fettstoffwechsel, fördert eine gesunde Darmflora und stärkt das Immunsystem. Wir werden leistungsfähiger und erleben Stimmungshochs und Glücksmomente.

In Fachkliniken wird Heilfasten (nach Buchinger oder Mayr) für viele chronische Erkrankungen erfolgreich eingesetzt. Fasten macht auch Tumore anfälliger für eine Chemotherapie. Vielfach wird mit Entschlackung und Entgiftung („Detox") geworben. Tatsächlich bessern sich die Blutwerte, „Schlacken" im eigentlichen Sinne gibt es aber nicht, dafür gibt es keine wissenschaftliche Grundlage. Wir verfügen über enzymatische Entgiftungssysteme, die potentiell giftige Substanzen über den Urin oder die Gallensäuren ausscheiden. Abgesehen von der klinischen Behandlung bei Drogenabhängigkeit und Vergiftungen ist der Begriff „Detox" nicht angebracht.

Generell kann man zwei Zustände, auf die unsere Zellen reagieren, unterscheiden:

- Nahrungsmangel oder Fastenzustand,
- Nahrungsüberfluss oder Sattzustand.

Zwei zentrale Schalter lösen dabei die entsprechenden biochemischen Reaktionen in den Zellen aus:

- den Mangelschalter nennt man **AMPK** (aktivierte Proteinkinase),
- den Überflussschalter nennt man **mTOR** (mammalian target of rapamycin)

Wenn wir eine Weile nicht essen, fallen die Insulin- und IGF-1-Spiegel und auch mTOR (Energie-Überschuss-Sensor der Zelle) kommt zur Ruhe. Insulin und IGF-1 mit erhöhter mTOR-Aktivität können nämlich viele chronische Erkrankungen und das Altern fördern. Nahrungsmangel aktiviert AMPK und fördert die Autophagie und die Mitochondrienbildung. Ausdauersport stellt einen Reiz dafür dar. Demgegenüber wird bei Nahrungszufuhr mTOR aktiviert, was Proteinbildung und Wachstumsprozesse einleitet. Entscheidend für unsere Gesundheit ist eine Balance der Aktivierung von AMPK und mTOR.

Die zyklische mTOR-Aktivität ist gesund. Problematisch wird es dann, wenn einer der Schalter chronisch gedrückt wird. Einer katabolen Phase (AMPK-Aktivierung) muss eine anabole Phase (mTOR-Aktivierung) folgen. Nur wenn dieser Zyklus eingehalten wird, können unsere Zellen ihr volles Potenzial entfalten. Schränken wir die Nahrungszufuhr über einen längeren Zeitraum zu stark ein, nimmt die Konzentration von reproduktiven Hormonen wie Testosteron und Schilddrüsenhormon ab (siehe Kapitel 2).

Beim Fasten werden entzündungsfördernde Substanzen abgebaut. Dies zeigt sich im Abfall von Entzündungsmarkern (z. B. CRP). Gleichzeitig wird die Produktion von Stammzellen zur Zellerneuerung angeregt, Nervenwachstumsfaktoren (BDNF) gebildet und Sirtuine freigesetzt, welche Reparaturprozesse einleiten. Den lebensverlängernden Effekt von Fasten erreicht kein Medikament.

Außerdem werden in dieser Zeit vermehrt Serotonin, Endorphine und Endocannabinoide gebildet, was zu einem Stimmungshoch führt. Während des Fastens sinken die Sexualhormone Testosteron und Östrogen ab. Beteiligt an den Effekten der Kalorienrestriktion ist ähnlich wie beim Ausdauersport die Steigerung der NO-Konzentration. Zusätzlich soll Fasten die Bakterienvielfalt im Darm erhöhen und zur Stärkung des Immunsystems beitragen.

Allerdings stellt sich der Körper beim Fasten auf die Nahrungsknappheit ein und greift auch auf die Eiweißreserven zurück, um Energie zu gewinnen. Es wird also Muskelmasse „verheizt". Der Gewichtsverlust sollte beim Fasten nicht im Mittelpunkt stehen, es ist im Grunde genommen ein angenehmer Nebeneffekt. Einfacher ist es, dreimal in der Woche das Abendessen zu streichen (Dinnercancelling) oder (fast genau so wirkungsvoll) nur die Kohlenhydrate wegzulassen. Den Fisch also nur mit Gemüse, ohne Kartoffeln zu essen.

Häufiges und längeres Fasten ist für die meisten Menschen wegen des Verlustes an Muskelmasse und sinkendem Aktivitätsniveau nicht sinnvoll. Nicht fasten sollten Schwangere, Stillende, Kinder und Jugendliche. Für Patienten mit Essstörungen, Untergewicht, Migräne, Gicht, Gallenkoliken und Gallensteinen, Herzerkrankungen, starken Leber- und Nierenfunktionsstörungen, Netzhautablösungen und schweren Depressionen ist Fasten nicht geeignet. Fasten kann auch die Wirkung der Antibabypille beeinträchtigen. Wenn Sie in Behandlung sind, sprechen Sie diese Maßnahmen am besten mit Ihrem Arzt ab. Sollten Sie sich unwohl fühlen, brechen Sie das Fasten ab. Ein Hungergefühl ist normal, Schwindel, Kreislaufprobleme und Schwächegefühl nicht.

Das **Intervallfasten** (intermittierendes Fasten) oder auch Kurzzeitfasten ist eine hervorragende Methode zur Gewichtsregulation und auch für Gesunde zur Prävention geeignet. Es ist keine Diät. Im Sinne unserer Gesundheit und Vitalität sollten wir uns bewusst Essenspausen gönnen. Intervallfasten ist der momentane „Star" unter den Ernährungskonzepten. Dabei wird während einer definierten Zeitspanne auf die

Nahrungszufuhr verzichtet. Am bekanntesten ist das **16 : 8 Intervallfasten**, wobei täglich nur innerhalb von 8 Stunden gegessen wird. 16 : 8-Fasten eignet sich als Dauermethode oder auch für einzelne Tage in der Woche. Sie können innerhalb der 8 Stunden 2 oder auch 3 Mahlzeiten zu sich nehmen, sollten auf Snacks zwischendurch aber verzichten. Trinken Sie in der Fastenzeit Wasser, Kräutertee, grünen Tee bzw. schwarzen, ungesüßten Kaffee oder Tee. Auch Sport ist in dieser Zeit möglich, was die Autophagie verstärkt. Wählen Sie Aktivitäten, die Ihnen Spaß machen und vom Essen ablenken. Schaffen Sie sich Ruhe- und Regenerationsphasen (Kapitel 3.3).

Wählen Sie für den Einstieg das Wochenende oder Tage, an denen Sie wenig Stress haben, aus. Sie können zunächst mit 12 Stunden ohne Essen anfangen und sich dann langsam bis zu 16 Stunden steigern. Sie müssen natürlich auch nicht jeden Tag intervallfasten.

Das Intervallfasten ist keine neue Erfindung, sondern entspricht unserer Evolution. Es wurde gegessen, wenn Nahrung verfügbar war, und dazwischen musste notgedrungen gefastet werden. Das Intervallfasten ist eine angenehme und relativ einfach durchzuführende Form der kalorischen Restriktion (siehe Kapitel 2). Aber vor allem befindet man sich durch Intervallfasten die längere Zeit des Tages im insulindefizitären Zustand. Der Zucker- und Fettstoffwechsel wird normalisiert, die Insulinsensitivität signifikant verbessert, erhöhter Blutdruck gesenkt und chronische Entzündungen reduziert. Ein Nährstoffmangel und Muskelabbau sind bei dieser Methode nicht zu befürchten. Man verliert Gewicht ohne zu hungern, der Leptin- und Ghrelinspiegel verbessert sich.

Physiologisch am sinnvollsten ist es, ab dem späten Nachmittag nichts mehr zu essen **(Morgentyp)**. Studien haben gezeigt, dass die Stoffwechselantwort morgens und mittags am günstigsten ist. Es kommt zu weniger Fettanbau und geringeren Blutzuckerspiegeln. Diabetiker sollten deshalb besser das Abendessen auslassen. Morgens schüttet die Bauchspeicheldrüse Insulin aus und wartet quasi auf Nahrung. Für Kohlenhydrate ist das Frühstück die günstigste Mahlzeit. Dagegen macht spätes Essen schneller wieder hungrig, weil weniger Leptin ausgeschüttet wird. Das Abnehmen wird dadurch erschwert.

Für manche ist es einfacher auf das Frühstück zu verzichten, was natürlich auch möglich ist (**Abendtyp**). Das Abendessen ist nämlich bei vielen Familien die einzige Möglichkeit für eine gemeinsames Zusammenkunft, um sich entspannt auszutauschen. Auch wenn man dann auf das Frühstück verzichtet, wird durch den vor dem Aufwachen bereitgestellten hormonellen Mix aus Somatotropin, Adrenalin und Kortisol über die Glukoneogenese Glukose zur Verfügung gestellt. Lassen Sie am besten immer die gleiche Mahlzeit weg, weil dadurch sich der Körper circadian rhythmisiert.

Eine weitere Variante ist das 6 : 1 oder 5 : 2 Intervallfasten. An sechs bzw. fünf Tagen wird normal gegessen und an einem oder zwei Tagen gefastet, mit höchstens 500 kcal für Frauen und 600 kcal für Männer. Die Fastenzeit beträgt dann jeweils knapp 36 Stunden. Beim alternierenden Fasten wird an jedem zweiten Tag in dieser Weise vorgegangen. Geübte Intervallfaster beschränken sich auch auf eine Mahlzeit am Tag. Bisher hat sich keine überlegene Methode herauskristallisiert, probieren Sie einfach die Variante aus, die am besten in Ihren Tagesrhythmus passt. Frauen vertragen das Intervallfasten aufgrund der hormonellen Einflüsse manchmal schlechter als Männer. Hier können kürzere Essenspausen von 12–13 Stunden hilfreich sein.

Beim Intervallfasten wird sogar der Grundumsatz gesteigert, sodass kein Jo-Jo-Effekt eintritt. Das Intervallfasten ist bezüglich Gewichtreduktion mit einer dauernden kalorischen Restriktion vergleichbar. Hat aber den Vorteil, dass keine Muskelmasse abgebaut wird. Unterstützen können Sie dies durch eine proteinreiche Ernährung, die auch gut sättigt.

Essenspausen sind die beste Voraussetzung, dass der Körper die Fettreserven anzapft. Das tritt eben dann ein, wenn die Glykogenreserven zur Neige gehen. Beim Fasten wird das Hormon FIAF (Fastinginduced adipose factor) gebildet, welches die Fettspeicherung hemmt und den Fettabbau aktiviert.

Das Gehirn kann allerdings kein Fett zur Energieversorgung nutzen, denn Fettsäuren können die Blut-Hirn-Schranke nicht passieren. Es benötigt Glukose für seine Leistung, die über die Glukoneogenese aus Aminosäuren gebildet werden kann. Um ein Gramm Glukose aus Aminosäuren herzustellen, werden 1,8 Gramm Eiweiß benötigt und dafür müssen 9 Gramm Muskulatur oder Bindegewebe abgebaut werden. Auch Glyzerin, das beim Abbau von Triglyzeriden (Lipolyse) aus den Fettdepots anfällt, kann in der Leber in Glukose umgewandelt werden. Für ein Gramm Glukose werden 10 Gramm Fett benötigt. Ersatzweise kann das Gehirn Ketone zur Energiegewinnung verstoffwechseln. Eine oft beschworene Kohlenhydratabhängigkeit des Gehirns besteht also nicht. Ketone werden beim Fasten oder auch bei einer kohlenhydratreduzierten Ernährung vermehrt gebildet. Dabei handelt es sich um Acetoacetat und Beta-Hydroxybutyrat, was den mTOR-Signalweg hemmt und AMPK aktiviert (siehe Kapitel 2).

Eine gute Methode, den **Fettstoffwechsel zu trainieren** und das Intervallfasten zu boostern, ist, morgens nüchtern sich sportlich zu betätigen. Die Kombination Fasten und Sport ist sehr effektvoll um den Körperfettanteil zu senken und die Muskulatur zu stärken.

Durch lange Essenspausen ab 12 Stunden wird die **Autophagie** (Selbstverdauung) aktiviert. Dabei recycelt der Körper nicht benötigte Zellbestandteile und verwertet sie zum Aufbau neuer Zellen und Zellorganellen (Jungzelleneffekt) oder auch zur Energiegewinnung. Es erfolgen Reparatur und Regeneration, weil Insulin, mTOR sowie IGF niedrig sind, Glukagon und AMPK ansteigen. Diese Selbstreinigung, die Müllabfuhr (Entgiftung) in unseren Zellen, ist ein evolutionär entstandener Prozess, um die Überlebenschancen zu erhöhen. Es ist wie eine Frischzellenkur, die in der Nacht durch das Wachstumshormon unterstützt wird. Wir besitzen im Grunde genommen eine automatische Erneuerungswerkstatt und damit eine Anti-Aging-Anlage. Durch Fasten werden die Selbstheilungsvorgänge angeregt. In diesem Zustand wird weißes Fettgewebe in braunes umgewandelt. Braunes Fettgewebe steigert den Energieverbrauch und wird auch durch wiederholte Kältereize vermehrt gebildet.

Die Autophagie lässt sich auch ohne Fasten einschalten und zwar mit Spermidin. Diese Substanz, in der männlichen Samenflüssigkeit zuerst entdeckt, ist auch in Weizenkeimen, Hartkäse, Kürbiskernen, Pilzen, Brokkoli, Hülsenfrüchten und Sojaprodukten enthalten.

Fasten beeinflusst Körper, Geist, Wohlbefinden, Gesundheit und Lebensdauer wie kaum eine andere Maßnahme. Die Entdeckung der Autophagie wurde 2016 mit dem Nobelpreis für Medizin ausgezeichnet. Übrigens aktiviert auch Kaffee die Autophagie, aber nur wenn keine Milch zugesetzt wird.

Außerdem ist Fasten eine nicht-pharmakologische Strategie gegen Brust- und Prostatakrebs durch Stärkung des Immunsystems. Auch Nebenwirkungen der Chemotherapie können durch Intervallfasten gemindert werden.

Hier noch einmal die wichtigsten Wirkungen des Kurzzeit- oder Intervallfastens zusammengefasst:

- Reduktion von Entzündungen und Krebsrisiko,
- Verbesserung des Stoffwechsels,
- Reduktion von Leber- und Bauchfett,
- Stärkung von Darm und Mikrobiom,
- Jungbrunneneffekt durch Autophagie,
- Verbesserung der Schlafqualität,
- Gewichtsreduktion und verbesserte Fitness,
- Mehr Lebensqualität und Wohlbefinden.

3.1.4 Körperliche Aktivität und Diät

Wer abnehmen will, muss nicht nur das Richtige essen, sondern sich auch mehr bewegen. Sport wirkt bei einer Diät dem Muskelabbau entgegen und sorgt für mehr Energieverbrauch. Über den Muskelaufbau wird auch der Grundumsatz gesteigert. Die meisten überschätzen allerdings den

Kalorienverbrauch, wenn man sich nur moderat belastet. Wir können aber auf alle Fälle unsere Ausdauer und Fitness sowie unser Wohlbefinden steigern. Bewegung senkt vor allem langfristig die Insulinwerte und stimuliert die Fähigkeit des Gehirns, seine Energie verstärkt aus den Körperdepots zu ziehen. Deshalb kann man mit Sport abnehmen. Allerdings ist klar: Beim Abnehmen spielt die Ernährung die Hauptrolle, körperliche Aktivität und Sport sind die Ergänzung.

Bewegung können Sie leicht in Ihren Alltag (verstärkt) einbauen. Ideal wären täglich 45 bis 60 Minuten Bewegung bei moderater Intensität. Vielleicht kann der Weg zur Arbeit statt mit dem Auto auch mit dem Fahrrad oder zu Fuß erledigt werden. Auch die Arbeit in Haushalt und Garten stellt ein sinnvolles Körpertraining dar. Geeignete zusätzliche Bewegungsprogramme sind vor allem die Ausdauersportarten Walking, Nordic-Walking, Laufen, Radfahren, Wandern und Skilanglauf. Laufen bewirkt zwar den höchsten Kalorienverbrauch, wegen der Gelenkbelastung sollten Übergewichtige allerdings auf Jogging verzichten. Gelenkentlastend wirken Schwimmen, Aqua-Jogging und Radfahren, auch auf dem Hometrainer. Bewegungstherapie ist grundsätzlich für jeden Adipösen sinnvoll.

Zusätzlich sollten Sie zweimal in der Woche ein Kraft- und Koordinationstraining durchführen. Allerdings können Sie mit Sport eine schlechte Ernährung nicht ausgleichen. Die ausgesuchte Sportart muss Ihnen grundsätzlich Spaß machen, sonst halten die guten Vorsätze nicht lange.

Hier kann die Motivation in einer Gruppe, z. B. in der Lauftherapie, helfen. Dadurch vermeiden Sie auch, dass Sie sich überfordern. Bei Übergewicht oder bestehenden Erkrankungen ist vor Aufnahme der sportlichen Aktivität eine ärztliche Untersuchung ratsam. Da Sie durch Sport Fett abbauen aber auch Muskulatur aufbauen, nehmen Sie zu Beginn nur wenig ab. Langfristig sollten Sie drei- bis viermal in der Woche jeweils 30–45 Minuten sportlich aktiv sein. Achten Sie nach dem Sport darauf, reichlich Mineralwasser, Früchte- bzw. Kräutertee oder Saftschorlen zu trinken.

Im Anschluss an eine körperliche Aktivität ist die Sauerstoffaufnahme noch erhöht. Es wird immer wieder diskutiert, welchen Stellenwert dies bei einer angestrebten Gewichtsreduktion hat. Untersuchungen haben ergeben, dass bei einem üblichen Fitnesstraining ein erhöhter Energieumsatz nach der Belastung keine nennenswerte Rolle für eine Gewichtsreduktion spielt. Allerdings wird durch den Aufbau von Muskulatur durch sportliche Aktivität der Grundumsatz gesteigert und damit die Energiebilanz positiv beeinflusst. Der Gesamtverbrauch steigt allerdings nicht linear, da sich der Energieaufwand des Ruhezustands bei körperlich aktiven Menschen verringern und mehr Bewegung auch den Hunger steigern kann. Häufig wird der Abnehm-Effekt durch sportliche Aktivität überschätzt, auf jeden Fall verbessern sie dadurch aber Ihre Fitness auf vielfältige Weise (siehe Kapitel 3.2).

3.1.5 Gesunde Ernährung

Eine zeitgemäße und gesunde Ernährung muss alle essentiellen Makro- und Mikronährstoffe sowie reichlich Ballaststoffe und sekundäre Pflanzenstoffe liefern. Die generellen Empfehlungen der Deutschen Gesellschaft für Ernährung (DGE) hinken allerdings der aktuellen wissenschaftlichen Datenlage um Jahre hinterher.

Die einzige Ernährungsweise, die für alle passt und die ewige Gesundheit garantiert, gibt es nicht. Die einzelnen Nährstoffe können durchaus unterschiedliche Auswirkungen haben, unsere Physiologie ist sehr komplex, deshalb kann es keine Patentlösung geben. Das Problem der heutigen Ernährung besteht auch darin, dass der Mensch genetisch noch stark an die Ernährung unserer Vorfahren als Jäger und Sammler angepasst ist, wir aber in einer ganz anderen Umwelt leben. Es hat aber auch genetische Anpassungen gegeben, wie die Verträglichkeit von Milch. Epigenetische Veränderungen sind noch sehr viel schneller möglich (siehe Kapitel 1.2).

Auch die Jäger und Sammler haben kohlenhydrathaltige Nahrung zu sich genommen, wie stärkehaltige Wurzeln, Früchte und Honig. Aus diesem Grund müssen wir unsere Ernährung unserem Lebensstil anpassen.

Nehmen wir uns aber ein Beispiel an der „Steinzeit- oder Paleo-Ernährung" und besinnen uns darauf,

- mageres Fleisch aus biologischer Tierhaltung, Fisch und Meeresfrüchte sowie
- viel frisches Obst und Gemüse zu essen.

Diese gering verarbeitete pflanzliche und tierische Nahrung senkt nachweislich das Risiko für Herz-Kreislauf-Erkrankungen und vermeidet einen raschen Anstieg des Blutzuckerspiegels, was wiederum das Risiko, an Diabetes zu erkranken, senkt. Die Paleo-Ernährung gehört zu den Low-Carb-Ernährungsformen. Die Paleo- oder Steinzeit-Diät verzichtet aber auf Getreide, Kartoffeln, Milch und Hülsenfrüchte.

Eine gesunde Basisernährung sollte hinsichtlich der Nährstoffzusammensetzung ausgewogen und abwechslungsreich sein und auf diese Nahrungsmittel nicht grundsätzlich verzichten. Die meisten Menschen vertragen Getreideprodukte, Kartoffeln, Milchprodukte und Hülsenfrüchte. Eine kohlenhydratarme, eiweiß-, fett-, gemüse- und ballaststoffreiche Kost ist die Ernährung, an die wir Menschen immer noch am besten angepasst sind. Die moderne Ernährung besteht aber vor allem aus hohen Anteilen von Zucker, Weißmehl beziehungsweise Stärke und Fett. Sie liefert damit eine hohe Energiedichte und wenig Vitalstoffe wie Vitamine, Mineralstoffe, sekundäre Pflanzenstoffe und Ballaststoffe.

Ernährungspyramide

Wie die Ernährungspyramide (Abb. 3.1.1) zeigt, bilden Gemüse, Salat und Obst sowie Pflanzenöle die Basis der gesunden Ernährung. Sie liefern neben Makronährstoffen auch Vitamine, Mineralstoffe, Ballaststoffe und sekundäre Pflanzenstoffe, haben eine niedrige glykämische Last und eine hohe Nährstoffdichte. Unverarbeitetes Gemüse und Obst dürfen Sie gerne auch aus der Tiefkühltruhe einkaufen.

Ergänzt wird diese Ernährung durch fettarmes Fleisch (Wild, Weiderind und Schwein, ab und zu auch Leber), Fisch, Eier, Milchprodukte, Nüsse und Hülsenfrüchte. Das sind wertvolle **Eiweißlieferanten** mit einer niedrigen bis mittleren Energiedichte, aber hoher Nährstoffdichte. Bevorzugen Sie weißes Fleisch (Hühnchen und Pute) und Fisch (zwei- bis dreimal in der Woche) gegenüber rotem Fleisch von Rind, Schwein und Lamm. Industriell verarbeitete Fleischprodukte (Wurst, Schinken usw.) sollten Sie nur vereinzelt essen. Bei jeder Mahlzeit sollte ein ausreichender Eiweiß- und Fettanteil enthalten sein. Dies führt zu einem länger anhaltenden Sätti-

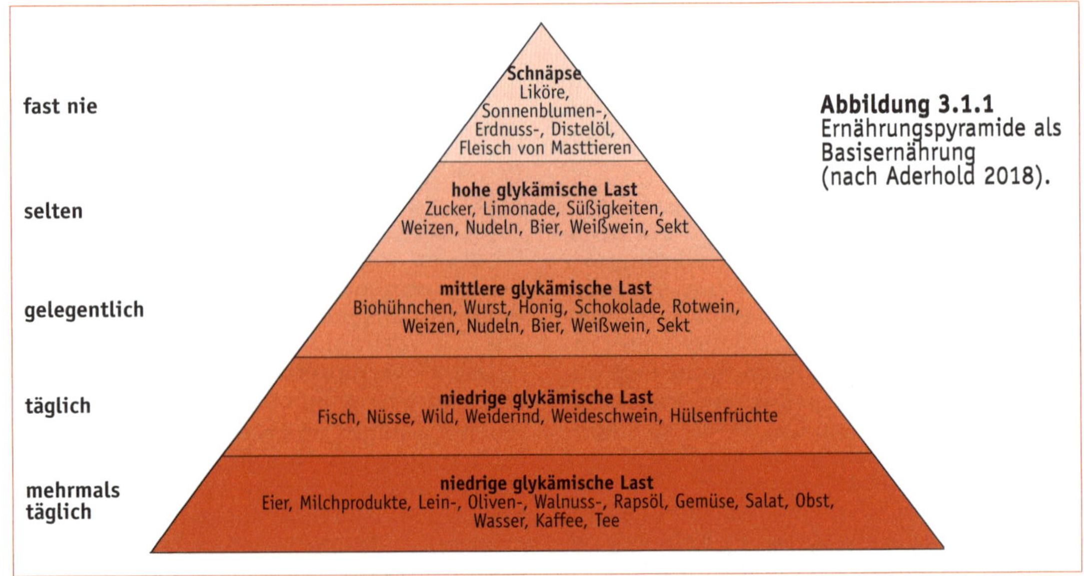

Abbildung 3.1.1 Ernährungspyramide als Basisernährung (nach Aderhold 2018).

gungsgefühl. Als Basis für die Flüssigkeitszufuhr dienen Wasser, Tee und Kaffee. Wasser lässt sich auch gut mit Früchten, Gurken, Kräutern, Ingwer und Gewürzen aromatisieren.

Kaffee- und Teetrinker haben eine niedrigere Gesamtsterblichkeit. Kaffee bewirkt einen Selbstreinigungs- und Verjüngungsprozess der Zellen und soll Entzündungsprozesse reduzieren. 1,5–2 Liter Flüssigkeit pro Tag sollten es sein (30 ml pro kg KG), bei sportlicher Betätigung je nach Schweißverlust entsprechend mehr. Normalerweise können wir uns auf unser Durstgefühl verlassen, im Alter nimmt das natürliche Trinkbedürfnis ab. Eine ausreichende Flüssigkeitszufuhr ist der Stoffwechselbeschleuniger Nr. 1. Außerdem können Sie den Stoffwechsel noch durch Gewürze und Kräuter, Kaffee und Tee, Bewegung und Krafttraining sowie Temperaturreize (Wechselduschen) anregen.

Die **Kohlenhydratlieferanten** wie Kartoffeln, Vollkorn und Reis (Naturreis) sind weiter oben in der Ernährungspyramide angesiedelt. Die Menge der Kohlenhydrate müssen Sie Ihrer körperlichen Aktivität anpassen (siehe unter Kohlenhydraten). Das moderne Weizenmehl besteht zu 70 Prozent aus Kohlenhydraten und zu je 10 bis 15 Prozent aus pflanzlichem Eiweiß und unverdaulichen Fasern. Der Rest sind Phospholipide und ungesättigte Fettsäuren. Emmer enthält mindestens 28 Prozent Eiweiß. Bevorzugen Sie Vollkornprodukte bzw. Mehle mit hohem Ausmahlungsgrad bzw. hoher Type-Nummer (z.B. 1050). Hochverarbeitete Weizenprodukte (Weißmehl) sollten Sie meiden, insbesondere wenn Sie wegen der enthaltenen Problemstoffe Lektine, Phytinsäure und Gluten unter Unverträglichkeiten leiden.

Viele Menschen vertragen die heutigen Weizensorten nicht mehr. Diese Züchtungen haben einen höheren Gehalt an Amylase-Trypsin-Inhibitoren (ATIs) und veränderte Proteine, die leichter Zöliakie, Weizenallergie und Nicht-Zöliakie-Glutensensitivität (NCGS) auslösen. Diese Nahrungsunverträglichkeiten sind meist mit einem schlechten Zustand des Verdauungssystems verbunden. Zwischen der Durchlässigkeit des Darms (dem Leaky-Gut-Syndrom) einerseits und den verarbeiteten Lebensmitteln sowie dem hohen Zuckerkonsum andererseits konnte ein Zusammenhang festgestellt werden. In diesen Fällen helfen eine Ernährungsumstellung und ein Aufbau der gestörten Darmflora.

Oftmals ist es nicht der Weizen, der eine Empfindlichkeit verursacht, sondern die Zubereitungsart. Wenn Sie unverarbeitetes Bio-Vollkorngetreide verwenden, möglichst eingeweicht, gekeimt und fermentiert (Sauerteig), dann erhalten Sie die maximale Menge an Vitaminen, Mineralstoffen und Mikronährstoffen aus einem natürlichen Lebensmittel, das optimal verdaulich ist und niedrigere Blutzucker- und Insulinkonzentrationen hervorruft. Eine lange Teigführung vermindert den Gehalt der darmreizenden FODMAPs (Fermantable Oligosaccharides, Disaccharides, Monosaccharides and Polyols – Zucker und Alkoholverbindungen in Lebensmitteln). Greifen Sie zu Hirse, Roggen, Hafer, Dinkel, Einkorn, Emmer im Mix mit Quinoa, Amaranth und Buchweizen und bevorzugen Sie langsam fermentiertes **Biosauerteigbrot**. Mit Sauerteig hergestelltes Brot enthält dann deutlich weniger Gluten. Noch besser ist es, wenn Sie Ihr Brot selbst backen. Eine Ernährung mit Vollkorngetreide erhöht die Lebensdauer und senkt das Diabetesrisiko. Allerdings verträgt nicht jeder Vollkornbrot. Stellen Sie deshalb langsam Ihre Ernährung um und testen Sie verschiedene Getreidesorten. Falls das wirklich nicht klappt: Kartoffeln, Buchweizen, Amaranth, Quinoa, Reis, Mais und Hafer sind glutenfrei.

Auch Sauerkraut und **fermentiertes Gemüse** wirken sich positiv auf das Mikrobiom des Darms aus. Gelegentlich kann Biohühnchen, Wurst, Honig und ein Glas Rotwein oder ein Gemüsesaft auf dem Speiseplan stehen.

Selten sollten Sie zu raffinierten Getreideprodukten, Süßigkeiten, Limonaden, Fruchtsäften (auch Smoothies aus Früchten), Wein und Bier greifen. Empfehlenswert sind nur „grüne Smoothies" aus Gemüse, grünen Blättern und Obst, die am besten frisch selbst zubereitet werden. Wenn Sie zwischendurch der Süßhunger packt, genießen Sie **dunkle Schokolade** mit >70 Prozent Kakaoanteil. Kakao enthält eine Vielzahl wertvoller Inhaltsstoffe (Polyphenole, Catechine, Epicatechine, Tryptophan, Arginin u.a.), wirkt antioxidativ, fördert die Gehirndurchblutung, hebt die Stimmung durch Serotonin-, Endocannabinoid- und Dopaminbildung, macht wach und mental stark. Untersuchungen haben gezeigt, dass dunkle Schokolade ähnlich wie Rote-Bete-Saft über die Bildung von Stickstoffmonoxid (NO) die Ausdauerleistung steigert. Meiden Sie Fleisch von Masttieren, Sonnenblumen-, Erdnuss- und Distelöl sowie Schnäpse und Liköre.

Diese Ernährung entspricht weitgehend einer **traditionellen Mittelmeerkost** mit viel Obst, Gemüse, Hülsenfrüchten und Olivenöl, aber nicht wie manche meinen mit viel Pasta und Pizza. Cholesterinfreundliche Pflanzenöle fördern die Gesundheit des Herzens. Eine Basiskost aus Gemüse, Salat und Obst verbessert den Blutzucker- und Insulinhaushalt, ist krebspräventiv, senkt das Risiko für Herzinfarkt und Schlaganfall und ist auch mit längeren Telomeren der Zellen verbunden.

Kein Multivitaminpräparat enthält die komplexe Vielfalt an Vitaminen, Spurenelementen, Mineralstoffen und sekundären Pflanzenstoffen wie z.B. ein Apfel oder eine Möhre. Zusätzlich sollten Sie möglichst „bunt" essen. Bauen Sie verschiedene Gemüse, Salate und Früchte in schöner Abwechslung in den Speiseplan ein. Der maximale Benefit liegt bei fünf Portionen Gemüse und Obst, wobei maximal zwei davon Obst sein sollten. Allerdings schaffen die wenigsten Menschen diese fünf Portionen am Tag. Im Durchschnitt kommen wir auf eine Portion Gemüse am Tag, das ist definitiv zu wenig. Gemüse sollte täglich auf den Tisch kommen und zwar morgens, mittags und abends.

Diese Ernährung hat auch Überschneidungen mit der **Vollwertkost** von Kollath/Leitzmann und der modernen Variante „Clean Eating". Allerdings wird dort besonderer Wert auf Rohkost (ca. 50 Prozent) und Vollkorn gelegt. Viel **Rohkost** wird allerdings nicht von jedem vertragen und viele Vollkornprodukte können eine zu hohe glykämische Last bedeuten. Rohkost sollten Sie nur bis zum Nachmittag essen. Salat am Abend kann den Darm überfordern, besser ist eine Gemüsesuppe. Wenn der Verdauungstrakt durch eine Erkrankung (CED und Reizdarm) geschwächt ist, sollte man gedünstete oder erwärmte Speisen vorziehen und auf Rohkost verzichten. Gemüse nur sanft dämpfen vermeidet Vitaminverluste. Überhaupt erleichtern Garen, Braten und Kochen die Verdauung, denn dadurch werden Zellwände aufgebrochen und Nährstoffe freigesetzt. Gleiches gilt für langes und intensives Kauen und Einspeicheln. Kartoffeln sind darmgesund, wenn sie gekocht werden, erkalten und dann so oder wiedererwärmt gegessen werden. Es entsteht dann eine **resistente Stärke**, die gut für das Mikrobiom ist. In ganz wesentlichen Punkten hat die Vollwerternährung recht: frische Lebensmittel aus nachhaltiger und tiergerechter Erzeugung, dazu Gewürze und gute Fette sind die Basis für eine gesunde Ernährung. Bei mehreren Gängen einer Mahlzeit sollten erst die unerhitzten und dann die erhitzten Speisen verzehrt werden.

Fisch, Ziegenmilch und Schafskäse ist typisch für die sardinischen, sizilianischen und griechischen Regionen. Seit vielen Jahren gilt die **mediterrane Ernährung** für unseren Lebensraum als die „gesündeste" aller Ernährungsformen. Sie wirkt auch deshalb lebensverlängernd, weil sie wenig Zucker enthält, den wichtigsten Altersbeschleuniger und Krankmacher. Nach Umstellung auf diese traditionelle Ernährung treten weniger Herzinfarkte, Schlaganfälle, Bluthochdruck und Diabetes auf. Auch Rheumabeschwerden, Depressionen und Vorstufen von Demenz bessern sich. Außerdem beugt diese Ernährung Brust- und Darmkrebs vor.

Auch für **asiatische Ernährungsformen** wie die japanische, chinesische, vietnamesische oder thailändische Küche wurden positive Gesundheitseffekte nachgewiesen. Das Gleiche gilt für die nordische und die brasilianische Küche. Generell ist die nicht industriell hergestellte Nahrung, eben echtes traditionelles Essen, die beste Grundlage für unsere Gesundheit.

Es gibt eine Vielzahl an Genvarianten, die zeigen, dass unterschiedliche Populationen an andere Ernährungsformen angepasst sind. Es braucht nicht viele Generationen, um sich besser oder schlechter an bestimmte Ernährungsformen anzupassen. **Es kann keine beste Ernährung für alle geben.** Dem grönländischen Inuit mehr Olivenöl zu empfehlen ist unsinnig. Wenn Eskimos bei intensiver Fleisch-Fett-Ernährung kaum Atherosklerose bekommen, muss das für uns noch lange nicht zutreffen. Jeder muss für sich ausprobieren, was ihm guttut, was er braucht und was er weniger gut verträgt. Einige physiologische Grundlagen, die hier besprochen werden, müssen dabei beachtet werden.

Wir müssen den **Kohlenhydratanteil auch unserem heutigen Bewegungsverhalten anpassen**. Beanspruchen wir unsere Muskeln kaum, machen Kohlenhydrate Probleme. Der individuelle Lebensstil ist also entscheidend. Der Erfinder der LOGI-Methode (Nicolai Worm) nennt dies „Flexi-Carb". Wer traditionell wie noch in den 1950er-Jahren essen möchte mit vielen Stärkebeilagen, muss auch traditionell leben, also schwer körperlich arbeiten und sich viel bewegen, vor allem in der Natur. Wenn Sie Hochleistungssportler sind und viel Glykogen verbrauchen, können Sie fast alles essen und trinken, was Sie möchten. Wer dagegen modern lebt, mit wenig Bewegung, Schlaf und Sonnenlicht, muss auch modern essen und die Kohlenhydrate (Brot, Reis, Nudeln) reduzieren, denn diese Beilagen haben eine hohe glykämische Last.

Unsere **verfettete Gesellschaft** ist die Folge von übermäßigem Kohlenhydratverzehr. 67 Prozent der deutschen Männer und 53 Prozent der Frauen sind heute übergewichtig oder fettleibig. Dieser Anteil nimmt im Alter von 70–80 Jahren sogar auf 84 Prozent bei den Männern und 74 Prozent bei den Frauen zu. Bei den Kindern und Jugendlichen sind 20 Prozent der Jungen und 19 Prozent der Mädchen übergewichtig. Aber es betrifft nicht nur Deutschland. 1980 waren weltweit 857 Millionen übergewichtig, 2013 bereits 2,1 Milliarden, das ist also jeder Dritte. Unsere evolutionsbiologisch angelegte Fähigkeit, Energiereserven gegen Hungersnöte anzulegen, wird uns zum Verhängnis, denn dauerhaftes Übergewicht macht krank. Ursächlich ist eine falsche Ernährung, zu wenig Bewegung, zu viel Stress, Schlafmangel, bestimmte Medikamente und die genetische Veranlagung. Vererbte Faktoren machen bis zu 60 Prozent der Neigung zur Fettleibigkeit aus. Wir sind aber unseren Genen nicht ausgeliefert. Über unseren Lebensstil (Ernährung, Bewegung) können wir Gesundheit und Gewicht beeinflussen (Epigenetik). Zur nachhaltigen Gewichtsreduktion wird ein Medikament allein nicht ausreichen. Eine Adipositastherapie besteht aus mehreren Bausteinen und umfasst Maßnahmen wie Ernährungsanpassung, Bewegung und Verhaltenstherapie.

Schlanksein ist zu einer Wertenorm in unserer Gesellschaft geworden. Schlanksein steht heute für Aktivität, Leistungsfähigkeit und Lebensfreude. Übergewicht wird gerne mit Trägheit und mangelnder Disziplin verbunden.

Ballaststoffe

Ballaststoffe sind die Bestandteile pflanzlicher Nahrung (Gemüse, Obst, Hülsenfrüchte, Nüsse, Vollkornprodukte), die von menschlichen Verdauungsenzymen nicht oder nur teilweise abgebaut werden können und das „Futter" für unsere Darmbakterien darstellen. Dazu zählen komplexe Kohlenhydrate (Zellulose, Hemizellulose, Pektin), Lignin, Cutin, Pflanzengummis, Pflanzenschleime und resistente Stärke.

Für die Darmbakterien sind vor allem die löslichen Ballaststoffe und die resistente Stärke von Bedeutung, weil sie diese besonders gut fermentieren und kurzkettige oder konjugierte Fettsäuren bilden. Diese Fettsäuren dienen den Darmbakterien und Darmzellen als Nahrung und sie wirken antientzündlich, die Insulinsensitivität und das Immunsystem fördernd sowie atherosklerose- und krebshemmend.

Wasserlösliche Ballaststoffe bilden ein Gel, verzögern die Magenleerung und sorgen dafür, dass Sie sich schneller satt fühlen. Wasserunlösliche Ballaststoffe (Zellulose, Hemicellulose, Lignin) beschleunigen das

Transittempo durch Ihren Darm und erzeugen auf diese Weise, dass früher das Peptid YY freigesetzt wird, was Sättigung bewirkt. Beide Ballaststoffarten können also das Bedürfnis, eine zweite Portion zu essen, reduzieren und eine Gewichtszunahme verhindern. Besonders ballaststoffreich sind Vollkorngetreide, Hülsenfrüchte sowie Gemüse und Obst. In Getreide kommen vorwiegend Hemizellulosen, in Obst und Gemüse Pektin und Zellulose vor.

Ballaststoffreiche Nahrung bewirkt ein länger anhaltendes Sättigungsgefühl, da die Nahrungsaufnahme länger dauert und eine größere Füllung des Magens eintritt. Außerdem wird durch die Wasserbindung die Magenentleerung verzögert. Ein ballaststoffreicher Nahrungsbrei im Dünndarm fördert die Ausschüttung von Cholecystokinin (CCK) und dem Glukagon-Like-Peptid 1 (GLP-1), die als Signalstoffe dem Zentralnervensystem Sättigung melden.

Durch eine ballaststoffreiche Ernährung steigt der Blutzuckerspiegel langsamer an und es wird weniger Insulin ausgeschüttet.

Ballaststoffe (z.B. Haferkleie und Flohsamen) hemmen die Aufnahme der Nahrungsfette und senken den LDL-Cholesterinspiegel. Über die Vermehrung des Dickdarminhalts führen Ballaststoffe zu einer Druckerhöhung auf die Darmwand und Anregung der Peristaltik des Darms mit früherer Auslösung des Stuhldrangs. Einer Verstopfung wird damit vorgebeugt. Manche Ballaststoffe hemmen sogar die enzymatische Aufspaltung von Fetten, Proteinen und Kohlenhydraten und senken damit die Energieaufnahme. Ballaststoffe haben eine reinigende Wirkung, stärken die Immunabwehr und senken das Krebsrisiko. Zu empfehlen ist eine tägliche Aufnahme von mindestens 30 g Ballaststoffen. 60 Prozent der Ballaststoffe sollten aus Gemüse, Hülsenfrüchten und Nüssen stammen, 30 Prozent aus Vollkornprodukten und Kartoffeln und 10 Prozent aus Obst. Isolierte Ballaststoffe (Inulin, Pektin) in Form von NEM (Nahrungsergänzungsmittel) sind nicht zu empfehlen. Auch ballaststoffhaltige Zusatzstoffe in Lebensmittel, wie Zellulose, Guarkernmehl, Johannisbrotkernmehl, besitzen nicht den gleichen gesundheitlichen Nutzen wie Nahrungsmittel, die natürlich ballaststoffreich sind.

Sekundäre Pflanzenstoffe

Sekundäre Pflanzenstoffe besitzen keine Bedeutung als Energieträger oder Baustoff. Sie gehören zur Gruppe der bioaktiven Substanzen, die als nicht essentiell aber gesundheitsfördernd und präventiv angesehen werden, indem sie die Widerstandskraft stärken und die Selbstheilung aktivieren (Tab. 3.1.8). Der phytochemische Cocktail in Gemüse und Obst ist ein Arsenal aus krebshemmenden Substanzen. Außerdem wirken

Tabelle 3.1.8 Wirkungen von sekundären Pflanzenstoffen (AK = antikanzerogen, AM = antimikrobiell, AO = antioxidativ, AT = antithrombotisch, IM = immunmodulierend, CS = cholesterinsenkend, BD = blutdrucksenkend, EH = entzündungshemmend, BZ = Blutzuckersenkend).

Gruppe	AK	AM	AO	AT	IM	CS	BD	EH	BZ
Carotinoide	•		•		•	•		•	
Saponine	•	•			•	•		•	
Phytosterine	•	•			•	•			
Glucosinolate	•	•				•		•	
Flavonoide	•	•	•	•	•	•	•	•	•
Polyphenole	•	•	•	•	•		•	•	•
Proteaseinhibitoren	•		•						•
Monoterpene	•	•				•		•	
Phytoöstrogene	•		•		•				
Sulfide	•	•	•	•	•	•	•	•	
Phytinsäure	•		•		•				•

die sekundären Pflanzenstoffe sirtuin-stimulierend (siehe Kap. 2). Bisher sind nur ein Teil der sekundären Pflanzenstoffe und ihre Wirkungen bekannt. Besonders aufgefallen sind den Forschern Substanzen in grünem Gemüse, Pilzen, Bohnen, Zwiebeln, Granatäpfeln, Beeren und Samen, die das Immunsystem stärken und das Altern hemmen Xenohormesis). Dazu gehören Allicin (Knoblauch), Capsaicin (Chili), Curcumin (Kurkuma), Quercetin (Zwiebel) und Resveratrol (Weintrauben) (siehe Kap. 2).

Es gibt wahrscheinlich rund 100.000 sekundäre Pflanzenstoffe, welche die Pflanzen z.B. vor Schädlingen schützen. Die sekundären Pflanzenstoffe umfassen eine Vielzahl von chemischen Substanzen: Glukosinolate, Karotinoide, Phytoöstrogene, Phytosterine, Polyphenole, Proteaseinhibitoren, Saponine, Sulfide, Terpene u. a. Die sekundären Pflanzenstoffe sind in sehr kleinen Mengen vorhanden. Wir nehmen mit der Nahrung täglich nur ungefähr 1,5 g auf. Ein genauer Bedarf an sekundären Pflanzenstoffen ist nicht bekannt. Der vermehrte Verzehr von pflanzlichen Lebensmitteln mit einem hohen Konsum an Gemüse, Obst, Kräutern und Nüssen in aller Vielfalt ist grundsätzlich zu empfehlen. Das breite Spektrum der in Pflanzen enthaltenen Substanzen kann durch kein Nahrungsergänzungsmittel imitiert werden. Obst und Gemüse sind eben mehr als eine große Vitamintablette. Untersuchungen haben gezeigt, dass sekundäre Pflanzenstoffe auch die sportliche Leistung verbessern können.

Milch

Wegen der Aktivierung von Wachstumsprozessen (mTOR, IGF-1), sollten Sie **Milch** eher zurückhaltend konsumieren. Wachstumsfaktoren im Übermaß treiben den Alterungsprozess des Körpers voran. Auch der Hormongehalt (Östrogen und Progesteron) soll in der heutigen Milch höher liegen. Die Kühe sind heute züchterisch so beeinflusst, dass sie Milch geben, die für die Industrie geeignet ist, aber nicht für das Kalb. Durch den Bearbeitungsprozess wird die Milch zwar haltbarer aber auch minderwertiger. Es gehen Vitamine, Enzyme und Aromastoffe verloren, das Eiweiß wird denaturiert. Aus gesundheitlichen Gründen sind fermentierte Milchprodukte (Joghurt, Kefir, Buttermilch, Schmand, Saure Sahne, Creme fraiche, Käse) die bessere Wahl gegenüber Milch.

Viele Erwachsene vertragen heute Milch nicht (siehe Kapitel 2). Bei Laktoseunverträglichkeit werden Butter, Joghurt und Käse aber häufig vertragen. Auch wenn Sie Milchprodukte gut vertragen, sollten Sie auf Hautprobleme achten. Die können von Milch oder Getreide kommen. Eine Alternative ist laktosefreie Produkte, in denen der Milchzucker bereits in Glukose und Galaktose gespalten ist. Der Konsum von Milch und Milchprodukten, auch den vollfetten, erhöht nicht das Risiko für Übergewicht, Diabetes und Herz-Kreislauf-Erkrankungen. Eine Empfehlung für fettreduzierte Milchprodukte gibt es in Deutschland nicht. Bevorzugen Sie Milchprodukte aus Bio-Qualität. Grundsätzlich haben Milch und Milchprodukte bis 250 g pro Tag keinen gesundheitsschädlichen Effekt. Aus gesundheitlicher Sicht ist Milch als neutral zu bewerten.

Die Fettsäuren im Milchfett sind überwiegend kurz- und mittelkettig, gelangen schnell ins Blut und die Leber, wo sie zur Energiegewinnung genutzt werden. Sie sind leicht verdaulich und beeinflussen den Cholesterinspiegel nicht. Selbst die natürlichen Trans-Fettsäuren im Milchfett sind gesund. Wenn die Kühe auf der Weide stehen und Gras fressen, enthält die Milch mehr Omega-3-Fette und CLA-Fette (Conjugated Linoleic Acids). Diese findet man dann auch in der Butter, der Sahne und im Käse. Besonders günstig für die Gesundheit schneiden die fermentierten Milchprodukte ab.

Reichlicher Milchkonsum kann bei Frauen in den Wechseljahren die Osteoporose nicht verhindern. Zu empfehlen sind eher kalziumreiche Gemüse wie Broccoli und Spinat bzw. kalziumreiches Mineralwasser. Unmittelbar vor dem Sport sollten Sie keine Milch trinken. Milch kann in Verbindung mit Bewegung leicht zu Magen-Darm-Beschwerden führen.

Nitrate

Nitrate aus Pflanzen wie Rote Bete, Sellerie und Blumenkohl sind gesund, Nitrate in

Fleisch- und Wurstwaren dagegen ziemlich giftig. Pflanzliche Nitrate in der Nahrung werden leicht in Nitrite umgewandelt, welche über die NO-Bildung stark gefäßerweiternd wirken. Es gibt Hinweise auf einen leistungssteigernden Effekt.

Alkohol

Als Energielieferant unterscheidet sich Alkohol von Fett und Kohlenhydraten, da er vom Muskel nicht verwertet werden kann. Der Abbau erfolgt fast vollständig in der Leber. Mit Alkohol sollten Sie verantwortungsbewusst umgehen. Alkohol ist eine Droge. Die komplexen gesundheitlichen Schäden durch vermehrten chronischen Alkoholkonsum sind bekannt. In Deutschland leben schätzungsweise 2,5 Millionen suchtkranke Alkoholiker. In der Altersgruppe von 18 bis 64 Jahren sind 4,5 Prozent der Männer und 1,7 Prozent der Frauen abhängig von Alkohol. Der gesundheitliche und volkswirtschaftliche Schaden ist immens.

Dagegen konnte in einigen Studien nachgewiesen werden, dass ein regelmäßiger **moderater Alkoholkonsum** einen positiven Effekt auf die Gesamtsterblichkeit hat und das Auftreten sowie die Sterblichkeit an koronaren Herzkrankheiten vermindert. Es werden die guten Blutfette (HDL) erhöht und der Blutdruck gesenkt. Die Fließeigenschaften des Blutes verbessern sich durch eine Hemmung der Thrombozytenaggregation und eine Steigerung der Fibrinolyse. Außerdem sollen Verdauung, Stressabbau und Wohlbefinden gefördert und die Hirndurchblutung gesteigert werden. Neben dem Alkohol sollen auch die vor allem im Rotwein enthaltenen Polyphenole diese Wirkungen begünstigen und zudem noch antioxidativ wirken. Moderater Alkoholkonsum erhöht die Insulinempfindlichkeit und senkt das Diabetesrisiko. Maßvoller Alkoholkonsum soll vermutlich auch vor geistigem Verfall im Alter schützen.

Diese „medizinischen" Wirkungen entfaltet ein maßvoller Alkoholkonsum erst **ab einem Alter von 50–60 Jahren**. Das lebensverlängernde Optimum liegt für Frauen bei ca. 6 Gramm Alkohol (halbes Glas Wein – 0,1 l) täglich, für Männer bei maximal dem Doppelten. Wer unter 50 ist, dem bringt Alkohol gesundheitlich nichts. Auch Raucher profitieren nicht vom Alkoholkonsum. Bei erhöhtem Konsum steigt die Gefahr von Krebs, insbesondere im Mund-Rachenbereich und der Speiseröhre. Bei Frauen gehen schon geringe Mengen von Alkohol mit einem leicht erhöhten Brustkrebsrisiko einher. Regelmäßiger Alkoholkonsum kann zu Entzündungen der Magenschleimhaut, Leber und Bauchspeicheldrüse führen. Alkohol ist ein Zellgift und schädigt Zellen im Gehirn. Er unterdrückt die aktivierende Wirkung des Neurotransmitters Glutamat und verstärkt die beruhigende Wirkung des Neurotransmitters GABA. Im Belohnungssystem wird vermehrt Dopamin ausgeschüttet.

Wann hat ein moderater regelmäßiger Alkoholkonsum einen gesundheitlichen Nutzen? Diese Frage kann nicht klar beantwortet werden, da die individuell unterschiedliche Veranlagung und Verträglichkeit eine große Rolle spielen. Die größte und umfassendste Studie aus 2018 kam zu dem ernüchternden Fazit:

- Beim Alkohol gibt es keine unbedenkliche Menge.
- Alkohol ist ein Hauptrisikofaktor für Erkrankungen.
- Es gibt eine klare Korrelation zwischen dem Trinken von Alkohol und dem vorzeitigen Tod, Krebs und Herzkreislauferkrankungen.
- Der positive Effekt, den wenige Gläser bei einigen Herzkreislauferkrankungen haben, wird durch das Risiko für Krebs, Infektionserkrankungen, Verletzungen und andere alkoholbedingte Erkrankungen aufgehoben.

Die D-A-CH-Referenzwerte (Deutschland-Österreich-Schweiz) geben eine Zufuhr von 20 g Alkohol pro Tag für einen Mann (10 g für eine Frau) als gesundheitlich verträglich an. Die WHO stuft einen Alkoholkonsum von 10–30 g als moderat ein. Allerdings können 30 g bei Frauen schon leberschädigend wirken. Zweifelsfrei mitbestimmend ist der gesamte Lebensstil mit Ernährung und körperlicher Aktivität. Beachten Sie, dass Alkohol mit 7 kcal / g nicht nur kalorienreich ist, sondern auch appetitanregend wirkt.

Sicherlich ist regelmäßige körperliche Aktivität durch ein moderates Ausdauertraining der risikolosere Weg, um die Gesundheit zu fördern und gesund alt zu werden. Alkoholkonsum innerhalb der ersten 60 Minuten nach einem Training oder Wettkampf behindert die Regeneration der Muskulatur. Wachstumshormon- und Testosteronspiegel sinken und das Immunsystem wird gehemmt. Die Kohlenhydratspeicher werden verlangsamt aufgefüllt, da die Leber zu sehr mit dem Abbau des Alkohols beschäftigt ist und die Enzyme, welche die Erholungsprozesse ermöglichen, gehemmt werden. Außerdem wird die Fettverbrennung durch Alkohol reduziert und der Appetit angeregt. Alkoholkonsum führt zu einer vermehrten Ausscheidung von Mineralstoffen über die Niere, es kommt zu einem erhöhten Verbrauch von B-Vitaminen und die fettlöslichen Vitamine A, D, E, und K werden in der Resorption behindert. **Verzichten Sie Ihrer Gesundheit zuliebe auf einen regelmäßigen Konsum von Alkohol**.

Vegetarier und Veganer

8 Prozent der Bevölkerung verzichten mittlerweile auf Fleisch und Fisch. Rein vegan leben ca. 1 Prozent. Dem einen geht es dabei um Tierwohl, Ressourcenschonung, Klimawandel und die Umwelt, dem anderen um gesunde Ernährung. Verzehrte jeder Deutsche 1993 noch 64 kg Fleisch pro Jahr, so ging der Konsum bis 2021 auf 55 kg pro Jahr zurück. Vegetarische Kost ist frisch, vielfältig und schmeckt gut. Gemüse, Obst, Getreideprodukte und Hülsenfrüchte liefern reichlich Nährstoffe und Vitamine, aber wenig Kalorien und Fett. Die Ballaststoffe sorgen für ein länger anhaltendes Sättigungsgefühl.

Vegetarier sind seltener übergewichtig und leiden weniger an Herz-Kreislauf-Erkrankungen und Diabetes. Auch das Risiko, an Krebs zu erkranken, ist durch die erhöhte Aufnahme von sekundären Pflanzenstoffen niedriger. Vegetarier und Veganer leben häufig gesundheitsbewusster, sind schlank, rauchen nicht, sind körperlich aktiver, gehen früher schlafen und essen viel mehr Gemüse, Obst und Nüsse. Sie greifen eher zu Vollkornprodukten und verzichten auf Süßes.

Die primären pflanzlichen Proteinquellen der Veganer sind Hülsenfrüchte und Vollkorngetreide ergänzt durch Nüsse und Samen. Allerdings gibt es auch veganes Junk- und Fast Food als ungesunde westliche Ernährung mit viel Weißmehl, Zucker und ungesunden Fetten. Industriell verarbeitete Veggie-Würstchen und -Burger sind wegen der Zusatzstoffe keine gute Wahl. Vegane Ersatzprodukte zählen zur ultraverarbeiteten Nahrung, die mit gesunder Ernährung nichts zu tun hat. Die bessere Alternative sind selbst zubereitete Gerichte aus Soja, Lupine und Saitan. Einen besonders leichten Proteinkick erhalten Sie mit Nuss-Mus als Brotaufstrich oder im Müsli.

In Deutschland sind die Böden gegenüber den USA oder Kanada ärmer an Mineralstoffen. Zudem ist in der EU eine Anreicherung mit Vitamin B_{12} in Bioprodukten verboten. In den USA gibt es z. B. deutlich mehr mit Vitaminen angereicherte Nahrungsmittel. Es bedarf also einer gut geplanten veganen Ernährung, um rundum gut mit Nährstoffen versorgt zu sein. Trotzdem wird meist eine Nahrungsergänzung zumindest mit Vitamin B_{12} empfohlen. Veganer haben ein erhöhtes Osteoporose-Risiko, wenn keine ausreichende Kalzium- und Vitamin-D-Versorgung sichergestellt ist. Essstörungen treten häufiger bei vegetarisch lebenden Menschen auf.

Aus rein gesundheitlichen Gründen ist es nicht notwendig, vegan zu leben. Es gibt einige tierische Proteine, die ziemlich gesund sind: Fisch, probiotische Lebensmittel, Quark. Eine große Metaanalyse zum Thema Ernährung und Gesundheit/Krankheit ergab positive Bewertungen für Fisch, Vollkornprodukte, Obst und Gemüse, Hülsenfrüchte, Nüsse und Samen. Milchprodukte wurden neutral, rotes und verarbeitetes Fleisch negativ bewertet. In einer weiteren großen Metaanalyse zeigte ein moderater Konsum von rotem Fleisch keine negativen Auswirkungen auf die Gesundheit. Dies spricht eindeutig für eine pflanzenbasierte Ernährung mit Vollkornprodukten und weniger Tierprodukten. Sie müssen auch kein Fleisch essen, aber ein konsequenter Verzicht bringt keine gesundheitlichen Vorteile.

Eine pflanzenbasierte Kost und tierische Lebensmittel in Maßen ergänzen sich ideal (Faustregel: Zwei Drittel pflanzlich, ein Drittel tierisch). Fleisch bietet viel hochwertiges Eiweiß, alle B-Vitamine und die Spurenelemente Zink und Eisen. Fleisch macht nur jene krank, die zu viel davon essen. Ein moderater Fleischkonsum – die WHO empfiehlt maximal 300–600 g/Woche – scheint der Königsweg zu sein und auch in Bezug auf die Klimabilanz vertretbar. 600 Gramm pro Woche entsprechen etwa der Hälfte des in Deutschland verzehrten Fleisches. Flexitarier, also Menschen die gelegentlich auch Fleisch essen, sind genauso gesund und haben die gleiche Lebenserwartung wie Vegetarier. Das gleiche gilt für die Pescetarier, die Vegetarier mit gelegentlichem Fischkonsum. Dieser Ernährungsform wird eine hohe Ernährungsqualität bescheinigt.

Soja ist ein Grundnahrungsmittel der Vegetarier und in nicht verarbeiteter Form ungenießbar. Die Supermärkte sind voll davon: Sojamilch, Sojakäse, Sojajoghurt und die ganzen Tofu-Produkte (Soja-Quark). Der Soja-Boom ist vor allem dem Marketing zu verdanken. Der wässrige Eiweißauszug aus Soja ist als Milch ungenießbar. Er muss erst konzentriert, strukturiert und aromatisiert werden. Weiterhin bekannt sind die fermentierten Soja-Erzeugnisse Sojasoße, Misopaste, Natto und Tempeh.

Soja ist keineswegs besonders gesund. Es senkt den Testosteronspiegel, beeinflusst die Schilddrüsenfunktion negativ und erhöht das Demenzrisiko. Soja besitzt durch die Isoflavone hormonelle Effekte. Diese „Phytoöstrogene" können bei Frauen zu Zyklusstörungen führen und bei Männern die Spermienzahl reduzieren. Außerdem kann Soja zu Blähungen führen. Es wird empfohlen, maximal 2 Portionen Soja am Tag zu essen. Fermentierter Soja ist leichter verträglich und hat einen geringeren Gehalt an Phytoöstrogenen.

Eine bedarfsgerechte **ovo-lakto-vegetabile Kost** kann die Fehlernährung und ihre Folgen auf natürlichem Wege einschränken. In der Kost des strengen Vegetariers (**Veganer**) kann die Minderung von essentiellen Fett- und Aminosäuren (z.B. Omega-3-Fettsäuren, Lysin) durch gezielte Lebensmittelauswahl ausgeglichen werden. Weitere Engpässe der veganen Ernährung können hinsichtlich der Vitamin B_{12}-, Vitamin A-, Vitamin D-, Folsäure-, Jod-, Zink-, Selen-, Eisen-, Vitamin B_2- und Kalzium-Versorgung vorkommen. Auch bei Taurin, Cholin, L-Carnitin und Q10 kann es kritisch werden. Leistungseinschränkungen, Energiemangel und Infektanfälligkeit durch Mangelversorgung sind bei Veganern leicht möglich. Besonders betroffen sind reine Rohköstler und Frutarier. Eine Nahrungsergänzung, insbesondere von Vitamin B_{12}, ist zu empfehlen.

Keine Mangelzustände finden sich bei den **Ovo-Lakto-Vegetariern**, die zwar kein tierisches Eiweiß, dafür aber Eier und Milchprodukte zu sich nehmen. Eine Einschränkung der Leistungsfähigkeit ist hier nicht zu erwarten. Das Gleiche gilt für die Flexitarier und Pesco-Vegatarier (Fisch ist erlaubt). Für Schwangere, Stillende, Kinder und Heranwachsende wird von einer veganen Ernährung abgeraten.

Schlussfolgerungen

Bei allen Trends in der Ernährung hat sich gezeigt, dass gute Gesundheit und Leistungsfähigkeit nur bei Zufuhr eines ausgewogenen Verhältnisses von Kohlenhydraten, Proteinen und Fetten möglich ist. Folgen Sie nicht blind einer Diätempfehlung, testen Sie verschiedene Ernährungsweisen und finden Sie heraus, was – im Rahmen des Empfehlenswerten – für Sie individuell das Richtige ist. Der eine verträgt beispielsweise die hohe Rohkost und Ballaststoffzufuhr der Vollwerternährung nicht, der andere hat Probleme mit einem hohen Fett- und Proteinanteil. Auch die in verschiedenen Ernährungsformen empfohlene Trennung der Makronährstoffe (Trennkostformen) ist langfristig zu kompliziert und entbehrt einer wissenschaftlichen Grundlage. Ebenfalls gibt es für die „Übersäuerung" des Organismus oder ein notwendige „Entschlackung" keine Beweise. **Eine gesunde Ernährung ist weder kompliziert noch entbehrungsreich.**

Vertrauen Sie auf die somatische Intelligenz Ihres Körpers. Unser Gehirn wird nämlich durch das Darmhirn über Bestände und Bedürfnisse informiert. Das limbische System weiß, was an Nährstoffen fehlt und achtet auch darauf, dass man auf das Appetit bekommt, was fehlt. Dieser Mechanismus kann aber durch die moderne Industrienahrung gestört werden, wenn der Geschmack etwas vorgaukelt, was nicht da ist. Um den Bedarf zu decken, isst der Mensch dann mehr. Doch wenn die wichtigen Nährstoffe fehlen, entsteht **„Mangel im Überfluss"** mit Defiziten an Vitaminen, Mineralien und Spurenelementen. Da das Bauchgefühl uns etwas vorgaukeln kann, ist der Verstand der bessere Ratgeber.

Bei starker körperlicher Belastung (Arbeit oder Sport) kann die Ernährung mehr Kohlenhydrate enthalten **(kohlenhydratbetont)**. In der Regenerationsphase und bei geringer körperlicher Belastung sind mehr Eiweiß und Fett empfehlenswert (**fettproteinbetont**). Das versteht man unter einer belastungsangepassten und regenerationsfördernden sowie phasengerechten Ernährung.

Die angegebene Verteilung der Makronährstoffe soll nur als Richtschnur dienen, denn es gibt keine offiziellen Prozentzahlen für Eiweiß, Fett und Kohlenhydrate, die wissenschaftlich als besonders gesundheitsförderlich belegt sind. Außerdem ist die Umsetzung im Alltag schwierig, besser sind Lebensmittelempfehlungen. Die Qualität eines Lebensmittels hängt von dem Gehalt an Makro- und Mikronährstoffen (Vitamine und Mineralstoffe) ab. Das Maß für den Gehalt an Nährstoffen ist die **Nährstoffdichte**, welche den Nährstoffgehalt in 100 kcal angibt (mg/100 kcal).

Lebensmittel mit hoher Nährstoffdichte sind Milchprodukte, Fisch, Fleisch, Obst und Gemüse. Fast-Food-Produkte und verarbeitete Nahrungsmittel haben zwar eine hohe **Energie-** (Energiegehalt in kcal/100 g), aber eine geringe **Nährstoffdichte**. Bis 150 kcal/100 g spricht man von einer niedrigen, von 150–250 kcal/100 g von einer mittleren und ab 250 kcal/100 g von einer hohen Energiedichte. Für eine niedrige Energiedichte ist der Wasseranteil wesentlicher als der Fettanteil. Natürliche Produkte wie Gemüse haben demgegenüber eine hohe Nährstoffdichte. Will man gut gesättigt sein, muss man Speisen mit einer niedrigen Energiedichte wählen (Gemüse, Salate, Pilze, Früchte). Dann kann man auch eiweißreiche Nahrungsmittel wie Fleisch, Fisch, Hülsenfrüchte, Milchprodukte, Nüsse und Öl zu sich nehmen. Das Streben nach einer hohen Nährstoffdichte und niedrigen Energiedichte ist ein wesentlicher Aspekt der gesunden Ernährung. Wenn man diese Grundsätze einhält, kann die Nahrung „ad libitum" (wie es beliebt) zusammengestellt werden, ohne Nährstoff- und Kalorientabellen.

Als Orientierung kann auch das **Tellermodell** dienen:

- Übergewicht, Diabetes, Fettstoffwechselstörung, Bluthochdruck mit wenig Bewegung: 50 % Gemüse, Salat, Pilze … / 40 % eiweißhaltige Lebensmittel (Fisch, Fleisch, Milchprodukte, Hülsenfrüchte …) / 10 % Kohlenhydratbeilage (Kartoffeln, Reis, Nudeln, Brot …) / zusätzlich gesunde Fette.
- Übergewichtige mit drei- bis viermal Sport/Woche (je 30–45 Minuten), gesunde Normalgewichtige mit wenig Bewegung: 40 % Gemüse, Salat, Pilze … / 40 % eiweißhaltige Lebensmittel (Fisch, Fleisch, Milchprodukte, Hülsenfrüchte …) / 20 % Kohlenhydratbeilage (Kartoffeln, Reis, Nudel, Brot …) / zusätzlich gesunde Fette.
- Gesunde Normalgewichtige mit viermal Sport/Woche (je 60 Minuten): 40 % Gemüse, Salat, Pilze … / 30 % eiweißhaltige Lebensmittel (Fisch, Fleisch, Milchprodukte, Hülsenfrüchte…) / 30 % Kohlenhydratbeilage (Kartoffeln, Reis, Nudel, Brot …) / zusätzlich gesunde Fette.

Vielen Menschen reichen drei Mahlzeiten aus. Je weniger, desto gesünder, desto weniger oxidativer Stress entsteht, der Entzündungen auslöst. Idealerweise verlegt man die Einnahme gesunder Kohlenhydrate wie Vollkornbrot, Müsli und Obstteller vermehrt in die erste Tageshälfte, da die Insulinempfindlichkeit zu dieser Zeit am höchsten ist. Zur Tagesmitte könnte man dann zu einer Proteinquelle wie Fisch mit Salat und Gemüse greifen, während man sich abends stärker an den eiweiß- und fettreichen Lebensmitteln bedient, z. B. Avocados, Nüsse und Käse. Kohlenhydrate sind aber auch dann in Maßen nicht verboten. Der Insulinspiegel schwankt täglich abhängig von der Nahrungsaufnahme und unabhängig davon, ob am Abend Kohlenhydrate aufgenommen werden. Eine strikte Trennung von Makronährstoffen zu den einzelnen Mahlzeiten hat keine wissenschaftliche Begründung.

Das **Frühstück** ist für die meisten Menschen eine wichtige Mahlzeit, um die nötige Energie für einen erfolgreichen Tag aufzunehmen. Untersuchungen haben gezeigt, dass ein Frühstück sich positiv auf die schulischen Leistungen der Kinder auswirkt. Studien haben gezeigt, dass Menschen, die das Frühstück auslassen, häufig im Laufe des Tages durch den gestiegenen Ghrelinspiegel mehr essen. Früher essen macht eher schlank. Die Hauptmahlzeit sollte das **Mittagessen** sein. Bei mehreren Gängen sollten erst die unerhitzten und dann die erhitzten Speisen verzehrt werden. Wer auf einen süßen Nachtisch nicht verzichten kann, sollte diesen direkt im Anschluss an die Hauptmahlzeit einnehmen. Wenn das Mittagessen reichhaltig ist, können Sie mit einem kleinen **Abendessen** auskommen. Abends sollte man keine großen Portionen mehr essen, da die Verdauung am Abend und nachts am schwächsten ist. Eine leichte eiweißbetonte Kost ohne Rohkost ist gut verdaulich. So sollten Sie essen:

- **Morgens energiereich,**
- **Mittags vitalstoffreich und**
- **Abends baustoffreich.**

Essen nach dem Abendessen ist generell für jeden problematisch, da es keine Möglichkeit gibt, die spät aufgenommene Energie wieder zu verbrennen. Sie findet ihren Weg ins Fettgewebe oder die Leber. Das Abendessen sollte vier Stunden vor dem Schlafengehen stattfinden. Snacks danach sind tabu! „**Frühstücken wie ein Kaiser, Mittagessen wie ein König und Abendessen wie ein Bettler**": diese Empfehlung entspricht genau unserer inneren Uhr und unserer Stoffwechselaktivität (siehe Kapitel 1.6). Es hat sich als günstig erwiesen, die meisten Kalorien in der ersten Tageshälfte zu sich zu nehmen. Als absolute Empfehlung sollte dies trotzdem nicht gesehen werden. Individuelles Bewegungs- und Arbeitsverhalten sowie Verträglichkeit spielen eine Rolle. Und: „**Nach dem Essen sollst Du ruh'n oder tausend Schritte tun**". Beide Optionen sind richtig, wenn Sie nicht unter Sodbrennen oder Darmbeschwerden leiden. In diesem Fall ist Bewegung mit einem kleinen Spaziergang an der frischen Luft zu empfehlen.

Grundsätzlich sollten Sie in regelmäßigen Abständen richtig dosierte Mahlzeiten essen, damit das Hungergefühl nicht zu stark wird. Sie leben im Einklang mit Ihrer biologischen Uhr, wenn Sie jeden Tag drei entspannte, ausgewogene Mahlzeiten und keine Zwischenmahlzeiten zu sich nehmen (siehe Kapitel 1.6). Viele kleine Mahlzeiten ist keine gute Empfehlung, denn dann befinden Sie sich den ganzen Tag im insulindominanten Zustand. Zwischenmahlzeiten bewirken nur, dass man insgesamt mehr isst. Nur für Reflux- und Migränepatienten können 5 kleine Mahlzeiten Vorteile haben. Für Menschen mit Risikofaktoren oder chronischen Erkrankungen sind 2 Mahlzeiten am Tag ideal (Intervallfasten).

Sollten Sie trotzdem zwischendurch einen Snack benötigen, dann versuchen Sie es mit Nüssen, Kernen, hart gekochten Eiern, Naturjoghurt, Obst oder Gemüsesticks. Nüsse, auch als Nuss-Mus, enthalten zwar 50–70 Prozent Fett, aber auch 10–20 Prozent Eiweiß sowie Ballaststoffe und sättigen damit sehr gut. **Nüsse** sind von der Zusammensetzung ein ideales Brainfood: Cashewkerne, Erdnüsse, Haselnüsse, Esskastanien, Macadamianüsse, Mandeln, Paranüsse, Pekannüsse, Pistazien und Walnüsse. Essen Sie eine Handvoll Nüsse (30 Gramm) jeden Tag. Von den heimischen Nüssen sind Mandeln, Walnüsse und Haselnüsse besonders gesund.

In den mediterranen Ländern hat das gemeinsame Essen Tradition und eine viel größere soziale Bedeutung als bei uns. Es würde uns allen guttun, wenn wir wieder lernen, unser Essen in Ruhe zu genießen und zum gemeinsamen Austausch zu nutzen. Insgesamt kommt es auf eine ausgewogene Wochenbilanz an, durch Nutzung einer abwechslungsreichen Lebensmittelvielfalt.

Ein gesunder Mensch braucht aus seiner Ernährung **kein Dogma** zu machen und sollte bewusst, aber unverkrampft damit umgehen. Bei Beachtung der vorgestellten Basisernährung braucht er weder Kalorientabellen noch Diätpläne. Auch wenn Sie zwischendurch einmal sündigen, ist das kein Problem. Nur sollte das nicht zur Regel werden. Genussorientiertes und achtsames Essen und Trinken fördert Lebensfreude und Gesundheit. Nehmen Sie sich Zeit und kauen Sie ausgiebig.

Eine personalisierte Ernährung, wie teilweise auf der Basis von genetischen Analysen angeboten, ist momentan noch nicht möglich, dafür fehlt die wissenschaftliche Basis. Lassen Sie sich von der Informationsflut zum Thema Ernährung nicht verunsichern, bleiben Sie gelassen.

Essen Sie saisonal, regional, wenn möglich „bio". Bevorzugen Sie frische, unverarbeitete Lebensmittel und vermeiden Sie Fertigprodukte, Zusatz- und Aromastoffe. **Fast Food** ist eine ungesunde Form der Ernährung mit einem hohen Fett-, Salz- und Zuckeranteil. Die Energiedichte ist hoch und der Nährstoffgehalt gering. Der entgegengesetzte Trend **ist Slow Food**: eine bewusste Esskultur mit regional orientierter Ernährung und langsamen Mahlzeiten.

Auch Weißmehl, Zucker und Süßstoffe sollten Sie meiden. Essen Sie reichlich Gemüse und Salat und sparen Sie nicht an Kräutern und Gewürzen. Wer seinen Tag überwiegend sitzend verbringt, ist mit einer kohlenhydratreduzierten Basisernährung (mediterran Low-Carb) in Kombination mit dem richtigen Fett und mehr Eiweiß auf dem richtigen Weg zu mehr Wohlbefinden und Leistungsfähigkeit. Wer sich bewegt und viel Sport treibt, darf sich auch eine Extraportion Kohlenhydrate gönnen.

Eine gute Basis bietet die mediterrane Ernährung, die man gelegentlich auch durch internationale Bereicherungen wie Sojaprodukte aus dem asiatischen Raum, Hirse aus Afrika, Sushi aus der japanischen Küche oder Granatäpfel aus dem Nahen Osten ergänzen kann.

3.1.6 Spezielle Ernährungsthemen

Wasser und Säure-Basen-Haushalt

Wasser macht 50–65 Prozent des gesamten Körpergewichts aus und ist damit der Hauptbestandteil des Körpers. Für alle im Organismus ablaufenden Stoffwechselprozesse ist Wasser unentbehrlich. Wasser

- ist das zentrale Milieu für biochemische Reaktionen,
- dient als Lösungs- und Transportmittel,
- stärkt unsere Zellmembranen und
- reguliert den osmotischen Druck, den Säure-Basen-Haushalt und die Körpertemperatur.

Der Mensch benötigt täglich normalerweise 1,5–2 l Wasser, bei hohen Temperaturen oder körperlicher Beanspruchung wie z. B. durch Sport erhöht sich der Bedarf. Achten Sie auf die Signale Ihres Körpers und trinken Sie gemäß Ihres Durstgefühls. Zwingen Sie sich nicht, wenn Sie keinen Durst verspüren. Nur im hohen Alter ist das Durstgefühl oftmals vermindert.

In Deutschland ist **Leitungswasser** das am stärksten kontrollierte Lebensmittel und als Trinkwasser absolut empfehlenswert. Die Qualität des Trinkwassers wird durch die deutsche **Trinkwasserverordnung (TVO)** geregelt. Hierin sind die zulässigen Grenzwerte und die Häufigkeit der durchzuführenden Messungen festgelegt. Leitungswasser wird zu etwa $^2/_3$ aus Grundwasser und zu $^1/_3$ aus Oberflächenwasser (Seen, Talsperren, Flüsse) gewonnen. Je nach Herkunft und Zusammensetzung wird außerdem nach **Tafelwasser, Quellwasser, Mineralwasser** und **Heilwasser** unterschieden. Mineralwässer und Heilwässer benötigen als einziges Lebensmittel in Deutschland eine amtliche Anerkennung. Die verschiedenen Begriffe, zulässige Höchstwerte für Inhaltsstoffe, Behandlung usw. sind in der **Mineral- und Tafelwasserverordnung** festgelegt. Während bei der Trinkwasseraufbereitung erheblich eingegriffen wird, darf Mineralwasser in seiner ursprünglichen Zusammensetzung nicht verändert werden. Mineralwasser sollten Sie in Glas- oder PET-Flaschen kaufen.

Der Mensch ist in der Lage, seinen Bedarf an Mineralstoffen vollständig aus der festen Nahrung zu decken. Der Flüssigkeitsbedarf kann also durch Leitungswasser gedeckt werden. Kaffee und Tee dürfen in die Flüssigkeitsbilanz eingerechnet werden. Wenn bei Ihnen eine Milchunverträglichkeit vorliegt, ist das Trinken von kalziumreichem Mineralwasser sinnvoll. In kalkhaltigen Gegenden ist aber auch der Kalziumgehalt des Trinkwassers hoch. Ernährungsphysiologisch bedeutsam ist der Gehalt der Mineralwässer an den Mengenelementen Ca, Mg, K, Na und Cl, den Spurenelementen Fe, F sowie ihr Gehalt an Sulfat und Hydrogenkarbonat.

Bei allen Verdauungs- und Stoffwechselprozessen entstehen **Säuren** im Körper. Über Lunge, Niere, Leber und Haut müssen die Säuren wieder ausgeschieden werden.

Beispiele für saure und basische Nahrungsmittel:

- **säuernde Nahrungsmittel:** Zucker, Weißmehlprodukte, Fleisch, Wurst, Ei, Fisch, Quark, Käse und Alkohol (sowie Nikotin),
- **mäßig säuernde Nahrungsmittel:** Butter, Margarine, Haferflocken, Nudeln und Nüsse,
- **basische Nahrungsmittel:** Molke, Kartoffeln, Gemüse, Soja, Salate und reifes Obst.

Aber auch die Lebensumstände lassen den Körper sauer werden. Stress jeglicher Art – dazu gehört auch leistungsorientierter oder intensiver Sport sowie das Gegenteil davon, nämlich Bewegungsmangel – führt zu einer Anhäufung von sauren Stoffwechselprodukten. Lokal kann sich das in Muskelschmerzen und Krämpfen äußern. Allgemein können

- Konzentrationsstörungen,
- Erschöpfung,
- Schlafstörungen,
- Allergien,
- Müdigkeit und
- Infektanfälligkeit auftreten.

Bei intensiven Belastungen sinkt der pH-Wert des Blutes deutlich. Hauptproduzent von Säuren ist der Energiestoffwechsel mit dem Kohlendioxid als Endprodukt. Die gesunde Lunge ist in der Lage, sämtliches CO_2 auszuatmen. Die entscheidenden Puffersysteme im Blut sind der Kohlensäure-bikarbonatpuffer und das Hämoglobin.

Eine **proteinreiche Kost** erhöht die Bildung von Säuren. Durch Verzehr von reichlich Gemüse und Obst (pflanzenbasierte Kost) kann die Pufferkapazität des Bikarbonatpuffers erhöht werden. Wenn die Nahrung kohlenhydratarm ist und genügend Gemüse und Obst enthält, entsteht selbst bei einem hohen Anteil eiweiß- und fetthaltiger Lebensmittel in der Nahrung kein Säureüberschuss. Eine natürliche und ausgewogene Ernährung kann damit leistungsstabilisierend wirken.

Nicht nur bei Sportlern ist es beliebt geworden, sich über Nahrungsergänzungen Basenäquivalente zuzuführen, um den täglichen „Säureüberschuss" auszugleichen. Bei Bedarf können citrathaltige Basenpulver eine sinnvolle Nahrungsergänzung sein. Das in Mineralwasser enthaltene Magnesium, Kalium und Hydrogenkarbonat wirkt ebenfalls basisch. Auch wenn hierdurch Verbesserungen im Säure-Basen-Gleichgewicht erzielt werden können, ist bisher ein Vorteil für die Gesundheit und die Leistungsfähigkeit nicht bewiesen.

Die Säureproduktion beim Sporttreibenden ist mehr als eine 10er Potenz höher als beim sitzenden Menschen. Sport und insbesondere Ausdauersport wird aber allgemein als gesundheitsfördernd eingestuft. Die Unbedenklichkeit der hohen Säurebelastung durch den Sport wird mit der Potenz der Puffersysteme erklärt. Auch hohe Säurebelastungen durch die Ernährung bergen keine nennenswerte Gefahr, verfrüht an irgendeiner Krankheit zu sterben. Eine ernährungsbedingte Übersäuerung ist ungefährlich und wird durch den vorhandenen Basenüberschuss und die Puffersysteme ausgeglichen. Nur bei einigen Erkrankungen wie Gicht und Nierensteinen sollte auf ein Säure-Basen-Gleichgewicht geachtet werden. Dennoch empfiehlt sich eine basenbetonte Ernährung, um Entzündungsreaktionen entgegenzuwirken.

Koffein

Koffein ist ein Alkaloid aus der Gruppe der Xanthine, gehört zu den psychoaktiven Substanzen aus der Stoffgruppe der Stimulanzien und ist weltweit die am häufigsten konsumierte pharmakologisch aktive Substanz. In reiner Form ist es ein weißes Pulver mit bitterem Geschmack. Koffein ist der anregend wirkende Bestandteil von Genussmitteln wie Kaffee, Tee, Cola, Mate, Guarana, Energy-Drinks und Kakao. Koffein aus Kaffee ist an einen Komplex gebunden, der nach dem Kontakt mit der Magensäure sofort Koffein freisetzt und damit schnell wirkt. Koffein aus Tee ist an Polyphenole gebunden, die erst im Dünndarm das Koffein freisetzen. Die Wirkung tritt damit später ein, hält aber auch länger an.

Eine Hauptwirkung des Koffeins besteht in der Hemmung des Adenosin-Rezeptors. Adenosin übt im Gehirn an bestimmten Rezeptoren ein hemmendes Feedback-Signal auf Nervenzellen aus, das von Koffein teilweise blockiert wird. Auf demselben Mechanismus beruht die schmerzlindernde Wirkung des Koffeins, denn Adenosin aktiviert schmerzsensorische Nerven. Eine teilweise Blockade des Rezeptors durch Koffein lindert die Schmerzen. Anwendung findet dieses Prinzip in Kombinationsschmerzmitteln mit Acetylsalicylsäure und Paracetamol. Die Wirkstärke erhöht sich um den Faktor 1,3 bis 1,7, sodass die Dosis entsprechend reduziert werden kann. Durch die Hemmung von Adenosin führt Koffein auch dazu, dass mehr Dopamin im Körper zirkuliert und das Belohnungssystem aktiviert wird. Als weitere Wirkung erhöht Koffein die Konzentration von c-AMP (cyclisches Adenosinmonophoshat), einem wichtigen Regulator und Beschleuniger des Energiestoffwechsels in der Zelle.

Koffein hat eine physische und eine mentalpsychische Wirkkomponente. In niedrigen Dosen wirkt Koffein psychisch anregend, es drängt Müdigkeit und Abgeschlagenheit zurück, steigert Antrieb sowie Konzentration und hebt die Stimmung. Auch das Langzeitgedächtnis soll verbessert werden. Die wesentlichen pharmakologischen **Wirkungen von Koffein** sind:

- Anregung des Zentralnervensystems,
- Steigerung der Kontraktionskraft des Herzens,
- Erhöhung der Herzfrequenz,
- Bronchodilatation,
- schwach diuretische Wirkung,
- Verengung der Gefäße im Gehirn und Gefäßerweiterung in der Peripherie,
- geringe Blutdruckerhöhung,
- Anregung der Darmperistaltik sowie
- Förderung der Glykogenolyse und Lipolyse.

Üblicherweise wird Koffein nicht als Droge wahrgenommen, tatsächlich können aber **Entzugssymptome** entstehen, wenn man nach einem mäßigen aber regelmäßigen Konsum plötzlich mit dem Konsum aufhört. Am häufigsten werden Kopfschmerzen, Energieverlust, Erschöpfung, Schläfrigkeit, herabgesetzte Zufriedenheit, depressive Verstimmung, Konzentrationsstörungen und Reizbarkeit beschrieben. Entzugssymptome treten meist 12 bis 24 h nach dem letzten Koffeinkonsum auf. Sie sind in den ersten ein bis zwei Tagen am stärksten und verschwinden nach 2–9 Tagen.

Wird über längere Zeit Koffein aufgenommen, kann es zu einer Toleranzentwicklung kommen, indem mehr Adenosin-Rezeptoren ausgebildet werden. Die Wirkung des Koffeins wird dadurch eingeschränkt. Eine Koffeinzufuhr von 3–6 mg/kg Körpergewicht gilt als sicher. Die Resorption von Koffein über den Magen-Darm-Trakt erfolgt rasch, mit maximaler Plasmakonzentration nach 15–20 Minuten. Die biologische Halbwertszeit von Koffein im Plasma beträgt 2,5–4,5 Stunden.

Die Einnahme von Koffein unterliegt seit 2004 nicht mehr den Anti-Dopingregeln. Koffein wird zu den leistungsfördernden (ergogenen) Substanzen gerechnet, weil es die sportliche Leistungsfähigkeit nachweisbar um 3–4 Prozent erhöht.

Die stimulierende Wirkung des Koffeins führt zu einer Verbesserung von Antrieb, Reaktions- und Konzentrationsfähigkeit durch Aktivierung des Zentralnervensystems und des sympathischen Nervensystems. Verbunden damit ist eine erhöhte Konzentration der Interleukine (Botenstoffe des Immunsystems) und verstärkte antientzündliche Reaktion ohne Einfluss auf den durch die Belastung entstandenen oxidativen Stress. Die Telomerlänge der Zellen wird durch Koffein positiv beeinflusst.

Es wird angenommen, dass Koffein die Konzentration von Überträgerstoffen im Gehirn (Serotonin, Dopamin, Acetylcholin) erhöht und dadurch die Aktivität von Motoneuronen steigert. Dies macht sich vor allem im ermüdeten Zustand bemerkbar und soll die Muskelkraft steigern sowie zu einer Leistungssteigerung bei Ausdauerbelastungen führen. Ebenso wird die stimmungsaufhellende Wirkung damit erklärt. Außerdem soll Koffein belastungsbedingte Muskelschmerzen reduzieren und zu einer verzögerten Ermüdungswahrnehmung bzw. geringerem Anstrengungsempfinden führen.

Die Lungenfunktion unter sportlicher Belastung wird durch Koffein verbessert. Unter Hitzebedingungen wird durch Koffein die Thermoregulation nicht negativ beeinflusst. Die Aktivierung des dopaminergen Systems führt zu einer Leistungsstabilisierung. Kurze hochintensive Belastungen werden durch Koffein ebenfalls positiv beeinflusst.

Diskutiert wird auch eine Optimierung des Ionen-Milieus in der Muskelzelle und eine Verbesserung der Fettverbrennung, was zu erhöhter muskulärer Leistungsfähigkeit und einer Glykogen-Einsparung beitragen soll. Entleerte Glykogenspeicher in der Muskulatur werden schneller wieder aufgefüllt, wenn neben Kohlenhydraten auch Koffein zugeführt wird.

Koffeinhaltige Getränke führen nicht zu einem erhöhten Flüssigkeitsverlust oder einer nennenswerten Elektrolytverschiebung. Die harntreibende Wirkung ist mit der von Wasser vergleichbar. Die Europäische Behörde für Lebensmittelsicherheit gibt an, dass 400 mg Koffein (ca. 5 Tassen Kaffee oder 8 Tassen Schwarztee) pro Tag für Gesunde (Schwangere 200 mg/Tag) unbedenklich sind. Der Koffeingehalt in Erfrischungsgetränken darf maximal 320 mg/l betragen. Bei einem Gehalt von mehr als 120 mg/l muss der Hinweis „erhöhter Koffeingehalt" angegeben werden.

Beim Genuss von größeren Mengen in unverdünnter Form kann es zu **Beeinträchtigungen** kommen:

- Muskelzittern und -zucken,
- Herzrasen,
- Herzrhythmusstörungen,
- Unruhe und Nervosität,
- Schlafstörungen,
- Harndrang sowie
- Magen- und Darmbeschwerden

Eine Alternative stellt **Guarana** dar, das Koffein verzögert freisetzt. Guarana gibt es in verschiedenen Formen (Getränk, Tablette, Pulver, Gel). Eine Tasse Kaffee enthält 40–120 mg, ein Espresso etwa 40 mg, eine Tasse Schwarztee etwa 50 mg, 500 ml Cola-Getränk etwa 50 mg und 100 ml Energy-Drink 68 mg Koffein. 100 g bittere Schokolade können etwa 80 mg Koffein enthalten. In Guarana finden sich in 1 g Trockenmasse 40–90 mg Koffein.

Über die Wirkung des in **Energy-Drinks** enthaltenen Taurins gibt es bisher keine einheitlichen Aussagen. Eine Verbesserung des Fettstoffwechsels und der Ausdauer ist nicht gesichert. Die anregende Wirkung ist wahrscheinlich nur auf das enthaltene Koffein zurückzuführen. Die primären ergogenen (leistungsverbessernden) Substanzen in Energie-Drinks sind Kohlenhydrate und Koffein.

Koffein wird schnell aufgenommen. Die **ergogenen Effekte** halten bis 6 h an. Die Wirkung und Verträglichkeit des Koffeins sind individuell recht unterschiedlich.

Bei vielen Erkrankungen hat Kaffee eine **vorbeugende Wirkung**: Herz-Kreislauf-Erkrankungen, Störungen der Lungenfunktion, Diabetes-Typ-2, Nieren- und Lebererkrankungen, Gicht, degenerative Erkrankungen des Nervensystems, Depressionen, Leber-, Blut-, Mundhöhlen-, Darm-, Gebärmutter-, Brust- und Prostatakrebs. Diese gesundheitlichen Effekte werden teilweise auf die entzündungshemmenden Effekte des Kaffees zurückgeführt (Erhöhung von Adiponectin und Interleukin-13 sowie Senkung des C-reaktiven Proteins). Kaffee enthält außerdem die antioxidativ wirkende Chlorogensäure. Auch die Melanoidine, die dem Kaffee die schwarze Farbe geben, wirken antioxidativ. Kaffee und schwarzer Tee hemmen allerdings die Eisenaufnahme im Darm.

Aufgrund des höheren Gehalts an **Chlorogensäure** schmeckt die Sorte **Robusta** saurer und bitterer. Beim **Arabica** wird eher das vollmundige Aroma beschrieben. Beide Eigenschaften lassen sich durch Mischungen optimieren. Beim Röstvorgang entsteht auch Acrylamid, was aber offensichtlich keine negativen Auswirkungen hat. Die krebspräventive Wirkung von Kaffee wird der hemmenden Wirkung auf mTOR zugeschrieben (siehe Kapitel 2). Die leberpräventive Wirkung von Kaffee gilt als gut belegt. Außerdem aktiviert Kaffee die Verdauung und unsere körpereigene Müllabfuhr, die Autophagie.

Ein Espresso nach dem Essen ist also eine gute Idee. Bei erhöhtem Cholesterinspiegel sollten Sie auf Filterkaffee umsteigen. Die optimale Dosis liegt bei drei bis vier Tassen pro Tag. Auch entkoffeinierter Kaffee unterstützt die Gesundheit. Kaffee kann den Magen reizen, eine schonendere Röstung macht den Kaffee bekömmlicher. Jeder Kaffee schmeckt anders, je nach Art, Herkunft, Röst-Zeit und -temperatur, Mahlgrad und Zubereitungsmethode. Übrigens ist Kaffee auch hervorragend dazu geeignet, Gerüche im Haushalt zu binden.

Sowohl **grüner als auch schwarzer Tee** haben eine günstige Wirkung auf die Gesundheit. Vor allem grüner Tee senkt den Blutdruck, den Cholesterinspiegel sowie den Blutzucker und hilft bei der Gewichtsabnahme. Bei Autoimmunerkrankungen und bei Brust- und Prostatakrebs wird eine Schutzwirkung vermutet. Grüner Tee ist wesentlich koffeinärmer als Kaffee, sodass er ideal für jene ist, die auf die anregende Wirkung von Kaffee empfindlich reagieren. Grüner Tee enthält die antioxidativ sowie krebshemmend wirkenden Catechine und den Stoffwechsel anregenden Polyphenole. Grüntee wirkt antiviral, antibakteriell, antientzündlich und stärkt das Immunsystem. Er senkt den Blutzucker- und Cholesterinspiegel. **Insgesamt sind Tee und Kaffee gut für unsere Gesundheit, wahre Stoffwechselbeschleuniger und helfen beim Abnehmen**.

Freie Radikale und Antioxidanzien

Freie Radikale sind biochemische Verbindungen mit ungepaarten Elektronen und damit sehr reaktionsfähig. Sie sind bestrebt, ihren instabilen Zustand auszugleichen, indem sie anderen Verbindungen Elektronen entreißen. Im engeren Sinne versteht man darunter **reaktive Formen des Sauerstoffs** (ROS – reactive oxygen species).

Die Verursacher von freien Radikalen sind vielfältig. Überall im Stoffwechsel, wo Sauerstoff transportiert oder zur Energiebereitstellung genutzt wird, entstehen freie Radikale. Das Immunsystem beschießt Eindringlinge mit freien Radikalen. Weitere Lieferanten sind Schadstoffe aus der Umwelt (Feinstaub, Ozon, Pestizide), Röntgenstrahlen, UV-Strahlen, Medikamente, falsche Ernährung, Stress, Leistungssport, Erkrankungen, Alkohol und insbesondere das Rauchen.

Angriffsziele freier Radikale in biologischen Systemen sind die Erbsubstanz der Zelle (DNA), Lipide (Zellmembranen) und Proteine (Enzyme, Hormone). Gegen den Angriff freier Radikale sind unsere Zellen durch ein **antioxidatives Schutzsystem** gesichert. Dazu gehören die endogenen Enzyme Glutathionperoxidase und Superoxiddismutase sowie die exogenen Verbindungen Vitamin A, C, E, Thiole (L-Glutathion) und die Spurenelemente Selen, Mangan, Zink und Kupfer. Weitere Antioxidanzien, auch als Radikalfänger oder Scavenger bezeichnet, sind Alpha-Liponsäure, N-Acetylcystein, Q_{10} (Ubichinon), und sekundäre Pflanzenstoffe (Carotinoide, Flavonoide, Anthocyane, Polphenole, Lykopin, Catechin u. a.). Auch Lithium (Mineralwasser) stärkt die Resistenz gegen oxidativen Stress und wirkt außerdem stimmungsaufhellend. Antioxidanzien haben eine wichtige Funktion bei der Entgiftung.

Um oxidativem Stress entgegenzuwirken, ist eine ausgewogene und natürliche Ernährung mit reichlich Gemüse, Obst und Salat wichtig. Ob eine darüberhinausgehende Einnahme von Vitaminen und Spurenelementen einen Nutzen in Bezug auf Leistungs- und Regenerationsfähigkeit bringt und sinnvoll ist, bleibt bisher unbelegt. Untersuchungen zeigten, dass Antioxidanzien den sportlichen Trainingseffekt reduzieren können. Allerdings wird im Einzelfall bei Erkrankungen ärztlicherseits eine Supplementierung angeraten. Eine Studie zum Effekt der Antioxidanzien-Supplementierung kam zu überwiegend positiven Auswirkungen auf Sterblichkeit und Gesundheit.

Klinische und experimentelle Daten geben allerdings Veranlassung dazu, wegen der komplexen Balance unserer antioxidativen Schutzsysteme bei einer Supplementierung Vorsicht und Zurückhaltung walten zu lassen.

Durch **sportliche Aktivität** werden die antioxidativen Systeme im Körper trainiert. Damit wirken Sie präventiv Herzinfarkt, Schlaganfall und Krebs entgegen und verkraften auch den täglichen Stress besser. Der zeitweilige oxidative Stress durch Sport ist eher positiv als schädlich. Durch zusätzliche Einnahme von Antioxidanzien wird dieser positive Effekt auf das Immunsystem möglicherweise unterdrückt. Unser Körper ist offenbar gut darauf eingestellt, das Gleichgewicht zwischen freien Radikalen und dem Abwehrsystem zu regeln. Freie Radikale wirken als epigenetische Schalter zur Erneuerung von Zellen. Nur bei Erkrankungen und starkem Stress, wie extremer sportlicher Aktivität, kann unser antioxidatives System überlastet werden. Entzündungs- und Alterungsprozesse nehmen dann zu. Die Schlussfolgerung, dass freie Radikale schlecht und Antioxidanzien gut sind, hat ihre Gültigkeit verloren. Wie bei allem kommt es auf die richtige Dosis an. Bei starker Beanspruchung macht die Einnahme von Antioxidanzien Sinn.

Ernährung und Immunsystem

Das Immunsystem besteht in erster Linie aus Eiweiß, deshalb ist eine ausreichende Eiweißzufuhr mit Eiern, Käse, Quark, gutem Fleisch, Fisch und Hülsenfrüchte von entscheidender Bedeutung. Vor allem im fortgeschrittenen Alter liegt häufig eine zu geringe Eiweiß- und auch Flüssigkeitszufuhr vor. Negativ wirkt sich außerdem allgemein eine übermäßige Zufuhr von Kohlenhydraten aus.

Eine Vitamin-C-Supplementierung vermindert den Anstieg von Kortisol, Adrenalin und entzündlichen Polypeptiden. Bei einer Erkältung oder Infektion ist der Vitamin C und Zinkbedarf deutlich erhöht. Über den Tag verteilt können dann bis 10 g Vitamin C und 100 mg Zink eingenommen werden.

Zur Gesundheitsprophylaxe gehört der Verzehr von natürlichen Produkten mit **Probiotika** (Sauerkraut, Joghurt, Kefir, Kimchi, Brottrunk, Tempeh, Natto, Sojasauce, Kombucha-Tee). Untersuchungen zur Infektionsprophylaxe durch Probiotika sind allerdings uneinheitlich. Probiotika (z. B. Milchsäure- und Bifidobakterien) und Präbiotika (z. B. Inulin, Flohsamenschalen) fördern eine natürliche Darmflora und stärken damit unser Immunsystem. Im Darm entstehen nämlich auch IgA-Antikörper, die dann in die Schleimhäute der Atemwege wandern, wo sie die Bindung von Viren und Bakterien an die Zellen verhindern.

Unterstützung erhält das Immunsystem auch durch:

- Omega-3-Fettsäuren, Laurinsäure (Kokosöl) und kurzkettige Fettsäuren (Propionsäure, Buttersäure),
- Aminosäuren (Arginin, Cystein, Glutamin, Histidin, Lysin, Methionin, Taurin, Threonin),
- Mikronährstoffe (Mangan, Zink, Eisen, Selen, Molybdän, Jod, Kupfer, Magnesium),
- Vitamine (A, D, E, B3, B6, B7, B12, C),
- Pflanzenextrakte (Ingwer, Kurkuma, Echinacea, Ashwagandha, Rhodiola, Ginseng),
- Antioxidanzien (Alpha-Liponsäure, Astaxanthin, Lactoferrin),
- Sekundäre Pflanzenstoffe (Gemüse und Obst),
- Intervallfasten.

Obst und Gemüse sind die Superbooster des Immunsystems. Als „Superfoods" für das Immunsystem gelten: Heidelbeeren, Brombeeren, Erdbeeren, Himbeeren, rote Trauben, Kiwi, Cranberry-Saft, Granatäpfel, Walnüsse, Knoblauch, Pilze, Brokkoli und alle Kohlsorten. Die Möglichkeiten zur Immunstimulierung sind begrenzt und die meisten auf dem Markt frei verkäuflichen Mittel, die eine Stärkung des Immunsystems versprechen, haben keine Wirkung. Dies ist auch besser so, denn eine unspezifische und unkontrollierte Stimulation kann auch zu Autoimmunkrankheiten beitragen. Eine gesunde Lebensweise ist die einfachste Art, das Immunsystem im physiologischen Rahmen zu stärken. Dazu zählen regelmäßige Bewegung am besten in der Natur mit dosiertem Sonnenlicht, ausreichend Schlaf und Stressabbau. Unser seelisches Befinden und unsere Beziehungen haben einen großen Einfluss auf die Abwehrkräfte. Achten Sie auf Ihren Biorhythmus (siehe Kap. 1.6).

Bioprodukte

Bio ist zum Big-Business geworden. Neben den echten Bio-Lebensmitteln gibt es heute von jedem Big-Player eine eigene Bio-Palette an Produkten. Die biologische Produktionsweise produziert messbar gesündere Nahrungsmittel. Aber Öko-Fabrikware hat meist nichts mit frischer Ware zu tun und ist genauso minderwertig wie die Nicht-Bio-Ware, denn Supermärkte brauchen Massenware, die auch noch möglichst lange haltbar und billig ist. Wer Bio-Produkte aus dem Supermarkt kauft, braucht viel Vertrauen, das durch immer wieder aufgedeckte Öko-Betrügereien auf eine harte Probe gestellt wird. Der Preiskampf der Supermarkt-Ketten wirkt sich auch auf die Bio-Lieferanten aus. Da stellt sich natürlich die Frage, wem wir noch vertrauen können. Den Siegel-Dschungel versteht kaum ein Kunde.

Es gibt große Unterschiede zwischen den Bio-Anbietern, die nach den Vorschriften der EU als Mindeststandard oder den strengeren Regeln der Öko-Verbände wie Demeter und Bioland produzieren. Demeter ist quasi der Mercedes unter den Ökos. Ihr Ziel ist Sorgfalt und maximale Naturnähe. Demeter und Bioland verbieten den Einsatz chemischer Spritzmittel sowie von Antibiotika und Hormonen. Dadurch können Sie Pestizide, Herbizide und Fungizide in Ihrer Nahrung vermeiden.

Die Bio-Produktion zieht weniger Schäden für das Klima, die Böden, die Tiere und die Verbraucher nach sich. Allerdings sind die Anbaubedingungen in vielen Importländern undurchsichtig. Da ist es besser, auf importierte Superfoods zu verzichten und die regionalen Bio-Produzenten zu unterstützen. Beim Selbstvermarkter oder Wochenmarkt kann man auch einfacher nachfragen. Dort finden Sie vor allem frische, unverfälschte Lebensmittel.

Frische Bio-Erzeugnisse enthalten mehr sekundäre Pflanzenstoffe und weniger Gifte (Pestizide und Nitrate). In Bio-Milch und Bio-Fleisch sind mehr Omega-3-Fette enthalten, weil die Kühe Gras statt Getreide fressen. Auch in Bio-Eiern finden sich mehr Omega-3-Fettsäuren. Essen Sie Produkte von Tieren, die selbst gut gegessen haben. Wenn das Frischesortiment begrenzt ist, stellt tiefgekühlte Ware eine gute Alternative dar.

Während die großen Food- und Agro-Konzerne alles daransetzen, auch im Bio-Bereich ihren Einfluss auszudehnen, plädieren die Experten für eine Rückbesinnung auf natürliche und nachhaltige Produktionsweisen. Dies ist allerdings mit höheren Endpreisen verbunden und die müssen wir als Verbraucher auch bereit sein zu bezahlen. Wenigstens zum Teil haben wir alle es in der Hand, wohin die Entwicklung geht. Insgesamt weniger rotes Fleisch und weniger Milchprodukte zu essen, ist das Wichtigste was Sie tun können, um Ihren CO_2-Fußabdruck zu verringern.

Superfood

Ein aktueller Trend sind die die sogenannten **Superfoods**. Der Begriff ist ein reines Marketing-Instrument und ernährungswissenschaftlich nicht definiert. Aber brauchen wir wirklich Chiasamen oder Acai- und Goji-Beeren? Verzichten Sie auf die exotischen und teuren Superfoods unklarer Herkunft und Qualität. Bei uns gibt es regionales Superfood, also Leinsamen statt Chiasamen, Brokkoli statt Weizengras, Blaubeeren statt Goji-Beeren und Sauerkraut statt Kimchi.

Heimische Superfoods sind voller Nährstoffe und sekundärer Pflanzenstoffe. Sie sind lecker, gesund und preiswert, haben keine langen Transportwege hinter sich und sind weniger mit Schadstoffen belastet als die exotischen Varianten:

- Brokkoli und Kohl,
- Grünes Blattgemüse,
- Pilze,
- Beeren,
- Äpfel,
- Vollkorngetreide und Hafer,

- Hülsenfrüchte,
- Leinsamen und Leinöl,
- Kräuter und Gewürze,
- Tomaten,
- Rote Bete,
- Nüsse und Samen.

Antientzündliche Ernährung

Chronische Entzündungen spielen bei vielen Krankheiten eine Rolle. Übergewicht, Tabakkonsum, Stress, Umweltgifte und eine Ernährung mit viel Zucker und Transfetten fördern chronische Entzündungen. Weniger Zucker, schlechte Fette, Alkohol und weniger tierische Produkte und Fertigprodukte zu essen, ist eine gute Basis. Alle Lebensmittel, die antientzündlich wirken, halten unsere Gewebe gesund, wirken krebsprotektiv und verzögern das Altern. Dazu gehören:

- Omega-3-reiche Lebensmittel (fetter Seefisch, Raps-, Walnuss- und Leinöl),
- Einfach ungesättigte Fettsäuren (Olivenöl, Rapsöl),
- Hanf-, Borretsch-, Schwarzkümmel- und Weizenkeimöl,
- Gemüse und Obst (sekundäre Pflanzenstoffe – besonders in Kohl und Beeren),
- fermentierte Lebensmittel,
- Hülsenfrüchte,
- Kräuter und Gewürze (Ingwer, Kurkuma, Knoblauch),
- Nüsse,
- Schwarztee und Kaffee oder
- einfach mal nichts essen.

Krebsvorbeugende Ernährung

Übergewicht stellt den größten Risikofaktor für die Entstehung einer Krebserkrankung dar. Die Ursachen liegen in der entzündlichen, hormonaktiven und Wachstumsfaktoren bildenden Wirkungen des Fettgewebes, insbesondere im Bauch. Abnehmen bis zum Normalgewicht hat den größten krebspräventiven Effekt. Eine Anti-Krebs-Diät und Wundermittel gibt es nicht, doch eine ausgewogene pflanzenbasierte Kost kann das Krebsrisiko senken. Reduzieren Sie den Verzehr von rotem Fleisch und vor allem von Wurstwaren (weniger tierische Fette, mehr pflanzliche Fette). Vermeiden Sie Fertigprodukte und essen Sie überwiegend natürliche Lebensmittel wie Gemüse, Hülsenfrüchte, Nüsse, Obst und auch Fisch sowie Milchprodukte (mediterrane Ernährungsweise). Ein häufiger Verzehr von Fertigprodukten erhöht das Krebsrisiko. Schränken Sie den Alkohol-Konsum ein und rauchen Sie nicht.

Umweltgifte

Trotz aller Aufklärung raucht in Deutschland ein knappes Drittel der Erwachsenen. Zwar ist ein Rückgang zu beobachten, doch sind es immer noch 27 Prozent der Frauen und 33 Prozent der Männer, die insbesondere zur Zigarette greifen. **Rauchen** ist das stärkste selbst beeinflussbare Lebensstilrisiko für die Gesundheit. Es begünstigt Lungenerkrankungen, Krebs, Herz-Kreislauf-Erkrankungen und Diabetes. Rauchen fördert Entzündungen und steigert die Stresshormone. Frauen, die täglich mehr als 10 Zigaretten rauchen, sterben sieben Jahre früher, bei Männern sind es sogar zehn Jahre. Nur jeder vierte Raucher wird 80 Jahre oder älter.

Auf Schritt und Tritt kommen wir heute mit giftigen Substanzen in Berührung. In Lebensmitteln finden sich oft Nitrate, Arsen, Aluminium und Schwermetalle. Schwermetalle können Enzymsysteme lahmlegen. Wir können diesen Belastungen nicht vollständig entgehen, aber wir können unsere Entgiftungsorgane durch die ausreichende Zufuhr von Kupfer, Zink und Selen unterstützen. Eine Ausleitung von Schwermetallen wird gefördert durch: Glutathion, N-Acetylcystein, Vitamin C, Alpha-Liponsäure, Taurin, Chlorella, Kieselerde, Knoblauch und Bärlauch. Essen Sie saisonal sowie regional und selten Importware aus fernen Ländern.

Reinigungsmittel enthalten Tenside, Phosphate und Perborate, **Kosmetika** Arsen, Blei, Barium, Formaldehyd und Hexachlorophen. **Titanoxid** (E 171) ist in Medikamenten, Nahrungsergänzungsmitteln und Zahnpasta enthalten. In **Lacken und Klebstoffen** sind Xylol und Benzol, in **Holz-**

schutzmittel Pentachlorphenol. Hinzu kommt die **Luftbelastung** durch Kohlenmonoxid, Blei, Stickoxide, Ozon und Feinstaub. Eine Art **Allroundschadstoff** ist die Gruppe der Aldehyde, die in vielen Verpackungen, Reinigungs- und Pflegemitteln enthalten sind. Das Trinkwasser ist mit **Arzneimittelresten** belastet. Außerdem sind wir zunehmend **Strahlung und Elektrosmog** ausgesetzt. Viele Wohnungen sind mit **Schimmel und Mykotoxinen** belastet.

Auch sogenannte **endogene Disruptoren** haben einen Einfluss auf unseren Stoffwechsel. Es handelt sich dabei um hauptsächlich aus Kunststoffen aber auch Kosmetika stammende Substanzen mit hormoneller Wirkung. Einige stören die hormonelle Steuerung von Hunger und Sättigung, was eine positive Energiebilanz fördert (**obesogene Umweltgifte**). So mindert **Bisphenol A** die Insulinsensitivität und stört die Insulinproduktion in der Bauchspeicheldrüse. Es steht im Verdacht, Diabetes, Fettleibigkeit, Störung der Schilddrüsenfunktion und Unfruchtbarkeit zu fördern. Auch die als Weichmacher in Kunststoffen verwendeten **Phthalate** sollen ähnliche hormonelle Wirkungen besitzen. Sie sind in Babyartikeln und Spielzeug sowie teilweise in Lebensmittelverpackungen verboten. Auch **Tributylzinn** (TBT) gehört zu den Plastikhormonen mit obesogener (dickmachender) Wirkung. Hinzu kommt die Belastung durch **Mikroplastik**.

In Deutschland werden in der Landwirtschaft jährlich 40.000 Tonnen **Pestizide** (z.B. Glyphosat) mit 250 verschiedenen Wirkstoffen gegen Unkraut, Pilze und Schädlinge eingesetzt. Über die Veränderung unseres Mikrobioms wird eine Förderung von Übergewicht angenommen. Pestizide können sich im Gemüse und auch im Honig finden. Das Bienensterben ist ein globales Problem und die Hintergründe sind nicht eindeutig geklärt. Als Verursacher gelten: die Varroamilbe, Viren, Bakterien, Pilze, Pestizide und Insektizide. Oder eben auch einfach der Nahrungsmangel durch Monokulturen.

Lebensmittelkennzeichnung, Fertigprodukte und Zusatzstoffe

In einer **Zutatenliste** muss für jedes verpackte Produkt über die Zusammensetzung des Lebensmittels informiert werden. Die Zutaten werden in absteigender Reihenfolge ihres Gewichtsanteils angegeben. **Es gilt fast immer: Je kürzer die Liste, desto gesünder ist das Produkt**. Seit Dezember 2016 müssen nach EU-Vorschrift Informationen in Form einer **Nährwerttabelle** erfolgen für: Energiegehalt, Fett, Kohlenhydrate, Eiweiß und Salz. In der EU sind 380 Zusatzstoffe und über 100 Verarbeitungshilfsstoffe zugelassen, allerdings muss nur ein Teil davon angegeben werden. Die wichtigsten Klassen sind: Farbstoffe, Konservierungsmittel, Antioxidationsmittel, Emulgatoren, Verdickungsmittel, Säureregulatoren, Geschmacksverstärker und Süßungsmittel. Es werden auch Verarbeitungshilfsstoffe eingesetzt wie: Antischaummittel, Antiklumpmittel, Schmiermittel, Lösungsmittel, Klebemittel, Filterhilfsmittel und technische Enzyme. Im Bio-Sektor sind nur etwas mehr als 50 Zusatzstoffe und 40 Verarbeitungshilfsmittel zugelassen. Bioland und Naturland erlauben nur 22 Zusatzstoffe, Demeter 19.

Seit November 2020 gibt es in Deutschland auch den **Nutri-Score**. Die Inhaltsstoffe werden dabei auf einer fünffach gestuften Skala von Grün (A – günstige Nährstoffzusammensetzung) bis Rot (E – ungünstige Nährstoffzusammensetzung) eingeschätzt. Es handelt sich um ein System zum Vergleich ähnlicher Lebensmittel innerhalb einer Produktgruppe. Der Nutri-Score stellt keine Wertung des gesundheitlichen Nutzens eines Produkts dar. Leider ist diese Kennzeichnung bisher nur freiwillig. Auch zur Klima- und Ökobilanz erhält der Verbraucher bisher kaum Informationen. Die Lebensmittelstylisten der großen Hersteller beeinflussen die Zusammensetzung, um einen möglichst günstigen Nutri-Score zu erreichen.

Von allem, was in Deutschland verzehrt wird, stammt **75 Prozent aus industrieller Produktion**, in den USA sind es 95 Prozent. Kein Wunder, dass fast 40 Prozent der Deutschen kaum noch kochen können. Die

Lebensmittelindustrie macht in Deutschland mit **Fertiggerichten** (Convenience Food) einen Umsatz von fast 4 Milliarden Euro. Mit chemischen Zusätzen erreicht die Industrie eine billige Herstellung und eine längere Lagerungsfähigkeit. Immer mehr Zusatzstoffe werden zugelassen, am meisten Geschmacksstoffe. Mit den Mitteln der Chemie in künstlichen Aromen und Geschmacksverstärkern **ist der Geschmack fast beliebig manipulierbar**. Konservierungsstoffe bekämpfen Bakterien, Stabilisatoren, Bindemittel und Emulgatoren halten die Produkte in Form. Zucker und Salz verlängern die Haltbarkeit. Die Zunahme der Zusatzstoffe in unserer Nahrung gilt als ein Grund für den Anstieg von Allergien. Ein erhöhter Konsum von hochverarbeiteten Lebensmitteln begünstigt die Entstehung vieler Krankheiten (Adipositas, Typ-2-Diabetes, Herz-Kreislauf-Erkrankungen, Darmkrebs).

Industrielle Verarbeitung vernichtet gesunde Inhaltsstoffe. Gesteigert wird dies noch dadurch, dass alle möglichen **Abfälle als Grundsubstanz** verwendet werden. Die Natur wird auf eine Rolle als Kulisse für die Werbung reduziert. Aber nicht nur Geschmack wird produziert, auch Gerüche werden als sogenanntes „**Duftmarketing**" eingesetzt. Fooddesigner und Lebensmittelchemiker kreieren Fertigprodukte mit einem sogenannten „Bliss Point" (Glückspunkt). Das ist der Punkt, bei dem ein Nahrungsmittel „optimal" süß und/ oder salzig bzw. fetthaltig ist, um beim Genuss ein Maximum an Dopamin und anderen Belohnungsbotenstoffen (Serotonin, Endocannabinoide, Opioide) freizusetzen.

Schaut man sich beispielsweise **Fleisch- und Wurstersatzprodukte** an, so ist viel Chemie im Einsatz: Stabilisatoren, Verdickungsmittel, Aromen, Farbstoffe, Gewürzextrakte, Geschmacksstoffe und selbstverständlich Fett, Salz und auch Zucker. „Pflanzlich" ist nicht gleichbedeutend mit „natürlich". Bei wenig echten Nährstoffen ist der Kaloriengehalt entsprechend hoch. Mehr als die Hälfte der im Supermarkt erhältlichen Produkte sind heute aromatisiert. Diese Stoffe werden teilweise aus Holz oder Rohöl gewonnen. Geschmacksverstärker fördern den Appetit und damit Übergewicht. Alle diese Zusatzstoffe wurden z.B. bei der „Nationalen Verzehrstudie II" nicht erfasst.

In der EU ist die Europäische Behörde für Lebensmittelsicherheit (EFSA) für die gesundheitliche Bewertung von Zusatzstoffen zuständig. Seit 2008 dürfen Zusatzstoffe nach EU-Recht nur dann verwendet werden, wenn sie „für den Verbraucher Vorteile bringen." Geändert hat sich aber nichts. Jetzt gibt es eben neue Zusatzstoffe ohne E-Nummer, man nennt sie eben „natürlich". Sie stellen zwar eine chemisch veränderte Form von Natur dar, aber sie müssen nicht zugelassen werden und es gibt keine Risikoprüfung. So stellen die Hersteller ein „Clean Label" her. Glutamat ist verpönt, da greift man eben zum Hefeextrakt. Oder Curcumin hat als natürlicher Farbstoff die E-Nummer (E 100), der Curcuma-Extrakt nicht.

Seit Inkrafttreten der **Europäischen Aromen-Verordnung** wird nicht mehr zwischen natürlichen, naturidentischen und künstlichen Aromen unterschieden. Künstliche Aromen werden in einer Positivliste geführt. Ein aus Sägespänen gewonnener Erdbeergeschmack kann weiterhin als „natürliches Aroma" bezeichnet werden. Auch die Ausscheidungen von Mikroorganismen können zu „natürlichen Aromen" führen. Ein chemisch hergestellter Vanillegeschmack, bislang als „naturidentisch" oder „künstlich" bezeichnet, heißt jetzt eben „Vanillearoma". Das synthetische Vanillin wird zumeist aus Lignin, einem Abfallstoff der Papierindustrie, hergestellt.

Der **Betrug mit Aromen und Farbstoffen ist legalisiert**, denn in den wichtigen Gremien sitzen überwiegend Industrievertreter, Verbrauchervertreter sind in der Minderzahl. Über die Lebensmittel entscheiden im Grund genommen die multinationalen Konzerne und jeder Einzelne muss eben selbst für seine Gesundheit sorgen. Die Politik erleichtert das Spiel der Konzerne durch günstige Gesetze. Wen wundert's, dass das Vertrauen in die Nahrungsmittelindustrie seit Jahren schwindet.

Die industrielle Nahrungsmittelproduktion hat den Lebensmitteln wichtige Nährstoffe

(Vitamine A, C, E, B_6, B_{12}, Folsäure, Omega-3-Fettsäuren) entzogen und dafür Chemikalien eingebaut. Darunter leiden unser Gehirn, die Denkfähigkeit und die Intelligenz. Neurologische und psychische Erkrankungen können die Folge sein. Die Ernährung ist von fundamentaler Bedeutung für unseren Intellekt, aber auch für Gefühle und Emotionen und für die Produktion körpereigener Botenstoffe. Viele Bestandteile der Fertigprodukte irritieren und manipulieren das System der Körpersignale. Moderne Nahrungsmittel aus dem Supermarkt sind zum großen Teil erhitzt und enthalten deshalb große Mengen an AGEs (Advanced Glycation End Products). Auch sie sind Altersbeschleuniger (siehe Kapitel 2).

Omega-3-Fette sind ein wichtiger Baustoff fürs Gehirn, für die Lebensmittelindustrie aber unerwünscht, weil sie nicht so haltbar sind. Ein erhöhter Omega-3-Anteil in unserer Ernährung könnte dazu führen, dass psychische Erkrankungen seltener vorkommen. Weitreichende Auswirkungen haben die vielen Zusatzstoffe. **Zitronensäure** fördert Zahnschäden sowie die Aufnahme von **Aluminium** im Gehirn und damit das Alzheimer-Risiko. Der Geschmacksverstärker **Glutamat** gilt bei Neurowissenschaftlern als Nervenzellgift und kann ebenfalls bei neurodegenerativen Erkrankungen eine Rolle spielen. Glutamat löst bei manchen Menschen Kopfschmerzen sowie eine ganze Reihe anderer Symptome (China-Restaurant-Syndrom) aus und kann das Sättigungsgefühl durch Absenken des Leptins so beeinflussen, dass mehr gegessen wird. Es verschafft den Speisen eine intensive Würze, „umami“, wie die Japaner sagen, was „würzig“ bedeutet. Glutamat kann hinter vielen Namen versteckt sein: E 621 bis E 625, Geschmacksverstärker, Aroma, Würze, Carrageen, Maltodextrin, Weizenprotein, Trockenmilcherzeugnis und **Hefeextrakt**. Letzteres gilt nicht einmal als Zusatzstoff, sondern als Zutat und gilt als Geschmacksverstärker der Zukunft. Der gesundheitliche Effekt wurde allerdings bisher nicht untersucht. Mittlerweile gibt es Hefeextrakt in verschiedenen Geschmacksnoten. Hefeextrakt enthält 7 bis 8 Prozent Glutamat und ist in vielen Bioprodukten enthalten. Auch wenn Hefeextrakt den Geschmack verstärkt, kann auf dem Etikett „ohne Geschmacksverstärker“ stehen. Hefeextrakt wirkt ebenfalls als Dickmacher.

Glutamat kommt auch in vielen natürlichen Lebensmitteln vor, wie Käse, Bohnen, Tomaten, sogar in der Muttermilch. Allerdings kann der Mensch ohne Glutamat auch nicht leben, denn es ist ein Neurotransmitter im Gehirn und auch im Darm. Die schädlichen Wirkungen des Glutamats in den Nahrungsmitteln entwickeln sich oft über einen längeren Zeitraum und unbemerkt.

Zusatzstoffe wie **Natriumsulfit** (E 221), **Natriumbenzoat** (E 211) und **Curcumin** (E 100) drosseln die Leptinbildung, was Übergewicht begünstigt. Natriumbenzoat und auch Carrageen können Diabetes fördern.

In der Europäischen Union (EU) sind momentan 11 **Süßstoffe** zugelassen:

- Acesulfam-K (E950)
- Advantam (E 969)
- Aspartam (E 951)
- Aspartam-Acesulfam-Salz (E 962)
- Cyclamat (E 952)
- Neohesperidin DL (E 959)
- Neotam (E 961)
- Saccharin (E 954)
- Steviaglykoside „Stevia“ (E960)
- Sucralose (E 955)
- Thaumatin (E 957)

Die Süßkraft der Süßstoffe ist gegenüber Zucker deutlich größer. Ob Süßstoffe eine Insulinwirkung besitzen ist umstritten. Allerdings könnten sie über den süßen Geschmack den Appetit anregen und so eine Gewichtszunahme bewirken, was allerdings mit Studien nicht belegt ist. Die normalen hormonellen und neurologischen Signale, die Hunger und Sättigung kontrollieren, werden unterbrochen. **Süßstoffe als Zuckerersatz sind keine Wundermittel für die schlanke Linie**, sie helfen, wenn überhaupt, dann nur gering beim Abnehmen. Ein erhöhtes Krebsrisiko ist nicht nachgewiesen worden. Bei einem regelmäßigen

Verzehr kann es zu einer Störung des Mikrobioms kommen. Zurückhaltung ist also auch hier zu empfehlen.

Ein toxikologisch nicht unbedenklicher Zusatzstoff ist der Süßstoff **Aspartam**. Es kann in die Steuerungsmechanismen des Gehirns eingreifen und zu Kopfschmerzen, Schwindel und Gedächtnisstörungen führen. Das darin enthaltene Aspartat wirkt wie Glutamat als Neurotransmitter und kann ebenfalls in höherer Dosis und der vermehrten Bildung von Phenylalanin den Gehirnzellen schaden. Die Folgen können auch hier neurologische und psychische Erkrankungen sein. Vor allem in der Schwangerschaft sollten Sie auf Aspartam verzichten. Auf dem Etikett muss der Hinweis „Enthält eine Phenylalaninquelle" enthalten sein, um Menschen mit Phenylketonurie zu warnen. Außerdem müssen laktoseintolerante Menschen beachten, dass Süßstofftabletten Milchzucker (Laktose) als Trägersubstanz enthalten. Aspartam gilt laut WHO bei einer täglichen Aufnahme von 40 mg/kg Körpergewicht als „möglicherweise krebserregend".

Bei Einhaltung der Höchsteinnahmemengen sind Süßstoffe nicht gesundheitsschädlich. Als gesundheitsförderlich kann man sie allerdings auch nicht bezeichnen. Süßstoffe gelangen auch in geringen Mengen ins Trinkwasser. Welchen Einfluss das auf die Tier- und Pflanzenwelt hat, ist bisher noch unerforscht.

Acesulfam-K, Saccharin, Stevia, Neotam und Sucralose gelten als unbedenkliche Süßstoffe.

Neben den Süßstoffen gibt es noch die sogenannten Zuckeraustauschstoffe (Zuckeralkohole). In der EU sind 8 zugelassen:

- Sorbit (E 420)
- Mannit (E 421)
- Isomalt (E 953)
- Polyglycitolsirup (E 964)
- Maltit (E 965)
- Lactit (E 966)
- Xylit (E 967)
- Erythrit (E 968)

Die Zuckeraustauschstoffe sind (außer Erythrit) nicht kalorienfrei, haben gegenüber Zucker eine geringere Süßkraft und wirken ab einer bestimmten Menge abführend. Verdauungsprobleme können insbesondere Isomalt, Sorbit, Xylit und Mannit auslösen. Auf dem Etikett muss der Hinweis stehen: „Kann bei übermäßigem Verzehr abführend wirken".

Emulgatoren, **Stabilisatoren**, **Verdickungsmittel**, **Süßungsmittel** und **Konservierungsstoffe** können den Darm schädigen, zu Entzündungen führen und das Mikrobiom verändern. Sulfite und Benzoesäure gelten als Risikofaktoren für Asthma, Ekzeme und allergischen Schnupfen. Der Stabilisator Xanthan (E 415) beispielsweise wird aus den Ausscheidungen von Bakterien hergestellt, ist also im Grunde genommen Bazillenschiss.

Phosphate als Zusatzstoffe stehen im Verdacht Atherosklerose zu fördern, das Herz zu schädigen und gelten als „Knochenkiller", weil sie zu Osteoporose führen.

Zwischen künstlichen **Lebensmittelfarben** und Hyperaktivität, Aggressivität oder Konzentrationsschwierigkeiten konnte ein Zusammenhang festgestellt werden. Die Hersteller müssen auf Produkte mit diesen Farbstoffen einen Warnhinweis aufbringen: „Kann Aktivität und Aufmerksamkeit von Kindern beeinflussen".

Lebensmittel, die gentechnisch verändert sind, gentechnisch veränderte Organismen enthalten oder aus solchen hergestellt sind, müssen gekennzeichnet werden. Trotzdem gelangt über Zusatzstoffe noch genügend **Gentechnik** in die Supermarktregale.

Nahrungsmittelallergien und -unverträglichkeiten (NMU)

In Deutschland ist eine zunehmende Häufigkeit von Nahrungsmittelunverträglichkeiten (NMU) zu verzeichnen. Bei den NMU unterscheidet man psychosomatische Reaktionen (Nocebo-Effekte), strukturell bedingte NMU (z.B. durch Entzündung) und funktionelle NMU. Die funktionellen NMU werden in toxische sowie nichttoxische Reaktionen und diese wieder in allergische und nichtallergische NMU gegliedert.

Die nichtallergischen NMU stellen die Nahrungsmittelintoleranzen im engeren Sinne dar. Dabei handelt es sich um Enzymdefekte, Transporter-Defekte oder nichtallergische Hypersensitivitäten. Mit einer Ernährungsumstellung mit Führung eines Tagebuches gelingt es oft, dass zumindest geringe Mengen eines problematischen Lebensmittels vertragen werden. In einer ersten Karenzphase werden unverträgliche Nahrungsmittel 4 Wochen gemieden. Danach werden in einer Testphase geringe Mengen dieser Lebensmittel wieder auf den Speiseplan gesetzt. In der abschließenden Dauerphase sollen dann die verträglichen Mengen durch langsame Dosiserhöhung erkannt werden.

Bis zu 5 Prozent der Bevölkerung gelten als Nahrungsmittelallergiker (Kinder 4–6 Prozent, Erwachsene 1–4 Prozent). Nicht deklarierte oder versteckte Allergene in zusammengesetzten Lebensmitteln oder Fertigprodukte stellen für diese Gruppe ein Risiko dar. 90 Prozent aller Lebensmittelallergien gehen von 15 Lebensmittelgruppen aus: glutenhaltiges Getreide, Fisch, Eier, Krustentiere, Erdnüsse, Soja, Hülsenfrüchte, Milch, Nüsse, Sellerie, Senf, Sesam, Lupinen, Weichtiere und Sulfite. Auch immer mehr künstliche Zusatzstoffe machen Allergikern Probleme. Zu beachten sind auch Kreuzreaktionen bei Heuschnupfen via Reaktion auf die Pollen und ähnlichen Antigenstrukturen in Nahrungsmitteln wie Äpfeln und Nüssen.

Nahrungsmittelallergien

Bei **allergischen NMU** reagiert der Körper immunologisch auf bestimmte Nahrungsmittelbestandteile. In der Mehrzahl handelt es sich dabei um allergische Sofortreaktionen vom Typ-I, die über die Bildung spezifischer IgE-Antikörper vermittelt werden. Daneben gibt es nicht-IgE-vermittelte allergische NMU. Die Reaktionen müssen nicht zwangsläufig systemisch ablaufen und serologisch nachweisbar sein, es kann auch zu lokalen Reaktionen wie im Mund-/Rachenraum oder dem Dünndarm kommen. Symptome der IgE-vermittelten Nahrungsmittelallergien sind in absteigender Häufigkeit: Urtikaria, Angioödem, gastrointestinale Symptome, Atemnot, Laryngospasmus, Anaphylaxie und Rhinokonjunktivitis.

Die **Weizenallergie** tritt vor allem bei Kindern in 3–5 Prozent auf und nimmt dann während der Entwicklung zum Erwachsenen auf 0,4 Prozent ab. Bei der Weizenallergie können häufig IgE-Antikörper gegen Weizenproteine oder Gluten im Blut nachgewiesen werden. Aber es gibt eine nicht unerhebliche Zahl von falsch positiven und falsch negativen Tests auf IgE-Antikörper. Die Haut-Allergietests (Prick- und Patch-Test) sind nur eingeschränkt aussagekräftig, da eine Reaktion auch bei vorliegender Allergie ausbleiben kann. Zielführend können auch das Führen eines Ernährungstagebuches und eine Ausschlussdiät sein.

Häufig werden auf Privatrechnung Allergen-Screens mit Bluttests auf IgG-Antikörper oder auch IgG4 angeboten. Diese Tests sind prinzipiell nicht aussagekräftig, da der Körper IgG-Antikörper auch auf harmlose Nahrungsbestandteile bildet. Dies hat keinen Krankheitswert. In solchen Tests werden häufig viele IgG-Antikörper gegen verschiedene Nahrungsmittel gefunden. Dadurch werden die Patienten in ihrer Lebensmittelauswahl derart eingeschränkt, dass es zu Mangelerscheinungen kommen kann. Auch der Lymphozytentransformationstest (LTT) ist nicht zur Diagnostik einer Allergie oder Überempfindlichkeit auf Nahrungsmittel geeignet. Mit beiden Tests ist eine Unterscheidung zwischen gesunden und kranken Personen nicht möglich. Man kann vor diesen Tests, die von „Alternativmedizinern" und Heilpraktikern sehr gern angeboten werden, nur warnen. Dasselbe gilt für „energetische" oder „feinstoffliche" Testverfahren wie EAV (Elektroakupunktur nach Voll), Bioresonanz oder Kinesiologie. Unterschiedliche Untersucher kommen oft mit dem gleichen Test zu unterschiedlichen Ergebnissen. In Doppel-Blind-Experimenten haben sie die gleiche Trefferrate wie mit Würfeln.

Auch die bei einem postulierten „Leaky Gut" (durchlässiger Darm) immer wieder bestimmten Parameter Zonulin, alpha-1-Antitrypsin und Calprotectin sind nicht validiert. Leicht erhöhte Werte können ggf. eine vermehrte Permeabilität, insbesondere bei diffusen entzündlichen Prozessen, anzeigen. Ein weiterer Marker ist I-FABP

(Intestinal-fatty acid binding protein). Dieses Protein wird freigesetzt, wenn Darmzellen beschädigt sind. Calprotectin ist ein etablierter und wertvoller Parameter, validiert aber nur bei CED (Chronisch entzündliche Darmerkrankung). Es ist der Marker mit der höchsten Aussagekraft für entzündliche Darmerkrankungen. Die üblichen Mikrobiom-Analysen sind häufig durch fehlerhafte Asservierung und Transport inkorrekt. In der neuesten Leitlinie zum Reizdarmsyndrom (RDS) wird keine Empfehlung für eine Stuhlanalyse auf Dysbiose gegeben.

Anaphylaktische Reaktionen werden am häufigsten bei Erdnussallergien beobachtet. Bisher gibt es zwei anerkannte Therapiestrategien: sorgfältiges Vermeiden der Allergenaufnahme und das Mitführen eines Notfallsets. Zunehmend ist auch die orale Immuntherapie in Erprobung aber noch kein allgemeiner Standard.

Schwierig ist es bei vielen Nahrungsmittelallergien, die ohne eine Akutreaktion auftreten und ihre Symptome vorrangig im Magen-Darm-Trakt erst mit größerer zeitlicher Verzögerung zeigen. Verursacher sind meist Weizen, Milch, Soja und Hefe. Diese Patienten erhalten dann häufig die Verlegenheitsdiagnose eines Reizdarmsyndroms. Es wird mittlerweile angenommen, dass bei 10–15 Prozent der Bevölkerung eine atypische Weizenallergie vorliegt. Ein Großteil dieser Patienten hat eine atypische Nahrungsmittelallergie, was aber bisher nur endoskopisch mit lokalem Provokationstest und anschließender Biopsie festgestellt werden konnte. Mit einer Ausschlussdiät können dann deutliche Besserungen erzielt werden.

Laktoseintoleranz

Vor ungefähr 8.000 Jahren kam es zu einer Genvariante, die dafür sorgte, dass die milchzuckerspaltende Laktase auch im Erwachsenenalter vom Körper produziert wird. Das betrifft vor allem die nördliche Halbkugel. In Nordeuropa kann man bei 80 bis 90 Prozent der Bevölkerung das Enzym Laktase nachweisen, in Südeuropa bei etwa 50 Prozent, weltweit allerdings nur bei 30 Prozent. Fast alle Afrikaner, aber auch die Mehrheit der Asiaten sind nicht in der Lage, nach dem Kleinkindalter Laktose zu verdauen. Die Laktoseintoleranz ist die häufigste NMU bei uns mit einer Prävalenz von 15–20 Prozent. Allerdings greifen deutlich mehr zu laktosefreien Lebensmitteln, was die Industrie wegen der höheren Gewinnspanne freut.

Laktose ist nicht nur in Milchprodukten, sondern auch in vielen Fertigprodukten enthalten. Fehlt die Laktase, wird der Milchzucker im Darm von den Darmbakterien vergoren. Dies führt zu Blähungen und zu Durchfällen, wenn der Zucker osmotisch wirksam Wasser in den Darm zieht. Gut gereifter Käse (z. B. Parmesan, Bergkäse), Joghurt und Kefir oder Quark werden meist gut vertragen, da nur noch wenig Laktose enthalten ist. Sahne und Butter enthalten keine Laktose.

Der Wasserstoffatemtest gilt als Goldstandard zur Diagnostik. Eine Laktoseintoleranz kann ursächlich nicht therapiert werden. Die Behandlung besteht in einer dauerhaften laktosefreien oder -armen Diät, wobei der Milchzuckerkonsum auf das individuell tolerierbare Maß reduziert wird. Die Enzymersatztherapie kann eine sinnvolle Ergänzung darstellen. Fast alle Milcherzeugnisse sind auch als laktosefreie Produkte im Handel. Die Laktoseintoleranz ist damit die NMU, die für Betroffene am wenigsten Einschränkungen mit sich bringt. Als Kalziumquelle bieten sich alternativ kalziumreiches Mineralwasser und grünes Gemüse an.

Fruktosemalabsorption

Die Fruktosemalabsorption beruht auf einem Mangel des GLUT5-Transportproteins im Dünndarm und damit verminderter Aufnahmefähigkeit von Fruktose. Es wird geschätzt, dass jeder Dritte betroffen ist, aber davon nur jeder Zweite Symptome zeigt. Die Grenze der Verträglichkeit liegt häufig schon bei 25 g Fruktose am Tag. Die Problematik hat zugenommen, da die Industrie vermehrt Fruktose in Fertigprodukten verwendet. Die Symptomatik zeigt sich in gastrointestinalen Beschwerden wie Blähungen und über einen vermehrten Flüssigkeitseinstrom mit Durchfall. Es kann aufgrund einer gestörten Aufnahme von Tryptophan zu verminderter Serotoninbildung und Depressionen kommen.

Zur Diagnostik stehen im Selbsttest die Auslassphase und im nächsten Schritt die Provokation mit fruktosehaltigem Obst zur Verfügung. Die Standardmethode zur Feststellung einer Fruktosemalabsorption stellt der Wasserstoffatemtest nach einer Gabe von 25 g Fruktose dar.

Die Therapie besteht in einem dreistufigen Diätregime: Karenzphase, Testphase und Dauerernährung. Dabei muss dauerhaft auf größere Mengen von Fruktose und auch Sorbit, das im Darm in Fruktose umgewandelt wird, verzichtet werden.

FODMAP-Intoleranz

In der Therapie des Reizdarmsyndroms gewinnt das sogenannte FODMAP-Konzept an Bedeutung. Einen zentralen Stellenwert nehmen dabei die Laktoseintoleranz und die Fruktosemalabsorption ein. Der Begriff FODMAP steht für mehrere, heterogene Gruppen an Nahrungsmittelinhaltsstoffen, nämlich die fermentierbaren Oligosaccharide (Fruktane), Disaccharide (Laktose) und Monosaccharide (Fruktose) sowie Polyole (Sorbit, Mannit, Xylit). Das FODMAP-Konzept vereint damit verschiedene Inhaltsstoffe, von denen jeder für sich genommen als potentielle Ursache von Unverträglichkeiten bekannt ist. Es können Blähungen, Völlegefühl und Bauchschmerzen auftreten. Es kommt aber zu keiner Darmentzündung. Bisher ist nicht geklärt, ob das FODMAP-Konzept einen dauerhaften Stellenwert in der Ernährungstherapie erlangen wird oder ob es sich um eine „Ernährungsmode" handelt.

Histaminintoleranz

Diese NMU tritt infolge einer insuffizienten Enzymaktivität mit nicht ausreichendem Histamin-Abbau auf. Die Beschwerden ähneln allergischen Reaktionen (Pseudoallergie). Es können Fließschnupfen, nasale und bronchiale Obstruktion, Kopfschmerzen, Schwindel, Juckreiz, Urtikaria, Flush, Atemnot, Durchfall und kardiovaskuläre Symptome auftreten. Im äußersten Fall kann es zur Anaphylaxie und für den Patienten lebensbedrohlichen Situation kommen. Die Prävalenz wird auf 1–3 Prozent geschätzt, wobei Frauen viermal häufiger betroffen sind als Männer.

Histamin stammt überwiegend aus Lebensmitteln, kann jedoch auch aus Mastzellen freigesetzt werden und besitzt nicht nur als Trigger der Histaminintoleranz, sondern als Gewebshormon und Neurotransmitter eine Vielzahl physiologischer Funktionen.

Bei der mikrobiellen Reifung von Lebensmitteln entstehen Histamin und andere biogene Amine. Neben bestimmten Milchprodukten sind dies Schinken- und Wursterzeugnisse, Fisch- und Meeresfrüchte, Sauerkraut, hefehaltige Produkte, Sojasoße, Wein und Bier. Auch Spinat und Tomaten sowie Ananas, Kiwis, Erdbeeren, Papayas, Orangen, Grapefruits, Zitronen, Himbeeren und Bananen können bedeutsame Histaminmengen enthalten.

Ursache der Histaminintoleranz ist eine angeborene oder erworbene Minderproduktion des histaminabbauenden Enzyms Diaminooxidase (DAO) oder des histamininaktivierenden Enzyms Histamin-N-Methyltransferase (HNMT). DAO-blockierede Lebensmittel sind: Tee, Kakao, Energy-Drinks und Alkohol. Daneben gibt es eine ganze Reihe von DAO-blockierenden Medikamenten (z. B. Diazepam) und histaminfreisetzenden Medikamenten (z. B. Diclofenac). Bei Menschen mit einer Mutation der Alkohol- und/oder Aldehyd-Dehydrogenase führt eine zu rasche Bildung bzw. Anhäufung von Acetaldehyd über die Degranulation von Mastzellen bereits ebenfalls zu erhöhter endogener Histaminfreisetzung.

Zur Diagnostik gehören die Ernährungsanamnese, die Bestimmung der DAO-Aktivität, die Bestimmung des Methylhistamins im Urin, ein histaminspezifischer Pricktest und weitere weniger etablierte Verfahren. Der Goldstandard ist derzeit eine Eliminationsdiät mit anschließendem Provokationstest unter kontrollierten Bedingungen. Die Histaminintoleranz ist überwiegend ein Sekundärphänomen und Verstärker präexistenter „Allergien". Es gibt nur sehr wenige

Fälle, in denen sie nachweislich genetisch bedingt ist. Eine erhöhte Darmdurchlässigkeit („leaky gut") und eine atypische Nahrungsmittelallergie sind wahrscheinlich stark mit der Histaminintoleranz assoziiert.

Da Histamin sowohl über die Methylierung durch die Histamin-N-Methyltransferase (HNMT) als auch über den oxidativen Abbau durch die Diaminooxidase (DAO) abgebaut wird, ist nach der aktuellen Datenlage eine Diagnosestellung anhand der Messung der DAO-Enzymaktivität im Blut oder gar im Stuhl als nicht aussagekräftig anzusehen. Dies gilt ebenfalls für die direkte Histamin-Messung im Blut, Stuhl oder Urin. Da Histamin auch ein relevantes Stoffwechselprodukt von Darmbakterien ist, wird damit die Aussagekraft der oftmals als pathologisch eingeschätzten, hohen Histaminwerte im Stuhl relativiert und als **nicht valide klassifiziert.** Dies gilt auch für die Messung von Histaminkonzentrationen im Plasma und Urin. In der aktuellen S1-Leitlinie wird deshalb ausdrücklich dargestellt, dass **DAO und Histaminbestimmungen im Serum/Plasma sowie eine Stuhlanalyse nicht zu empfehlen sind**.

DAO und HNMT können ein Hinweis auf verminderte Metabolisierungsfähigkeit überschüssigen Histamins sein. Die genetische Untersuchung von DAO und HNMT kann hilfreich sein, um die Überempfindlichkeit zu untermauern. Die meisten Patienten sind allerdings auch temporär „intolerant" ohne derartige Veränderungen.

Wie die Laktoseintoleranz ist auch die Histaminintoleranz nicht kurativ therapierbar. Die Behandlung besteht im Einhalten einer histaminfreien bzw. -armen Diät. Antihistaminika und Cromoglicinsäure können zur Symptomlinderung eingesetzt werden. Die essentielle Aminosäure Methionin hat eine anti-histamine Wirkung. Wo viel Histamin anfällt, ist viel aktiviertes Methionin (S-Adenosylmetionin – SAME) notwendig, um dieses wieder abzubauen. Dazu ist eine ausreichende Versorgung mit Methionin, Vitamin B_{12}, Mangan und Magnesium erforderlich.

Die Laktose-, Fruktose- und Histamin-Intoleranzen, durch die sich viele Menschen beeinträchtigt fühlen, verursachen im Gegensatz zu den entzündlichen Nahrungsmittelsensitivitäten keine ernsthaften körperlichen Schäden. Wie dargestellt kommt es zu vorübergehenden Symptomen wie Bauchschmerzen, Blähungen und Durchfällen.

Zöliakie

Getreide, Reis und Mais sind Züchtungen aus alten Wildgräsern. Sie alle gehören zur Pflanzenfamilie der Süßgräser. Weizen stellt weltweit das Grundnahrungsmittel Nummer eins dar, weit vor Reis und Mais. Er wurde zuerst in Mesopotamien angebaut und bei uns vor ca. 6.000 Jahren. Die Urform ist das Einkorn und durch Zukreuzung von Ziegengras entstand Emmer. Damit verwandt ist auch der Hartweizen. Durch weitere Kreuzung entstand der Dinkel. Die heute verwendeten modernen Brotweizen sind Weiterentwicklungen zur Verbesserung der Wetterfestigkeit, Genügsamkeit und Schädlingsresistenz.

Mit dem Weizen sind auch Gerste und Roggen verwandt. Unter den heimischen Getreiden ist nur der Hafer nicht mit dem Weizen verwandt. Er enthält auch keine Amylase-Trypsin-Inhibitoren (ATI) und kein Gluten. Zöliakie-Patienten müssen bei Hafer trotzdem vorsichtig sein, da es in Getreidemühlen zu Kontamination mit Gluten kommen kann. 95 Prozent der Zöliakiepatienten vertragen Hafer. Glutenfrei sind Buchweizen, Quinoa und Amaranth. Sie werden auch als Pseudogetreide bezeichnet, weil sie nicht zu den Süßgräsern gehören. Alle drei liefern weniger Kohlenhydrate und mehr Eiweiß, was zu einer besseren Sättigung führt.

Für die weizenbedingten Erkrankungen spielen nur die Proteine eine Rolle, 80–90 Prozent davon ist Gluten. Die **Glutenproteine** bestehen aus 200–600 Aminosäuren. Sie geben dem Brotteig die nötige Struktur, Wasserbindungsfähigkeit sowie Lockerheit und sorgen dafür, dass der Teig aufgeht, innen luftig und außen knusprig wird. Die menschlichen Verdauungsenzyme können Gluten nur unvollständig abbauen, sodass Glutenpeptide in die Darmschleimhaut aufgenommen werden. Dort reagieren Immunzellen (T-Zellen) von Zöliakie-Patienten darauf. Gesunde scheiden die Peptide wieder aus, was für die Mehrheit der Menschen zutrifft. Die Amylase-Trypsin-Inhibitoren (ATI) regulieren die Keimung und das Wachstum. Für die Verdauung des Menschen spielen sie keine Rolle, können aber eine Sensitivität bewirken.

Die **Zöliakie** stellt eine Intoleranz gegenüber dem Getreideprotein Gluten dar, die mit immunologischen Reaktionen und histologischen Veränderungen der Dünndarmschleimhaut verbunden ist. Es ist eine schwerwiegende entzündliche Darmerkrankung, die zu Mangelerscheinungen führen kann. Sowohl eine genetische Veranlagung als auch Umwelteinflüsse sind an der Krankheitsentstehung beteiligt. Eine weitere Rolle spielt das Autoantigen Gewebetransglutaminase. Die Zöliakie zeigt damit Charakteristika einer Autoimmunerkrankung.

Sie manifestiert sich vermehrt im Kindesalter, kann aber auch bei Erwachsenen erstmalig auftreten. Ein Prozent der Bevölkerung erkrankt an Zöliakie, wobei das weibliche Geschlecht zwei- bis dreimal häufiger betroffen ist als das männliche Geschlecht. Die Dunkelziffer der nicht erkannten Fälle ist hoch.

Glutenhaltige, zöliakieunverträgliche Getreidearten sind: Weizen, Emmer, Roggen, Gerste, Dinkel, Einkorn, Kamut und Grünkern. Gluten wird auch vielfach in der Lebensmittelherstellung verwendet und ist damit in vielen Fertigprodukten enthalten. Zöliakie-Patienten müssen deshalb das Zutatenverzeichnis aufmerksam prüfen.

Die klassische Form der Zöliakie zeigt sich überwiegend in gastrointestinalen Symptomen mit Krämpfen, Blähungen und chronischen Durchfällen. Meist verläuft die Zöliakie aber mit atypischen, uncharakteristischen Beschwerden in verschiedenen Organsystemen. Die Diagnostik umfasst eine histologische Untersuchung, einen positiven Antikörpernachweis sowie eine Normalisierung der Symptomatik, der histologischen Befunde und ein Absinken des Antikörpertiters unter einer glutenfreien Diät. Bei nicht eindeutigem Befund erfolgt ein genetischer Test. Fällt dieser negativ aus, ist eine Zöliakie ausgeschlossen. Bei positivem Befund ist eine Zöliakie möglich, allerdings unter dem Vorbehalt, dass ein Drittel der Bevölkerung Genträger (HLA-DQ2 und HLA-DQ8) ist, ohne eine Zöliakie zu entwickeln.

Die einzige therapeutische Option bei einer gesicherten Zöliakie stellt die lebenslange, streng glutenfreie Diät dar, denn bereits Spuren von Gluten können für einen Zöliakie-Patienten kritisch sein.

Die Zöliakie ist mit einer genetischen Veranlagung für schwere Autoimmunerkrankungen wie Typ-I-Diabetes, rheumatischen Erkrankungen und autoimmunen Schilddrüsenerkrankungen verbunden. Auch Haut-, Leber- und neurologische Erkrankungen können auftreten. Eine unerkannte oder unbehandelte Zöliakie erhöht das Risiko für Dünndarmtumore und das intestinale T-Zell-Lymphom.

ATI-Sensitivität

Neben den definierten Krankheitsbildern Zöliakie und Weizenallergie gibt es im weitesten Sinne auch eine **Weizensensitivität**. Dabei müssen aber eine Zöliakie und eine Weizenallergie ausgeschlossen sein. Es finden sich keine zöliakiespezischen Antikörper und Histologie oder spezifische IgE auf Gluten oder Weizen. Als Ursache konnten Weizenproteine festgestellt werden, die Amylase-Trypsin-Inhibitoren (ATI), welche die Zellen des angeborenen Immunsystems stimulieren und zu einer leichten Darmentzündung führen. ATIs kommen in allen glutenhaltigen Getreiden vor und führen bei jedem, also auch bei Gesunden, zu einer Immunaktivierung und Entzündung im Darm. Für gesunde Personen ist das völlig unproblematisch. Bei chronisch Kranken kann das die Symptomatik verschlechtern. Es wird auch angenommen, dass ATI einen Einfluss auf entzündliche Prozesse im Fettgewebe hat und damit generell die Entzündungsprozesse im Körper erhöht. ATI verschlechtert Autoimmunkrankheiten, CED, metabolisches Syndrom, Fettleibigkeit, Fettleber und Typ-2-Diabetes.

Im zeitlichen Zusammenhang mit dem Verzehr weizenhaltiger Lebensmittel kommt es sowohl zu gastrointestinalen als auch extraintestinalen Symptomen wie Erschöpfung, Müdigkeit, und Konzentrationsstörungen sowie Kopf-, Glieder- und Muskelschmerzen. Es wird eine Prävalenz von 0,6–6 Prozent angegeben, wobei Frauen deutlich häufiger betroffen sind.

Die Therapie besteht in einer glutenfreien Ernährung, weil glutenfreie Lebensmittel nahezu auch ATI-frei sind. Da der schädigende Einfluss der ATI dosisabhängig ist, müssen weizensensitive Patienten auch keine so strenge glutenfreie Diät einhalten wie Zöliakie-Patienten. Es ernähren sich aber mittlerweile deutlich mehr Menschen glutenfrei (etwa 25 Prozent), als es medizinisch notwendig wäre. Auch ein gutes Geschäft für die Lebensmittelindustrie.

3.1.7 Nahrungsergänzung

In der heutigen Zeit gibt es zwar viel verfügbares Wissen über eine gesunde Ernährung, nur es hapert oft an der Umsetzung. Es wird immer wieder behauptet, dass eine ausgewogene Ernährung unseren täglichen Bedarf an Vitaminen, Fettsäuren und Mineralstoffen abdecken würde. Die **Nationale Verzehrstudie II** hat gezeigt, dass die bundesdeutsche Durchschnittskost mit energiereichen aber nährstoffarmen Nahrungsmitteln in großen Teilen der Bevölkerung zu einer Minderversorgung einzelner Nähstoffe führt. **Kritische Nährstoffe** sind nach dieser Studie:

- Vitamin D,
- Folsäure (Vitamin B_9),
- Vitamin E,
- Vitamin B_{12},
- Vitamin C,
- Kalzium,
- Magnesium,
- Zink,
- Eisen und
- Jod.

Es herrscht ein „Mangel im Überfluss". Ein guter Mikronährstoffstatus ist die Basis für die Vorbeugung von chronischen Erkrankungen und für eine optimale physische und mentale Leistungsfähigkeit. Mit unserer „normalen" Ernährung lässt sich das nicht immer gewährleisten, die ist nämlich meist zu energiereich, zu fett, zu salzig, zu süß und zu ballaststoffarm. Als Hauptursache für Mängel gelten Ernährungsgewohnheiten und Bequemlichkeit. Über das, was wir essen, entscheiden häufig nicht der Verstand, sondern unsere Gefühle. Das kann Langeweile, Ärger, Stress, Einsamkeit, Angst und Frust sein.

Bis ein Mangel sichtbar wird, vergeht viel Zeit, weil eine unzureichende Versorgung lange keine Symptome macht. Man sollte also nicht erst dann substituieren, wenn typische klinische Zeichen eines Mangels auftreten. Die Ermittlung eines ausreichenden Bedarfs in den verschiedenen Lebensabschnitten und bei Krankheiten ist immer noch eine wissenschaftliche Herausforderung. Die Festlegung eines sogenannten Upper Level (UL) wie auch einer Untergrenze ist für viele Nährstoffe bisher wenig wissenschaftlich begründet.

Für alle Mikronährstoffe haben Ernährungsgesellschaften von Deutschland (D), Österreich (A) und der Schweiz (CH) Zufuhrempfehlungen als DACH-Referenzwerte festgelegt. **Diese stellen allerdings nur eine Mindestanforderung zur Vermeidung von Mangelerscheinungen dar**. Die europäische Lebensmittelsicherheitsbehörde (European Food Safety Authority – EFSA) gibt Tolerable Upper Intake Levels (tolerierbare tägliche Höchstmenge – UL) an, die bei der Einnahme als sicher gelten.

Viele Lebensmittel werden heute mit Vitaminen, Mineralstoffen, Probiotika, Präbiotika, Omega-3-Fettsäuren, Phytosterinen u. a. angereichert und mit positivem Effekt für die Gesundheit beworben (**Functional Foods**). In der EU ist die Angabe der gesundheitlichen Wirkungen funktioneller Lebensmittel mit den sogenannten „Health Claims" geregelt. Die zugelassenen gesundheitlichen Aussagen umfassen gut 200 Formulierungen. Der vorgegebene Wortlaut ist strikt einzuhalten. Diese zunehmende Vitaminisierung muss kritisch bewertet werden. Eine ungesunde Ernährung lässt sich damit nicht ausgleichen. Die **orthomolekulare Medizin** widmet sich der Vorbeugung und Behandlung von Krankheiten mittels **Nahrungsergänzungsmitteln (NEM)**.

Völlig unklar ist, ob die synthetischen Vitamine genauso wirken wie die natürlichen Vitalstoffe, die in den Nahrungsmitteln im Verbund mit vielen anderen Komponenten wie z.B. den sekundären Pflanzenstoffen ihre Wirkung entfalten. Die zusätzliche Einnahme von NEM unter dem Motto „viel hilft viel" als „Schrotschusstherapie" kann nicht befürwortet werden. Dagegen gilt als gesichert, dass eine Ernährung mit reichlich Gemüse und Obst das Risiko für Herz-Kreislauf-Erkrankungen, Krebs und Stoffwechselkrankheiten senkt. Fünf faustgroße Portionen Gemüse und Obst am Tag sind optimal, allerdings erreichen das die wenigsten Menschen. Wer ausgewogen isst, braucht keine Functional Foods. Auch vorgemixte dickflüssige Drinks als sogenannte Smart Foods haben nichts mit natürlicher Ernährung zu tun.

Die gesundheitliche Wirkung der meisten NEM ist nicht nachgewiesen. Die Einnahme von NEM ist weit verbreitet, wobei Nutzen und Risiko kontrovers diskutiert werden. **Etwa ein Drittel der Bevölkerung nimmt regelmäßig Nahrungsergänzungsmittel ein**, bei den Leistungssportlern sind es mehr als die Hälfte. Gut zwei Milliarden Euro geben die Deutschen für NEM aus. Sämtliche Präparate helfen sofort, allerdings nur dem Hersteller und dem Apotheker. Die Vermarktung von NEM ist ein lukratives Geschäft. Die Anzahl der jährlich zur Markteinführung angemeldeten Präparate zeigt ein stetiges Wachstum.

Dabei besteht ein Informationsdefizit bezüglich der Inhaltsstoffe, welches auf eine erhebliche Sorglosigkeit im Umgang mit Supplementen schließen lässt. Nahrungsergänzungsmittel müssen weder – wie bei Arzneimitteln üblich – zugelassen werden, noch ist ein Wirksamkeits- und Unbedenklichkeitsnachweis gefordert. Sie müssen lediglich beim Bundesamt für Verbraucherschutz und Lebensmittelsicherheit gemeldet werden. Rechtlich gehören die NEM zu den Lebensmitteln. Über die langfristigen Folgen einer regelmäßigen Einnahme dieser Produkte ist wenig bekannt. Nahrungsergänzungsmittel sind isolierte, meist chemisch definierte Stoffe oder Stoffgemische mit Nährstoffcharakter oder physiologischen Wirkungen. Sie haben aber keine pharmakologische Wirkung, sind also keine Arzneimittel.

Inhaltsstoffe von NEM sind

- Vitamine und Provitamine,
- Vitaminoide,
- Mengen- und Spurenelemente,
- Fettsäuren und Phospholipide,
- Aminosäuren und deren Abkömmlinge sowie Peptide,
- Kohlenhydrate,
- sekundäre Pflanzenstoffe sowie
- Pflanzenextrakte und Produkte tierischen Ursprungs.

Verbindliche Höchstmengen für die einzelnen Inhaltsstoffe existieren derzeit weder auf nationaler noch auf europäischer Ebene. Vorsicht ist insbesondere bei höheren Dosen von Vitamin A, D und K sowie Bor und Selen geboten. Zudem hört man immer wieder, unsere Böden seien an Nährstoffen verarmt. Tatsache ist ein echter Mangel an Jod und Fluorid, was zur Empfehlung von jodiertem und fluoridiertem Speisesalz geführt hat.

Die richtige Dosierung von Vitalstoffen ist entscheidend, das wusste schon Paracelsus (Schweizer Arzt, 1493–1541): *„Alle Dinge sind Gift und nichts ist ohne Gift; allein die Dosis machts, dass ein Ding kein Gift sei."* Selbst reines Wasser, wenn es übermäßig zugeführt wird, kann zu ernsthaften Folgen (Hyponatriämie mit Hirnödem) führen.

Die Deutsche Gesellschaft für Ernährung (DGE) hat Empfehlungen bzgl. der Richtwerte für den Tagesbedarf an Vitaminen, Mineralstoffen und Spurenelementen für gesunde, nicht sporttreibende Personen herausgegeben. Die Referenzwerte enthalten einen 20–30-prozentigen Aufschlag. Die DGE-Empfehlungen vermeiden einen Mangel, stellen aber keine optimale Versorgung dar.

Sinnvoll kann eine zusätzliche Zufuhr von Vitaminen und Mineralstoffen sein

- für Schwangere und Stillende,
- für Kinder,
- für alte Menschen,

- für Veganer,
- für Raucher und Alkoholiker,
- für Fast-Food-Fans,
- für Krankheiten mit Nährstoffmangel,
- bei Diäten bzw. Fasten und
- bei starker Stressbelastung, Leistungssport.

Magnesium

Während ein Kaliumdefizit selten gegeben ist, ist die Zufuhr von Magnesium in der deutschen Durchschnittsbevölkerung häufig deutlich zu niedrig. Magnesium ist ein wichtiger Regulator des Energiestoffwechsels und an jeder Reaktion beteiligt, die mit „Energie" zu tun hat: Bildung, Speicherung und Nutzung. Magnesium ist wichtig für die Muskel- und Nerven-Funktion und gilt als Antistressmineral (Salz der inneren Ruhe), weil es die Freisetzung von Adrenalin und Noradrenalin reduziert. Magnesium stabilisiert die Herzfunktion und ist am Zucker-, Fett- und Knochenstoffwechsel beteiligt. Migränepatienten profitieren von einer guten Magnesiumversorgung.

Auch trotz einer sehr ausgewogenen Ernährung mit Vollkornprodukten, Obst, Gemüse, Hülsenfrüchten und fettarmem Fleisch kann es zu einem **Magnesiummangel** kommen, denn über Schweiß und Urin wird der Mineralstoff vermehrt ausgeschieden. Außerdem ist der Kaliumhaushalt von Magnesium abhängig. Bei einem Magnesiummangel tritt vermehrt Kalium aus der Zelle aus und geht mit dem Urin verloren. Alkohol und Koffein (Kaffee, Tee, Cola-Getränke) sind ausgesprochene Magnesium- und Kalziumräuber. Bei erhöhtem Konsum muss die Magnesium- und Kalziumzufuhr entsprechend angepasst werden. Ein Magnesiummangel ist relativ häufig, was sich z.B. in Wadenkrämpfen äußern kann. Ein Magnesiummangel ist häufig mit einem Vitamin-D-Mangel verbunden und umgekehrt. Sie unterstützen sich gegenseitig im Stoffwechsel.

Die Normalwerte im Blutserum liegen bei 0,7–1,0 mmol/l. Bei intensiv Sporttreibenden werden häufig niedrige Werte gefunden. Anzustreben sind Werte, die wenigstens bei 0,8 mmol/l liegen. Dies erfordert bei Ausdauersportlern aufgrund des erhöhten Verlusts in den meisten Fällen eine Substitution. Als Präparat bietet sich Magnesiumorotat, z. B. als Kautablette, an. Eine billigere Alternative ist Magnesiumcitrat, das man in der Apotheke als Pulver kaufen kann. Ein halber, nicht gehäufter Teelöffel Magnesiumcitrat in Wasser aufgelöst führt ca. 200 mg Magnesium zu. Bei intensivem Ausdauersport können 200–600 mg/d Magnesium als Nahrungsergänzung zugeführt werden. Die Normalisierung erniedrigter Magnesiumwerte kann mehrere Monate in Anspruch nehmen. Eine Überdosierung ist selbst bei begleitender magnesiumreicher Ernährung nicht zu befürchten.

Eisen

Eisen ist wesentlicher Bestandteil von Hämo- und Myoglobin, den Regulatoren des Sauerstofftransports zu den Zellen. Außerdem ist Eisen wichtig für die Entgiftungsenzyme der Leber, beim Energiestoffwechsel, der Kollagensynthese und der Produktion von Hormonen und Neurotransmittern. Die **Eisenmangelanämie** ist die häufigste Mikronährstoff-Mangelerkrankung. Ursächlich ist ein erhöhter Bedarf während Schwangerschaft und Stillzeit, im Wachstum und Leistungssport, bei Einnahme von Arzneimitteln wie Antazida und Tetracyclinen, bei Blutverlusten z.B. durch die Menstruation, besonderer Ernährung (Vegetarier, Kaffee, Tee) und bei Resorptionsstörungen. Frauen, Kinder, Jugendliche und Sportler sind häufig von einem Eisenmangel betroffen. Ein Eisenmangel verringert die Anzahl der Mitochondrien, damit sinken die oxidative Kapazität und die Ausdauerleistung. Müdigkeit, Abgeschlagenheit, Konzentrationsstörung, Antriebslosigkeit und auch depressive Verstimmung (Mangel an Dopamin und Serotonin) können Symptome eines Eisenmangels sein.

Zur Diagnostik von Eisenmangelzuständen werden neben dem Blutbild meist die Marker Transferrin, Transferrinsättigung und Ferritin bestimmt. Ursachen für die Entstehung eines niedrigen Ferritinwertes können sein: trainingsbedingte Blutverdünnung, Eisenverluste über Schweiß und Urin, unzureichende Eisenaufnahme (Vegetarier), Blutverluste über den Darm und durch Menstruation, Anstieg des Myoglobins im Muskel, Anstieg der Erythrozyten und vergrößerte Eisenspeicherung in der Leber.

Eisen wird aus Fleisch und Fisch am besten resorbiert (zweiwertiges Eisen). Pflanzliche Lebensmittel enthalten dagegen überwiegend dreiwertiges Eisen, was schlechter aufgenommen werden kann. Vegetarier können durch Vitamin C (Orangensaft, Obst zum Dessert) die Eisenaufnahme verbessern, denn Vitamin C erleichtert die Umwandlung von dreiwertigem in zweiwertiges Eisen. Auch mit Lactoferrin kann die Eisenaufnahme im Darm gefördert werden. Lactoferrin reduziert außerdem freie Radikale und chronische Entzündungen.

Phosphate (in Cola-Getränken) und Gerbsäure (im schwarzen und grünen Tee) hemmen die Eisenaufnahme. Auch Milchprodukte hemmen die Eisenverfügbarkeit. Entgegen früheren Annahmen hemmt die in Getreide enthaltene Phytinsäure die Aufnahme von Eisen, Zink, Kalzium und Magnesium nicht. Da Sauerteigbakterien Phytinsäure abbauen, sollten Sie bevorzugt Brot auf Sauerteigbasis essen. Dinkel hat gegenüber normalen Weizen ein um 40 Prozent niedrigeren Phytinsäuregehalt. Phytinsäure hat aber auch positive Wirkungen. Sie verzögert die Aufnahme von Zucker und senkt damit den Cholesterin- und Triglyzeridspiegel.

Die Deutsche Gesellschaft für Ernährung (DGE) empfiehlt für Männer und Frauen eine tägliche Eisenzufuhr von 10–20 mg, Schwangere benötigen 30 mg/Tag. Zu berücksichtigen ist, dass der Eisenbedarf mit zunehmendem Energieumsatz steigt. Zur Substitution sollten nur zweiwertige Eisensalze verwendet werden, da sie besser resorbiert und vertragen werden. Bei gleichzeitiger Einnahme von Vitamin C ist die Eisenresorption verbessert, daher werden Kombinationspräparate Vitamin C plus Eisen angeboten. Nahrungsergänzende Eisenpräparate sollten nur auf ärztliche Empfehlung eingenommen werden. Eisenmangelzustände können auch durch Infusionen mit Ferinject® behandelt werden.

Zink

Zink, Eisen, Kalzium, Mangan und Kupfer stören sich gegenseitig bei der Aufnahme. Eine gleichzeitige Gabe von Zink- und Eisensalzen kann zu einer verminderten Resorption von Zink führen. Daher wird eine zeitversetzte Einnahme empfohlen. Eine übermäßige Zinkzufuhr kann den Selenstatus beeinträchtigen und eine rein vegane Ernährung begünstigt einen Zinkmangel. Zink kann schlechter gespeichert werden als Eisen und muss deshalb permanent zugeführt werden. Oft wird tatsächlich nur ein Viertel bis ein Fünftel des Zinks aus der Nahrung vom Körper aufgenommen.

Zink ist vor allem wichtig für den Proteinstoffwechsel und das Immunsystem. Bei einem Infekt finden sich häufig niedrige Zinkspiegel. Ein Zinkmangel behindert die Proteinsynthese und den Laktatabbau. Zink hat weitere wichtige Funktionen im Glukose-Insulinstoffwechsel, bei Zellwachstum/-entwicklung und Zellschutz, Fortpflanzung, Alkohol- und Schwermetallentgiftung, Vitamin-A-Stoffwechsel, Hormonproduktion und Säure-Basen-Haushalt.

Für Ausdauersportler wird eine tägliche Aufnahme von 20–30 mg Zink empfohlen (bei Infekten 50 mg über den Tag verteilt), was durch Lebensmittel meist kaum erreicht werden kann. Je höher der Trainingsumfang ist, desto leichter kann es zu einem Zinkmangel kommen, was zu verzögerter Regeneration und erhöhter Infektanfälligkeit führen kann. Durch die Gabe von Zink und Vitamin C kann die Wundheilung und ein Infektionsverlauf positiv beeinflusst werden.

Selen

Selen (Se) zählt zu den essentiellen Spurenelementen. Im Körper findet sich Selen vor allem in Nieren, Leber, Skelettmuskeln und Erythrozyten. Selen schützt vor oxidativen Prozessen (Cofaktor der Glutathionperoxidase) und spielt bei der Zelldifferenzierung und im Stoffwechsel der Schilddrüsenhormone eine wichtige Rolle. Selen trägt damit zur Aufrechterhaltung eines physiologischen Redoxpotenzials und zur Entgiftung von aggressiven Sauerstoffverbindungen bei (antioxidative Wirkung).

Glutathionperoxidase hemmt die Bildung von entzündungsfördernden Prostaglandinen und Leukotrienen. Bei der Abwehr der Radikale wirkt die Glutathionperoxidase eng mit Vitamin E zusammen. Selen stimuliert die Lymphozytenproliferation und steigert die Aktivität der natürlichen Killerzellen. Außerdem soll Selen an der Entgiftung von Schwermetallen (Quecksilber, Kadmium, Blei) mitwirken und ist als Co-Faktor von Enzymen aktiv. Selen ist wichtig zur Zellreparatur und -erneuerung sowie für den Krebsschutz.

Deutschland gehört aufgrund der niedrigen Selengehalte seiner Böden und den geringen Selenkonzentrationen in Nahrungsmitteln zu den Selenmangelgebieten. Etwa 70 Prozent der deutschen Bevölkerung nehmen zu wenig Selen zu sich.

Für einen optimalen Zellschutz und zur Schadstoffentsorgung wird eine tägliche Selenaufnahme von 100–200 µg empfohlen.

Jod

Ein großer Teil der Bevölkerung leidet unter einer Mangelversorgung mit dem essentiellen Spurenelement **Jod**. Etwa 30 Prozent der Erwachsenen und knapp die Hälfte aller Kinder und Jugendlichen sind unterversorgt. Es ist insbesondere Baustein für die körpereigene Synthese der Schilddrüsenhormone Thyroxin (T_4) und Trijodthyronin (T_3). Die Schilddrüsenhormone erhöhen den Energieumsatz, beeinflussen den Stoffwechsel zahlreicher anderer Hormone, regulieren den Wärmehaushalt und steuern das Wachstum. Die Bedeutung der Schilddrüsenhormone im Energiestoffwechsel und bei der Proteinbiosynthese verdeutlicht die Wichtigkeit einer ausreichenden Jodzufuhr.

Die Deutsche Gesellschaft für Ernährung empfiehlt für Erwachsene eine tägliche Jodaufnahme von 150–200 µg, in der Schwangerschaft und Stillzeit von 230–260 µg. Die durchschnittliche Jodaufnahme in der deutschen Bevölkerung liegt aber nur bei 100 µg pro Tag. Ursächlich ist der niedrige Jodgehalt der pflanzlichen und tierischen Nahrungsmittel. Die landwirtschaftlich genutzten Böden sind extrem jodarm, sodass eine rein vegetarische Ernährung den Jodmangel fördert. Außerdem beeinträchtigt ein hoher Kaffee- und Teekonsum die Jodverwertung, ebenso Alkoholabusus und Rauchen. Ein gleichzeitig bestehender Selenmangel und eine Eisenmangelanämie beeinflussen den Stoffwechsel der Schilddrüsenhormone negativ. Eine gute Versorgung mit Jod kann über den regelmäßigen Verzehr von Meeresfisch (ein- bis zweimal wöchentlich) sowie Milchprodukte und die Verwendung von jodiertem Speisesalz (15–25 mg Jod/kg Salz) erreicht werden. Wer vegan lebt, kann auch auf Algen ausweichen.

Folsäure (Vitamin B_9)

Bis zu 90 Prozent der deutschen Bevölkerung sind mit Folsäure bzw. Folaten unterversorgt. Folsäure ist von Bedeutung für die gesunde Entwicklung des Fötus in der Schwangerschaft. Sie ist neben Vitamin B_{12} wichtig für die Entgiftung der nerven- und gefäßtoxischen Aminosäure Homocystein (Risikofaktor für Herzinfarkt, Schlaganfall, Osteoporose, Demenz). Darüber hinaus brauchen wir Folate für die Produktion der Neurotransmitter wie Serotonin und Dopamin sowie die Produktion der roten Blutkörperchen. Folsäure ist am Eiweißaufbau sowie Zellwachstum und -teilung beteiligt.

Junge Frauen sollten Folsäure und Vitamin B_{12} einnehmen, um Störungen im Folsäurehaushalt vorzubeugen. Grundsätzlich ist die Folsäureeinnahme eine gute Vorsorgemaßnahme für alle mit einer gemüsearmen Ernährung, regelmäßigem Alkoholkonsum, Medikamenteneinnahme und chronischen Erkrankungen.

Cobalamin (Vitamin B_{12})

Obwohl unser Körper Vitamin B_{12} speichern kann, ist ein Vitamin-B_{12}-Mangel häufig anzutreffen. Zu den wichtigsten Aufgaben von Vitamin B_{12} gehören die Ausreifung von Zellen, der Abbau des Zellgiftes Homocystein, sowie der Aufbau unserer Erbanlagen und des Nervensystems. Außerdem ist es wichtig für den Energiestoffwechsel in den Mitochondrien. Risikogruppen für einen Mangel sind ältere Menschen, Patienten mit Magen-Darm-Erkrankungen oder Hashimoto-Thyreoiditis, Diabetes-Typ-1 und Nierenerkrankungen. Auch die Einnahme von Säureblockern und Metformin sowie eine vegane oder vegetarische Ernährung können zu einem Mangel führen. Die Folgen können Nervenstörungen, Abgeschlagenheit, Blutarmut (perniziöse Anämie) und erhöhte Homocysteinspiegel sein.

Die tägliche Zufuhr sollte bei 50–200 µg am Tag liegen, bei Mangel bis 1000 µg.

Vitamin D

Vitamin D wird in der Haut durch UVB-Strahlung aus Cholesterin gebildet und ist strenggenommen ein Hormon. Vitamin D ist nicht nur für den Kalzium- und Knochenstoffwechsel wichtig, es ist für die Funktion fast aller Organe notwendig und wirkt entzündungshemmend sowie immunmodulierend. Von besonderer Bedeutung ist es für das Immunsystem, und bei schlechter Versorgung erhöht sich das Risiko für Infektions-, Autoimmun-, Herz-Kreislauf-Erkrankungen, metabolisches Syndrom, Diabetes, Demenz, Depressionen und auch Krebs (die Studienlage hierzu ist allerdings nicht einheitlich). Vitamin D reduziert Entzündungen, reduziert LDL-Cholesterin und Triglyzeride, steigert die Muskelproteinsynthese, die Testosteronbildung und die körperliche Leistungsfähigkeit. Sportler mit einem guten Vitamin D-Status haben weniger Muskelverletzungen und weniger wiederkehrende Infekte. **Vitamin D ist wirklich ein Tausendsassa**. Die Wirkung von Vitamin D wird von zahlreichen Mikronährstoffen beeinflusst, insbesondere von Magnesium, Vitamin A, Vitamin B_2, Vitamin K_2, Kalzium, Eisen, Kupfer und Bor.

Ein Vitamin-D-Mangel ist heutzutage weit verbreitet und wird vor allem auch bei Übergewichtigen beobachtet. Im Sommerhalbjahr sind 60–70 Prozent der Erwachsenen unterversorgt, im Winterhalbjahr circa 80 Prozent. Von den Kindern weisen 50 Prozent im Sommer und 60 Prozent im Winter einen Vitamin-D-Mangel auf. Ein Mangel von Vitamin D gilt auch als Ursache für das gehäufte Auftreten von Erkältungskrankheiten in den Wintermonaten. Ein Vitamin-D-Mangel ist häufig mit einem schweren Verlauf von COVID-19 verbunden und Patienten mit einem Post-COVID-Syndrom zeigen häufig niedrige Vitamin-D-Spiegel.

Der Körper kann zwischen November und April bedingt durch den niedrigen Sonnenstand nur wenig Vitamin D bilden. In dieser Zeit ist eine Substitution mit Vitamin D, auch in Kombination mit Vitamin K_2, zu empfehlen. Vitamin K_2 wird nur selten bestimmt, obwohl häufig eine Mangel besteht. Nicht zu verwechseln mit Vitamin K_1, das für die Blutgerinnung von Bedeutung ist und mit der Nahrung ausreichend aufgenommen wird. Was nutzt das durch Vitamin D vermehrt resorbierte Kalzium, wenn es aus Mangel an Vitamin K_2 nicht im Knochen sondern in den Gefäßen landet? Vitamin D ohne Vitamin K_2 schadet Ihnen, es verstärkt die Verkalkung der Blutgefäße und hilft nicht gegen Osteoporose. Vitamin K_2 stimuliert zusammen mit Vitamin D die Osteocalcinbildung und damit den Knochenaufbau. Osteocalcin ist außerdem ein Wirkverstärker von Insulin.

Im Sommerhalbjahr sollten Sie täglich je nach Hauttyp 10–20 Minuten ohne Sonnenschutz in die Sonne gehen. Das ganze Jahr können Sie regelmäßig fetten Seefisch (Lachs, Makrele) genießen und damit Ihren Vitamin D-Status verbessern. Weitere gute Quellen sind Eier, Leber und Käse.

Männer haben in Deutschland im Winter durchschnittlich einen Spiegel von 12,4 ng/ml, Frauen von 14 ng/ml. Im Sommer schaffen es deutsche Frauen und Männer auf knapp 24 ng/ml. Im Winter und Frühling hat ein Großteil der Bevölkerung einen Vitamin-D-Mangel. Der Vitamin-D-Spiegel sollte ganzjährig im Bereich von 40–100 ng/ml liegen, 20 ng/ml gilt als untere Grenze. Dafür sind für eine 70 kg schwere Person 4.000 IE pro Tag erforderlich. Stillende Mütter brauchen 6.000 IE/Tag. Kinder und Jugendliche, die sich nicht genügend im Freien bewegen benötigen 1.000 bis 2.000 IE täglich (1.000 IE pro 12–15 kg Körpergewicht).

Maßnahmen zur Verbesserung des Vitamin-D-Spiegels:

- kontrolliertes Sonnenbaden (je nach Hauttyp),
- Verzehr Vitamin-D-haltiger Lebensmittel,
- individuelle Zufuhr über NEM.

Aminosäuren

Glutamin ist die häufigste Aminosäure des menschlichen Körpers. Sie macht 20 Prozent der freien Aminosäuren im Blutplasma aus.

Glutamin

- ist von Bedeutung bei der Regulation des Protein- und Glykogenstoffwechsels,
- ist beteiligt an der Regulation des Stoffwechsels der freien Fettsäuren,
- beeinflusst die Glukoneogenese,
- hat einen anabolen Effekt auf die Proteinsynthese,
- ist am Ammoniakabbau beteiligt und
- stärkt Ihren Darm und Ihr Immunsystem.

Bei extremer physischer Belastung nimmt die Glutaminkonzentration ab. Diese Aminosäure ist aber ein wichtiger Baustoff für das Immunsystem. Eine ausreichende Versorgung – insbesondere nach intensiven Belastungen – ist deshalb von Bedeutung, um Infektionen und einem Muskelabbau vorzubeugen. Glutamin steigert die Immunkraft der Darmzellen und reduziert die Durchlässigkeit der Darmschleimhaut (Leaky-Gut-Syndrom), verhindert Bakterienwanderung und -austausch und erhält so die natürliche Darmwand-Barriere. Die schnellste Methode, Ihrem Darm und Ihrem Immunsystem zu helfen, ist die Zufuhr von Glutamin.

Arginin ist die stickstoffreichste Aminosäure. Sie ist am Laktat- und Ammoniakabbau beteiligt (das gilt auch für die **Glutaminsäure, Ornithin** und die **Asparaginsäure**) und wirkt deshalb der muskulären und mentalen Ermüdung entgegen. Außerdem ist Arginin an der zellulären Immunantwort und der Bildung des Wachstumshormons (STH) beteiligt. Arginin ist Baustein für Stickstoffmonoxid (NO), das durch Ausdauersport vermehrt gebildet wird und für den Stoffwechsel (Mitochondrienbildung) und die kardiovaskuläre Gesundheit von Bedeutung ist (Medizin Nobelpreis 1998). NO relaxiert die Gefäßmuskulatur, fördert die Durchblutung, senkt den Blutdruck und schützt die Gefäße vor Entzündungen und Atherosklerose. Zur Bildung von NO sind neben Arginin auch Zink, Eisen, Vitamin B_2, Vitamin B_3 und Folat notwendig. Arginin wirkt außerdem zellschützend und antioxidativ. Durch die Kombination mit **Citrullin** wird der NO-Haushalt noch besser moduliert. Bewegung und Sport steigert die NO-Bildung. Auch bei muskulären Verspannungen, Migräne und Tinnitus ist Arginin und Citrullin ein Versuch wert.

Die **verzweigtkettigen Aminosäuren** (BCAA – Branched Chain Amino Acids) **Leucin, Isoleucin** und **Valin** sind von großer Bedeutung für den Muskelstoffwechsel. Bei längeren Belastungen werden diese Aminosäuren auch zur Energiegewinnung Glukoneogenese) herangezogen. Die Gabe von verzweigtkettigen Aminosäuren soll die Muskelproteinsynthese steigern, den Muskelabbau verringern und einer vorzeitigen Ermüdung entgegenwirken. BCAA mehren die Anzahl der Mitochondrien, stimulieren die Sirtuine (siehe Kapitel 2), reduzieren die Bildung von freien Radikalen und stärken das Immunsystem. Zur Verwertung benötigen Sie Biotin, Pantothensäure und Vitamin B_6.

Im Leistungssport bewirkt eine **Aminosäureaufnahme**, dass

- die muskuläre Regeneration und der Muskelaufbau beschleunigt,
- das Immunsystem stabilisiert und
- die Glykogenresynthese verbessert werden.

Unter Belastung stellen Aminosäuren das Substrat für die Glukoneogenese. Lange Ausdauerbelastungen können zu einem starken Eiweißabbau führen. Gerade bei den langen Ausdauerbelastungen ist die Versorgung mit Aminosäuren während und nach der Belastung von Bedeutung. Molkenprotein enthält einen hohen Anteil an BCAA und ist für die Substitution optimal geeignet. Da Proteine eine wichtige Rolle im Stoffwechsel und beim Muskelaufbau spielen, ist eine zusätzliche Aufnahme bei hoher Trainings- oder Wettkampfbelastung gerechtfertigt.

Aktuelle Forschungsergebnisse

Auf dem Markt finden sich eine ganze Reihe potentiell leistungsverbessernder Mittel (ergogene Substanzen). Die Nahrungsergänzung erfolgt in der Erwartung, die Leistungsfähigkeit, Belastbarkeit, Regeneration und Immunfunktion günstig zu beeinflussen. Trotz dieser Erwartungen ist der wirkliche Nutzen einer zusätzlichen Einnahme insbesondere von Antioxidanzien nicht belegt. Die Forschungsergebnisse der letzten Jahre sind ernüchternd. Bisher konnte bei einer zusätzlichen Einnahme antioxidativer Vitamine kein leistungssteigernder Effekt nachgewiesen werden. Es liegen keine überzeugenden Daten vor, dass die zusätzliche Zufuhr von Antioxidanzien den belastungsinduzierten Muskelschaden reduziert oder die muskuläre Ermüdung verzögert. Die gegenwärtige Datenlage rechtfertigt auch nicht die Supplementierung der immer wieder beworbenen Substanzen Ubichinon (Q10 – außer bei einer Statintherapie), Glutathion, Alpha-Liponsäure, Inosin, Taurin, Cholin, Pyruvat, Vanadylsulfat, HMC (Hydroxymethylbutyrat), HCA (Hydroxycitrat), Orotsäure und Ginseng. Kontraproduktive oder sogar schädigende Effekte können nicht ausgeschlossen werden.

Die aktivitätsbedingte Hochregulierung der antioxidativen Mechanismen bietet eine Erklärung, wieso trotz der belastungsinduzierten gesteigerten Bildung freier Radikale beim Sport nur geringe oxidative Schäden nachweisbar sind und beim Trainierten sich teilweise sogar ein geringerer oxidativer Stress nachweisen lässt. Ob beim Sportler ein erhöhter Bedarf an Antioxidanzien besteht, ist nicht eindeutig geklärt. Man geht derzeit davon aus, dass die Deckung des Bedarfs an Makronährstoffen mit Hilfe einer ausgewogenen obst- und gemüsereichen Kost auch zu einer ausreichenden Versorgung mit den notwendigen antioxidativ wirkenden Mikronährstoffen führt. **Risikogruppen** für eine unzureichende Antioxidanzienzufuhr können Sportler mit einer unzureichenden Kalorienzufuhr, extrem fettarmer Ernährung oder hohem Konsum rasch resorbierbarer Energieträger sein. Vegetarier zählen nicht zur Risikogruppe.

Die Auswahl von NEM muss also individuell erfolgen. Die längerfristige ungezielte Einnahme höherer Dosen von Vitaminen und Mikronährstoffen wird nach gegenwärtiger Datenlage nicht empfohlen, da kontraproduktive Effekte und gesundheitliche Risiken nicht ausgeschlossen werden können. Für die o.g. Bevölkerungsgruppen kann die Versorgung mit sämtlichen Vitaminen und Mineralstoffen ausschließlich über eine vollwertige Ernährung aufgrund des erhöhten Bedarfs kritisch werden, sodass die Einnahme von Ergänzungspräparaten eine Absicherung darstellt. Bezüglich der Supplementierung sollten Sie sich aber von Experten beraten lassen, da die willkürliche Einnahme von Nahrungsergänzungsmitteln zu Wechselwirkungen unter den einzelnen Inhaltsstoffen oder mit Medikamenten führen kann.

Eine gesundheitliche Wirkung oder Steigerung der Leistung ist dabei aber nur zu erwarten, wenn vorher ein Mangel vorgelegen hat, der durch eine Blutspiegelbestimmung nachgewiesen wurde. Eine Routinebestimmung von Vitaminen und Spurenelementen ist weder sinnvoll noch notwendig. Die über die Untersuchung der üblichen Blutparameter hinausgehende Bestimmung von essentiellen Stoffen kann kostenintensiv ausfallen, weil diese in der Regel keine Versicherungsleistung darstellt. Es handelt sich dann um Eigenleistungen, die der Einzelne im Rahmen der Prävention durch Eigenverantwortung selber tragen muss.

Ein Nährstoffmangel zeigt häufig keine eindeutigen Symptome, sodass nur durch eine Blutanalyse ein Mangel nachgewiesen werden und dann eine gezielte Substitution erfolgen kann. Allerdings haben Vitamin- und Spurenelementanalysen grundsätzlich einen niedrigen predictive value (tatsächliche Aussagefähigkeit), da je nach vorheriger Nahrungszusammensetzung unterschiedliche Messergebnisse zu erwarten sind. Wenn man die gesamte Bandbreite der Vitamine, Mineralstoffe und Spurenelemente testet, finden sich fast immer Abweichungen von der Norm, was nicht mit „krank" gleichzusetzen ist. Singuläre Bestimmungen rechtfertigen nicht die Postulierung von Mikronährstoffdefiziten. „Zufuhrempfehlungen" oder „Tagesbedarfe" erwecken oft den Eindruck, diese Nährstoffmengen müssten jeden Tag mindestens erreicht werden, um keine Unterversorgung zu riskieren. Tatsächlich handelt es sich aber um langfristige Durchschnittswerte zur Orientierung. Es ist deshalb kein Problem, diese Werte auch tagelang nicht zu erreichen.

Postulierungen wie „therapeutische Konstellationen" oder „für Leistungssportler" entbehren einer tatsächlichen evidenzbasierten medizinischen Grundlage, zumal die hierzu herangezogenen „Referenzwerte" durch Labore häufig eigenmächtig festgelegt werden. Schon Galileo Galilei (italienischer Universalgelehrter, 1564–1642) sagte: „*Messe, was gemessen werden kann, und mache messbar, was nicht gemessen werden kann*".

Insgesamt gibt es 91 Vitalstoffe von denen 47 als lebensnotwendig (essentiell) gelten. Dabei handelt es sich um 13 Vitamine (Vitamin A, B1, B2, B3, B5, B6, B9, B12, C, D, E, H und K), sechs Mineralien (Ca, Fe, K, Mg, Na und Cu), 14 Spurenelemente (Cr, J, Mn, Mo, Se, Zn, Ni, Li, Co, F, Si, Rb, V, P), zwei Fettsäure-Gruppen (Omega 3 und Omega 6) sowie 12 Aminosäuren (Arginin, Isoleucin, Leucin, Valin, Lysin, Methionin, Phenylalanin, Threonin, Tryptophan, Histidin, Cystein und Prolin).

Schlussfolgerungen

In der Regel wird ein Mehrbedarf der o.g. Gruppen an Vitaminen, Mineralstoffen und Spurenelementen durch eine ausgewogene und bedarfsgerechte Ernährung abgedeckt. Häufig jedoch kann man eine mangelhafte Zufuhr beobachten, sodass sich die Notwendigkeit einer Ergänzung ergeben kann. Kritische Nährstoffe in Deutschland sind:

- Vitamine C, E, D, K_2, B_3, B_5, B_6, B_{12} und Folsäure,
- Jod, Eisen, Selen, Zink, Kalzium, Magnesium,
- Omega-3-Fettsäuren.

Dabei sollten Omega-3-Fettsäuren mit einbezogen werden, da sie nicht nur eine antientzündliche Wirkung haben, sondern auch einen guten Gefäß- und Immunschutz darstellen und den Muskelaufbau fördern.

Eine Dosierung von Vitaminen, Mineralstoffen und Spurenelementen über das bedarfsgerechte Maß hinaus hat keinen leistungssteigernden oder regenerationsfördernden Effekt. Wundermittel gibt es eben nicht. Auf der anderen Seite haben die meisten Nährstoffe eine große therapeutische Breite, können also ohne Schaden über den Bedarf hinaus aufgenommen werden (Ausnahmen: Vitamine A, D und K). Zumindest sind keine gegenteiligen Effekte bekannt. Bei der Anwendung von NEM wird zwischen Substitution und Supplementierung unterschieden. Die **Substitution** ersetzt verloren gegangene Substanzen.

Die **Ziele der Supplementierung** hingegen sind:

- eine Stabilisierung des Immunsystems,
- eine Kompensation unausgewogener Ernährung,
- ein antioxidativer Zellschutz und
- eine schnelle Regeneration und höhere Belastungsverträglichkeit.

Dabei muss Folgendes beachtet werden:

- Eine Supplementierung muss individuell gehandhabt werden, deshalb werden von mir auch keine Mengenangaben für NEM gemacht.
- Entscheidend sind der gesundheitliche Zustand und die Ernährung.
- Untersuchungen zum Vitaminstatus sind im Rahmen einer Routinediagnostik nicht indiziert.
- Bei Veganern kann die Versorgung mit Vitamin A, D, B_{12}, B_2, Folsäure, Fe, Ca, J, Se, Zn, Omega-3-Fettsäuren, Lysin und L-Carnitin kritisch sein.
- Sinnvolle Kombinationen sind wegen der Wechselbeziehungen z. B. Multivitaminpräparate, Vitamin C plus Fe, Vitamin-B-Komplex, Vitamin E plus Omega-3-Fettsäuren, Vitamin D und K_2, sowie Multimineralpräparate.
- Verwenden Sie organische Verbindungen (Citrat, Orotat, Glukonat) und nehmen

Sie Kupfer, Mangan und Zink nicht gleichzeitig ein.

- Besprechen Sie die Einnahme von NEM mit Ihrem behandelnden Arzt, um Wechselwirkungen mit einer Therapie zu vermeiden.
- NEM sollten hypoallergen sein und keine Konservierungsstoffe, künstliche Farbstoffe, Aromastoffe, Zucker, Salz, Stärke, Hefe und Gluten enthalten.
- Vor Hormonpräparaten wie DHEA und Wachstumshormon (HGH) muss ausdrücklich gewarnt werden.

➢ **Auf den Punkt gebracht:**

- Sie profitieren von einer ausgewogenen, abwechslungsreichen und mediterran orientierten Ernährung mit viel Gemüse und Obst in Maßen.
- Eine pflanzenbasierte Kost und tierische Lebensmittel in Maßen ergänzen sich ideal (Faustregel: Zwei Drittel pflanzlich, ein Drittel tierisch).
- Essen Sie saisonale und regionale Produkte am besten naturbelassen und achten Sie auf Vielfalt.
- Achten Sie auf eine belastungsangepasste Kohlenhydratzufuhr.
- Vermeiden Sie Transfette und verwenden Sie mehr ungesättigte Fette (pflanzliche Öle, Meeresfisch).
- Die Zufuhr von hochwertigem Eiweiß (tierisch-pflanzliche Eiweißkombinationen) wirkt leistungs- und immunstabilisierend.
- Abhängig von Intensität und Dauer der körperlichen Belastung stellt der Stoffwechsel die Energie auf unterschiedlichen Wegen zur Verfügung.
- Bevorzugen Sie Bioprodukte und kochen Sie möglichst frisch.
- Erhitzen und Garen auf das Notwendigste einschränken, wenig Rösten, Braten, Grillen und Frittieren.
- Sparen Sie an Zucker und Salz, verwenden Sie reichlich Kräuter und Gewürze.
- Meiden Sie Fertigprodukte und Zusatzstoffe sowie Fast Food und Alkohol, aber gönnen Sie sich auch Ausnahmen.
- Berücksichtigen Sie Unverträglichkeiten sowie Vorlieben und Abneigungen.
- Essen Sie langsam und möglichst in Gemeinschaft.
- Genuss beim Essen fördert das Wohlbefinden. Dazu gehört auch gelegentlich ein süßer Nachtisch. Gönnen Sie sich kleine Genüsse, aber vermeiden Sie Exzesse.
- Eine Gewichtsreduktion gelingt am besten durch die Kombination von Ernährungsumstellung, mehr körperlicher Aktivität und regelmäßigen Essenspausen von 12–16 Stunden (intermittierendes Fasten).
- Beachten Sie eine ausreichende Flüssigkeitszufuhr (Mineral- und Leitungswasser, mit Obst, Gurken, Kräutern und Gewürzen aromatisiertes Wasser, Kaffee, Tee).
- Eine Ergänzung von Mikronährstoffen mit NEM sollte individuell erfolgen nach dem Motto: nur so viel wie nötig.

3.2 Bewegung

„Wenn wir jedem Individuum das richtige Maß an Nahrung und Bewegung zukommen lassen könnten, hätten wir den sichersten Weg zur Gesundung gefunden."

(Hippokrates, griechischer Arzt, 460 – 370 v. Chr.)

Unsere frühen Vorfahren mussten als Jäger und Sammler täglich laufen, um an Nahrung zu gelangen. So hat uns die Evolution mit dem Körper und der Physiologie eines Lauftiers ausgestattet. Gehen und Laufen sind grundsätzlich leicht und die natürliche Fortbewegung des Menschen. Unsere heutige Zeit ist jedoch gekennzeichnet von Bewegungsmangel und dessen Folgeerkrankungen. Dabei ist Bewegung existentiell wichtig für unsere körperliche und psychische Gesundheit. Wir sitzen im Auto, benutzen Rolltreppen und Fahrstühle. Die digitale Welt lässt uns immer mehr sitzen, vieles wird heute per Mausklick erledigt und die Muskulatur verkümmert (Sarkopenie). „Use it or lose it" oder "Wer rastet, der rostet" ist ein Grundsatz, der für die Muskelzelle aber auch für die Gehirnzelle gilt.

Sitzen gilt heute als „das neue Rauchen". Im Durchschnitt sitzt jeder Deutsche täglich 9,5 Stunden, junge Menschen sitzen sogar 10,5 Stunden täglich (DKV-Report 2023: Wie gesund lebt Deutschland). Wenn wir sitzen, lastet das Gewicht unseres Rumpfes weitgehend auf dem unteren Rücken und Steißbein. Kein Wunder, dass Schmerzen im unteren Rücken zu den häufigsten Beschwerden gehören. Als häufige Ursachen gelten körperliche Inaktivität und Stressbelastung.

Rückenschmerzen verursachen in Deutschland jährlich Kosten von 50 Milliarden Euro. Beim nichtspezifischen Kreuzschmerz ist eine suffiziente schmerztherapeutische Medikation die Basistherapie, um ein chronisches Schmerzgedächtnis mit nervalen Über-Sensibilisierungen zu vermeiden. Bei Stabilisierung durch dieses medikamentöse Konzept erfolgt im Weiteren eine muskelstabilisierende und muskelaufbauende krankengymnastische Versorgung mit dem mittelfristigen Ziel einer eigenverantwortlichen Selbstweiterführung. Kräftigungs- und Dehnungsübungen stärken den Rücken und wirken Schmerzen entgegen. Wichtig ist, in Bewegung zu bleiben, das ist die wirksamste Behandlung. Bei akutem Kreuzschmerz helfen auch eine Stufenlagerung und lokale Wärmebehandlung. Zu empfehlen sind ebenfalls Entspannungsverfahren (siehe Kapitel 3.3).

Neue Studien haben gezeigt, dass sich gesundheitlich ungünstige Lebensgewohnheiten zunehmend früher etablieren. Nur ein Viertel aller Frauen und Männer weist keine Risikofaktoren für Herz-Kreislauf-Erkrankungen auf. Der Lebensstil ist deutlich ungesünder geworden und in der Corona-Pandemie hat der Stresslevel weiter zugenommen. 60 Prozent der Bevölkerung schaffen es nicht, Stress z. B. durch Bewegung ausreichend zu kompensieren. Die Mehrheit der Bewohner Deutschlands durchläuft mittlerweile den schleichenden Prozess hin zur Wohlstandskrankheit, dem **metabolischen Syndrom** (Übergewicht, Fettstoffwechselstörung, Diabetes und Bluthochdruck). Die sicherste, natürlichste und effektivste Heilmethode für nahezu sämtliche Krankheiten, die wir kennen ist Bewegung, dabei hat Ausdauertraining in der Prävention den größten gesundheitserhaltenden Effekt.

Bewegungsmangel ist die Epidemie des 21. Jahrhunderts. Jeder dritte Todesfall ist die Folge von Inaktivität. Dabei reichen schon 20 bis 25 Minuten körperliche Aktivität pro Tag aus, um das erhöhte Sterberisiko aufgrund eines sitzenden Lebensstils auszugleichen. Die WHO empfiehlt heute für Erwachsene ein Bewegungspensum pro Woche von zweieinhalb Stunden mit moderater oder 75 Minuten mit intensiver Belastung. Moderate körperliche Aktivität umfasst dabei Sport mir 50–70 Prozent der maximalen Herzfrequenz (Unterhaltung ist noch möglich). Intensive körperliche Aktivität liegt im Bereich von 70–85 Prozent der maximalen Herzfrequenz (Unterhaltung kaum noch möglich). Wir sollten also nicht vermeiden, uns auch stärker als moderat zu belasten und ins Schwitzen kommen. An zwei Tagen in der Woche sollte ein Muskelaufbautraining erfolgen. Nur 20,5 Prozent der Frauen und 24,7 Prozent der Männer in Deutschland erfüllen diese kombinierten WHO-Empfehlungen.

Kinder und Jugendliche sollten jeden Tag 60 Minuten mäßig bis anstrengend aktiv sein. Diese Empfehlungen erfüllen aber nur 25 Prozent der Kinder und Jugendlichen. Aber es ist nie zu spät, wieder in Bewegung zu kommen. Regelmäßiges Training mit mittlerer Intensität führt zu ähnlichen Resultaten wie hochintensives Training. Sie bleiben aber leichter dabei und überlasten sich nicht. Sie müssen nicht zum Leistungssportler werden, um etwas für die Gesundheit zu tun. Leistungssportler sind nicht gesünder als Hobbysportler. Das Trainingspensum übersteigt häufig das Maß, was dem Körper guttut.

Kein Medikament kann das Risiko für chronische Erkrankungen in dem Ausmaß reduzieren, wie es Sport kann. Der Nutzen von Bewegung und Sport zeigt sich in einer Reduktion der Gesamtmortalität sowie der koronaren Herzkrankheit, Schlaganfall, verschiedener Tumorarten, Typ-2-Diabetes, Adipositas, Fettstoffwechselstörungen, Bluthochdruck, Osteoporose, neurodegenerativer Erkrankungen wie Multiple Sklerose, Demenz sowie Depressionen und Angstzustände. Laufen und Walking (auch Wandern) sind hervorragend geeignet zur Prävention und Behandlung von Bewegungsmangelkrankheiten wie Störungen des Herz-Kreislauf-Systems, des Stoffwechsels, des Bewegungsapparates und des vegetativen

Nervensystems sowie zur Steigerung der Lebensqualität. Diese Bewegungsarten haben eine äußerst günstige Nutzen-Risiko-Relation. Ausdauersportler werden nicht nur älter, sie sterben offensichtlich auch gesünder. Entspanntes Laufen, ohne außer Atem zu kommen hat meditativen Charakter, bringt Energien zum Fließen und eint Körper und Geist. Hier kann man eine Verbindung zu den fernöstlichen Bewegungsübungen des Yoga, Tai-Chi und Qigong sehen. Bewegung ist das Tor zu Gesundheit und Wohlbefinden.

Durch Ausdauersport fühlen Sie sich relativ schnell kräftiger, ausdauernder und leistungsfähiger. Das Wohlbefinden verbessert sich und es stellt sich eine schnellere Erholungsfähigkeit ein. Ganz von „allein" kommt es zu einer natürlicheren Ernährung, Verdauungsbeschwerden verschwinden und Infekte treten seltener auf. Mit der gewonnenen Leistungsfähigkeit trauen Sie sich auch im Alltag mehr zu. In Tabelle 3.2.1 erhalten Sie einen Überblick, wie sich regelmäßiges Ausdauertraining auf die verschiedenen Körperfunktionen und -organe auswirkt.

Tabelle 3.2.1 Auswirkungen eines regelmäßigen Ausdauertrainings auf verschiedene Organe und Körperfunktionen (↑ = Vergrößerung, Erhöhung, Verbesserung; ↓ = Verkleinerung, Erniedrigung, Verschlechterung).

Organ, Körperfunktion	Auswirkung
Allgemeinzustand	• Sterblichkeit (Mortalität) ↓ • Ökonomisierung vieler Lebensvorgänge ↑ • Telomere ↑ • Gewicht ↓ • Fitness ↑ • Schlaf ↑ • Körperbewusstsein, Wohlbefinden ↑ • Lebensqualität, Lebenszufriedenheit ↑
Herz/Kreislauf	• Herzhypertrophie (Sportherz) ↑ • Herzkammern ↑ • Herzfrequenz (Vagotonie) ↓ • Herzfrequenzerholungszeit ↓ • Herzfrequenzvariabilität ↑ • diastolische Füllung ↑ • Schlag- und Herzminutenvolumen ↑ • Koronar- und Myokarddurchblutung ↑ • Sauerstoffbedarf/Belastungsstufe ↓ • Baroreflexsensitivität ↑ • Ruhe-, Belastungs- und Erholungsblutdruck ↓ • Vorhofflimmern ↑
Gefäße	• Durchmesser ↑ • peripherer Widerstand ↓ • Stickstoffmonoxid (NO) ↑ • Endothelfunktion ↑ • Gefäßflexibilität ↑ • Atherosklerose ↓ • Gefäßneubildung ↑ • Organ- und Gewebsdurchblutung ↑ • Mikrozirkulation ↑ • Lymphsystem ↑

Tabelle 3.2.1 *(Fortsetzung)*

Organ, Körperfunktion	Auswirkung
Blut	• Blutvolumen ↑ • Hämatokrit/Viskosität ↓ • Fließeigenschaften ? ↑ • Erythrozyten und Hämoglobin ↑ • Thrombozytenaggregation ↓ • Fibrinolyse ↑ • arteriovenöse Sauerstoffdifferenz ↑ • Pufferkapazität ↑ • Entzündungszeichen (CRP) ↓
Lunge/Atmung	• Atemmuskulatur ↑ • Durchblutung ↑ • Atemzug- und Atemminutenvolumen ↑ • Atemfrequenz ↓ • Sekundenkapazität ↑ • Gasaustauschfläche und Diffusionskapazität ↑ • Sauerstoffausnutzung ↑ • maximale Sauerstoffaufnahme ↑
Muskulatur/passiver Bewegungsapparat	• Muskelmasse, Muskelkraft ↑ • ST-Muskelfasern ↑ • Kontraktionsgeschwindigkeit ↑ • Ermüdungsresistenz ↑ • Mitochondrien ↑ • Enzymaktivität ↑ • Energiespeicher (ATP, CP, Glykogen, Triglyzeride) ↑ • Myoglobingehalt ↑ • O_2-Aufnahme, -Speicherung, -Verarbeitung ↑ • Kräftigung von Knochen, Sehnen, Bändern ↑ • Myokinbildung ↑
Stoffwechsel	• Glykogenspeicherung Leber ↑ • Laktatspiegel/Belastungsstufe ↓ • anaerobe Schwelle ↑ • ATP-Resynthese ↑ • Glykogenabbau/Belastungsstufe ↓ • Fettsäureoxidation/Belastungsstufe ↑ • Grundumsatz ↑ • Enzymaktivität ↑ • LDL-Cholesterin ↓ • HDL-Cholesterin ↑ • Triglyzeride ↓ • Harnsäure ↓ • HbA1c-Wert ↓ • Autophagie ↑ • Darmmikrobiom ↑ • Verdauung ↑

Tabelle 3.2.1 *(Fortsetzung)*

Organ, Körperfunktion	Auswirkung
hormonelles System	• Sympathikusaktivität ↓ • Katecholamine/Belastungsstufe ↓ • Katecholamine-Maximalausschüttung ↑ • Parasympathikusaktivität ↑ • Kortisol/Belastungsstufe ↓ • Kortisol-Maximalausschüttung ↑ • Thyroxin bei Belastung ↑ • Wachstumshormon (STH) basal ↓, Belastung ↑ • Aldosteron zeigt keine Erschöpfung bei Belastung • Insulinempfindlichkeit ↑ • Glukagon ↑ • Testosteron kurze Belastung ↑, lange Belastung ↓
Immunsystem	• Atemwegsinfekte ↓, bei erschöpfender Belastung ↑ • Immunzellenfunktion (Killerzellen, T- und B-Lymphozyten, Monozyten, Makrophagen) ↑ • protektive Zytokine (Interleukin 6) ↑ • Hitzeschockproteine ↑
Gehirn/Psyche	• Neurogenese/Plastizität ↑ • Neurotransmitter (Serotonin, Dopamin, Noradrenalin, Endorphine) ↑ • Lernen, Gedächtnis ↑ • kognitiver Leistungsverlust im Alter ↓ • Körperwahrnehmung ↑ • Stresstoleranz, Stressreaktivität ↑ • Depressivität, Ängste ↓ • Selbstbewusstsein ↑

Körperliche Aktivität und Sport sind keine Allheilmittel und können nicht alle gesellschaftlichen Fehlentwicklungen und Probleme lösen: **aber der Sport hat ein starkes Angebot durch Förderung:**

- von Sozialkompetenzen für ein gemeinschaftliches Zusammenleben (Stärkung des Selbstwertgefühls, konstruktiver Umgang mit Niederlagen, solidarisches Handeln im Team),
- einer positiven geistigen und körperlichen Entwicklung von Kindern und Jugendlichen,
- der Gesunderhaltung unserer Bevölkerung,
- der Integration von Bürgern mit Migrationshintergrund,
- der sozialen Durchlässigkeit der Schichten,
- einer friedensstiftenden und völkerverbindenden Wirkung,
- der Identifikation mit unserem demokratischen Rechtsstaat.

3.2.1 Motivation – es ist nie zu spät für den Anfang

„Der schwierigste Weg, den ein Mensch zurücklegen kann, ist der zwischen Vorsatz und Ausführung."

(Bertrand Russel, britischer Philosoph, 1872–1970)

Der Weg vom Impuls zur Handlung geht über unser Belohnungs- und Motivationssystem im *Nucleus accumbens*. Der Botenstoff Dopamin verstärkt den Impuls und das Verlangen etwas zu tun, z. B. zu essen, sich zu bewegen, zu schlafen oder auch Sex zu haben. Das Motivationssystem reagiert abhängig von persönlichen Vorlieben und Erfahrungen. Entscheidend dabei ist, dass wir unser Tun verstehen, gestalten können und einen Sinn darin sehen. Wirklich motiviert ist nur, wer Freude an einer Aufgabe empfindet und mit Begeisterung dabei ist. Dies führt auch zu einer positiven Verstärkung und Lust auf mehr. Der Antrieb sollte also von innen (intrinsische Motivation) und nicht von außen (extrinsische Motivation) kommen, um auch längerfristig Bestand zu haben.

Leider hat die **Motivation** auch einen natürlichen Gegenspieler und das ist der „innere Schweinehund". Der suggeriert nur zu gerne, es uns auf dem Sofa bequem zu machen und Energie zu sparen. Dieser fiese Kerl aktiviert nämlich unser limbisches System (evolutionäre sehr alter Hirnteil) und versucht uns emotional zu beeinflussen. Dem können wir nur mit unserem rationalen Denken (Wille) im präfrontalen Kortex (das jüngste Hirnareal) Kontra geben und für einen gesünderen Lebensstil argumentieren. Es gilt ein neues Verhaltensmuster zu etablieren und zur Gewohnheit zu machen. Dabei unterstützen positive Erfahrungen. Am besten ist, nicht zu lange zu überlegen, sondern tatsächlich zu handeln. Die Motivation folgt der Aktion oder: erst mit dem Tun kommt die Lust. Mit kleinen Schritten erleichtern Sie sich den Einstieg und den Aufbau einer Routine. Auch durch wenig Bewegung senken wir unsere Sterblichkeit um 20 Prozent. Durch ein optimiertes Training um 40 Prozent. Auch Leistungssportler erreichen keine weiteren Vorteile, gehen aber häufig das Risiko von körperlichen Schäden ein.

Gleich welche sportliche Aktivität Sie bevorzugen, sie sollte also in erster Linie Spaß machen. Wenn Sie, wie ich, den Laufsport mögen, ist ein wöchentliches Training mit einem Verbrauch von 2.000 kcal zu empfehlen, das entspricht ungefähr einer Strecke von 30 km (Gesundheitsläufer). Der erreichbare Fitnessgrad ist durch Lauftraining gegenüber Walking höher und auch mit weniger Zeitaufwand erzielbar. Walking verbraucht in gleicher Zeit nur ungefähr halb so viel Energie (kcal) wie Laufen. Zusätzlich sollte 2-mal in der Woche ein Kraft- und Flexibilitätstraining durchgeführt werden, um neben der Ausdauer auch die Muskelkraft und Beweglichkeit zu verbessern. Damit wird ein Zustand erreicht, den man landläufig als **Fitness** bezeichnet. Auch kurze Bewegungsübungen für Ausdauer, Kraft, Beweglichkeit und Balance haben positive Wirkungen.

Regelmäßig wenig zu trainieren ist besser als unregelmäßig viel zu trainieren. Die Durchführung eines regelmäßigen Trainings jenseits des 40. Lebensjahres bedingt eine funktionelle Verlangsamung des Einflusses von Alterungsvorgängen und gestattet Ihnen gewissermaßen „20 Jahre lang 40 Jahre alt zu bleiben". Wer regelmäßig Ausdauersport treibt aktiviert das Enzym Telomerase, welches die Telomere vor Verschleiß schützen und den Alterungsprozess verlangsamen kann. Körperliche Aktivität in Form von Sport ist das beste Anti-Aging-Mittel. In diesem Prozess spielen auch epigenetische Faktoren eine Rolle, wo Training als Modulator der gesundheitsfördernden Effekte dient.

Ich liebe das Laufen, denn Laufen ist eine grundlegende physiologische Handlung menschlichen Seins. Dazu benötigen wir keine Anleitung, keinen Kurs und keine besondere Lifestyle-Ausrüstung. Laufen ist überall und jederzeit in jedem Lebensalter möglich. Außerdem ist Laufen eine umweltverträgliche Sportart. Das Laufen kann seine positiven Wirkungen besonders dann entfalten, wenn man es im persönlichen Rhythmus betreibt und die Bewegung bewusst genießt. Ausdauertraining durch Laufen soll nicht erschöpfen, sondern erfrischen, erholen und eine wohlige Müdigkeit erzeugen. Sie werden sich hinterher gewiss besser fühlen.

Wer regelmäßig läuft, wird immer wieder feststellen, dass beim Laufen häufig die besten Ideen kommen. Ganze Teile dieses Buches habe ich beim Laufen entwickelt. Bewegung beflügelt den Geist, das wusste schon der griechische Philosoph Sokrates. Peripatetiker („peripatein" spazieren gehen) wurden die Schüler des Aristoteles nach der Wandelhalle, in der sie während des Unterrichts hin- und hergingen, genannt. Laufen und Denken standen bei ihnen in direkter Beziehung zueinander. Friedrich Nietzsche hat das Sitzfleisch als die Hauptsünde wider den Geist bezeichnet und war der Meinung, dass nur die „ergangenen" Gedanken von Wert seien. Der französische Philosoph Jean-Jacques Rousseau schrieb: „*Ich kann nur im Gehen denken, sobald ich Halt mache, ist es mit dem Denken vorbei, mein Kopf hält nur mit meinen Füßen Schritt.*" Auch der dänische Philosoph Soren Kierkegaard war gleicher Meinung: „*Ich habe mir meine besten Gedanken angelaufen, und ich kenne keinen, der so schwer wäre, dass man ihn beim Gehen nicht loswürde.*"

Ausdauertraining kann den Intelligenzquotienten (IQ) steigern, sowie kognitive Funktionen und Kreativität verbessern. Lerneinheiten mit Bewegung sind nicht nur gesund, sondern erhöhen auch die Lernfähigkeit. Körperliche Aktivität stimuliert die Bildung und Verschaltung von Nervenzellen. Während bei einem moderat intensiven Ausdauertraining – hirnphysiologisch betrachtet – kognitive Aktivitäten im präfrontalen Kortex auftreten können und Reflexionen des Alltags oder die Lösung spezifischer Probleme möglich sind, ist das bei einer hochintensiven Belastung kaum mehr möglich.

Eine wichtige Rolle spielt Bewegung beim Verarbeiten und Speichern von Informationen. Laufen, Auf- und Abgehen, lautes Vorsprechen sowie Mitschreiben verstärken den Lerneffekt und nutzen die Beteiligung motorischer Bereiche im Gehirn beim Lernprozess aus. Laufen im Sauerstoffüberschuss fördert die Hirndurchblutung und auch die Bildung des „Kreativitätshormons" ACTH (adrenokortikotropes Hormon) in der Hypophyse. ACTH senkt den Blutdruck, entspannt und fördert die geistige Aktivität. Außerdem wird Dopamin freigesetzt, neue Ideen werden geboren oder bereits bestehende weiterentwickelt.

Beim Laufen werden nicht nur Kalorien, sondern auch Sorgen, Zweifel, Ängste und belastende Emotionen abgebaut. Der **Aufenthalt in der Natur** ist mit Stressabbau und einer gesünderen Regulierung der täglichen Kortisol-Ausschüttung verbunden. Die heilende Kraft der Natur ist wissenschaftlich nachgewiesen (Shinrin Yoku – Waldbaden). In Japan gilt das Eintauchen mit allen Sinnen in den Wald als naturtherapeutische Maßnahme. Psychologische Aspekte wie die Ruhe, das Grün und das Spiel von Licht und Schatten spielen eine Rolle. Kontakt zur natürlichen Umwelt bringt die Regeneration am besten hervor, weil die Natur für unsere Befindlichkeit von wesentlicher Bedeutung ist. Viele Menschen leiden heute unter einem „Naturdefizit". **Wirkungen des Waldbadens**:

- Stressreduktion und Entspannung,
- Blutdrucksenkung,
- Verbesserung von Konzentration und Gedächtnis,
- verbesserte Schlafqualität,
- Depressionssymptome bessern sich,
- verbesserte Immunfunktion.

Laufen soll auch der **geistigen Erholung** dienen. Studien haben gezeigt, dass Ausdauersport die Neurotransmitter Serotonin, Dopamin und Beta-Endorphin stimuliert, die für eine Verbesserung der Stimmung zuständig sind. Man kann sich also regelrecht **den Kopf freilaufen und Stress abbauen**.

„Wenn Du schlechter Stimmung bist, gehe spazieren. Wenn Du immer noch schlechter Stimmung bist, gehe noch einmal spazieren."

(Hippokrates, griechischer Arzt, 460–370 v. Chr.)

Gute Gefühle fördern bekanntlich die Gesundheit. Wer regelmäßig Sport treibt, fühlt sich besser, hat mehr Selbstvertrauen, weniger Angst und ist weniger niedergeschlagen. Sport und Bewegung wirkt eindeutig antidepressiv, auch über Anhebung der Serotonin-, Noradrenalin- und Dopamin-Spiegel. Auch der beruhigend wirkende Neurotransmitter GABA (Gamma-Aminobuttersäure) wird nach einem kurzen Ausdauertraining vermehrt gebildet.

Positive psychische Wirkungen körperlicher Aktivität sind:

- die Selbstwirksamkeit steigt,
- Stresserleben, Angst und Depression sinken,
- Aufmerksamkeit und Konzentration steigen,
- das Demenzrisiko sinkt.

Laufen Sie absichtslos los, konzentrieren Sie sich auf die Atmung oder auch die Schritte. Genießen Sie den Augenblick und lassen Vergangenheit und Zukunft ruhen. Sich geistig zu sammeln und auf eine einzige Sache zu konzentrieren, fördert die Aufmerksamkeit und hat meditativen Charakter, sorgt für Abschalten, Leere, Wohlbefinden und Einklang. Das **meditative Laufen** wird seit Jahrhunderten von Mönchen in Tibet praktiziert. Bei dem Trancelauf, dem „Lung Gom Pa", wird oft tagelang und ohne Unterbrechung gelaufen. Dabei visualisieren die Mönche, leicht wie eine Feder oder das Licht, unbeschwert und frei zu sein. Meditierende können:

- sich besser konzentrieren,
- ihre Emotionen kontrollieren,
- gefühlten Stress reduzieren,
- Gelassenheit sowie
- eine positive Stimmung und Ausgeglichenheit erlangen.

Die Umsetzung

Die beschriebenen positiven Auswirkungen werden sich nur dann einstellen, wenn Sie das Training als regelmäßige Aktivität in den Alltag integrieren. Der häufig vorgebrachte Einwand „ich habe keine Zeit" löst sich bei einem strukturierten Tagesablauf von alleine auf. Wer wirklich etwas für seine Fitness tun möchte, findet auch die Zeit dazu. Alltagsmanagement (Zeitmanagement) ist gerade für Berufstätige relevant. Arbeitszeiten, Lernzeiten, Zeiten für Familie und Freunde, Trainingszeiten und Erholungszeiten müssen aufeinander abgestimmt werden. Auch ein kurzes Training ist besser als kein Training. Identifizieren Sie Zeitfresser, setzen Sie Prioritäten und nutzen Sie die Zeit besser aus. Wenn Sie Trainieren, dann mit vollem Einsatz. Und wenn Sie sich erholen, dann schalten Sie komplett ab.

Im Sport kann man durch ein motivierendes Umfeld (Trainingspartner,-gruppe, Verein, Lauftreff) den Aufforderungscharakter verstärken. Suchen Sie aktiv die Nähe von Menschen, die ähnliche Ziele wie Sie verfolgen. Eine Verabredung mit einem Laufpartner oder einer Gruppe ist ein Termin, der eingehalten werden muss. Ein Lauf in der Gruppe ist ideal, um sich auszutauschen und neue Anregungen zu bekommen. Der Ablenkungsfaktor sorgt außerdem dafür, dass man weiter und lockerer läuft. In der Gruppe fällt es auch leichter, ab und zu ein höheres Tempo einzuschlagen. Natürlich sollte das Training nicht permanent in einen Wettkampf ausarten. Ein guter Lauftreff zeichnet sich dadurch aus, dass die Gruppe bis zum Ende zusammenbleibt. Aber nur wer in seinem Handeln Sinn erkennt (Verbesserung der eigenen Fitness), vermag auch zielbezogen und motiviert zu trainieren. Diese Motivation aufzubauen erfordert Selbstverantwortung:

- Setzen Sie sich Ziele und dokumentieren Sie Verbesserungen.
- Suchen Sie sich Unterstützung.
- Belohnen Sie sich für erreichte Zwischenziele.

Nehmen Sie sich für Ihr Training feste Zeiten vor, z.B. am frühen Morgen oder nach der Arbeit. Machen Sie das Training zu einem festen Bestandteil des Lebens, entwickeln Sie einen Automatismus. Dazu bedarf es hin und wieder, besonders bei schlechtem Wetter, einer gewissen Überwindung. **Mehr Bewegung ins Leben zu bringen** kann auch bedeuten, die Treppe anstatt des Aufzugs zu nehmen oder das Fahrrad dem Auto vorzuziehen. Alternativ können Sie eine Bus- oder Bahnhaltestelle früher aussteigen und den Rest zu Fuß gehen. Machen Sie einen Abend- oder Morgenspaziergang. Beim Fernsehen können Sie auf dem Hometrainer strampeln. Auch Gartenarbeit und ein eigener Hund sorgen für mehr Bewegung.

Empfehlenswerte Bewegungsformen:

- Gehen, Spazieren, Wandern,
- Walking, Nordic Walking, Laufen,
- Radfahren,
- Schwimmen
- Gymnastik,
- Tanzen.

Das Wichtigste bei der Auswahl der Sportart ist, dass sie zu Ihnen und auch in Ihr Leben passt. Nur dann wird sie Ihnen Spaß machen und Sie dauerhaft begleiten. Hilfestellung zur Auswahl erhalten Sie unter: www.acitvomat.de. Als Gesundheitssportler reicht es aus, sich jeden zweiten Tag zwischen einer halben und ganzen Stunde in dem individuell passenden Tempo ohne Leistungsdruck möglichst in der Natur zu bewegen. Das ist die Gelegenheit:

- dem Alltag mit seinen Vorgaben und Zwängen zu entfliehen,
- zur Ruhe zu kommen,
- Sauerstoff zu tanken,
- die Natur zu erleben oder auch
- nur mit sich zu sein.

Schnelligkeit und Streckenlänge spielen dabei keine Rolle, die moderate Bewegung dient als natürlicher Reiz zur Erhaltung physischer und psychischer Funktionsabläufe, Körper und Geist werden aktiviert.

Überwindung

Eigentlich wollten Sie trainieren, doch das Wetter passt nicht, es kommt gleich im Fernsehen diese interessante Sendung, die wichtigen Emails müssen noch beantwortet werden und müde sind Sie sowieso. Ausreden gibt es immer, der Mensch ist Meister darin. Jetzt gilt es, sich mit Tricks zu überlisten. Aktivieren Sie sich körperlich durch kurzes Laufen auf der Stelle oder mehrere Strecksprünge, Armkreisen etc. Waschen Sie Gesicht und die Unterarme mit kaltem Wasser, atmen Sie ein paar Mal kräftig ein und normal aus. Fangen Sie mit einem Kurztraining an, oft läuft es dann so gut, dass Sie doch das vorgesehene Pensum absolvieren. Verbinden Sie das Laufen mit Genuss, Leichtigkeit, Lust und Beschwingtheit, dann wird es sich auch so anfühlen. Weitere Vorschläge:

- Sehen Sie abends eine Stunde weniger fern und gehen Sie stattdessen an die Luft.
- Unterbrechen Sie eine lange Autofahrt und laufen Sie zur Erholung ein Stück.
- Nehmen Sie auf Dienstreisen, Fortbildungen etc. die Laufsachen mit.
- Laufen Sie nach Feierabend vom Job nach Hause und lassen Sie sich am nächsten Morgen von einem Kollegen oder dem Bus mitnehmen.

Sport soll in erster Linie Spaß machen und nicht dem Diktat von Leistung oder Trainingsplänen folgen. Wohlbefinden und verbesserte körperliche Leistungsfähigkeit kommen durch Anpassungsvorgänge im Körper als Nebeneffekt von ganz allein. Gesundheit ist ein wertvolles Gut, welches immer wieder aktiv erworben und erhalten werden muss. Moderates Ausdauertraining durch Laufen, gesunde Ernährung und eine Portion Gelassenheit stellen eine gute Basis dafür dar. Die Verantwortung dafür liegt bei jedem Einzelnen, die Eigenverantwortung kann aber durch fördernde Rahmenbedingungen der öffentlichen Gesundheitsfürsorge gestärkt werden. Schon mit wenig Training können Sie Ihr gesundheitliches Risiko minimieren.

Laufen und auch Walking ist der beste Sport, um mit geringem Aufwand fit zu werden und zu bleiben. Körperliche Aktivität kann zwar das Altern der verschiedenen Organsysteme nicht verhindern, jedoch in entscheidendem Maß verzögern und so ihre Funktionstüchtigkeit auf einem höheren Niveau erhalten. Gehen Sie hinaus in die Natur und machen Sie viele Schritte im Laufe des Tages. Wer fit ins Alter kommen will, sollte rechtzeitig mit regelmäßiger Bewegung und körperlicher Aktivität starten. Vor Beginn eines Trainingsprogramms sollten Sie eine medizinische Untersuchung zum Ausschluss von Gegenanzeigen vornehmen lassen.

3.2.2 Vorsorgeuntersuchung

Sportmedizinische Vorsorgeuntersuchungen helfen, Besonderheiten zu klären und Gefährdungen sowie latente oder bereits bestehende Krankheiten frühzeitig zu erkennen. Damit tragen sie erheblich zu einer Verringerung des gesundheitlichen Risikos bei. Die Vorsorgeuntersuchung soll gesundheitliche Risiken mindern oder vermeiden helfen und eine optimale Ausübung von Sport und körperlicher Aktivität für jeden Sporttreibenden ermöglichen. Eine absolute Sicherheit ist aber auch bei unauffälligem Ergebnis der Vorsorgeuntersuchung nicht gegeben.

Eine sportmedizinisch qualifizierte, gesundheitsorientierte Vorsorgeuntersuchung umfasst internistische und orthopädische Untersuchungsinhalte, die sich auch sportartspezifisch orientieren sollten. In einem weiteren Schritt kann dem Sporttreibenden eine Belastungsuntersuchung angeboten werden. Daraus können die Belastbarkeit ermittelt und Trainingsempfehlungen abgeleitet werden.

Untersuchungsprogramm

Es wird die **Eigen- und Familienanamnese** (Krankheitsgeschichte) erhoben. Hier sind **Vorerkrankungen** des Herz-Kreislauf-Systems und des Bewegungsapparates von besonderer Bedeutung. Auch der **Impfstatus** und **Medikamenteneinnahmen** werden geklärt. Es schließt sich die **körperliche Untersuchung** an. Bei den apparativen Untersuchungen gilt das **Ruhe-EKG** als obligate Untersuchung. Allerdings wird die Notwendigkeit kontrovers diskutiert, da es keine kontrollierten Studien zu der Frage gibt, ob ein EKG dazu beiträgt, die Zahl plötzlicher kardialer Todesfälle beim Sport zu reduzieren. Ein **Belastungs-EKG** sowie **Echokardiographie** und weiterführende diagnostische Untersuchungen erfolgen nur bei Vorliegen bestimmter Symptome und Befunde sowie bei älteren Personen (Männer über 45 und Frauen über 55 Jahre). Die **Lungenfunktionsprüfung** umfasst die Bestimmung der Vitalkapazität und der 1-Sekunden-Kapazität.

Bei **Auffälligkeiten** muss der Arzt weiterführende diagnostische Maßnahmen einleiten, da hierdurch häufig erst eine genaue Beurteilung der Belastbarkeit in Bezug auf den ausgeübten Sport festgelegt werden kann.

Die Bestimmung von **Laborwerten** in Form eines Screenings ist umstritten. Allgemeingültige Empfehlungen sind kaum möglich. Bei Personen unter 35 Jahren besteht keine obligate Indikation für Laboruntersuchungen. Bei Personen über 35 Jahren und vorliegenden Risikofaktoren sollten verschiedene Laborwerte je nach individueller Fragestellung bestimmt werden.

Bedenklich ist, dass viele **ältere** Freizeit- bzw. Breitensportler wie auch Neu- bzw. Wiedereinsteiger keine sportärztliche Gesundheitsüberprüfung vornehmen lassen. Bei diesem Personenkreis liegt ein erhöhtes Risiko für Erkrankungen an Herz, Kreislauf und Bewegungsapparat vor.

Aus präventiv-medizinischer Sicht ist diese Situation unbefriedigend. Eine Ursache für die geringe Inanspruchnahme könnte in den entstehenden Kosten liegen, denn diese werden nur im Rahmen des Gesundheits-Check-up von den Krankenkassen übernommen. Darüberhinausgehende Untersuchungen sind als individuelle Gesundheitsleistungen (IGeL) privat zu zahlen. Im Hinblick auf den hohen Stellenwert der Prävention sollte über die Kostenübernahme einer solchen Vorsorgeuntersuchung im Sport in Zukunft ernsthaft diskutiert werden.

Für jeden **aktiven Ausdauersportler** sollte es eine Selbstverständlichkeit sein, die jährliche sportärztliche Vorsorgeuntersuchung wahrzunehmen. Dies gilt auch, wenn Sie vorhaben, eine regelmäßige Trainingsaktivität aufzunehmen, oder nach einer längeren Pause wieder einsteigen wollen. Personen **unter 35 Jahren** wird alle 2 Jahre eine Vorsorgeuntersuchung empfohlen. Personen **über 35 Jahren** oder mit vorliegenden Risikofaktoren sollten sich jährlich untersuchen lassen.

Während man auf die immer wieder beworbenen Laktat-Tests durchaus verzichten kann, sind Ausgaben für ein Belastungs-EKG und eine Ultraschalluntersuchung des Herzens (Echokardiographie) sowie der Halsschlagadern sinnvoll und zur Prophylaxe eines plötzlichen Herztodes beim Sport ideal.

3.2.3 Immunsystem und körperliche Aktivität

Die vielfältigen positiven Wirkungen einer moderaten sportlichen Aktivität sind bekannt. Ob man eine der neuen Trendsportarten auswählt oder lieber die typischen Ausdauersportarten – wie z.B. Laufen und Radfahren – betreibt, Sport sollte in erster Linie Spaß machen. Insbesondere der Aufenthalt in der Natur hat positive Einflüsse auf unser Immunsystem. Im Wald atmen wir einen Cocktail aus bioaktiven Pflanzenstoffen (Terpene) ein, der unsere Abwehrkräfte stärkt. Waldbaden (Shirin Yoku) ist besonders in Japan sehr beliebt.

Bei körperlichen Belastungen von weniger als 1,5–2 Stunden kommt es zu einer Sofortreaktion mit Mobilisierung aller Immunzellen, dabei stellt die belastungsbedingte Schädigung der Skelettmuskulatur eine wesentliche Einflussgröße für die Mobilisierung der Immunzellen dar. Die neutrophilen Granulozyten steigen während und nach der Belastung unter dem Einfluss der Stresshormone (Katecholamine, Kortisol) an. Die Lymphozyten (T-Zellen, B-Zellen und natürliche Killerzellen) steigen während der Belastung an und fallen danach unter ihren Ausgangswert ab. Das Minimum wird 1–3 Stunden nach der Belastung erreicht. Diese Veränderungen sind von Dauer und Intensität der Belastung abhängig.

Neben diesen zellulären Veränderungen kommt es belastungsbedingt auch zu Reaktionen der **humoralen Komponenten** des Immunsystems in Form eines entzündungsähnlichen Musters. Dies zeigt sich in einem Anstieg von Zytokinen und akuten Phase-Proteinen. Das Zytokin IL-6 in der entzündungshemmenden Variante, das vom Muskel gebildet wird, kann bis zu 100-fach im Plasma erhöht sein. Es wirkt als Gegenspieler zum Entzündungsfaktor Tumor-Nekrose-Faktor-alpha (TNF-α), einem der Hauptbotenstoffe, der an Entzündungsprozessen im Körper beteiligt ist. Überhaupt kann der Muskel über die Bildung weiterer **Myokine** (hormonähnliche Botenstoffe) Einfluss auf die Immunreaktion nehmen. Die Zytokin-Antwort ist dabei abhängig von Belastungsform, Dauer und Intensität. Die akute-Phase-Reaktion ist ein weiterer Bestandteil der belastungsbedingten Entzündungsreaktion. Die wichtigsten Zeichen sind der Anstieg des C-reaktiven Proteins (CRP) und der Hitzeschockproteine (HSP). Damit einher geht bei intensiven Belastungen ein Schutz gegen oxidativen Stress und DNA-Schäden.

Die inneren Oberflächen des Körpers (obere und untere Atemwege, Gastrointestinaltrakt, Urogenitaltrakt) werden durch das **mukosale Immunsystem** geschützt. Eine Hauptfunktion nimmt hier das Immunglobulin A (IgA) als neutralisierender Antikörper ein. Eine erhöhte Infekt-Inzidenz tritt bei Sportlern mit IgA-Defizit bzw. niedrigen Speichel-Flussraten auf. Ein regelmäßiges moderates Ausdauertraining führt zu erhöhten IgA-Speichelkonzentrationen, was das reduzierte Auftreten von Infekten der oberen Atemwege teilweise erklären kann. Intensive Trainingsphasen wirken sich negativ auf die Speichel-Konzentration von IgA aus.

Durch ein regelmäßiges Training ändern sich Anzahl und Funktion der Zellen der angeborenen Abwehr (neutrophile Granulozyten, Monozyten und natürliche Killerzellen). Nach moderatem Training ist die Anzahl der natürlichen Killerzellen (NK) erhöht, nach intensivem Training erniedrigt. Auf funktioneller Seite zeigt sich allerdings eine deutlich erhöhte NK-Zellaktivität. Die Funktion der neutrophilen Granulozyten kann in Phasen intensiven Trainings herabgesetzt sein. Ebenso kann es zu einem Abfall der zirkulierenden T-Zellen und reduzierter Immunglobulin-Synthese der B-Zellen kommen. Vermittelt wird dies möglicherweise durch die Stresshormonbildung von Katecholaminen und Kortisol.

Infektionsrisiko

Die **erhöhte Infektanfälligkeit** von Leistungssportlern ist, nach den Verletzungen des Bewegungsapparates, die zweithäufigste Ursache für Trainings- und Wettkampfausfälle. In einer Reihe von Belastungsstudien konnte ein Zusammenhang zwischen Belastungsumfang/-intensität und der Anfälligkeit gegenüber Infekten der oberen Atemwege festgestellt werden. **Körperlich inaktive Menschen haben ein mittleres Infektionsrisiko. Sportler mit einem nicht überlastenden Training haben ein geringeres Erkrankungsrisiko und übertrainierte Sportler bzw. solche, die einmalig überfordernde Belastungen eingehen, besitzen das höchste Risiko, an Infekten zu erkranken.**

Begünstigend auf die Infektanfälligkeit wirken:

- die vermehrte broncho-pulmonale Keimbelastung durch das erhöhte Atemvolumen,
- eine erhöhte Permeabilität der Schleimhäute infolge verstärkter Durchblutung und Austrocknung sowie
- die verminderte Produktion von Bakterien neutralisierenden Substanzen.

Hinzu kommen die bessere Vermehrung von Bakterien unter Hitzebedingungen und die erleichterte Ansteckung bei Benutzung gleicher hygienischer Einrichtungen wie Umkleiden und Duschen.

Das Phänomen der in der Nachbelastungsphase verminderten Zellkonzentrationen und auch Aktivität wird als **„open window"** bezeichnet. Darunter versteht man eine für die Entstehung von Infektionen, insbesondere der oberen Luftwege, begünstigende Zeit von mehreren Stunden nach Belastungsende. Die Phase der erhöhten Infektanfälligkeit kann bis drei Tage nach der Belastung anhalten. In den Wintermonaten ist das Infektionsrisiko zusätzlich erhöht.

Nutzbare Messgrößen des Immunsystems, die eine Aussage über die Belastungsverträglichkeit geben, gibt es bisher nicht. Da es kein objektives Maß für die aktuelle Belastbarkeit gibt, ist die subjektive Einschätzung von Sportler, Trainer und Arzt von entscheidender Bedeutung für den Umfang und die Intensität des Trainings.

Zur Vorbeugung sollte man nach dem Training und Wettkampf:

- möglichst rasch trockene Kleidung anziehen oder wenn möglich gleich unter die warme Dusche gehen,
- das Trink- und Essverhalten der Belastung anpassen und
- fest eingeplante Regenerationsphasen einhalten.

Absolute Kontraindikationen für sportliche Aktivitäten sind:

- Fieber (≥ 38 °C) oder Körpertemperatur 0,5 bis 1 °C höher als gewöhnlich,
- Ruhepuls ≥10/min höher als normal,
- Gliederschmerzen bzw. generalisierte Symptome im Rahmen einer akuten Infektion,
- Lymphknotenschwellungen.

Voraussetzung für die Wiederaufnahme des Trainings sind:

- keine Symptome der Generalisierung,
- Normalisierung bzw. signifikanter Rückgang der Entzündungsparameter,
- keine Organbefunde (z. B. keine EKG-Veränderungen),
- dosierte Trainingsreize in den ersten Tagen,
- sportartspezifisches Training nach 2–3 Tagen,
- insbesondere bei Profisportlern engmaschige Kontrolldiagnostik.

Die **wichtigsten Regeln**, die Sie bei einer Infektion beherzigen sollten:

- Gönnen Sie Ihrem Körper die nötige Ruhe zur Erholung und sorgen Sie für ausreichend Schlaf.
- Bei Schnupfen sind ruhige Dauerläufe erlaubt.
- Absolutes Sportverbot gilt bei Fieber, geschwollenen Lymphknoten, Hals- und Gliederschmerzen.
- Leichtes Training ist frühestens einige Tage nach Abklingen der Symptome erlaubt.
- Intensives Training und Wettkampf sind frühestens zwei Wochen nach Infekt-Ausheilung gut für den Körper

Bei Einnahme von Antibiotika sollten Sie erst drei Tage nach Absetzen des Mittels mit lockerem Training beginnen. Kräftigen Sie die Darmflora mit einem Lakto- oder Bifidobakterien-Präparat.

Bahnen sich Infekte an, sind Belastungsreduzierung oder auch eine Trainingspause wirksame Mittel, um der Erkrankung entgegenzuwirken. Es gilt das Prinzip: **Erst auskurieren und dann wieder trainieren**. Auch wenn Sie eine längere Pause einlegen müssen, kommen Sie aufgrund des Muskelgedächtnisses relativ schnell wieder auf das alte Leistungsniveau.

Untersuchungen haben gezeigt, dass ein schneller Ausgleich mit **Kohlenhydraten und Proteinen** nach langanhaltenden Belastungen die Funktion des Immunsystems günstig beeinflusst. Durch die Aufnahme von kohlenhydrathaltigen Getränken und Proteinen bzw. **BCAA (verzweigtkettige Aminosäuren)** während der Belastung kommt es zu einer verminderten Kortisol-Ausschüttung (Stressreaktion), geringerem Leukozyten-Anstieg und auch geringerer Beeinträchtigung ihrer Funktion.

Chronischer Stress mindert die Schlagkraft unseres Immunsystems. Eine ausgewogene Ernährung, moderate sportliche Aktivität, regenerative Maßnahmen, ausreichend Schlaf und Entspannung stärken die Abwehr. Mit dem Lebensstil kann jeder etwas tun, sein Immunsystem „scharf" zu stellen.

Untersuchungen haben gezeigt, dass körperliche Aktivität (30 Minuten an 5 Tagen oder 150 Minuten in der Woche) das Risiko für eine Virusinfektion (auch Covid-19) um 31 Prozent und an einer Infektionskrankheit zu sterben um 37 Prozent verringert. Die Wirksamkeit von Impfstoffen wird um bis zu 40 Prozent gesteigert. Bis zu einer täglichen Belastung von 100 Minuten körperlicher Bewegung verstärken sich die Effekte für die Gesundheit stetig. Erst darüber hinaus profitieren Sie nicht mehr zusätzlich für Ihre Gesundheit. **Seien Sie also aktiv, und das so viel wie möglich!**

3.2.4 Bewegung und Sport

Der Mensch ist aufgrund seiner genetischen Ausstattung und seines Körperbaus ein Läufer. Als Jäger und Sammler hatte der Urmensch einen täglichen Aktionsradius von vielen Kilometern. Bewegung liegt also in unserer DNA. Doch mit zunehmendem technischem Fortschritt, insbesondere innerhalb der letzten zwei Jahrhunderte, wurde der Mensch zum sitzenden Bewegungsmuffel. Eine Folge dieser Bewegungsarmut ist die rasante Zunahme von Stoffwechselstörungen und Herz-Kreislauf-Erkrankungen. Als eine Reaktion auf diese Entwicklung entwickelte sich nach 1970 in den USA die „Joggingwelle" und bei uns die „Laufbewegung" mit Trimmtrab und Lauftreff. Laufveranstaltungen und insbesondere die großen Citymarathons entstanden und lösten einen bis heute ungebrochenen Laufboom aus.

Laufen ist die natürliche Bewegungsform des Menschen. Viele haben diese Sportart für sich entdeckt. Laufen, einschließlich der gemäßigteren Varianten Walking oder Nordic Walking, hat sich zur Trendsportart entwickelt. Jeder kann diesen Sport alleine ausüben oder sich mit Gleichgesinnten im Verein oder bei Laufveranstaltungen treffen. Laufen macht frei und verbindet zugleich. Richtig dosiert hält Laufen jung und schützt vor Zivilisationskrankheiten. Zahlreiche Studien belegen die positiven gesundheitlichen Auswirkungen dieser Ausdauersportart. Laufen ist zwar kein Allheilmittel, hat aber unbestritten ganzheitliche Wirkungen.

Schon Hippokrates (griechischer Arzt, 460–370 v. Chr.) wusste: *„Gehen ist des Menschen beste Medizin."* Und bereits die Römer sagten *„mens sana in corpore sano"*, also ein gesunder Geist in einem gesunden Körper. Im Grunde genommen wissen wir das, aber mit Sicherheit erst seit wenigen Jahren, seitdem die Neurowissenschaft Studien zu diesem Thema durchführt. Bewegung wirkt sich positiv auf unseren Hippocampus („Seepferdchen") aus, eine Gehirnstruktur mit vielfältigen Aufgaben. Unser Kurzzeitgedächtnis und räumliches Gedächtnis sind hier lokalisiert. Allerdings schrumpft dieser Bereich ab dem 20. Lebensjahr und mit vierzig haben wir bereits 20 Prozent dieser wichtigen Gehirnstruktur verloren. Gleichzeitig mit dem Hippocampus schrumpfen auch viele Gebiete der Gehirnrinde, was mit einem Verlust an kognitiven Fähigkeiten einhergeht. Insbesondere im Verlust an Mitochondrien, den Kraftwerken der Gehirnzellen, sehen die Wissenschaftler die Ursache.

Aber es gibt ein „Wundermittel" dagegen: aerobe Ausdauerbewegung, z. B. durch Gehen, Walken und Laufen oder sportlich betriebenes Tanzen. Dabei gilt in erster Linie die Maxime: aerobe Bewegung soll uns guttun, wir sollen uns dabei wohlfühlen. Sind wir vom Tag müde, gehen wir nur ein paar Kilometer spazieren. Spazierengehen ist die einfachste Bewegungsart, wenn es um eine nachhaltige und langanhaltende Gesundheit geht. Spazierengehen bedeutet Achtsamkeit und Erholung. Haben wir mehr Kraft, marschieren wir flott, walken oder laufen sogar, immer abhängig davon, wie fit wir sind. Und bewegen Sie sich vor allem in der Natur, vorzugsweise im Wald.

Viele laufen für ihre Gesundheit oder für ihre Figur, aber die wenigsten wissen, welch positive Wirkung die Bewegung ihrem Gehirn bringt. Das großartige Phänomen nennt man „Neurogenese", die Bildung neuer Gehirnzellen. Anaerobes Training ist für diesen Effekt nicht erforderlich. Kraft- oder Schnelligkeitstraining haben bisher keinen strukturellen Effekt auf das Gehirn gezeigt. Bei Kindern und Jugendlichen werden durch regelmäßige Bewegung die Schulleistungen besser, bei hyperaktiven Kindern (ADHS) bessert sich die Symptomatik. Kinder haben eine hohe Dopamin-Rezeptorendichte, die den kindlichen Spieltrieb und Bewegungsdrang vermitteln soll. Kinder sollten die Möglichkeit haben, sich eigenverantwortlich verschiedensten Herausforderungen zu stellen, Sport bietet dafür ein ideales Betätigungsfeld. Dies fördert die Entwicklung des Gehirns und das Wohlbefinden, was auch Schutz vor vielen mentalen und seelischen Problemen ist, die bei Kindern und Jugendlichen zunehmend auftreten.

Körperlich fitte Menschen erreichen statistisch gesehen einen höheren Bildungsabschluss. Im Alter schützt Bewegung vor neurodegenerativen Erkrankungen und Depressionen. Bewegung ist die einzige Therapiemaßnahme ohne Nebenwirkungen. Wenn neuronale Erfrischung fehlt, werden wir anfälliger für das Verharren in alten Denkmustern.

Sport schafft neue Gehirnzellen, Verschaltungen und Gefäße (Angiogenese) im präfrontalen Kortex, Striatum (Basalganglien) und Hippocampus (limbisches System), was die Gedächtnisleistung verbessert. Für die Bildung und den Erhalt von Gehirnzellen ist die Aminosäure N-Acetylaspartat erforderlich, Bewegung steigert deren Konzentration. Ebenso wird durch sportliche Aktivität der Nervenwachstumsfaktor BDNF (Brain Derived Neurotrophic Factor) vermehrt gebildet. BDNF wirkt wie Dünger fürs Gehirn und stärkt das Wachstum und die Differenzierung sowie die Verschaltung der Nervenzellen. Außerdem stärkt BDNF die Wirkung des Botenstoffs Glutamat und schwächt die Wirkung von GABA (Gamma-Amino-Buttersäure), was die Kommunikation zwischen den Zellen verbessert. Unterstützt wird BDNF von IGF-1 (insulinähnlicher Wachstumsfaktor), VEGF (vaskulärer endothelialer Wachstumsfaktor), GDNF (Glia cell-derived neurotrophic factor) und NGF (Nerve growth factor). Sport stimuliert zudem den Fibroblasten-Wachstumsfaktor 2 (FGF-2). Dieser Wachstumsfaktor stimuliert ebenfalls die Bildung und Vernetzung neuer Nervenzellen.

Mit BDNF wird auch Serotonin und Dopamin vermehrt bereitgestellt, was mit mehr Zufriedenheit und Glücksempfinden verbunden ist. Dopamin ist für die initiale Ausbildung von Gedächtnisinhalten zuständig und gilt als Lern- und Motivationsstoff im Gehirn. Dopamin vermittelt dabei das „wanting". Im Nucleus accumbens (Belohnungszentrum im Striatum) befinden sich viele Dopamin-Rezeptoren. Wenn dort Dopamin andockt, schütten die Nervenzellen Opioide aus, die uns den Genuss („liking") vermitteln. Auf diese Weise entsteht der Drang zur Wiederholung, die Motivation. **Entfalten unsere sportlichen Tätigkeiten die beschriebenen neurologischen Veränderungen, wird sich Sport und Bewegung von der lästigen Pflicht zum erholsamen Ausgleich wandeln.** Regelmäßige Bewegung wird uns immer leichter fallen und unerwartete sportliche Erfolge steigern die Selbstwirksamkeitsüberzeugung.

Statistiken zeigen allerdings, dass nach 6 Monaten jeder zweite sein Sportprogramm wieder aufgegeben hat. Die Hauptgründe dafür sind der Frust und die Ungeduld des Beginners oder auch die Stagnation nach anfänglichen Erfolgen. Von besonderer Bedeutung ist deshalb, dass Sie sich grundsätzlich einen Sport aussuchen, der Ihnen Spaß und Freude bringt.

„Was du dir abläufst auf dem Schuh, das fließt dir geistig doppelt zu."

(Johann Wolfgang von Goethe, 1749–1842)

Neben der Verbesserung der Gedächtnisleistung macht Sport auch den Kopf frei, steigert die Kreativität und die kognitive Kontrolle (exekutive Funktion), also die Fähigkeit zum Multitasking. Die zentralen Bestandteile des Gehirns für die exekutiven Funktionen sind das Stirnhirn (präfrontaler Kortex), Striatum und Hippocampus.

Im Alter wird die kognitive Kontrolle schwächer, während der jüngere Mensch schnell switchen kann, hat der ältere Schwierigkeiten, relevante und unwichtige Informationen zu sortieren. Auch im Alter wirkt sich Bewegung noch positiv in diesem Bereich aus, Konzentration, Selbstregulation und selektive Wahrnehmung werden verbessert. Mit körperlicher Bewegung stärken wir unseren Geist in einer Effektstärke, die keine andere Tätigkeit und kein Medikament bewirken. Sport und Bewegung sind Beschützer, Stimmungsaufheller und Antreiber für unseren Geist. Der natürliche Hirnschwund im Alter wird durch Bewegung nicht nur gebremst, er wird sogar umgekehrt. Man bleibt einfach länger geistig fit.

Auch unser Reinigungssystem im Gehirn und Rückenmark, das glymphatische System, wird durch Bewegung aktiviert. Schadstoffe und Ablagerungen des Gehirnstoffwechsels werden abtransportiert. Beim Ausdauersport, zumindest wenn er moderat betrieben wird, bauen Sie Kortisol ab, der Stresspegel sinkt. Dabei werden Sie nicht nur fitter und schneller, sondern erlangen auch mehr Selbstbewusstsein und positive persönliche Entwicklung.

Kommen Sie in Bewegung

Körperlich tut die Mehrzahl zwar weniger als je zuvor, aber auch fast nie nichts. Wir werden ständig mit Reizen in Form von Lärm, Licht und vor allem Informationen in Form von Daten überflutet. Diese Art von Input ist unnatürlich und führt leicht zu Muskelverspannungen.

Wer im Sitzen arbeitet, sollte alle 20 Minuten aufstehen und einige Schritte gehen. Gehen Sie beim Kollegen vorbei, statt einfach anzurufen. Nutzen Sie die Mittagspause, um nach draußen zu gehen. Der Übergang vom Schreibtisch zum Stehpult ist ein Schritt in die richtige Richtung. Aber stundenlanges Stehen ist nur eine Variation desselben Problems. Das Verharren in einer Position macht auf Dauer krank. Wechselnde Belastungen zwischendurch mit kleinen Gehpausen verschaffen mehr Bewegung im Alltag.

Sie sollen dabei ein gutes Körpergefühl entwickeln, Ihre Grenzen „nach oben" verschieben, sich aber auch den Spaß und Genuss an der Bewegung erhalten. Ein gutes Training muss qualitativ und quantitativ stimmen. Unterstützende Gerätetechnik wie Pulsmessung, GPS und Computerauswertung allein ist kein Garant und wird oft überschätzt. Der Optimierungsgedanke hat zum Teil einen extremen Kult um den Körper entstehen lassen. Auch die Leistungsdiagnostik wird im Breitensportbereich überbewertet.

Aus medizinisch-biologischer Sicht werden durch Belastungen strukturelle und funktionelle Anpassungsreaktionen im Organismus hervorgerufen. Diese Anpassungen sind reversibel und müssen ständig neu erworben werden. Sinnvoll ist zunächst eine Erhöhung der Trainingseinheiten, dann eine Verlängerung einzelner Einheiten und schließlich die Steigerung des Tempos. Körper und Geist sind nicht zu jeder Tageszeit gleich leistungsfähig. Am späten Nachmittag sind normalerweise Muskelkraft, Ausdauerfähigkeit und die Herz-Kreislauf-Leistung in Hochform. Ein zweites Leistungshoch gibt es am späten Vormittag. Auf keinen Fall sollten Sie direkt vor dem Schlafengehen trainieren, da das Einschlafen und der Schlafrhythmus dadurch gestört werden können.

Training für Kinder und Jugendliche

Die positiven Effekte von regelmäßiger körperlicher Aktivität und Sport auf die Gesundheit und Fitness von Kindern und Jugendlichen sowie auf schulische Leistungen, die Psyche und das Sozialverhalten sind allgemein bekannt. Unsere Kinder brauchen Bewegung, um besser zu lernen. Aerobe Fitness verbessert Struktur und Funktion des kindlichen Gehirns. Sport stimuliert das Wachstum neuer Nervenzellen und deren Vernetzung untereinander (s. o.). Wenn man so will beginnt Alzheimer-Prävention bereits in der Schule. Mindestens 60 Minuten sollten Kinder jeden Tag körperlich aktiv sein, das erreichen allerdings nur 10 Prozent der Mädchen und 20 Prozent der Jungen. Dies hat in den letzten zehn Jahren zu einer massiven Zunahme von motorischen Entwicklungsstörungen geführt (Studie der KKH von 2024).

In Deutschland nehmen Häufigkeit und Schweregrad von **Übergewicht** bei Kindern und Jugendlichen zu. Jedes fünfte Kind und jeder dritte Jugendliche sind heute übergewichtig. Zwischen 2011 und 2021 ist die Zahl der betroffenen 6- bis 18-Jährigen um insgesamt ein Drittel gestiegen. Die Ursachen dieser Entwicklung sind multifaktoriell, wobei die Corona-Pandemie die Situation noch einmal verschärft hat. Übergewicht kann bereits bei Kindern und Jugendlichen mit relevanten **Folgen** wie Herz-Kreislauf-Erkrankungen, Fettstoffwechselstörungen, Typ-2-Diabetes, orthopädischen und psychischen Erkrankungen (Ausgrenzung, Stigmatisierung, vermindertes Selbstwertgefühl, sozialer Rückzug) einhergehen. Das Auftreten von chronischen Krankheiten ist in sozial schwächeren Gruppen deutlich höher als in sozial besser gestellten Gruppen. Dies hängt auch mit dem geringeren Gesundheitswissen zusammen.

Der körperlichen Aktivität kommt eine zentrale Bedeutung für die Behandlung von Übergewicht bei Kindern und Jugendlichen zu. Wesentlich dabei ist eine **aktive Gestaltung des Alltags**. Diese Vorgehensweise hat einen größeren Effekt als das organisierte Sporttreiben im Verein. Die besten Ergebnisse werden bei Therapieprogrammen mit dem gleichzeitigen Einsatz von körperlichem Training, Ernährungsschulung und dem Einbezug der Eltern erzielt. Insgesamt stellt die elterliche Aktivität einen starken Vorbildfaktor für die Bewegung des Kindes dar. Ein häufiges Problem ist die langfristige Bindung an die körperliche Aktivität.

Auch bei den jungen Erwachsenen ist eine Zunahme der Risikomerkmale Übergewicht, Rauchen und Bewegungsmangel festzustellen. Die „Digitalisierung" der letzten 15 Jahre hat diese Entwicklung verstärkt. Immer mehr Heranwachsende haben keinen Spaß mehr an körperlicher Aktivität und sind sportlich abstinent, was zur Verschlechterung der Leistungsfähigkeit führt. Auch die Isolierung in der Corona-Pandemie hat ihren Beitrag zu dieser Entwicklung geleistet. Knapp ein Viertel der 10–17-Jährigen in Deutschland zeigt nach einer Studie der DAK und des Universitätsklinikums Hamburg Eppendorf (UKE) von 2024 ein riskantes Nutungsverhalten von Sozialen Medien. Die Mediensucht (Instagram, Tiktok, Youtube) hat erheblich zugenommen. Dadurch ist es häufiger zu depressiven Symptomen, mehr Ängsten, einem höheren Stresslevel und Beeinträchtigung in der psychosozialen Reifung gekommen.

Die Gesundheit unserer Kinder hat einen hohen gesellschaftlichen Stellenwert. Gesundheitsförderung von Kindern und Jugendlichen ist notwendig und bedarf einer angemessenen Bildungs-, Sozial- und Familienpolitik. Zusätzliche sportliche Betätigung fördert nicht nur die körperliche Entwicklung, sondern verbessert auch die schulischen Leistungen.

Kinder werden heute – was die Bewegung betrifft – körperlich eher unterfordert als überfordert. In Norwegen hat jeder Schüler vom ersten Schuljahr bis zum letzten einen gesetzlichen Anspruch auf 60 Minuten Sportunterricht pro Tag. Davon sind wir in Deutschland weit entfernt. Im internationalen Vergleich schneidet unser Land laut des „Bewegungs-Zeugnisses 2022 nicht gut hinsichtlich der körperlichen Aktivität von Kindern und Jugendlichen ab.

Mit der motorischen Förderung von Kindern kann man nicht früh genug beginnen. Körperliche Bewegung ist als notwendiger Entwicklungs- und Wachstumsreiz wichtig. Sport fördert die körperliche, psychische und soziale Entwicklung sowie die Disziplin und den Teamgeist des Kindes. Ein allgemeines Training im Kindesalter zur Verbesserung der Gelenkigkeit, Koordination, Kraft, Ausdauer und Schnelligkeit sollte abwechslungsreich gestaltet sein. Hierfür haben sich Ballspiele, Gymnastik, Turnen und Leichtathletik bewährt. Dem Kind sollten vielfältige Bewegungsaktivitäten ermöglicht werden. Im Schulsport wird die gesundheitliche Bedeutung der Ausdauer häufig vernachlässigt. Ein vielseitiges Trainingsprogramm beugt auch Verletzungen vor. Das Training sollte entsprechend der Entwicklungsphase des Kindes gestaltet werden.

Die motorischen Fähigkeiten entwickeln sich bereits im ersten Lebensjahr. Das beste Alter zum Erlernen von Bewegungskoordination liegt zwischen sechs und zwölf Jahren. Komplexe Bewegungsabläufe können gut eingeübt und neuromuskulär abgespeichert werden. Eine umfassende koordinative Ausbildung ist die Basis für eine optimale Schrittgestaltung und Geschmeidigkeit der Laufbewegung. Die Beweglichkeit wird durch Gymnastik als Kombination aus Dehn-, Pendel- und Lockerungsübungen gefördert.

Alle Spielsportarten, Radfahren, Inline-Skating, Schwimmen, Laufen und Skilanglauf trainieren sehr gut die Ausdauer und die Bewegungskoordination. Häufig prägt das elterliche Vorbild die sportlichen Aktivitäten der Kinder. Wettkämpfe sind bereits im Schüleralter wichtiger Bestandteil des

Trainings, dienen der Kontrolle der Trainingswirkung und verstärken sie. Der Spaß an der Bewegung und nicht primär die Leistung sollten im Vordergrund stehen.

Im Kindesalter ist die Leistungsfähigkeit von Mädchen und Jungen annähernd gleich. Mit der **Pubertät** kommt es zu bedeutsamen Unterschieden. Bei Mädchen setzt die Geschlechtsreifung wesentlich früher (10–12 Jahre) als bei Jungen (12–14 Jahre) ein. Die Belastung im Lauftraining muss dem Reifestadium angepasst werden. Die ausgeschütteten Östrogene bewirken bei Mädchen einen deutlichen Muskel- und Kraftzuwachs mit einem ersten Leistungshoch bis zum 17. Lebensjahr. Bei den Jungen setzt die Geschlechtsreife deutlich später ein. Durch das Testosteron kommt es zu einem im Vergleich zu den Mädchen erhöhten Muskelwachstum und über mehrere Jahre anhaltenden Kraftzuwachs. Bei jungen Frauen kommt es mit dem sekundären Breitenwachstum zu Fett- und Wassereinlagerung sowie zur Gewichtszunahme. In der Folge kommt es zu einer Leistungsstagnation oder sogar einem -rückgang. Diese Entwicklung ist natürlich und hat nichts mit falschem Training zu tun.

Die physiologischen Voraussetzungen von Kindern und Jugendlichen für Ausdauerleistungen sind sehr gut. Langsames Ausdauertraining wollen Kinder in der Regel nicht. Gerade beim Spielen geben Kinder „Gas" und führen so ein **natürliches Intervalltraining** durch. Bei der Trainingsgestaltung ist zu berücksichtigen, dass Knochen, Knorpel, Sehnen und Bänder von Kindern weniger belastbar sind als von Erwachsenen. Kinder besitzen auch eine geringere thermoregulatorische Kompensationsfähigkeit und reagieren auf erhöhte Außentemperaturen empfindlicher als Erwachsene.

Kinder und Jugendliche dürfen im Training nicht überfordert werden. Sie verlieren leicht Spaß und Freude am Sport und brechen den langfristigen Trainingsaufbau ab. Es muss auf ein Gleichgewicht zwischen Sport, Schule und Ausbildung geachtet werden. Die Trainingsmethoden, Pausen und das Umfeld müssen den Bedürfnissen von Kindern und Jugendlichen angepasst sein. **Alle Formen des spielerischen Trainings** sind besonders geeignet.

Spezifische Aspekte für Frauen

Im Laufe des Lebens schwankt der Hormonspiegel bei Frauen viel stärker als bei Männern. Die Einflüsse des Menstruationszyklus können individuell sehr unterschiedlich sein, weswegen allgemeine Aussagen über die Leistungsfähigkeit von Sportlerinnen im Zyklusverlauf nicht möglich sind. Die langfristige Einnahme von oralen Kontrazeptiva führt zu keiner Beeinflussung der Ausdauerleistung.

Bei intensiv trainierenden Mädchen im Hochleistungsbereich kann das Einsetzen der Regelblutung (Menarche) um ein bis zwei Jahre verzögert sein. Bei intensiven körperlichen Belastungen kommt es in Abhängigkeit von der Dauer zu einer Abschwächung der normalen hormonellen Regulation. In bestimmten Sportarten wie Langlauf, Radfahren, Turnen und Ballett kommt es gehäuft zu **Zyklusstörungen**. Eine große Rolle scheint ein gestörter Energiestoffwechsel (Gewichtsabnahme) und die Summe psychischer und physischer Belastungen zu spielen. Die Regelblutung tritt seltener auf (Oligomenorrhö) oder bleibt ganz aus (Amenorrhö). Verfügt der Körper nicht mehr über genügend Fettreserven (mindestens 12 Prozent), beginnt er quasi im „Überlebensmodus" zu arbeiten. Fortpflanzungsbereitschaft ist dann „Luxus" für ihn. Die weiblichen subkutanen Fettdepots stellen ein bedeutendes endokrines Synthesepolster für Östrogene dar. Zyklusstörungen sind in den meisten Fällen wieder umkehrbar.

Sollten Sie viel Ausdauersport treiben, unter Zyklusstörungen leiden und einen Kinderwunsch hegen, ist es ratsam, den Trainingsumfang zu reduzieren und ein mehr fitnessorientiertes Training durchzuführen, bis wieder ein normaler Zyklus vorliegt. Reduzieren Sie Stress und achten Sie auf eine ausgewogene Ernährung.

Aufgrund der anatomisch-physiologischen Gegebenheiten sind Frauen für **Unterkühlungen** empfänglicher. Starke Anstrengungen bei nasskaltem oder windigem Wetter bergen die Gefahr von Entzündungen der ableitenden Harnwege und des Unterleibs. Ein Schutz durch angemessene Kleidung und der sofortige Wechsel nach der Belastung sind von besonderer Bedeutung.

Auch in der **Schwangerschaft** müssen Sie nicht auf Sport verzichten. Allerdings ist diese Zeit nicht für sportliche Höchstleistungen geeignet. Die sportlichen Aktivitäten sollten sich an Ihrer Fitness vor der Schwangerschaft orientieren. Moderate sportliche Betätigung kann sich positiv auf das allgemeine Wohlbefinden auswirken.

Durch die Schwangerschaft steigen die durchschnittliche Herzfrequenz und das Blutvolumen an. Es kann zu labilen Blutdruckwerten und Unterzuckerung kommen. Das Körpergewicht steigt und die Thermoregulation ist erschwert. Während der Schwangerschaft sollten Sie nicht mit Sport experimentieren. Trainieren Sie weiter, solange Sie sich dabei wohlfühlen.

Uneingeschränkt empfohlen werden Walking, Jogging, Radfahren und Aqua-Jogging. Das Abortrisiko und das Risiko für einen vorzeitigen Blasensprung sind bei moderater sportlicher Betätigung nicht erhöht. In der ersten Phase der Schwangerschaft ist Laufen zu empfehlen. Bewegen Sie sich auf ebenem hindernisfreiem Untergrund. Die Schwangerschaftshormone bewirken eine Auflockerung des Gewebes, was die Verletzungsgefahr erhöht. Auch die Gewichtszunahme und Schwerpunktverlagerung spielen dabei eine Rolle.

Mit steigendem Gewicht sind dann Sportarten geeignet, bei denen das Körpergewicht nicht direkt getragen werden muss, z. B. Radfahren oder Schwimmen. Gerade in der Spätschwangerschaft ist Schwimmen eindeutig zu bevorzugen. Sprechen Sie mit Ihrem Gynäkologen, welche sportlichen Aktivitäten er Ihnen speziell empfiehlt. Wenig geeignet sind Kontaktsportarten, Sportarten mit hohem Verletzungsrisiko und Sport in einer Höhe über 2.000 m.

Durch sportliche Betätigung in der Schwangerschaft

- beugen Sie einer übermäßigen Gewichtszunahme vor,
- stärken Sie die Muskulatur,
- wirken Sie Rückenbeschwerden entgegen,
- beugen Sie Krampfadern und Thrombosen vor,
- bauen Sie Stress ab,
- fördern Sie Ihre psychische Ausgeglichenheit und
- erholen Sie sich nach der Geburt schneller.

Außerdem mindert Sport das Risiko einer Präeklampsie (Bluthochdruck, Eiweiß im Urin und Ödeme) oder eines Gestationsdiabetes. Durch sportliche Betätigung verbessern sich Körpergefühl und allgemeines Wohlbefinden. Sportlich aktive Frauen haben kürzere Geburten, weniger Schmerzen und seltener Kaiserschnitte.

Nach der Entbindung können gymnastische Übungen zur Festigung der Becken- und Bauchmuskulatur im Vordergrund stehen. Mit einem Ausdauertraining kann meist nach vier Wochen wieder begonnen werden. Die Belastung sollte allerdings behutsam gesteigert werden, denn die Betreuung des Nachwuchses erfordert viel Kraft. Stillende Mütter sollten darauf achten, dass sich nicht durch starke sportliche Betätigung die Milchproduktion reduziert und die eigene Trinkmenge entsprechend anpassen.

Die **Wechseljahre** stellen einen deutlichen Einschnitt im Leben von Frauen dar. In den Wechseljahren (Klimakterium) machen Frauen hormonelle Veränderungen durch. Mit dem Ende der Monatsblutung (Menopause), die durchschnittlich um das 50. Lebensjahr auftritt, verlieren Frauen ihre Fruchtbarkeit. Im Durchschnitt dauern die Wechseljahre 10 Jahre.

Etwa 80 Prozent der Frauen leiden unter Wechseljahresbeschwerden, die durch organische Veränderungen und vegetative Symptome belasten können. Dazu gehören:

- Hitzewallungen,
- Herzrasen,
- Schwindelgefühle,
- Schweißausbrüche,
- depressive Verstimmungen,
- Reizbarkeit,
- Kopfschmerzen,
- Konzentrationsstörungen,
- Gelenkschmerzen,
- Müdigkeit und
- Schlafstörungen

Körperlich nimmt die Muskelmasse ab und die Fettmasse zu. Durch den verminderten Grundumsatz kommt es deshalb mit zunehmendem Alter zu einer Gewichtszunahme. Eine wichtige Rolle spielen dabei die Ernährungsweise und die körperliche Aktivität. Organisch bilden sich die Geschlechtsorgane zurück, die Haut wird dünner und verliert an Elastizität, die Schleimhäute sind trockener und es kann zu Haarausfall kommen.

Durch die Abnahme der Östrogene steigen das Gesamtcholesterin, der LDL-Wert und die Triglyzeride an. Da gleichzeitig die HDL-Werte sinken, steigen das **Atherosklerose- und Herzinfarktrisiko**. Weiterhin wird durch das Klimakterium der Knochenstoffwechsel beeinflusst. Durch das Absinken des Östrogenspiegels baut sich die Knochenmasse ab. In der Folge kann es zu **Osteoporose** mit erhöhtem Frakturrisiko kommen. Durch Kombination von bewusster Ernährung (Kalzium, Vitamin D) und sportlicher Aktivität können viele klimakterische Beschwerden gemildert werden. Eine hormonelle Unterstützung durch die **Hormonersatztherapie** kann indikationsbezogen ärztlicherseits eingesetzt werden.

Frauen, die in diesem Lebensabschnitt Sport treiben, fühlen sich vitaler und besitzen mehr Lebenszufriedenheit. Kraft- und Spielsportarten haben einen guten Effekt auf die Knochensubstanz, Ausdauersport reguliert das Körpergewicht und hebt das Wohlbefinden. Ein weiteres Problem stellen Blasenfunktionsstörungen mit Inkontinenzbeschwerden dar. Es handelt sich in den meisten Fällen um eine sogenannte Stress- oder Belastungsinkontinenz. Durch gezieltes Training der Beckenbodenmuskulatur kann dieses Problem beseitigt bzw. gebessert werden. Zur Sicherheit können Sie Einlagen verwenden und dunkle Shorts tragen.

Spezielle Aspekte für Männer

Die als Midlife-Crisis bezeichnete Phase im Leben des Mannes wird – ähnlich wie die weibliche Menopause – durch hormonelle Schwankungen ausgelöst und als Klimakterium virile, Aging-Male-Syndrom oder Andropause bezeichnet. Die Beschwerden sind bei Männern eher unspezifisch und weniger ausgeprägt, so z. B.

- nachlassende Potenz,
- verminderte Libido,
- Abbau von Muskel- und Zunahme von Fettmasse,
- Schlafstörungen,
- reduzierte Stressbelastbarkeit,
- leichte Ermüdbarkeit,
- nachlassende Leistungsfähigkeit und Motivation,
- starkes Schwitzen,
- Unruhe, Nervosität und
- depressive Verstimmung,
- gestörte Glukose-Toleranz,
- trockene, fettarme Haut,
- Haarverlust,
- Knochenschwund (Osteoporose),
- Männerbrüste (Gynäkomastie).

Häufig wird für die Symptomatik ein erniedrigter Testosteronspiegel verantwortlich gemacht. Diese Betrachtungsweise ist zu einseitig, denn meistens sind multiple hormonelle Dysfunktionen auch auf der Basis von Grunderkrankungen ursächlich beteiligt. Hier sind Dehydroepiandrosteron (DHEA), Wachstumshormon, Schilddrüsenhormone, Östrogen sowie Leptin, Serotonin und Melatonin zu nennen. Hormone wirken systemisch und synergistisch. Die Änderung eines Hormons kann sich auf andere Hormonsysteme dramatisch auswir ken. Das System ist nur so stark wie sein schwächstes Glied.

Männer mit **erniedrigtem Testosteronspiegel** haben ein erhöhtes Risiko für das Metabolische Syndrom, kardiovaskuläre Erkrankungen und Diabetes mellitus Typ 2 sowie ein erhöhtes Mortalitätsrisiko. Die drei Faktoren niedriger Testosteronspiegel, Fettleibigkeit und Diabetes mellitus treten häufig zusammen auf.

Vor allem **psychosozialer Stress** fördert die Beschwerden, denn das Stresshormon Kortisol ist als kataboles Hormon ein wahrer Testosteronkiller, da es durch einen negativen Rückkopplungsmechanismus die Testosteronproduktion reduziert. Kortisol fördert Stoffwechselprozesse, die dafür zuständig sind, mehr Energie bereitzustellen, indem es z.B. Aminosäuren aus der Muskulatur zur Energiegewinnung nutzt.

Ein Teil der Beschwerden kann auch durch eine latente Schilddrüsenunterfunktion bedingt sein, Fehlfunktionen müssen daher ausgeschlossen oder behandelt werden. Ebenso können Erkrankungen der Leber, Nieren oder Hoden sowie eine Funktionsstörung der Hirnanhangdrüse zu einem Testosteronmangel führen. Auch eine ganze Reihe von Medikamenten können zu Erektionsstörungen führen (Blutdruck- und Blutfettsenker (Statine), Diuretika, Herzmittel, Kortison-Präparate, Antidepressiva, Beruhigungsmittel, Opioide u.a.). Auch Weichmacher (z.B. Bisphenol-A in Plastikflaschen) haben eine negative Wirkung auf die Sexualfunktion des Mannes.

Der größte Testosteronkiller bei Männern ist die inaktivitäts- bzw. altersbedingte Zunahme des Körpergewichts und Entwicklung einer **Adipositas**. Das im Fettgewebe gebildete Enzym **Aromatase** baut Testosteron zu Östrogen um. Der männliche Körper nimmt langsam weibliche Formen an mit breiteren Hüften und größerer Brust. Bei Männern folgen auf den sinkenden Testosteronspiegel eine verzögerte Proteinsynthese und die Fetteinlagerung in der Muskulatur.

Soja enthält **Phytoöstrogene**, die den Östrogenlevel erhöhen und damit den Testosteronwert negativ beeinflussen. Auch der Hopfen im Bier wirkt über Phytoöstrogene ähnlich. Übermäßiger Alkoholgenuss führt über eine eingeschränkte Leberfunktion zu einem steigenden Östrogenspiegel und senkt den Testosteronspiegel. Drogen wie Marihuana, Heroin und Methadon senken ebenfalls den Testosteronspiegel.

Testosteron und Wachstumshormon sind zwei wichtige anabole Hormone. Während katabole Hormone wie Kortisol im Alter unverändert bleiben, fallen die anabolen Systeme im Alter deutlich ab. Die Testosteronproduktion wird über einen komplexen Regelkreis gesteuert. Der Hypothalamus schüttet das Steuerungshormon GnRH (Gonadotropin-Releasing-Hormon) aus, wodurch die Hypophyse zur Freisetzung von LH (luteinisierendes Hormon) angeregt wird. Testosteron ist ein Sexualhormon (Androgen), das bei Männern zum größten Teil unter dem Einfluss des LH in den Leydigschen Zwischenzellen im Hoden (80 Prozent) produziert wird. Daneben wird ein kleinerer Teil in der Nebennierenrinde (20 Prozent) hergestellt. Ein negativer Feedback-Mechanismus führt bei Pegelanstieg zu einer nachlassenden LH-Ausschüttung, wodurch der Produktionsauftrag an die Leydig-Zellen zurückgeht. Vorläufersubstanz für das Testosteron ist das Cholesterin, aus dem über die Zwischenprodukte Dehydroepiandrosteron (DHEA) und Androstendion Testosteron entsteht.

Bei Frauen produzieren die Eierstöcke (50 Prozent) und die Nebennierenrinde (50 Prozent) geringe Mengen Testosteron. Frauen benötigen zwar weniger Testosteron als Männer, um gesund und fit zu leben, dennoch erfüllt es ebenfalls lebenswichtige Aufgaben im weiblichen Stoffwechsel.

Testosteron bewirkt die **Ausbildung des männlichen Phänotyps** und die Spermienproduktion. Außerdem fördert es den Aufbau von Muskelmasse sowie die Knorpel- und Knochenneubildung und hemmt die Aufnahme von Fett in die Zelle. Ein hoher Testosteronspiegel steigert das sexuelle Verlangen (Libido) und generell Antrieb, Ausdauer sowie aggressive Verhaltensweisen. Testosteron fördert die Vermehrung der roten Blutkörperchen (Erythrozyten) über die Stimulierung von Erythropoetin in der Niere.

Im Körper zirkulieren **freies und gebundenes Testosteron**. Nur in seiner **freien Form** kann Testosteron Rezeptoren aktivieren und damit seine Wirkung entfalten. Das Gesamt-Testosteron stellt die Summe aus freiem und gebundenem Testosteron dar. Ein Teil des Testosterons wird zu dem biologisch noch wirksameren Dihydrotestosteron (DHT) metabolisiert. Beim erblich bedingten Haarausfall kann eine Überempfindlichkeit der Haarwurzeln gegenüber DHT bestehen.

Der Testosteronspiegel unterliegt tageszeitlichen Schwankungen, wobei der Wert frühmorgens ein Maximum und nachmittags ein Minimum aufweist. Der Testosteronwert erreicht mit 25 Jahren den Zenit und verringert sich nach dem 40. Lebensjahr um 1 Prozent jährlich. 15–20 Prozent der Männer über 50 Jahre weisen einen erniedrigten Testosteronspiegel auf. Allerdings gibt es keinen universellen Grenzwert, unterhalb dessen Testosteronmangel-Symptome auftreten. Testosteron kann man auch als ein Barometer für den allgemeinen Gesundheitszustand des Mannes ansehen. Ist der Mann gestresst, zu dick oder krank, sinkt der Testosteronspiegel ab. Ist er schlank, sportlich und entspannt, liegt der Testosteronspiegel im Normbereich – ganz unabhängig vom Alter.

Neben Testosteron ist das **Wachstumshormon**, auch Somatotropin oder somatotropes Hormon (STH) genannt, wichtig für den Muskelaufbau. Das Somatotropin wird im Hypophysenvorderlappen gebildet. Seine Ausschüttung wird über den Hypothalamus mit seinem Somatotropin-releasing-Faktor (SRF) reguliert. Im Schlaf wird am meisten Somatotropin gebildet. Das Wachstumshormon erreicht am Ende der Adoleszenz bei Mann und Frau die Gipfelwerte und fällt mit zunehmendem Alter kontinuierlich ab (Somatopause).

Das Thema Andropause wird häufig verschwiegen. Wundermittel „Viagra®" oder die ähnlich wirkenden Substanzen "Cialis®" und "Levitra®" werden ins Spiel gebracht. Bei einem erniedrigten Testosteronspiegel mit den genannten Symptomen eines „Klimakterium virile" muss über eine Testosterongabe nachgedacht werden. Vorab müssen andere Ursachen, ein Prostatakarzinom oder eine bedeutende Prostatavergrößerung, schwere Fettstoffwechselstörungen und Bluthochdruck ausgeschlossen werden. Eine Testosteronbehandlung sollte nur unter ständiger ärztlicher Betreuung vorgenommen werden. Allerdings wird nur bei einem Teil der Männer vorab der Testosteronspiegel bestimmt. Der zunehmende Gebrauch von Testosteronpräparaten muss auch vor dem Hintergrund von Marketingkampagnen gesehen werden. Ein wahlloser und unkritischer Einsatz der Testosterontherapie als Anti-Aging-Medikament ist abzulehnen.

Testosteron ist ein anaboles Steroid und gilt deshalb als Doping. Vor unkritischer Anwendung und Doping mit Testosteron kann nur gewarnt werden, denn es kann zu erheblichen Nebenwirkungen bis hin zu Todesfällen kommen:

- Leber- und Nierentumor,
- Schädigung des Herzmuskels,
- Herzrhythmusstörungen,
- Fettstoffwechselstörung,
- Atherosklerose,
- Thrombosegefahr,
- Herzinfarkt und Schlaganfall,
- Schwächung des Immunsystems und
- psychische Störungen.

Eine Lebensverlängerung durch künstliches Testosteron konnte bisher nicht nachgewiesen werden.

In vielen Fällen ist es möglich, die körpereigene Produktion von Testosteron so weit zu erhöhen, dass auf eine Testosteronersatztherapie verzichtet werden kann. Wenn man seinen Testosteronspiegel auf natürliche Weise erhöht, hilft das ungemein, schlank zu werden und zu bleiben. Die Grundlage ist ein **gesunder Lebensstil.** Hierbei helfen

- die richtige Ernährung,
- Ausdauersport (Laufen),
- Krafttraining,
- erholsamer Schlaf und
- Entspannung (Stressreduktion).

Die sicherste und verträglichste Methode, um Hormonspiegel über die Ernährung auf eine gesunde Höhe zu bringen, stellt die **Hormonstimulationstherapie** dar. Dabei wird der Körper durch Zufuhr von Grundbausteinen angeregt, die entsprechenden Hormone zu bilden.

Voraussetzung ist die Aufnahme von genügend Eiweiß und Fett, Zink, Vitamin D, Vitamin A, Vitamin B_6, Selen sowie Magnesium. Eine Kreatin-Supplementation kann den Testosteronspiegel anheben. Auch für Koffein ist ein positiver Effekt bekannt, allerdings wird gleichzeitig der Kortisolspiegel erhöht. Darüber hinaus ergab eine Studie, dass Kaffeetrinker länger leben. Zur dopingfreien Beeinflussung des Hormonstoffwechsels bietet sich die gezielte

Auswahl von Nahrungsmitteln und Pflanzenextrakten an. Dabei sollte auf kontaminationsfreie Produkte geachtet werden. Effektive Supplemente in Bezug auf den Testosteronspiegel sind Vitamin D, Zink und Magnesium.

Die Epigenetik zeigt, dass die Aktivität unserer Gene maßgeblich von äußeren Umwelteinflüssen und Lebensstilfaktoren abhängen und damit potenziell beeinflussbar sind. Männer, die im Alter aktiv bleiben und sich sportlich betätigen, haben weniger Beschwerden. Ein regelmäßiges Ausdauertraining wirkt sich positiv auf die innere Zellschicht der Gefäßwand aus. Es kommt zu einer erhöhten Synthese von NO (Stickstoffmonoxid), das zu einer Weitstellung der Gefäße führt und atherosklerotische Prozesse verhindert. Nicht das Alter, sondern die persönliche Fitness entscheidet über den Testosteronspiegel. Damit wird nicht nur der Entwicklung von Zivilisationskrankheiten, sondern auch Potenzstörungen entgegengewirkt.

Regelmäßig sportlich aktive Männer haben ein deutlich geringeres Risiko für Potenzstörungen als Inaktive. Testosteron ist das Powerhormon für sportliche Leistung. Aerobes Ausdauertraining bis zu einer Stunde lässt das Testosteron ansteigen. Bei mehrstündigen Belastungen kann der Testosteronspiegel abfallen bei gleichzeitigem Anstieg des Kortisol-Spiegels. Die Ausgangsspiegel werden 2–3 Tage, teilweise auch erst eine Woche nach der Belastung, wieder erreicht.

Sport in Maßen hebt sowohl den Testosteron- als auch den Wachstumshormonspiegel, da die komplexe Hormonregelkaskade im Hypothalamus und in der Hypophyse in Gang gesetzt wird. Übertraining, zu wenig Regeneration und Schlafmangel können eine massive Drosselung der Hormonproduktion zur Folge haben.

Zwischen der Höhe des freien Testosterons und der Trainingsmotivation konnte ein direkter Zusammenhang festgestellt werden. Testosteron ist der innere Antrieb. Auch mit unserer Körperhaltung und dem Gesichtsausdruck können wir Entschlossenheit und Tatkraft demonstrieren. Allein dieses „Power-Posing" führt zur Steigerung des Testosteronspiegels und zur Reduktion des Kortisols.

Mit Krafttraining, hochintensivem Intervalltraining und auch Steigerungsläufen nach einem längeren Ausdauerlauf werden Reize zur Testosteron- und Wachstumshormonproduktion gesetzt.

Auch ein erfülltes Sexualleben sowie regelmäßiger und ausreichender Schlaf hilft, den Hormonhaushalt positiv zu beeinflussen. Selbst ein kurzer Mittagsschlaf (Power-Napping) kann sich positiv auswirken. Entspannungsverfahren (z.B. Meditation) senken den Kortisol-Spiegel und tragen zur Stressreduktion bei.

Ein Mangel an Energiesubstrat (Hypoglykämie, Fasten, körperliche Aktivität) sowie eine Erhöhung der Serumspiegel bestimmter Aminosäuren (eiweißreiche Kost) sowie Zink und Magnesium stellen **Sekretionsstimuli für Somatotropin** dar. Somatotropin wirkt direkt und über die Expression des insulinähnlichen Wachstumsfaktors 1 (IGF-1) anabol an Muskel, Leber und Knochen, indem es Stammzellen aktiviert und zu vermehrter Aufnahme und Verwertung von Aminosäuren führt. Somatotropin sorgt damit für die ständige Erneuerung der Gewebe und Organe. Es steht in direktem Zusammenhang mit sportlicher und gesundheitlicher Leistungsfähigkeit. Das Wachstumshormon erhöht durch Glykogenolyse den Blutzuckerspiegel und wirkt auf Fettzellen lipolytisch. Körperliche Aktivität, ausreichend Schlaf sowie genügend Eiweiß tragen zu einer vermehrten Somatotropin-Sekretion bei. Auch Fasten steigert den Somatotropin-Spiegel. Chronische Belastungen (z.B. Dauerstress, übertriebener Sport) und mangelnder Tiefschlaf können durch hypothalamische Dysfunktion zu einer Hemmung der Wachstumshormonbildung führen. Alkohol vor dem Schlafengehen unterdrückt die Wachstumshormonfreisetzung. Synthetische Wachstumshormone werden missbräuchlich als Dopingsubstanzen eingesetzt.

Der Testosteronspiegel kann als eine Art Barometer für den allgemeinen Gesundheitszustand des Mannes gelten, wobei niedrige Testosteronspiegel eher als Warnsignal statt als Ursache einer Krankheit interpretiert werden sollten. Beim Aging-Male-Syndrom werden wahrscheinlich Ursache und Wirkung miteinander vertauscht. Die Bedeutung der gesundheitlichen Eigenverantwortung wird allgemein unterschätzt, und dabei geht es um mehr als um Testosteron. Ein gesunder und aktiver Lebensstil senkt das Risiko für Herz-Kreislauf-Erkrankungen, Herzinfarkt, Schlaganfall, Stoffwechselstörungen und Krebserkrankungen. Je gesünder der Lebensstil, desto älter wird man(n), unabhängig vom Testosteronspiegel. Allerdings erfüllen noch nicht einmal 10 Prozent der Bevölkerung die Minimalforderung aus Normalgewicht, Nichtrauchen, ausgewogener Ernährung und regelmäßigem Sport. Die Erkenntnisse liegen vor, aber es fehlt ganz offensichtlich an der Umsetzung.

Spezifische Aspekte für Senioren

Neben den genannten hormonellen Umstellungen kommt es im Alter noch zu weiteren körperlichen Veränderungen. Durch Wasserverlust verringert sich die Flexibilität von Bindegewebe, Knorpel, Bandscheiben, Bändern und Sehnen. Die Fähigkeit, mit schnellen Schritten zu laufen, lässt damit nach. Ohne entsprechendes Training nimmt die Muskelmasse ab und wird durch Fett ersetzt. Eine Schrumpfung der weißen (schnellen) Typ II-Fasern tritt früher ein als die der langsameren Typ I-Fasern. Die Leistungsfähigkeit nimmt bei Schnellkraftbelastungen früher ab als bei Ausdauerbelastungen.

Die Knochen entkalken, was zu **Osteoporose** führen kann. Durch die Verringerung der Nerv-Muskel-Verbindungen und der Neurotransmitter werden die motorischen Abläufe und die Koordination negativ beeinflusst. Mit höherem Lebensalter nimmt der maximale Energieumsatz ab und die maximale Sauerstoffaufnahme (VO_2 max) sinkt.

Dem Alter kann sich niemand entziehen, weder im normalen Leben und schon gar nicht im Sport. Die Leistungsfähigkeit von Untrainierten vermindert sich ab dem 35. Lebensjahr alle 10 Jahre um 10–15 Prozent. Ausdauertrainierte haben ab dem 50. Lebensjahr einen Leistungsrückgang von 0,5–1 Prozent pro Jahr.

Der **Prozess des natürlichen Leistungsrückgangs** setzt besonders jenseits von 54 Jahren deutlich ein. Durch atherosklerotische Veränderungen der Gefäße steigt der Blutdruck, gleichzeitig geht die Kapillarisierung zurück und die Durchblutung der Organe nimmt ab. Mit der verminderten Herz-, Kreislauf- und Lungenfunktion sinkt die maximale Sauerstoffaufnahme und in der Folge die Ausdauerleistungsfähigkeit.

Sport-Neueinsteiger im Seniorenalter zeigen, dass auch ältere Nichtsportler durch ein regelmäßiges Training bemerkenswerte Leistungen erzielen können. Durch Training lassen sich viele Alterungsprozesse verzögern. Der „Lifestyle" hat mehr Einfluss auf die Leistungsfähigkeit als das Alter. Die meisten „Begleiterscheinungen", die mit dem Alterungsprozess einhergehen, sind nicht altersbedingt, sondern rühren daher, dass der Körper „nicht mehr benutzt wird". Aber auch durch einen erhöhten Trainingsaufwand kann man sich wegen der nachlassenden anabolen Prozesse dem altersbedingten Leistungsabfall nicht entziehen. Es ist besser, den Leistungsrückgang bewusst und gestaltend anzunehmen.

Ältere Sportler können nicht mehr die Trainingsleistungen wie Jüngere erbringen. Das hängt mit der geringeren Belastbarkeit aufgrund der **längeren Regenerationszeit** zusammen. Man geht heute davon aus, dass es nicht die intensiven Trainingseinheiten sind, die dem Bewegungsapparat zusetzen, sondern eher zu hohe Trainingsumfänge und zu wenig Regeneration zwischen den Belastungen. Die Gelenke stellen dabei die wesentlichen Schwachpunkte des alternden Menschen bei der sportlichen Betätigung dar. Der Seniorensportler sollte Schwerpunkte auf Beweglichkeit und Kraftfähigkeit legen. Hier bestehen häufig die größten Defizite. Von den konditionellen Fähigkeiten bleibt mit zunehmendem Alter am ehesten die Ausdauer und weniger die Kraftausdauer und die Schnelligkeit erhalten.

Der ältere Sportler sollte sich regelmäßig belasten und dabei auch wohlfühlen. Für den Gesundheitssportler ist eine sinnvolle Mischung aus Ausdauer, Kraft, Koordination und Beweglichkeit die beste Wahl. Durch ein ausgewogenes Verhältnis von Be- und Entlastung können normale physiologische Entwicklungen wie das Absinken der maximalen Herzfrequenz, Schwächung der Herzmuskulatur, Verschlechterung der muskulären Flexibilität und Abnahme der Muskulatur zugunsten des Fettgewebes hinausgezögert werden.

Warm-up und Cool-down

Stretching ist in der Trainingsphase wichtig, um Einschränkungen der Beweglichkeit vorzubeugen. Vor einem Ausdauertraining genügen ein paar lockernde Übungen. Stretching, Massage und Sauna senken den Muskeltonus und sind daher vor dem Training nicht sinnvoll. Ein zu intensives Aufwärmprogramm kann bei Ausdauerbelastungen zu einer Vorermüdung und Leistungsminderung führen. Dies umso mehr, je ungünstiger die klimatischen Bedingungen (hohe Temperatur und Luftfeuchtigkeit, Sonneneinstrahlung) sind.

Durch das **Warmlaufen** kommt es zu

- gesteigerter Muskeldurchblutung,
- beschleunigtem Stoffwechsel und schnellerer Energiebereitstellung,
- herabgesetzten elastischen und viskösen Widerständen in der Muskulatur sowie
- erhöhter Kontraktionsgeschwindigkeit.

Auslaufen nach langen Ausdauerbelastungen bringt keine Vorteile, eher schon ein Erfrischungsbad oder ausgiebiges Duschbad und Muskelpflege mit leichter Massage. Die Regeneration mit Auffüllen der Glykogenspeicher steht im Vordergrund. Erst nach Abklingen der Übersäuerung des Muskelgewebes und Ersatz von Flüssigkeits-, Mineralstoff- und Vitaminverlusten kann auch leicht gedehnt werden.

Zur Regeneration sind auch alternative Trainingsformen geeignet. Stretching sollte in der ersten Phase des Muskelkaters nicht angewendet werden. In der Literatur gibt es Hinweise, die eine Verschlimmerung von Muskelkater durch Dehnübungen belegen.

Sportmassagen sowie die Anwendung der Foam-Roller (Blackroll®) können regenerationsfördernd wirken. Die Behandlungen zielen auf die Reduzierung von Verdickungen, Verklebungen und Verspannungen der Muskulatur und der Faszien ab. Bisher liegen allerdings keine Evidenzen für die erfolgreiche Reduktion des Muskeltonus, Steigerung des Blutflusses, zum Aufwärmen, die Verbesserung der Sensomotorik und der Koordination, der Kraftfähigkeit sowie zur Leistungssteigerung vor. Hinweise zur Wirksamkeit gibt es im Bereich der Beweglichkeit, wobei die Effekte des Foam-Rolling nicht an die Wirkungen traditioneller Dehnmethoden heranreichen. Für die Regeneration nach sportlicher Belastung sowie zur Schmerreduktion bei Muskelkater gibt es erste Wirksamkeitsnachweise.

Eine isolierte Behandlung des faszialen Bindegewebes ist nicht möglich. Durch Foam-Rolling wird hoher Druck auf das darunter liegende Gewebe ausgeübt, was zu Schädigungen von Nervengewebe, Rezeptoren, Gefäßen und Knochen führen kann. Bei der Anwendung der Foam-Roller müssen deshalb die Gegenanzeigen wie Blutgerinnungsstörungen, Diabetes mellitus, Osteoporose, Krampfadern und Thrombosen beachtet werden. Insgesamt gibt es noch zu wenig evidenzbasiertes Wissen, ob Foam-Rolling das fasziale Gewebe wie gewünscht beeinflussen kann und welche Effekte positiv oder negativ sowohl für sportliche wie auch therapeutische Zwecke sind. Die Anwendung der Schaumrollübungen sollte aufgrund der bisher geringfügigen wissenschaftlichen Datenlage mit Vorsicht erfolgen.

Der Bewegungsschmerz kann in der Regenerationsphase durch leichtes (!) passives Dehnen abgeschwächt werden. Möglicherweise beruht dies wie auch die Wirkung der oft empfohlenen Wärmebehandlung (Dusche, Bad, Sauna) auf Krampflockerung oder Ödem-Ausschwemmung. Unmittelbar nach einer sehr intensiven Belastung haben sich auch Eismassagen und Kaltwasseranwendungen bewährt. Denken Sie auch an ihre Ernährung, Eiweiß unterstützt die Regeneration der Gewebe.

Training für Einsteiger

Lunge, Herz und Kreislauf, Muskeln, Bänder und Gelenke sind durch jahrelanges körperliches Nichtstun an diese Situation gewöhnt. Wenn Sie mit sportlicher Betätigung beginnen, bedeutet das für den Körper eine ungewohnte Anstrengung. Zur allmählichen Anpassung bedarf es eines geduldigen, schrittweisen Aufbaus. Wichtig sind der **feste Vorsatz** und das **Denken in längeren Zeiträumen**. Das Scheitern und Abbrechen liegen häufig daran, dass man am Anfang in zu kurzer Zeit viel erreichen will. Vergessen Sie nie, auf das Körpergefühl zu achten und, wenn Sie sich schlecht fühlen, den Mut aufzubringen, die Einheit ausfallen zu lassen oder das Tempo zu reduzieren. Werden Sie nicht Sklave Ihres Trainingsplans. Belasten Sie sich so, dass Sie sich noch unterhalten können: „Laufen, ohne zu schnaufen".

Für den Anfänger ist die Methode des schnellen Gehens oder sanften Laufens der richtige Einstieg. Schmerzende Knie, empfindliche Achillessehnen und Probleme an den Schienbeinen haben schon viele Anfänger aus der Bahn geworfen. Der Schmerz sollte nicht Teil der normalen Lauferfahrung sein. Sie müssen natürlich mit gewissen Beschwerden rechnen, wenn sich Ihr Körper anpasst, aber Qualen sollten Sie dabei nicht erleiden. Erleben Sie, wie sich Ihre Fähigkeiten erweitern, aber geben Sie sich Zeit. Spazieren gehen, Walken oder Nordic Walking kann man fast überall und zu jeder Zeit. Sie können sich jede Woche etwas hinsichtlich der Geschwindigkeit oder der zurückgelegten Strecke steigern.

Wenn der Arzt „grünes Licht" für den Laufsport gegeben hat, sollten Sie dreimal in der Woche eine halbe Stunde lang trainieren. Damit wird das beste Verhältnis von Aufwand und Leistungszuwachs erreicht. Die Belastung sollte bei 60–75 Prozent der maximalen Herzfrequenz liegen. Bei dieser Beanspruchung sollten Sie sich wohlfühlen, noch unterhalten können, aber auch ins Schwitzen kommen. Zur Überwachung können Sie ein Herzfrequenz-Messgerät tragen.

Formel zur Abschätzung der maximalen Herzfrequenz (HF max):

- Frauen: 226 – Lebensalter = HF max.
- Männer: 223 – 0,9 × Lebensalter = HFmax.

Ich rate Ihnen, zunächst mit **schnellem Gehen (Walking)** oder **langsamen Joggen mit Gehpausen** zu beginnen. Nehmen Sie beim Gehen eine aufrechte Körperhaltung ein, lassen Sie die Arme locker pendeln und richten Sie den Blick in die Ferne. Walking führt nur zu einer Druckbelastung des 1- bis 1,5-fachen Körpergewichts statt des 3- bis 5-fachen Körpergewichts beim Laufen. Mit Walking zu beginnen ist insbesondere zu empfehlen

- für Übergewichtige (Body-Mass-Index über 25),
- für ältere Menschen,
- bei orthopädischen Problemen und
- in der Rehabilitation (z. B. nach einem Herzinfarkt).

Der Einstieg in ein „bewegtes" Leben ist so einfacher und die Gefahr, dass man frustriert wieder aufgibt, deutlich reduziert. Walking kann eine Übergangssportart zum Laufen sein. Manch einer wird aber auch dabeibleiben, eben weil er sich wohlfühlt und es ihm Spaß macht. Ein Ziel kann auch sein, täglich die berühmten 10.000 Schritte zu gehen. Wissenschaftlich belegt ist diese Zahl allerdings nicht. Mit einem Schrittzähler oder einer App auf dem Smartphone können Sie Ihre Leistung leicht dokumentieren. Und machen Sie sich keinen Stress, wenn es „nur" 7.000 Schritte sind, denn hinsichtlich des Sterberisikos ist ab 7.000 Schritten kein statistischer Mehrwert messbar. Das ist Gesundheitssport und bedeutet: mit wenig Aufwand viel bewirken. Allerdings erreichen das nur etwas mehr als 20 Prozent der Bevölkerung.

Am leichtesten fällt der Einstieg unter fachkundiger Anleitung in einem Lauf- oder Walkingtreff. Auch Nordic Walking ist ideal für den Beginn eines Ausdauertrainings, allerdings ist die Gelenkbelastung höher als beim Walking. Für den Einstieg eignen sich flache Strecken, Steigungen stellen eine zusätzliche Belastung dar. Als **Ausrüstung** brauchen Sie nur ein Paar Lauf- oder Walkingschuhe und für schlechtes Wetter Funktionskleidung.

Nähere Hinweise und Trainingspläne finden Sie in meinem Buch **„Laufen!"** und in meinen Beiträgen auf www.germanroadraces.de.

Es ist ein großer Vorteil des Anfängers, dass er mit relativ wenig Training schnell große Fortschritte macht. Je höher allerdings Ihr Niveau wird, desto geringer fallen die Leistungsfortschritte aus und desto mehr müssen Sie in Ihr Training investieren. Entwickeln Sie deshalb eigene Maßstäbe, um Ihren Fortschritt zu bewerten und vergleichen Sie sich nicht ständig mit anderen. Sie können stolz auf Ihre **gewonnene Fitness** sein.

Durch **alternatives Training** (z.B. Skilanglauf, Schwimmen, Radfahren, Inline-Skating, Rudern, Kanufahren, Stand Up Paddling, Aqua-Jogging, Walking, Aerobic, Ausdauerfitnessgeräte, Tanzen) werden vernachlässigte Muskelgruppen trainiert und die belasteten Gelenke des Läufers geschont. Es werden Aktivitäten ausgeübt, die den Fitnessgrad verbessern oder erhalten, ohne in gleicher Weise den Körper zu belasten. Das Verletzungsrisiko wird damit verringert und das Leistungsniveau stabilisiert.

Dehnen (Stretching) sollte nicht generell, sondern unter Berücksichtigung der individuellen Voraussetzungen und Zielsetzungen in Sport oder Therapie durchgeführt werden. Durch die Dehnung wird die Muskulatur im Tonus vermindert und flexibler. Eine regelmäßig gedehnte Muskulatur besitzt einen größeren Bewegungsumfang, die Muskelfunktion und die Schrittlänge werden dadurch optimiert. Dehnen nach dem Sport

- entspannt den Muskel-Sehnen-Komplex,
- fördert damit die Durchblutung,
- vermindert die neuromuskuläre Erregbarkeit und
- hat einen beruhigenden Einfluss auf das vegetative Nervensystem.

Stretching verbessert das Wohlbefinden und das Körpergefühl. Der Sportler fühlt sich nach dem Dehnen einfach „lockerer".

Einige dynamische Dehnübungen im Sinne einer Dehngymnastik (Mobilisationsübungen) wie z. B. Armschwingen, Beinpendel, Rumpfdrehen und -seitbeugen sowie Hüft- und Fußkreisen kann man vor der sportlichen Betätigung oder nach dem Warm-up durchführen.

Direkt nach sehr intensiven Belastungen im Training und Wettkämpfen sollten Sie kein intensives statisches Dehnen vornehmen, da dadurch die Gefäße komprimiert und die Durchblutung vermindert werden. Stretching sollte nicht angewendet werden in der ersten Phase des Muskelkaters und bei Muskelverletzungen (Muskelzerrung, Muskelfaserriss). Wenn Sie eine Verletzung haben, kann durch Dehnung die Situation verschlechtert und der Heilungsprozess verlängert werden.

Häufiges Sitzen und ein eingeschränkter Bewegungsalltag sind die Hauptursachen für Schmerzen im Bereich des Bewegungsapparates. Die **Verkürzung von Muskeln und Faszien** führt zu erhöhter Spannung mit starker Belastung der Gelenke. Abbauprozesse bis hin zur Arthrose können die Folge sein. Durch Normalisierung der Spannung in Muskeln und Faszien sowie Zurückgewinnung des normalen Bewegungsumfangs können Schmerzen beseitigt und Abbauprozesse wieder rückgängig gemacht werden. Ein schmerzfreier und beweglicher Körper ist die Grundlage für Gesundheit und Wohlbefinden. Dazu bedarf es eines regelmäßigen Trainings durch Dehnungen, lokale Schmerzpunktbehandlungen (Triggerpunkte, Osteopressur), Faszien-Rollmassagen (s. o.) und Entspannungsübungen (Kapitel 3.3). Kraft und Beweglichkeit lassen sich auch im fortgeschrittenen Alter zurückgewinnen.

Zum **Krafttraining und zur Stabilisation** müssen Sie nicht ins Fitness-Studio gehen, dafür reichen auch Übungen gegen den Körperwiderstand oder Übungen mit einfachen Hilfsmitteln wie z. B. einem Gummi-Band. Das Krafttraining sollten Sie ganzjährig in das Trainingsprogramm integrieren. Auch eine Kombination von Dehnung, Anspannung, Dehnung stellt ein isometrisches Krafttraining dar.

Durch Übungen auf instabilen Untergründen (Sitz-Ball, Luftkissen, Weichbodenmatten, Therapiekreisel, Wackelbrett, Trampolin) können Sie die **Tiefensensibilität und Koordination** trainieren. Der Wechsel zwischen stabiler und labiler Unterlage schult das Gleichgewicht, verbessert die Koordination und vermindert das Verletzungsrisiko. **Etwa 70 Prozent der Bewegung sollte die Ausdauer trainieren, 20 Prozent die Kraft sowie 10 Prozent die Beweglichkeit und Koordination**.

➢ **Auf den Punkt gebracht:**

- Sport und Bewegung ist ein „Allheilmittel", das den ganzen Körper positiv beeinflusst und nebenbei unsere Stimmung verbessert. Es gibt kaum eine bessere Medizin für Körper und Geist.
- Bewegung ist der wirksamste und umfassende Genschalter.
- Gehen und Laufen sind leicht und stellen die natürliche Fortbewegung des Menschen dar.
- Gehen und Laufen wirken ganzhelich und stellen eine einfache, effektive und kostengünstige Methode dar, um sich fit zu halten.
- Gehen und Laufen sind in jedem Alter überall und jederzeit unabhängig von Sporteinrichtungen oder Wetter allein oder auch in geselliger Runde möglich.
- Ausdauertraining stärkt den gesamten Organismus und verbessert insbesondere das Herz-Kreislauf-System und die Atemfunktion.
- Gehen und Laufen stärken den Bewegungsapparat und die Muskulatur.
- Gehen und Laufen regen den Stoffwechsel an und fördern auf natürliche Weise eine Gewichtsregulierung.
- Ausdauertraining stärkt das Immunsystem.
- Bewegung fördert Wohlbefinden, Stressabbau, geistige Fitness und einen gesunden Schlaf.
- Bewegung verzögert den natürlichen Alterungsprozess.
- Laufsport hat aber nur dann positive Auswirkungen, wenn Sie ihn treiben und nicht übertreiben.
- Gehen und Laufen stellt eine umweltverträgliche Sportart dar.
- Integrieren Sie Ihr Training als festen Bestandteil in den Tagesablauf.
- Vorsorgeuntersuchungen werden allgemein zu wenig wahrgenommen.
- Lassen Sie vor dem Einstieg in eine sportliche Aktivität eine sportärztliche Vorsorgeuntersuchung durchführen.
- Machen Sie jährlich einen Gesundheits-Check bei Ihrem Arzt.

3.3 Entspannung und Regeneration

„Erholung besteht weder in Untätigkeit noch in bloßem Sinnesgenuss, sondern im Wechselgebrauch unserer Körper- und Geisteskräfte."

(Karl Julius Weber – deutscher Schriftsteller, 1767–1832)

Kein Mensch ist in der Lage, ständig Höchstleistungen zu erbringen. In Abständen braucht jeder Erholungsphasen, denn Entspannungs- und Regenerationsmaßnahmen sind unverzichtbarer Teil eines effektiven Arbeits-, Trainings- und Gesundheitsprogramms. Immer „in action" zu sein schwächt das Immunsystem, erhöht die Wahrscheinlichkeit der Überlastung und man schöpft sein mögliches Leistungspotenzial nicht aus. Die Digitalisierung macht es möglich, jederzeit erreichbar zu sein und arbeiten zu können. Insgesamt überwiegen die Vorteile, doch es besteht die Gefahr der Fremdbestimmung. Davor schützen können wir uns letztlich nur selbst.

Regeneration ist definiert als der Prozess, durch den psychische und physische Folgen von Beanspruchungen ausgeglichen werden.

Unlustgefühle nach intensiver Arbeit oder auch sportlicher Aktivität sind ein untrügliches Zeichen für die Notwendigkeit einer Regenerationszeit. Gerade die Belastung durch Beruf und Familie ist unterschiedlich und bedingt eine individuell unterschiedliche Regenerationszeit. Das richtige Verhältnis zwischen Belastung und Erholung ist der Schlüssel zum Erfolg. Folgen Sie Ihrem natürlichen Rhythmus und haben Sie den Mut zu Pause und Entspannung.

Übermäßige Belastungen und Stress können sich auf vielfältige Weise äußern:

- Körperlich (Müdigkeit, Kopfschmerzen, Tinnitus, Verspannungen, Herzklopfen, Kurzatmigkeit, Magen-Darm-beschwerden, Schmerzen, Schlafprobleme, sexuelle Störungen ...)
- Emotional (Angst, Depression, Aggressivität, Interessenlosigkeit ...)
- Kognitiv (Konzentrationsstörungen, Gedächtnisprobleme, Entscheidungsschwäche ...)
- Verhaltensmäßig (Vermeidungsverhalten, Rückzug, Suchtverhalten ...)

Ruhe und Entspannung führt zu:

- weniger Stressbelastung,
- mehr Ausgeglichenheit,
- höherer Belastbarkeit,
- besserer Konzentration und Problembewältigung,
- erholsamerem Schlaf.

Da wir Stress grundsätzlich nicht vermeiden können, ist es wichtig, sich verschiedene Stressmanagement-Techniken anzueignen und eine Resistenz aufzubauen. Probieren Sie verschiedene Techniken und Uhrzeiten aus, in denen Sie sich entspannen. Dies können z. B. auch Mini-Entspannungen beim Warten an der roten Ampel, in der Schlange, im Fahrstuhl oder auch im Zug sein. Planen Sie Entspannungsphasen in den Tagesplan ein und haben Sie den Mut zum Verzicht, also dem bewussten Liegenlassen. Generell reichen 10–20 Minuten regelmäßiges Üben aus. Beginnen Sie mit wenigen Minuten und dehnen Sie die Zeit langsam aus. Seien Sie nicht frustriert, wenn Sie zum ersten Mal meditieren und feststellen, dass Ihr Geist umherwandert, denn das wird er unvermeidlich tun. Sehen Sie es als Übung ohne festgelegtes Ergebnis oder Ziel an. Auch sehr kurze Achtsamkeitsübungen haben einen positiven Effekt.

Entspannungsmaßnahmen

Entspannungsmaßnahmen dienen der Entwicklung von Ausgeglichenheit und als Regenerationsbeschleuniger. Psychophysische Regulationstechniken wie

- Autogenes Training,
- Yoga,
- Meditation,
- Pilates,
- Feldenkrais,
- Progressive Muskelentspannung,
- Tai-Chi und Qigong sowie
- spezielle Atemtechniken,
- Fantasiereis

haben einen erholsamen Effekt auf den Organismus und die Psyche. Zusätzlich wird teilweise die Beweglichkeit verbessert.

Typische Auswirkungen dieser Regulationstechniken sind:

- sinkende Herz- und Atemfrequenz,
- sinkender Blutdruck und abnehmender Muskeltonus,
- einsetzende Beruhigung und gestärktes Wohlbefinden,
- erhöhte Konzentration und verbesserte Körperwahrnehmung (Interozeption)

Entspannende psychologische Interventionen aktivieren das parasympathische Nervensystem und damit die zum Immunsystem führenden Vagus-Fasern, Entzündungsreaktionen werden gehemmt. Entspannung kann den Schaden von chronischem Stress abfedern und sogar reparieren.

Seit einiger Zeit sind der Vagusnerv und seine heilsame Wirkung auf Entspannung, Erholung und Regeneration ins Zentrum des Interesses gerückt. Er wird vielfach auch als „Selbstheilungsnerv" bezeichnet. Der Vagus (X. Hirnnerv – „umherschweifend") als Teil des Parasympathikus nimmt in erster Linie Informationen aus dem Körper auf und leitet sie zum Gehirn. Von besonderer Bedeutung ist dabei die Inselrinde als Vermittler zwischen Sympathikus und Parasympathikus. Die Inselrinde, eine Hirnstruktur tief im Inneren des Kortex, reguliert die autonomen unbewussten Funktionen des vegetativen Nervensystems. Hier werden auch Emotionen körperlichen Informationen zugeordnet. Die Aktivierung des Vagus kann erfolgen durch:

- Atemübungen,
- Innenwahrnehmung mit Fühlen, Hören und Sehen,
- Körperwahrnehmung und Achtsamkeit.

Mit einer einfachen Übung können Sie den vorderen Vagus-Ast aktivieren und die Funktion des **sozialen Nervensystems** (Hirnnerven V, VII, IX, X und XI) verbessern. Dies gelingt durch eine sanfte Reposition des ersten (C1 – Atlas) und zweiten (C2 – Axis) Halswirbels mit Vergrößerung der Beweglichkeit der Halswirbelsäule.

Vor und nach der Übung überprüfen Sie die Bewegungsfreiheit von Kopf und Hals. Drehen Sie dazu im Sitzen Ihren Kopf so weit nach rechts wie es bequem möglich ist. Kommen Sie dann wieder zur Mitte, pausieren kurz und drehen den Kopf dann nach links. Merken Sie sich wie weit Sie den Kopf in beide Richtungen drehen konnten und ob Sie Schmerzen oder Spannungen spürten.

Übung:

- Verschränken Sie die Finger beider Hände und legen Sie die Hände dann unter den Hinterkopf.
- Bewegen Sie den Kopf nicht, bewegen Sie die Augen und blicken soweit wie möglich nach rechts.
- Nach ca. 30–60 Sekunden werden Sie schlucken, seufzen oder gähnen (Zeichen der Entspannung des vegetativen Nervensystems).
- Führen Sie die Augen wieder zur Mitte.
- Nach einer kurzen Pause bewegen Sie die Augen nach links und halten Sie den Blick bis Sie wieder schlucken, seufzen oder gähnen.
- Führen Sie die Augen wieder zur Mitte und lösen Sie die Hände vom Hinterkopf.

Bei der erneuten Überprüfung der Beweglichkeit der Wirbelsäule werden Sie in den meisten Fällen feststellen, dass sich der Aktionsradius der Wirbelsäule vergrößert hat und eine Entspannung eingetreten ist.

3.3.1 Progressive Muskelentspannung

Diese Methode wurde von dem englischen Arzt **Dr. Edward Jacobson** in den 20er Jahren des vorigen Jahrhunderts entwickelt. Er stellte fest, dass sich Muskeln nur dann richtig entspannen, wenn sie vorher willentlich angespannt wurden. Durch Mitbeteiligung des vegetativen Nervensystems kommt es gleichzeitig zu einer geistigen Entspannung. Der **Vorteil der Methode** ist, dass sie einfach zu erlernen ist. Es ist eine rein körperliche Methode, im Gegensatz zum Autogenen Training, das mit geistigen Vorstellungen arbeitet.

Die Progressive Muskelentspannung hilft bei körperlichen Beschwerden, die durch Stresssituationen entstehen, wie

- Kopfschmerzen und Migräne,
- Angst und Verspannungen,
- Bluthochdruck,
- Magen-Darm-Beschwerden sowie
- Schlafstörungen

Viele Krankenkassen und Sportvereine bieten Kurse in Progressiver Muskelentspannung an. Es ist auch möglich, diese Methode mit Hilfe eines Buches oder Videos zu erlernen.

3.3.2 Entspannung durch Atemtechnik

Wer im Beruf unter Dauerstress steht, kann häufig auch in Pausen und in der Freizeit nicht richtig abschalten und entspannen. Auf Dauer kann dies zu Überforderung, körperlichen und psychischen Erkrankungen führen. Die ständige Überflutung mit Stresshormonen erhöht insbesondere das Risiko für Herz-Kreislauf-Erkrankungen.

Ein Ausdauertraining bewirkt, dass unter Belastung weniger Stresshormone (Katecholamine, Kortisol) ausgeschüttet werden. Auch durch Atemtechnik lässt sich Stress abbauen. Beruhigung ist auch die bessere Strategie im Umgang mit Frustration und Ärger als „Dampfablassen". Denn der einzig Leidtragende am Ärger ist man selbst mit erhöhtem Blutdruck und Groll.

Im Alltag sollten Sie öfter tiefe und lange Atemzüge machen. Das erweitert den Brustkorb, trainiert das Zwerchfell und massiert die inneren Organe. Am schnellsten können wir das vegetative Nervensystem durch Atmung beeinflussen. Über die Betonung der Ausatmung können wir den

Parasympathikus aktivieren. Ausatmen ist ein Signal in Richtung Entspannung und Regeneration. Je tiefer und sanfter Sie einatmen und je länger Sie ausatmen, desto langsamer schlägt ihr Herz und desto ruhiger werden Sie. Sichtbar gemacht werden kann diese Entspannung durch Biofeedback und eine Vergrößerung der Herzraten-Variabilität (HRV), denn im entspannten Zustand wird die Unregelmäßigkeit des Herzschlags größer. Wenn der vordere Ast des Vagus-Nervs ordnungsgemäß funktioniert, ist die HRV hoch.

Unter Anspannung wird Adrenalin ausgeschüttet und damit die Atemfrequenz gesteigert. Man fängt an, hektisch ein- und nicht ausreichend lange auszuatmen. In der Folge kommt es zu einem Absinken des Kohlensäurespiegels (Alkalose) sowie zur Bindung von freiem Kalzium an Bluteiweiß. In ausgeprägter Form spricht man von einer **Hyperventilationstetanie** (nervöses Angstsyndrom), weil es zu einer gesteigerten neuromuskulären Erregbarkeit bis hin zur Krampfbildung führt. Weitere Symptome sind dann Kribbeln an den Händen und um den Mund, Herzklopfen, Übelkeit, Angst, Unruhe, Kopfschmerzen, Benommenheit und Verkrampfung von Händen und Füßen. Durch bewusst langsames Atmen und tiefes Ausatmen verringert sich die Ausschüttung von Adrenalin, der Vagusnerv wird angeregt und der Herzschlag verlangsamt. Die Kalziumkonzentration im Blut steigt.

Unter Stress neigen wir dazu, die Muskulatur zu verkrampfen und z. B. die Schultern hochzuziehen. Dies sind Zeichen der **Sympathikusaktivität**. Unter Stress sollten Sie sich deshalb eine andere Haltung und Atemtechnik (stressreduzierendes Atmen) angewöhnen.

Die Atmung nimmt unter allen Körperfunktionen eine Sonderstellung ein. Sie läuft automatisch und unbewusst ab, kann aber willentlich beeinflusst werden. Allein das **Konzentrieren auf die Ausatmung** führt bereits zur Wahrnehmung von Entspannung. Sie beginnen durch die Nase einzuatmen und zählen dabei bis 3. Danach atmen Sie durch den Mund aus und zählen bis 6. Dann machen Sie 1 Sekunde Pause, Rhythmus 3–6–1. Diese einfache Atemübung beruhigt durch die Verlängerung der Ausatmung das vegetative Nervensystem. Bei der Einatmung spannt sich der Brustkorb an, bei der Ausatmung entspannt er sich. Sie können die Atmung auch mit Gedanken verknüpfen: Bei der Einatmung „frische Energie aufnehmen und im Körper verteilen", bei der Ausatmung „alles Belastende weg atmen, alles rauslassen, bis der Kopf ganz leer ist". Diese Atemtechnik können Sie auch als meditative Atemübung durchführen.

Als zweite Gegenmaßnahme bei Stress sollten Sie **die Schultern fallen lassen**. In der Folge entspannt sich der gesamte Körper, alles wird locker und leicht. Diese einfachen Maßnahmen können überall angewendet werden und zeigen sofort Wirkung. Sie brauchen nichts Neues zu erlernen und benötigen nur etwas Selbstkontrolle.

3.3.3 Meditation und Achtsamkeit

Stress und permanente Hektik lassen uns häufig auch nachts nicht zur Ruhe kommen. Die Gedanken kreisen dann um die immer gleichen Probleme. In einer zunehmend auf Schnelligkeit, Effizienz und Effektivität ausgerichteten Gesellschaft steigt die Zahl derer, welche in eine seelische Schieflage geraten. Psychische Erkrankungen nehmen zu: Müdigkeit, Erschöpfung, Burnout, Depressionen. Viele Menschen kommen irgendwann an einen Punkt, wo sie etwas in ihrer Lebensführung ändern möchten. Die Gründe hierfür können ausgesprochen vielfältig sein.

Im Alltagsbewusstsein weisen unsere Gehirnströme eine Frequenz von 13–21 Hz (**Beta-Zustand**) auf. Entspannung erlangt unser Körper, wenn die Frequenz bei 8–12 Hz (**Alpha-Zustand –** leichte Entspannung) oder 3–8 Hz (**Theta-Zustand** – Meditation – tiefe Entspannung) liegt. Auf den Theta-Zustand zielen wir in der Meditation ab, denn dann ist die Suggestibilität und der Einfluss auf das Unterbewusstsein am größten. Langsame Gehirnwellen sind ein Anzeichen für Konzentration und Gelassenheit. Bei weniger als 3 Hz, dem **Delta-Zustand**, befinden wir uns im Tiefschlaf.

Im Alpha-Zustand befinden wir uns in leichter **Meditation** oder im Zustand der Imagination und des Tagträumens. Es gibt eine Reihe von Techniken, mit deren Hilfe wir auch tagsüber den Alpha-Zustand erreichen können und die abends das Einschlafen fördern. Eine dieser Techniken besteht darin, sich auf die Atmung zu konzentrieren (siehe 3.3.2). Der Atem gilt als ein neutrales Meditationsobjekt (Anker) und eignet sich ideal als Einstiegsmethode.

Sie setzen sich hin, schließen die Augen und achten auf eine langsame und gleichmäßige Atmung. Dabei atmen Sie durch die Nase langsam und vollständig ein. Sie lassen den Atem bei leicht geschlossenen Lippen ganz langsam ausströmen, bis die Einatmung durch die Nase reflexartig wieder erfolgt. Die Konzentration ist dabei nur auf den **Atemrhythmus gerichtet**. Sie stellen sich vor, dass mit jedem Ausatmen ein wenig vom Stress verfliegt. Hören Sie einfach auf zu denken. Konzentrative Entspannung „belohnt" das Gehirn mit der Ausschüttung von Dopamin, dem Botenstoff für Lust, Freude und Glück.

Aufkommende Gedanken registrieren Sie, ohne sie zu bewerten, und kehren wieder zur Konzentration auf die Atmung zurück. Ebenso verfahren Sie mit Gefühlen, die möglicherweise auftauchen. Ohne Bewertung haben Emotionen wenig Macht. Meditation wirkt dabei ähnlich einer Konfrontationstherapie.

Eine andere Methode ist **das bewusste Tag-Träumen**. Sie setzen sich hin, schließen die Augen und denken an eine schöne Situation oder einen schönen Ort. Dabei spielt es keine Rolle, ob es sich um real erlebte Situationen oder um eine Fantasiewelt handelt. **Visualisieren** ist auch eine Art Meditation. Man konzentriert sich auf Bilder oder Ereignisse in der Vergangenheit oder in der Zukunft. Viele erfolgreiche Sportler arbeiten vor Wettkämpfen mit Visualisierungen. Auch im Job sind Visualisierungen eines gewünschten Ergebnisses hilfreich (siehe 3.4).

Auch die **Konzentration mit den Augen auf einen Punkt**, kann den Gedankenstrom unterbrechen. Eine weitere Technik ist die **Verwendung eines Kunstwortes** (Mantra). Dabei wiederholen Sie ständig ein monotones Wort, das absolut ohne Sinn ist. Alle anderen Gedanken werden dabei abgewiesen und immer wieder zu dem Kunstwort zurückgekehrt. Nach einer gewissen Zeit spüren Sie förmlich die Stille um sich herum, Sie fühlen Leere und Entspannung.

Meditation (lat. „nachdenken") ist Bestandteil vieler Religionen, muss aber nicht eine religiöse oder spirituelle Praxis sein. Diese Praktiken funktionieren, ob Sie an Gott glauben oder nicht. Praktizierte Religiosität geht häufig einher mit der Geborgenheit in einer Gemeinschaft und sozialen Aktivitäten, was zu einer höheren Lebenserwartung führt.

Meditation ist eine geistige Übung und richtet die Aufmerksamkeit ungeteilt auf eine Sache. Dabei geht es nicht um etwas Kompliziertes und auch nicht um Erfolg oder Misserfolg. Im weiteren Sinne können auch Autogenes Training oder Progressive Muskelentspannung als „Meditationsübungen" bezeichnet werden. Ziel ist, den Gedankenstrom zu unterbrechen und zur Ruhe zu kommen. Meditationen dienen der Entspannung und geistigen Ruhe oder Analyse, Einsicht und Veränderung unseres Denkens, Handelns und Fühlens.

Meditation und Entspannungsverfahren haben positive Auswirkungen auf eine Vielzahl chronischer Erkrankungen und stressbedingter Beschwerden. Grundsätzlich können diese Entspannungstechniken in Verfahren mit einem festen Bezugspunkt, wie der Atem-Meditation, oder Verfahren mit einem wandernden Fokus, wie dem Body-Scan, bei dem die Aufmerksamkeit nacheinander auf einzelne Körperteile gerichtet wird, eingeteilt werden.

Die Konzentration auf körperliche Vorgänge (Atem) oder ein bestimmtes Wort bzw. einen kurzen Satz (Mantra) bezeichnet man als **Achtsamkeit**, ein zentraler Punkt aller Praktiken der **Meditation**. Achtsamkeit ist eine nichtwertende Wahrnehmung des gegenwärtigen Moments. Die Aufmerksamkeit ist auf das Sein gerichtet. Hier gibt es Überschneidungen mit dem japanischen Wabi Sabi.

Jon Kabat-Zinn ist der Begründer der Mindfulness Based Stress Reduction (MBSR) bzw. „Stressbewältigung durch Achtsamkeit". Diese Form der Meditation stellt eine konzentrative **Meditationstechnik ohne Bewegung** dar. Bei der Mindfulness Based cognitive Therapy (MBCT) werden Elemente der Achtsamkeitsmeditation und der kognitiven Verhaltenstherapie kombiniert.

Achtsamkeit lässt Sie im Hier und Jetzt lebendig sein. Es ist die Ausrichtung der Aufmerksamkeit auf den gegenwärtigen Moment, ohne eine Bewertung vorzunehmen. Durch Bewertung werden unser Blick und unsere Handlungsmöglichkeiten eingeschränkt. Achtsamkeit in Kombination mit Humor verhindert, dass wir uns und unsere Probleme allzu wichtig und ernst nehmen. Denn Meinungen sind keine Tatsachen – sie kommen und gehen, ändern sich von Tag zu Tag. Wir lernen, uns selbst gegenüber geduldiger und mitfühlender zu sein. Bedrohlichen Situationen wird dadurch der Schrecken genommen. Meditation vermindert nämlich die Sympathikusaktivität und erhöht jene des parasympathischen Nervensystems, was mit zunehmender Gelassenheit verbunden ist. Wissenschaftlich gesichert ist, dass Achtsamkeit hilft, Stress, Ängste Depressionen, Schmerzen und Süchte zu lindern oder ganz loszuwerden.

Achtsamkeitspraxis führt zu:

- mehr Konzentration und Zielstrebigkeit,
- mehr Ruhe und Entspannung,
- mehr Lebensfreude und Energie,
- mehr Mitgefühl für sich selbst und andere Menschen,
- mehr Gesundheit und Lebensjahre.

Achtsamkeit kann in Zeiten zunehmender Beschleunigung und Arbeitsverdichtung zur Entschleunigung führen. Es gibt immer zeitliche Nischen und Lücken, die jeder für sich auftun kann.

So konnte man bei Meditierenden einen Substanzabbau im rechten Mandelkern (Amygdala) nachweisen, der mit einem verminderten Stresserleben korrelierte. Der Mandelkern ist unsere emotionale Zentrale für Angst- und Ärger-Reaktionen. Durch ein achtsamkeitsbasiertes Training kann die Fähigkeit zur Regulation von Emotionen, die Konzentrationsfähigkeit sowie der Flow-Zustand beeinflusst werden. Menschen, die regelmäßig meditieren, haben eine positivere Lebenseinstellung.

Achtsamkeitsbasierte Meditation hat sehr positive Auswirkungen auf unsere Zellen, die Telomer-Reparaturmechanismen werden verbessert. Untersuchungen mit MRT haben gezeigt, dass durch Meditation die Energiebereitstellung im Temporallappen, dem Hippocampus und den Basalganglien erhöht wird. Bestimmte Gehirnzentren werden offenbar aktiviert, was dazu führt, dass wir zufriedener, gelassener und effizienter handelnd werden. Körperwahrnehmung, Intelligenz, Kreativität und kognitive Flexibilität werden gefördert.

Wenn wir Zufriedenheit erreichen und im gegenwärtigen Moment leben wollen, müssen wir lernen loszulassen. Ziel der Übungen ist deshalb die Unterdrückung gewohnter Denkverläufe und die Befreiung des Bewusstseins von eingeschliffenen Anschauungen sowie die Förderung der Konzentrationsfähigkeit. Dabei beobachten wir ohne zu bewerten Gedanken und Gefühle und konzentrieren uns auf den Augenblick der Wahrnehmung. Gedanken und Gefühle können angenehm, beunruhigend und neutral sein. Sie entstehen und sie vergehen. Wir haben nichts weiter zu tun, als sie urteilsfrei zu registrieren und ziehen zu lassen.

Die **Schulung der Achtsamkeit** führt zu einer neuen Sichtweise, weil sie dem Meditierenden die Kraft und Bedeutung des gegenwärtigen Augenblicks erschließt. Der gegenwärtige Augenblick ist die Zeit, in der wir leben. Vergangenes ist vorbei und kann nicht mehr verändert werden, Zukünftiges noch nicht geschehen. Die Bereitschaft, im Augenblick zu leben, fördert ganz allgemein unsere Gesundheit. Schon nach einer relativ kurzen tiefen Entspannungsphase im Alpha-Zustand fühlen Sie sich erfrischt und geistig erholt.

Auch mit **Musik** oder einer Meditations-CD bzw. Meditations-Apps lässt sich dieser Zustand unterstützen. Zum Meditieren müssen Sie nicht ins Kloster gehen, es geht z. B. auch am Schreibtisch. Grundbedingungen für ein Achtsamkeitstraining sind:

- eine ruhige Umgebung,
- eine bequeme Körperhaltung,
- ein klarer Fokus und
- eine passive Haltung.

Probieren Sie ruhig verschiedene Körperhaltungen aus und finden Sie Ihre persönliche Lieblingsposition. Sie können im Sitzen auf dem Boden, auf dem Stuhl oder liegend meditieren. Machen Sie es sich mit Kissen und Decken so bequem wie möglich. Das Wichtigste ist, dass Sie sich dabei wohlfühlen und ungestört sind. Wählen Sie einen Platz, der Sie innehalten und zur Besinnung kommen lässt. Legen Sie die Hände auf die Oberschenkel oder den Bauch und lassen Sie die Schultern locker. Im Sitzen stellen Sie die Füße flach auf den Boden und schlagen Sie die Beine nicht übereinander. Wenn Sie mögen, können Sie die Augen schließen.

Genießen Sie die Stille und bleiben Sie mit Ihrer Aufmerksamkeit ganz bei sich. Lächeln Sie innerlich und bleiben Sie freundlich zu sich. Führen Sie nun die konzentrative Übung aus. Am Ende öffnen Sie langsam die Augen, räkeln und strecken sich, kommen wieder in der Gegenwart an. Nehmen Sie sich Zeit für den Übergang in den Alltag. Nach Möglichkeit machen Sie aus dieser Übung ein Ritual, indem Sie immer zur gleichen Zeit und am gleichen Ort die Zeit mit sich selbst genießen. Bauen Sie Kurzmeditationen in den Tagesablauf ein und wenn Sie meinen überhaupt keine Zeit dafür zu haben, dann meditieren Sie eben kurz vor dem Einschlafen.

Eine **Meditation im Liegen** ist der Body-Scan, bei der die Aufmerksamkeit zwischen den einzelnen Körperteilen wandert und gedanklich der Körper abgetastet wird (Entspannungs- und Körperwahrnehmungsübung).

Bei der **Mitgefühlsmeditation (Metta: „Liebende Güte")** stellen Sie sich jemanden vor, dem Sie eine positive Botschaft schicken und Mitgefühl empfinden. Dies können Sie selbst, ein Angehöriger, Freund, Bekannter, eine schwierige Person, Fremder oder alle Wesen sein. Sie können auch einen Menschen, mit dem Sie gerade Streit haben, oder alle Wesen einschließen. Die Meditation besteht aus verschiedenen Phasen, in denen die Konzentration auf verschiedene Sätze gelenkt wird:

- Mögest Du sicher sein.
- Mögest Du glücklich sein.
- Mögest Du gesund sein.
- Mögest Du mit Leichtigkeit leben.

Dabei geht es um die spezifische innere Haltung und das Gefühl, nicht um das formale Wiederholen von Sätzen. Diese Form der Meditation entspringt einer alten buddhistischen Tradition. Viele verändern den Wortlaut der Sätze, weil ihnen die traditionellen Worte gekünstelt vorkommen.

Ähnlich funktioniert die **Dankbarkeitsmeditation**. Überlegen Sie sich, welchem Menschen oder für welche Dinge Sie dankbar sind. Erleben Sie es mit Ihren Emotionen und Bildern der Erinnerung.

Untersuchungen mit Kernspin haben gezeigt, dass Meditierende einen besonders aktiven linken präfrontalen Gehirnlappen besitzen (Teil des Gehirns für eine positive Grundstimmung). Der Hippocampus, verantwortlich für Lernvorgänge, Gedächtnis und Verarbeitung von Emotionen, ist vergrößert, die Amygdala, ein Gebiet, das Angst und Stress kontrolliert, wiederum verkleinert. Zudem zeigt sich ein Anstieg von hochfrequenten Gammawellen, ein Zeichen für erhöhte Aufmerksamkeit und Konzentration. Meditation stärkt die Gehirnregionen, die mit Konzentration, Problemlösung und subjektivem Wohlbefinden zu tun haben.

Meditierende haben weniger Stresshormone (Adrenalin und Kortisol) und mehr Antikörper im Blut. Meditation beruhigt durch Aktivierung des Parasympathikus das vegetative Nervensystem, senkt den Blutdruck und stärkt das Immunsystem. Regelmäßige Meditation erhöht die psychische Fähigkeit, mit Druck, starken Belastungen sowie herausfordernden Situationen besser umzugehen, und kann zur Leistungsstabilisierung beitragen.

Meditationen mit Bewegung stellen Tai Chi und Qi Gong dar. Mit entspanntem Gehen oder Laufen lassen sich diese Techniken ebenso gut kombinieren. **Die gleichmäßige Bewegung unterstützt die Meditation**. Gehen oder laufen Sie ohne Ziel und Absicht und bleiben Sie im Hier und Jetzt. Finden Sie Ihren Rhythmus und gönnen Sie sich Langsamkeit. Fühlen Sie den Atem, das Herz, die Muskeln und die einzelnen Schritte. Wie fühlt sich der Untergrund an? Nehmen Sie die Natur mit allen Sinnen wahr: die Vegetation, die Geräusche, die Gerüche oder auch das Wolkenspiel. Laufen und Meditation zeigen eine Freisetzung von Beta-Endorphin, einem Glückshormon.

„Ich laufe, um Leere zu erlangen"
(Haruki Murakami).

Wer sich aufmerksam in den Wald begibt, wird kaum einen besseren Ort finden, um abzuschalten und aufzutanken. Das intensive Naturerleben beim „Waldbaden" (Shinrin Yoku) schult die Sinne, übt in Achtsamkeit und fördert die Gesundheit von Körper, Geist und Seele. Die „Waldtherapie" führt zu:

- Stressreduktion (verringerte Aktivität des Sympathikus, erhöhte Aktivität des Parasympathikus) und Entspannung,
- Verbesserung der Immunabwehr (die natürlichen Killerzellen steigen an),
- Eindämmung von Entzündungsprozessen,
- Steigerung des Wohlbefindens.

In der heutigen Zeit sind wir viel zu lange in Räumen eingesperrt. An der frischen Luft sich zu bewegen ist das Beste, was man für Körper und Psyche tun kann. Ängste und Depressionen nehmen ab, das Grübeln wird gestoppt, das Denken wird kreativer. Patienten genesen in einem Zimmer mit Blick ins Grüne schneller. Wohnungen und Häuser in grüner Umgebung oder am Wasser sind nicht umsonst besonders beliebt.

„Es gibt nur eine Heilkraft, und das ist die Natur."
(Arthur Schopenhauer, deutscher Philosoph, 1788–1860)

Aber auch klassisches Nichtstun – Kinobesuch und Musikhören – oder aktives Singen (Chorgesang) haben einen Erholungseffekt. Die Neurowissenschaft zeigt, dass Musik und Klänge die stimmungsaufhellenden Hormone Serotonin, Dopamin und Oxytocin erhöhen sowie das Stresshormon Kortisol reduzieren.

Regeneration

Regeneration ist die Summe aller Prozesse, die im Körper nach einer Belastung ablaufen. Das gemeinsame Ziel ist die Wiederherstellung des physiologischen Gleichgewichts (Homöostase). Verfügen Sie über eine gute körperliche Ausdauer und ist Ihr Immunsystem topfit, haben Sie eine höhere Widerstandskraft (Resilienz). Dafür können Sie einiges tun.

Als **aktive Regenerationsmaßnahmen** bieten sich an:

- Wandern,
- Radfahren,
- Schwimmen,
- Aqua-Jogging,
- Trampolin,
- Ballspiele,
- Kräftigungsübungen,
- Zirkeltraining in der Halle oder auch
- Training im Fitness-Studio.

Funktionsgymnastik und Stretching verbessern die Beweglichkeit und Geschmeidigkeit der Muskeln, Sehnen und des Bindegewebes. Auch **passive Regenerationsmaßnahmen** wie

- Thermo- und Hydrotherapie (Warmwasserbäder, Kryotherapie, Wechselduschen, Kneippsche Güsse, Fußbäder),
- Solarium,
- Elektrotherapie (Elektrische Muskelstimulation)
- Massage, Einreibungen und
- Sauna

sollten Sie verstärkt nutzen, denn sie fördern die Regulationsfähigkeit des vegetativen Nervensystems.

3.3.4 Massagen

Die Massage ist ein uraltes Heilverfahren, das nicht nur auf den Körper, sondern mindestens genauso auf Geist und Psyche wirkt. Massagen erfrischen, entspannen und fördern die Heilung. Stress wird abgebaut, gesunder und erholsamer Schlaf wird gefördert. Intensive Berührung führt zur Ausschüttung von Serotonin, Endorphinen und Oxytocin. „Streicheleinheiten" tun einfach gut. Die Massage ist eine Kombination aus medizinischer Therapie und Wellness.

Nach sportlicher Betätigung eingesetzt, vermindert Massage die Gefahr von Verletzungen und hilft erschöpften Muskeln, sich schneller zu regenerieren. **Eine sanfte Berührung wirkt in der Regel beruhigend, eine kräftige anregend**. Die Massage stellt dabei eine **Reiztherapie** dar, die Ungleichgewichte ausgleichen und die Selbstheilungskräfte anregen soll. Massagen wirken ganzheitlich, umfassend und tief.

Zu den angenehmsten Effekten der Massage gehört die **beruhigend-entspannende Wirkung**. Die örtliche Durchblutung und der Lymphfluss werden angeregt, das Immunsystem stimuliert. Dadurch werden Stoffwechselprodukte besser abtransportiert und die Zellen mit Sauerstoff versorgt. Verspannte Muskeln werden entspannt (detonisiert) und schlaffe Muskeln werden tonisiert, um eine normale Muskelspannung zu erreichen. Massagen können Verklebungen lösen, die beim Heilungsprozess einer Verletzung entstanden sind. Durch den Berührungsreiz der Massage werden im Gehirn vermehrt Endorphine ausgeschüttet, was zu einer schmerzlindernden Wirkung führt.

Die Massage kann vom Fachmann ausgeführt werden aber auch als Partner- oder Selbstmassage erfolgen. Die Selbstmassage kann zwar nicht die Massage von einem ausgebildeten Masseur ersetzen, ist aber jederzeit möglich und für die Pflege der Muskulatur gut geeignet. Die Beine kann man am besten im Sitzen, Nacken, Schultern und Bauch im Liegen bearbeiten. Dabei können auch Hilfsmittel wie z. B. Igelbälle oder Massageroller eingesetzt werden.

Die Grundlagen der meisten Massagearten sind die Grifftechniken Streichen, Kneten und Reiben.

Bei **Streichungen (Effleurage)** gleiten die Handflächen mit leichtem oder auch stärkerem Druck über die Haut. Mit Streichungen wir die Massage normalerweise begonnen und beendet. Sie regen die Durchblutung und den Lymphabfluss an, verbessern den Spannungszustand der Muskulatur (Tonisierung).

Intensiver ist die Grifftechnik des **Knetens (Petrissage)**. Damit werden vor allem Verspannungen der Muskulatur aufgelöst und die Durchblutung stark angeregt.

Mit **Reibungen (Friktion)** können kleine Muskelhärten aufgelöst und Muskelschmerzen gelindert werden.

Durch **Klopf-, Klatsch- und Hacktechniken (Tapotement)** werden schnelle und kurze Reize mit einer anregenden Wirkung gesetzt. Sie werden mit der Faust, der Handfläche oder der Handkante ausgeführt.

Schwingungen/Schüttelungen (Vibration) regen das Nervensystem an und entspannen die zuvor intensiv bearbeitete Muskulatur.

Alle Grifftechniken werden immer mit dem Venenblut- und Lymphstrom zum Herzen ausgeführt. Bei überreiztem und nervösem Allgemeinzustand sollten beruhigende Techniken wie Streichungen und Vibrationen ausgeführt werden. Müdes und erschöpftes Allgemeinbefinden erfordert eher anregende und stimulierende Griffe. Massageöl ist ein wichtiges Hilfsmittel, damit die Hände leicht über die Haut gleiten können. Massagen sollten ohne Hektik in einer ruhigen entspannten Atmosphäre durchgeführt werden. Wichtig für das Wohlbefinden während der Massage ist es, dass man bequem liegt oder sitzt und die Raumtemperatur angenehm ist. In der Rückenlage können kleine Kissen Kniekehlen und Nacken stützen. Bei der Bauchlage wird es durch eine Unterstützung von Stirn, Bauch und Füßen bequemer.

Kontraindikationen für die Massage sind frische Verletzungen, akute Entzündungen, Fieber, Thrombosen, Gerinnungsstörungen, Hautinfektionen und schwere Herz-Kreislauf-Erkrankungen.

3.3.5 Sauna und Dampfbad

Saunabesuche

- regulieren das vegetative Nervensystem (Stressreduktion),
- aktivieren den Stoffwechsel,
- reduzieren systemische Entzündungen,
- verringern Amyloide (Alzheimer),
- beugen Infektionskrankheiten vor (Stärkung des Immunsystems),
- steigern die Produktion von Wachstumshormon und fördern die Autophagie,
- verlängern die Telomere (Schutzkappen der Chromosomen),
- verbessern die Insulinsensitivität und die Durchblutung,
- machen müde und fördern das Einschlafen,
- haben eine entspannende Wirkung und
- bieten gerade in der kalten Jahreszeit die Möglichkeit, Wärme zu tanken.

In der Sauna können Sie sich nach einer stressigen Arbeits- oder Trainingswoche erholen. In der kalten Jahreszeit können Sie einmal pro Woche einen Saunabesuch einplanen. Ein leistungssteigernder Effekt ist durch Saunagänge nicht zu erwarten, die Regeneration wird aber gefördert und die Leistung stabilisiert.

Die Wirkung der Sauna setzt den Muskeltonus herab und verändert aufgrund der Schweißverluste das körperliche Gleichgewicht. Bis zu zwei Tage vor einem sportlichen Wettkampf sollten Sie deshalb nicht in die Sauna gehen.

Durch die trockene Hitze der Sauna mit 60–95 °C und auch in der feuchten Hitze des Dampfbades von bis zu 50 °C steigt die Hauttemperatur um ca. 10 °C und die Körpertemperatur um etwa 1 °C. Der Wechsel zwischen Hitze und Abkühlung aktiviert Kreislauf und Stoffwechsel. Durch das Schwitzen und den „Warm-Kalt-Reiz" werden

- die Temperaturregulation trainiert,
- Schadstoffe ausgeschieden und
- die Haut gereinigt.

Das **Sanarium®**, auch Biosauna genannt, ist besonders für Anfänger geeignet. Mit einer Temperatur zwischen 45 und 60 °C und einer Luftfeuchtigkeit von 40–60 Prozent ist es eine Mischung zwischen Sauna und Dampfbad. Auch Kinder können schon in die Biosauna gehen.

Bei Herzproblemen, Bluthochdruck, akuten Infekten und Entzündungen sollten Sie nicht in die Sauna gehen. Bei gesundheitlichen Problemen fragen Sie im Zweifelsfalle Ihren behandelnden Arzt um Rat. Saunabesuche unter Stress, mit vollem Magen oder unter Alkoholeinfluss sind nicht ratsam. Nach dem Sport sollte man eine Cool-Down-Phase von einer halben Stunde einhalten und vorher ein Duschbad nehmen.

Sauna-Anfänger sollten auf den unteren Stufen Platz nehmen, wo die Hitze am geringsten ist. 5–7 Minuten sind für den ersten Saunagang ausreichend. Sie sollten auf Ihr persönliches Wohlbefinden achten. Trainierte können bis zu 15 Minuten in der Sauna bleiben. Haben Sie sich auf eine Saunabank gelegt, setzen Sie sich die letzten 2 Minuten wieder aufrecht hin, um Kreislaufproblemen vorzubeugen. Sie können 2–3 Saunagänge durchführen. Für den Anfänger, der sich erst an die Wirkung gewöhnen muss, kann es zunächst auch bei einer Anwendung bleiben.

Nach der Sauna gehen Sie an die frische Luft – im Winter auch in den Schnee – und nehmen eine kalte Dusche (Kneippschlauch und Schwallbrause) oder nutzen Sie das Tauchbecken. Eine Ruhephase danach von wenigstens 15 Minuten ist ratsam, durch eine Massage kann die entspannende Wirkung noch verstärkt werden.

Der Flüssigkeitsverlust sollte mit Wasser, Saftschorlen oder Kräutertees ausgeglichen werden, alkoholische Getränke direkt nach der Sauna sind nicht empfehlenswert.

3.3.6 Gesunder Schlaf

„Der Schlaf ist doch die köstlichste Erfindung."

(Heinrich Heine – deutscher Dichter, 1797–1856)

Gesunder Schlaf ist eine Voraussetzung für Gesundheit, Leistungsfähigkeit, Wohlbefinden und Regeneration. Nach dem DAK-Gesundheitsreport 2017 („Deutschland schläft schlecht – ein unterschätztes Problem") berichten 80 Prozent der Erwerbstätigen von Schlafproblemen. Seit 2010 stieg damit der Anteil von Ein- und Durchschlafstörungen um 66 Prozent. Jeder zehnte Arbeitnehmer leidet unter einer schweren Schlafstörung (Insomnie), ein Anstieg im gleichen Zeitraum von 60 Prozent. Im internationalen Vergleich schlafen die Deutschen besonders schlecht.

Verdauung und Herz-Kreislauf-System benötigen in der Nacht eine Ruhephase ebenso wie unser Gehirn, das im Schlaf Lernvorgänge wiederholt. Außerdem wird das Immunsystem gestärkt.

Ein gestörter Schlaf führt zu

- Leistungsminderung,
- Erschöpfungszuständen,
- Unfällen sowie
- körperlichen und psychischen Erkrankungen.

Das betrifft häufig Schicht- und Nachtarbeiter. Selbst nach Beendigung der Schichtarbeit dauern bei einem Großteil der ehemaligen Schichtarbeiter die Schlafstörungen an. Chronische Schlafstörungen gehen z. B. mit Bluthochdruck, Magen-Darm-Erkrankungen, Diabetes mellitus, Alzheimer und Depressionen einher.

Der Schlaf ist Teil des normalen Ruhe-Aktivitäts-Rhythmus und keine Zeitverschwendung (siehe Kapitel 1.6). Geregelt wird der biologische Rhythmus von unserer inneren Uhr, die durch Reize synchronisiert wird. Den stärksten Reiz stellt helles Licht dar.

Der **Schlaf** zeichnet sich durch einen zeitlich begrenzten Zustand reduzierter Bewusstseins- und Aktivitätslage aus. Es fehlen eine zielgerichtete Motorik und das Bewusstsein. Der Schlaf ist mit einem **90-min-Rhythmus** in verschiedene Stadien von unterschiedlicher Schlaftiefe untergliedert. Ein Schlafzyklus setzt sich aus drei Phasen zusammen. Nach dem Einschlafen und kurz vor dem Aufwachen schlafen wir nur leicht und oberflächlich (**Phase 1** – Übergang zwischen Wachsein und Schlaf). Die Körpertemperatur beginnt zu sinken, die Muskeln entspannen sich, die Augen bewegen sich hin und her, das Bewusstsein ist eingeschränkt.

Die **Phase 2** (leichter Schlaf) ist gekennzeichnet von langsamen Hirnwellen und wenig Augenbewegungen. Puls und Atmung verlangsamen sich, die Körpertemperatur sinkt. Kurze Phasen von Hirnaktivität (Schlafspindeln) treten auf.

In **Phase 3** wird der **Tiefschlaf** erreicht. Das Gehirn ist weniger empfänglich für äußere Reize, was das Aufwachen erschwert. Die Atmung wird regelmäßiger, der Blutdruck sinkt und das Herz schlägt 20 bis 30 Prozent langsamer als im Wachzustand. Es fließt weniger Blut zum Gehirn, das merklich abkühlt. Die Gehirnströme zeigen langsame Deltawellen. **Die Tiefschlafphase hat die größte Bedeutung für den Erholungswert des Schlafes**. In dieser Phase erfolgt die Freisetzung von Wachstumshormon. Der Tiefschlaf gilt als die Zeit, in der sich der Körper aktiv repariert und wiederherstellt. Dazu zählen auch Reinigungsvorgänge mit Ausscheidung von Stoffwechselprodukten wie Beta-Amyloid über das glymphatische System und die Stärkung des Immunsystems. Abgesehen von dieser Phase ist die Schlafdauer von nicht so großer Bedeutung. Nur bei ausreichend Tiefschlaf bleiben wir gesund und leistungsfähig. Erwachsene ab 18 Jahren kommen durchschnittlich auf 90 Minuten Tiefschlaf, Kleinkinder auf 3 Stunden. Dies macht die Bedeutung des Tiefschlafs für Wachstum, Entwicklung und Regeneration deutlich. Im Alter wird die Schlafqualität schlechter und der Tiefschlaf kürzer.

Wir träumen in allen Phasen des Schlafs, nicht nur während des **REM-Schlafs** (REM = rapid eye movement – schnelle Augenbewegungen). Der Blutdruck steigt und Puls und Atmung beschleunigen sich auf Wachniveau. In der Regel haben wir drei bis fünf REM-Phasen pro Nacht, die alle 90 bis 120 Minuten auftreten und im Laufe der Nacht länger werden. In dieser Phase treten die intensivsten Träume auf, an deren Inhalt man sich beim Aufwachen auch am häufigsten erinnern kann. Der REM-Schlaf ist wichtig für die emotionale Verarbeitung.

Am besten schläft man innerhalb der ersten 4 Stunden. Bei den nächsten Zyklen fällt die Einschlafphase weg und es wiederholen sich die Phasen 2 und 3 in kontinuierlichem Rhythmus. Tiefschlaf und REM-Schlaf sind zum Überleben notwendig. 2–3 Phasen sind essentiell und werden deshalb auch als **Kernschlaf** bezeichnet. In den Zyklen der ersten Nachthälfte überwiegen die Tiefschlafphasen, während in der zweiten Nachthälfte der REM-Schlaf, in dem wir besonders viel träumen, mehr Zeit einnimmt. Der REM-Schlaf macht etwa 20 bis 25 Prozent der gesamten Schlafdauer aus.

Während des REM-Schlafs und des Tiefschlafs werden erlernte Fähigkeiten im Gehirn verarbeitet und im Hippocampus sowie Neocortex als Gedächtnisinhalte verankert. Es erfolgt eine Umstrukturierung und Umordnung neuronaler Verbindungen im Sinne einer Funktionsoptimierung. Sinnvolle Erinnerungen werden konsolidiert und es wird Platz für neues Lernen geschaffen. Der Schlaf ist der einzige Bewusstseinszustand, in dem das Gehirn keine Updates durch Sinneseindrücke zulässt, weil es vollauf damit beschäftigt ist, bereits gesammelte Informationen zu verarbeiten und ein Update herzustellen.

Schlaf wird subjektiv erst ab 10–20 min Dauer wahrgenommen. Durchschnittlich 7 Stunden schlafen Menschen in Deutschland. Subjektiv fühlen sich die einen nach bereits 5 Stunden und andere erst nach 10 Stunden ausgeschlafen. Beides ist normal, es gibt Kurz- und Langschläfer. Bei einer durchschnittlichen Schlafdauer von weniger als 4 Stunden und mehr als 9 Stunden muss mit einem erhöhten Schlaganfallrisiko und einer verkürzten Lebensdauer gerechnet werden. Die Gesamtschlafzeit sinkt im Laufe des Lebens ab, auch der Tiefschlaf wird erheblich kürzer.

Versuchen Sie, jeden Tag zur gleichen Zeit aufzuwachen. Werden Sie am Wochenende zwei Stunden später wach, dann haben Sie in der Woche nicht genügend erholsamen Schlaf bekommen. Ein über die Woche entstandenes Schlafdefizit kann am Wochenende teilweise oder ganz ausgeglichen werden. Sorgen Sie nach dem Aufwachen für helles Licht. Begrüßen Sie den neuen Tag mit einem Lächeln. Wenn möglich sollten Sie einen kurzen Morgenspaziergang machen. Tageslicht erhöht die Wachheit und verringert Depressionen. Außerdem bringen Sie Ihren Kortisol-Wert auf natürliche Weise auf einen gesunden Wert.

Erholsam ist auch ein kurzer **Mittagsschlaf** (bis 30 Minuten – Powernap), er verschafft Ihnen ein zweites Leistungshoch, wie es einem sonst nur am späten Morgen geschenkt wird. Positive Effekte sind eine Steigerung von Konzentration, Leistung und Lernfähigkeit. Der Mittagschlaf sollte zwischen 13 und 16 Uhr liegen und nicht länger als 90 Minuten (ein Schlafzyklus) dauern. Sie sollten nur dann einen Mittagsschlaf machen, wenn Sie allgemein einen guten Nachtschlaf haben.

Der Schlaf ist kein passiver Zustand, sondern ein hochaktiver Prozess. Gesteuert wird der Schlafrhythmus auch durch Hormone und Botenstoffe. **Melatonin** wird abends im Gehirn gebildet und macht schläfrig. Damit das Schlafhormon Melatonin produziert werden kann, brauchen wir als Vorstufe Serotonin und aktiviertes Methionin (SAME) bzw. die Aminosäure Tryptophan sowie Vitamin B_3, B_6, B_{12}, Magnesium, Pantothensäure, alpha-Liponsäure, Betain, Folsäure und Zink. Der Maximalwert wird gegen 2–3 Uhr erreicht. Melatonin reguliert nicht nur den Tag-Nacht-Zyklus unseres Körpers, es hat auch eine antioxidative Wirkung, fördert die Regeneration, stärkt das Immunsystem und erhöht die Aktivität von Sirtuinen (siehe Kapitel 2). Im Alter sinkt die Produktion von Melatonin, was zu verminderten Tiefschlafphasen führt und die Zellregeneration beeinträchtigt.

Durch Licht, insbesondere Blaulicht von Displays, wird die Melatonin-Sekretion unterdrückt. Auch eine steigende Konzentration von **Adenosin** im Gehirn erzeugt Schlafdruck und macht uns müde. **Serotonin** zeigt tagsüber aktivierende (wie auch Dopamin) und stimmungsaufhellende Wirkung, nachts ist es entscheidend für die Entstehung des Schlafes und insbesondere für die Tiefschlafregulation verantwortlich. Die Konzentration von Serotonin korreliert mit dem prozentualen Anteil des Tiefschlafs. Unterstützend wirkt auch **Gamma-Aminobuttersäure** (GABA), einer der wichtigsten Neurotransmitter im Gehirn. GABA wirkt entspannend und beruhigend (natürliches Valium), entsteht aus Glutamat, dem „Aufreger". Dazu brauchen Sie Vitamin B_6, Zink, Kalzium und Magnesium. Schlaffördernde Systeme im Thalamus und Hirnstamm verwenden GABA als Transmitter.

„Der Schlaf ist für den ganzen Menschen, was das Aufziehen für die Uhr."

Arthur Schopenhauer (deutscher Philosoph, 1788–1860)

Besonders während des Tiefschlafs wird das Wachstumshormon **Somatotropin** ausgeschüttet, was für Zellwachstum und Regeneration von herausragender Bedeutung ist. Gesunder Schlaf ist zudem mit einer parasympathischen Regulation verbunden. Das den Muskelaufbau fördernde männliche Geschlechtshormon **Testosteron** ist ebenfalls ein Nachthormon und morgens am höchsten. Testosteron steigert den Antrieb und wirkt leistungsfördernd und aktivierend.

Zu Beginn des Schlafes liegen niedrige **Kortisol-Werte** vor, welche mit zunehmender Schlafdauer ansteigen. Am niedrigsten sind die Kortisol-Werte im Tiefschlaf, bedeutsam für Lernprozesse in dieser Phase. Eine Stunde vor dem Aufwachen steigen das **ACTH** (adrenokortikotropes Hormon) und das Kortisol deutlich an. Viele Hormone unterliegen circadianer Rhythmik (biologischer Rhythmus von ca. 24 h), dazu gehören auch noch die Schilddrüsenhormone (TSH – T3/T4), Katecholamine und Prolaktin. Beim Übergewicht erkennt man inzwischen den direkten Zusammenhang zum Schlafmangel. Bei Schlafmangel finden sich im Blut erhöhte Werte des appetitsteigernden **Ghrelin** und verminderte Anteile von **Leptin**, einem körpereigenen Appetitzügler. Auch unser Gedächtnis leidet unter Schlafmangel. Außerdem ist die Entsorgung von Stoffwechselprodukten gestört.

Für einen ungestörten Schlaf sind die **äußeren Bedingungen** wichtig. Dazu gehören Ruhe, ein abgedunkelter Raum, eine angemessene Liegemöglichkeit mit ausreichend Platz. Der Schlafraum darf nicht überwärmt sein (am besten ungeheizt, 16–19 Grad) und muss mit Frischluft versorgt werden. Der Schlafplatz sollte frei von elektrischen und magnetischen Feldern sein. Computer, WLAN-Router, Handys, Fernseher, Stereoanlagen und Radiowecker gehören nicht ins Schlafzimmer. Es existieren Hinweise, dass elektromagnetische Felder die Melatonin-Produktion reduzieren. Zur Ausschaltung elektromagnetischer Wechselfelder haben sich Netzfreischalter bewährt. Ein Lattenrost mit Zonenverstellung ist für die gerade Lagerung der Wirbelsäule ratsam. Wichtig ist vor allem, dass Sie die Schlafposition als bequem empfinden. Die Bettdecke aus atmungsaktiven Materialen verhindert einen Wärmestau und starkes Schwitzen. Normal ist ein **Flüssigkeitsverlust** von bis zu einem Liter pro Nacht.

Werden Sie durch Geräusche oder Licht gestört können Sie mit Ohrstöpsel und Augenmaske Abhilfe schaffen. Bei kalten Füßen können Socken helfen. Haustiere sollten sich nicht im Schlafzimmer aufhalten. Auch der schnarchende Partner kann die Schlafqualität erheblich beeinträchtigen. 25 Prozent der Frauen, aber nur 8 Prozent der Männer fühlen sich dadurch gestört. Getrennte Schlafzimmer schaffen hier Abhilfe. Immerhin 25 Prozent der Paare in Deutschland schlafen getrennt.

Gute Schlafbedingungen und der Schlafprozess sind Ressourcen für eine optimale Regeneration. Genauso, wie wir nachts für Dunkelheit sorgen sollten, brauchen wir morgens genug Licht, um aktiv in den Tag zu starten. Ideal ist es, wenn Sie am Morgen 20 Minuten im Freien verbringen. Aktivierend wirken neben Licht und Bewegung auch Temperaturreize (Wechseldusche) sowie die Nahrungsaufnahme (Frühstück).

Die täglichen Aktivitäten sollten einem regelmäßigen **Tagesrhythmus** mit regelmäßigen Minipausen folgen. Körperliche Bewegung fördert einen gesunden Schlaf. Ausdauerbetonter Sport soll zu schnellerem Einschlafen führen. Störend kann aber eine sportliche Betätigung am späten Abend sein. Nach intensiven Trainingseinheiten sollten wenigstens zwei Stunden zwischen der sportlichen Aktivität und dem Zubettgehen liegen, wobei der optimale Abstand individuell sehr unterschiedlich sein kann.

Muskuläre Bewegung macht müde, weil Energie verbraucht wird und Adenosin entsteht. Wenn die Konzentration von Adenosin und Melatonin hoch ist, schlafen Sie wirklich gut. Adenosin blockiert die aktivierenden Neurotransmitter Dopamin, Acetylcholin und Noradrenalin. Während der Nacht wird dann das Adenosin abgebaut und die blockierende Wirkung lässt nach.

Auch **anregende Getränke** (Kaffee, Tee, koffeinhaltige Erfrischungsgetränke) behindern das Einschlafen, gleiches gilt für eine Reihe von Medikamenten. Koffein hat eine Halbwertszeit von 5–6 Stunden, blockiert Adenosin und sollte deshalb am Abend besser nicht mehr konsumiert werden. Zwar stimmt es, dass **Alkohol** die Zeit bis zum Einschlafen verkürzt, aber gleichzeitig wird die Schlafqualität und der Tiefschlaf negativ beeinflusst.

Bei Einschlaf- oder Durchschlafstörungen (Insomnie) liegen meist eine erhöhte Tagesmüdigkeit, kognitive Einschränkungen und Stimmungsschwankungen vor. In der Folge treten häufiger Unfälle und Arbeitsunfähigkeit auf. **Insomnien werden oft durch chronischen Stress verursacht.**

Weitere Schlafstörungen sind schlafbezogene Atmungsstörungen (Schnarchen, Schlafapnoe), Hypersomnien (z. B. Narkolepsie), Schlaf-Wach-Rhythmusstörungen, Parasomnien (Schlafwandeln, Albträume, Aufschrecken) und schlafbezogene Bewegungsstörungen (Restless-Legs-Syndrom).

Bei **Einschlafstörungen (siehe Kapitel 1.6):**

- halten Sie möglichst keinen oder nur einen kurzen Mittagsschlaf,
- treiben Sie am Abend keinen Sport,
- nehmen Sie am Abend keine schweren Mahlzeiten zu sich,
- sollten Sie auf Alkohol und Nikotin verzichten,
- kommen Sie rechtzeitig zur Ruhe und begrenzen Sie den Medienkonsum (blaues Licht),
- halten Sie regelmäßige Schlafenszeiten ein und gehen Sie erst ins Bett, wenn Sie müde sind (Schlafroutine),
- falls Sie Medikamente einnehmen, sollten Sie die möglichen Nebenwirkungen überprüfen.

Schlaffördernd wirken

- Sauna- und Kneippbäder am frühen Abend,
- Intervallfasten,
- eine Entspannungsphase vor dem Schlafengehen (Atemtechniken, Meditation),
- Tropfen oder Tees mit Baldrian, Lavendel, Hopfen, Melisse und Johanniskraut,
- L-Tryptophan (Eiweiß), GABA,
- ein kleines Stück Schokolade oder ein Glas Milch mit Honig (dabei wird Tryptophan aufgenommen, eine Vorstufe von Serotonin und Melatonin).

Wenn Sie nachts wach im Bett liegen und die Gedanken kreisen, sollten Sie nicht versuchen, Probleme zu lösen, sondern an angenehme Dinge oder Situationen denken. Grübeln hält vom Schlafen ab. Bei längerem Wachliegen ist es besser, aufzustehen und etwas zu tun. Gehen Sie erst wieder ins Bett, wenn Sie müde sind.

Nehmen Sie Schlafmittel (auch Melatonin und GABA) möglichst nur nach Rücksprache mit dem Arzt und kurzfristig ein. Sind Sie durch Selbsthilfe nicht zu einer Verbesserung der Schlafqualität gekommen, sollten Sie ärztliche Hilfe suchen. Nach der gültigen Leitlinie wird bei der primären Insomnie als erste Maßnahme eine kognitive Verhaltenstherapie empfohlen, die meisten Patienten drängen aber auf eine Medikation.

Schlafmittel verkürzen die Zeit bis zum Einschlafen und verlängern die Schlafdauer. Die häufig verordneten Benzodiazepine können zu einer Verminderung des REM-Schlafs und bereits nach einmonatiger Einnahme zu einer Toleranzentwicklung führen. Beim Absetzen kommt es in 70 Prozent zu einer neuen Insomnie.

Ein dauerhaft gestörter Schlaf kann die Gesundheit, die Leistungsfähigkeit sowie das soziale Leben stark beeinträchtigen. Hier ist zunächst der Hausarzt zu konsultieren, der dann evtl. zu einer Untersuchung ins Schlaflabor überweist.

3.3.7 Urlaub – Zeit zum Ausspannen und Erholen

Unser Alltag, Schule, Ausbildung und Beruf sind heute geprägt von Hektik, Stress und Zeitmangel. Viele Bedürfnisse bleiben dabei auf der Strecke. In unserer Freizeit und im Urlaub versuchen wir deshalb, durch Ausspannen, Anregung und Aktivität diese Defizite auszugleichen. Auch aus medizinischer Sicht ist Stressabbau wichtig, denn Erholungsphasen sind lebensnotwendig.

Urlaub kann dann zu Stress werden, wenn nur Sonnenbaden oder ein genau ausgearbeitetes Programm absolviert werden. Gerade hohe Temperaturen und starke Sonneneinstrahlung sind nicht zu unterschätzen. In der Urlaubszeit sollte genügend Zeit für die eigenen Interessen bleiben, vollständig durchgeplante Urlaube sind ein Erholungskiller!

Nicht selten werden Menschen gerade im Urlaub krank. Ganz unbewusst verschiebt der Körper die Krankheit auf eine geeignete Zeit. Besonders Menschen mit einem starken Verantwortungsbewusstsein, hoher Arbeitsbelastung und starkem Leistungswillen sind betroffen. Viele haben es verlernt, in der Freizeit zu entspannen und sich dadurch auch zu erholen. Öfter einen kürzeren, einwöchigen Urlaub zu machen, ist sinnvoller als einmal drei Wochen am Stück, denn der Erholungseffekt ist nach spätestens vier Wochen verflogen, egal wie lange der Urlaub gedauert hat. Nach Untersuchungen ist die optimale Urlaubslänge 14 Tage.

Bewegung kann die Erholung beschleunigen, deshalb sollten Sie im Urlaub Wandern, Joggen, Schwimmen, Radfahren oder sich auf andere Art bewegen. Allerdings sollte dies nicht leistungsorientiert, sondern moderat betrieben werden. Auch in einen Aktivurlaub sollten Zeiten zum Faulenzen eingebaut werden. Zu Beginn und am Ende des Urlaubs sollten Sie sich zwei bis drei Tage zur Vor- und Nachbereitung gönnen, damit sich der Organismus umstellen kann. Plötzliches Nichtstun kann gerade bei überaktiven Menschen auch zu depressiven Verstimmungen führen. Die Form eines erholsamen Urlaubs kann für den einzelnen recht unterschiedlich sein. Für den einen ist es Faulenzen, für den anderen neue Erfahrungen in fremden Kulturen oder der Natur. Manch einer möchte seine körperlichen Grenzen ausloten, um den Körper wieder mehr zu spüren.

Um den Erholungseffekt eines Urlaubs möglichst lange zu erhalten, ist es wichtig, auch im Alltag bewusst Zeiten der Entspannung einzulegen. Machen Sie eine Liste mit Dingen, die Sie gerne tun. Alles, was auf dieser Liste steht hilft, Ihre Energiereserven wieder aufzuladen.

> **Auf den Punkt gebracht:**
> - Entspannende und regenerative Maßnahmen sind unverzichtbarer Teil einer effektiven Work-Life-Balance.
> - In der Erholungsphase erfolgen die Anpassung und der eigentliche Fortschritt und das gilt nicht nur im Sport.
> - Nutzen Sie die vielfältigen Möglichkeiten zur Entspannung und Regeneration.

3.4 Denken – Fühlen – Handeln

„Gesundheit ist weniger ein Zustand als eine Haltung. Und sie gedeiht mit der Freude am Leben."

(Thomas von Aquin, italienischer Philosoph und Theologe, 1225–1274)

3.4.1 Gehirn und Funktion

Unser **Gehirn** lässt sich von unten nach oben in Hirnstamm, Zwischenhirn und Großhirn einteilen. Das **Kleinhirn** im hinteren Bereich ist zuständig für die Bewegungskoordination. Im präfrontalen Cortex des **Großhirns** findet die Aufmerksamkeit, logisches Denken, Kreativität, Handlungsplanung, Entscheidungen und die Kontrolle unserer Emotionen statt. Alle bewussten Vorgänge werden hier verarbeitet. In der Großhirnrinde werden Gedächtnisinhalte gespeichert. Bei der Generierung dieser Gedächtnisinhalte ist der Hippocampus (s. u.) beteiligt. Das explizite Gedächtnis enthält Wissens- und autobiographische Inhalte, über die bewusst verbal berichtet werden kann.

Im **Zwischenhirn** findet sich der **Thalamus** als Filterstation. Hier wird entschieden, was wichtig genug ist, um ins Bewusstsein zu gelangen. Der darunter liegende Hypothalamus ist das Regulationszentrum für

Herzschlag, Atmung, Kreislauf, Nahrungs-, Flüssigkeits- und Wärmehaushalt sowie immunologische Reaktionen. Zusammen mit dem Hirnstamm garantiert er unser Überleben. Am Hypothalamus hängt die **Hypophys**e, die für Stressverarbeitung, Wachstum, Fortpflanzung und Bindung wichtige Hormone und Neuropeptide bildet.

Das **limbische System**, eine funktionelle Einheit, ist zuständig für unsere Emotionen, Motive und Ziele. Es ist Sitz des Unbewussten („emotionales Gehirn"). Die **Amygdala** (Mandelkern) meldet mit Angst, was wir meiden sollten, die Insula Ekel oder Schmerz und das **mesolimbische System** (Motivations- und Belohnungssystem), was uns guttut. Der **Hippocampus** speichert neues Wissen sowie Erfahrungen und ist an der Emotionsregulierung beteiligt, die **Basalganglien** unsere unbewussten Gewohnheiten, Routinen und Automatismen. Zu jeder Gewohnheit merkt sich unser Gehirn noch mindestens einen Auslösereiz (Priming). In den Basalganglien ist das implizite oder prozedurale Gedächtnis lokalisiert mit den unbewussten und automatisierten Handlungsabläufen wie Gehen, Radfahren, Autofahren usw. Immer wenn es um die Gefühle Angst (Stress), Erwartung (Belohnung) oder liebevolle Bindung geht, ist das limbische System am Werk, der Verstand hat dann häufig Pause. Dabei geht Angst immer vor, denn das Überleben ist wichtiger als der Spaß.

Die evolutionär älteste Struktur ist der **Hirnstamm**, der für die Regulation von Grundfunktionen wie Herzschlag, Atmung und Körpertemperatur zuständig ist. Sämtliche im Gehirn eintreffenden Informationen werden emotional bewertet. Nur die Reflexe (z.B. Griff auf die heiße Herdplatte) bilden eine Ausnahme, da sie direkt vom **Rückenmark** gesteuert werden und damit nicht bis ins Gehirn vordringen.

Informationsverarbeitung

Unser Gehirn nimmt ca. fünfzig Millionen Bit pro Sekunde an Informationen aus der Umwelt und dem Körper auf, verarbeitet sie und regelt sich selbst und den Körper. Davon nehmen wir nur vier bis hundert Bit pro Sekunde bewusst wahr. Der Verstand wäre auch überfordert, wenn alle Informationen ungefiltert ins Bewusstsein kämen. Nur 5 Prozent der Entscheidungen fällen wir bewusst. Die meiste Zeit sind wir unbewusst im Autopilot unterwegs, dadurch sparen wir Energie, da wir uns immer nur auf eine Sache konzentrieren können.

Ständig werden wir mit Nachrichten aus Printmedien, TV, Internet, Sozialen Medien und E-Mails förmlich bombardiert. Diese Informationsflut auf ein Minimum zu reduzieren, schafft höhere Lebensqualität, bessere Konzentration, klareres Denken, reduziert Stress und bringt uns wertvolle Zeit. Haben Sie den Mut zur digitalen Abstinenz, üben Sie Abschalten. Wirklich wichtige Informationen werden Sie immer erfahren. Die Lektüre einer Wochenzeitschrift reicht. Dort gibt es meist Hintergrundinformationen und Erklärungen (konstruktiver Journalismus). Der Verzicht auf Nachrichten fördert die Selbst- und mindert die Fremdbestimmung.

Wir leben im Fake-News-Zeitalter, der Meinungen und alternativen Wahrheiten (= Lügen). Wenn alles eine Frage der Perspektive wird, führt es zu zunehmender Orientierungslosigkeit. Schwarz-weiß-Malerei und Panikmache in den täglichen Nachrichten verzerren unsere Sicht auf die Welt, führen zu Unsicherheit und schüren Ängste. Die digitalen Medien haben unseren Alltag in den letzten Jahren durch Smartphone und Internet grundlegend verändert. Dabei ist die Vorliebe für negative Nachrichten in der journalistischen Arbeit weit verbreitet, weil sie sich besser verkaufen. Es wird zu viel über Probleme und zu wenig über Lösungen berichtet. Der Hang zum Negativen in der Berichterstattung verfälscht unser Weltbild. Ständig negative Nachrichten bedeuten Stress und das ist schlecht für unsere Gesundheit. Hilflosigkeit, Pessimismus und Depression werden begünstigt. Wir haben Angst, wichtige Dinge zu verpassen. Ablenkung mindert die Konzentration, denn wir können uns nicht gleichzeitig mit mehreren Dingen konzentriert beschäftigen. Die **Aufmerksamkeit** springt dann zwischen den Tätigkeiten hin und her. **Multitasking** wirkt sich negativ auf die Leistung aus. Wenn wir zwei Aufgaben gleichzeitig erledigen, sinkt die Leistungsfähigkeit um 20–40 Prozent. Multitasking kostet immer mehr Zeit und bringt viele Fehler mit sich, denn die Konzentration leidet erheblich. Wir können zwar schnell zwischen Tätigkeiten hin und her wechseln, unser Arbeitsgedächtnis ist aber begrenzt. Studien haben gezeigt, dass es zu besseren und schnelleren Ergebnissen führt, wenn man Aufgaben der Reihe nach erledigt.

Nachrichten füttern häufig unsere Denkfehler wie den Bestätigungsirrtum (Confirmation Bias). Wir nehmen bevorzugt das wahr, was unsere Überzeugungen bestätigt. Zusammenhänge werden häufig sehr vereinfachend (Rückschaufehler – Hindsight Bias), unvollständig (Verfügbarkeitsbias – Availability Bias) oder als Meinung Einzelner (Autoritätsgläubigkeit – Authority Bias) dargestellt. Was hilft ist kritisches Denken und sich nicht über Dinge aufzuregen, die man nicht beeinflussen kann.

Wir denken immer die gleichen Gedanken und treffen dieselben Entscheidungen, die zu immer gleichen Handlungen führen. Die Folge sind wiederkehrende Erfahrungen, welche die gleichen Gefühle erzeugen. Diese immer wieder gleichen Gefühle rufen immer gleiche Gedanken hervor. Denken erzeugt also Gefühle und Gefühle erzeugen daraufhin wieder Gedanken, die diesen Gefühlen entsprechen. Gefühle sind wie ein Turbolader. Dieser Kreislauf beeinflusst unsere Genexpression, Proteinbildung und Gesundheit. Körper und Psyche werden also durch Denken, Handeln und Fühlen beeinflusst. Wenn Sie eine neue persönliche Realität schaffen wollen, müssen Sie Ihr Denken, Handeln und Fühlen verändern. Damit ändern sich schließlich Ihre Nervennetze, Ihre Genexpression (Epigenetik) sowie Ihre Gesundheit und Ihr Wohlbefinden.

Unsere **Wahrnehmung**, also das was wir für „wahr nehmen", muss nicht der Realität entsprechen, sondern ist in erster Linie das Ergebnis unserer Erfahrungen, Einstellungen und emotionalen Färbung. Die Interpretation der Wahrnehmung erfolgt durch den Filter der Erinnerungen und unseres Selbstbildes (selektive Wahrnehmung). Die Wirklichkeit ist subjektiv und kann von Mensch zu Mensch unterschiedlich sein. Wir sehen Aussagen oft als wahr an, weil wir sie schon öfter gehört haben (Wahrheitseffekt). Wir erleben unsere Umwelt so, wie wir sie gelernt haben, also entsprechend unserer Erwartung.

„Wir sind, was wir denken. Alles, was wir sind, entsteht aus unseren Gedanken. Mit unseren Gedanken formen wir die Welt."

(Buddha)

In der Psychologie spricht man von „Priming". Aus Vergangenem schließen wir auf die Verallgemeinerung, dass es immer so ist. Dieses narrative Denken bietet uns Orientierung in einer komplexen Welt. Wir erleben die Außenwelt nicht objektiv, sondern subjektiv durch den Filter unbewusster Prozesse. Auch das, was wir als unser ICH erleben, ist nicht real, sondern nur unsere Erwartung von unserem ICH. Also glauben Sie nicht alles, was Sie denken. Der Philosoph Arthur Schopenhauer (1778 bis 1860) drückte es passend aus:

„Das Leben ist eine Entdeckungsreise, zu deren Beginn wir noch nicht wissen, was wir an uns entdecken werden. Erst im Laufe unseres Lebens erkennen wir, wie wir auf neue Situationen reagieren. Deshalb sind wir oft von uns selbst überrascht – im Positiven wie im Negativen."

Vereinfacht laufen in unserem Gehirn **zwei Betriebssysteme**. System eins ist schnell, mühelos, emotional, instinktgeleitet und unbewusst. System zwei ist langsam, anstrengend, analytisch, logisch, berechnend und bewusst. System zwei glaubt zwar, alles in der Hand zu haben, aber häufig setzt sich System eins durch, denn hier entsteht die Intuition. Grundsätzlich helfen uns unsere Bauchgefühle (Intuition) dabei, mit wenig Aufwand eine Entscheidung zu treffen. Intuition kann aber auch fehlleiten. Gerade bei Konflikten fällt die Entscheidung zwischen Bauch und Kopf häufig im letzten Augenblick. Jeder muss herausfinden, wo er seiner Intuition trauen kann und wo nicht. Grundsätzlich können wir mit bewussten Entscheidungen auf unsere Lebensgestaltung und Gewohnheiten einwirken. Einfache Entscheidungen werden am besten rational getroffen. Dazu sammeln Sie Informationen, wägen sie sorgfältig ab und entscheiden dann. Bei komplexen Fragen setzt sich häufig die Intuition durch. Die meisten Menschen entscheiden in einer Kombination aus Logik und Intuition.

Auch in vermeintlichen kognitiven Ruhephasen, in denen wir keine mental anstrengenden Aufgaben durchführen, ist ein Netzwerk von Hirnregionen aktiv: das sogenannte Default Mode Network (DMN) oder auch Ruhezustandsnetzwerk. Die Hälfte der Zeit im Wachzustand sind wir im DMN. Unser Gehirn bringt immer nahezu die gleiche Leistung, wobei je nach Situation unterschiedliche Hirnareale stärker oder schwächer aktiviert sind. Die Hirnprozesse des DMN lassen uns in vermeintlich ruhigen Momenten abschweifen. Dabei können wir einerseits in positive Tagträume verfallen, andererseits aber auch mit vermeintlichen Problemen konfrontiert werden, die nicht zu lösen sind. Wir sind dann nicht im Hier und Jetzt, sondern analysieren und bewerten unsere Vergangenheit oder unsere Zukunft (Selbstwahrnehmung). Wir grübeln und die Gedanken kreisen, ohne dass es konkrete Antworten gibt. Das DMN wirkt belastend, versetzt uns in Stress und macht uns unglücklich. Wir können diesen negativen Leerlaufmodus zwar nicht abstellen, aber durch Achtsamkeitsmeditation haben wir ein wirksames Werkzeug der Kontrolle. Sie erlaubt uns, im Hier und Jetzt zu bleiben, statt gedanklich in die Vergangenheit oder Zukunft abzuschweifen und damit das DMN zu besänftigen.

Fünfundneunzig Prozent unserer Verhaltensweisen, die wir am Tag ausüben, sind Gewohnheiten, die wir unbewusst ausführen. Wir sind stark in unseren Mustern und Routinen verhaftet. Gewohnheiten erlauben unserem Geist herunterzufahren und effizienter zu arbeiten. Gewohnheiten sind aber kein Schicksal, Gewohnheiten können ignoriert, verändert oder ersetzt werden. Unsere Denkweise (Mindset) entsteht vor allem durch Imitation unserer Umwelt. Das erlebte in der Vergangenheit ist wahrscheinlich die stärkste Macht in uns. Mentale Flexibilität erlangen wir durch:

- eine optimistische Grundeinstellung,
- ein veränderbares Mindset und
- eine intrinsische Motivation.

Geschätzte 100 Milliarden Nervenzellen mit jeweils ca. 10.000 Verbindungsstellen (Synapsen) zu anderen Nervenzellen gibt es im Gehirn. Im Nervensystem werden Informationen durch elektrische Impulse oder chemische Stoffe (Neutrotransmitter und Hormone) übertragen. Chemisch „spricht" das Nervensystem auch mit unserem Immunsystem und anderen Organen. Dazu dienen mehr als 100 identifizierte chemische Botenstoffe. Unser Gehirn wird so, wie und wofür wir es besonders intensiv benutzen. Je häufiger ein spezifisches Erregungsmuster entsteht, desto stärker werden die daran beteiligten Verbindungen gebahnt und gefestigt. Unser Gehirn ist anpassungsfähig.

Sie haben Ihre Gesundheit ganz wesentlich in der Hand, denn Ihr Gehirn ist das ganze Leben lang durch die Neuroplastizität formbar. Die Art und Weise, wie wir unser Gehirn benutzen, verändert es strukturell. Neue Nervenzellen und Verbindungen können sich bilden, auch ganze Hirnbereiche können sich in Abhängigkeit ihrer Verwendung verändern. Wie für die Muskeln gilt auch für das Gehirn: „Use it or lose it!". Unser Gehirn ist bis ins hohe Alter plastisch verformbar und die kognitiven Funktionen wie Lernfähigkeit, Wahrnehmung und Gedächtnis können verbessert werden. Die Funktion bestimmt die Struktur und die Leistung des Gehirns. Die Neubildung von Nervenzellen (Neurogenese) wird gefördert durch:

- geistige Aktivität (Lernen),
- Körperliche Aktivität (Bewegung)
- Meditation,
- gesunden Schlaf,
- soziale Interaktion,
- mediterrane Kost,
- Kalorienreduzierung (Fasten),
- Omega-3-Fett,
- Stressreduzierung.

Gefühle

Ein bewusster oder unbewusster Reiz (Ereignis oder Situation) bewirkt eine biochemische Reaktion im limbischen System, das einen dem Impuls entsprechenden Cocktail ausschüttet und eine **Emotion** bewirkt. Hinzu kommt eine körperliche Aktivierung (Empfindung). Alle Emotionen haben ihren Wert, denn sie sichern unser Überleben. Deshalb gibt es auch keine „guten" und keine „schlechten" Emotionen, sondern eher angenehme und weniger angenehme. Erfolg ist letztlich auch nur ein Gefühl.

Unser Wollen (Erwartungshaltung) hängt am Dopamin und das, was wir bekommen, an den Endorphinen. Jeder kennt den Spruch: „Die Vorfreude ist die schönste Freude", denn darin liegt die Wirkung des Dopamins. Das treibt das Lernen von neuen Inhalten und Erfahrungen an, schenkt also Motivation und Antrieb. Dopamin steuert die Aufmerksamkeit und facht die Kreativität an. Als emotionales Hintergrundrauschen werden Wohlbehagen oder Unbehagen, Ruhe oder Anspannung bezeichnet.

Schnell anspringende emotionale Reaktionen, die kurz und heftig erlebt werden, werden **Affekt** genannt. Das Großhirn verarbeitet diese Information und gleicht mit den eigenen Erfahrungen ab. Aus der Emotion entsteht dann ein subjektives **Gefühl**, das bewusst wahrgenommen wird. Umgangssprachlich werden Emotion und Gefühl gleichgesetzt. Aus heutiger Sicht sind Gefühle die Erlebnisqualität und somit die subjektive Komponente von Emotionen. So zeigt sich Angst als Beklemmung in der Brust, Zuneigung als Wärme im Bauch. Im Unterschied zum Gefühl hält eine **Stimmung** länger an und ist weniger intensiv.

Positive und negative Gefühle sind uns evolutionsbedingt in die Wiege gelegt und nicht willkürlich auswählbar. Sie geben uns Orientierung und Entscheidungshilfe, verleihen unseren Handlungen ungeheuren Schub. Natürlich geht ein Leben nicht ohne negative Gefühle. Eine angemessene Negativität erdet uns. Das Leben besteht aus Polarität. Es gibt Höhen und Tiefen, Fröhlichkeit und Traurigkeit, Zufriedenheit und Unzufriedenheit. Wir bewegen uns zwischen den Polen. Negative Gefühle sind oft intensiver und wirken schneller und länger nach. Sie engen das Denken ein, begünstigen die Konzentration auf Probleme und nicht auf Lösungen, Chancen und Möglichkeiten. Dafür stellen sich positive Gefühle häufiger ein, werden aber nicht so leicht bemerkt. Sie erweitern das Denken, steigern die Kreativität und Problemlösefähigkeit. Indem man positives Denken und Handeln kultiviert, erzeugt man mehr positive Emotionen.

Als **Basisgefühle**, die auch am Gesichtsausdruck erkennbar sind, gelten:

- Freude,
- Überraschung,
- Angst,
- Trauer,
- Wut und
- Abscheu.

Häufige **negative Gefühle** sind:

- Wut,
- Angst,
- Trauer,
- Ärger,
- Neid,
- Eifersucht.

Die am meisten verbreiteten 10 Formen **positiver Gefühle** sind:

- Freude (das innere Lächeln),
- Dankbarkeit (Wertschätzung),
- Heiterkeit (zurückhaltender und maßvoller als Freude),
- Interesse (braucht Anstrengung und Aufmerksamkeit),
- Hoffnung (Überzeugung, dass sich Dinge ändern können),
- Stolz (als Folge einer Leistung),
- Vergnügen (lustige Momente),
- Inspiration (Quelle inneren Antriebs),
- Ehrfurcht (von etwas überwältigt sein) und
- Liebe (umfasst alle der genannten Facetten des Positiven).

Gefühle sind individuell und hängen mehr von der inneren Interpretation als von äußeren Umständen ab. Positive Gefühle spielen eine bedeutende Rolle für unsere Gesundheit. Sie begünstigen den Aufbau und die Pflege sozialer Beziehungen, sie fördern das Lernen, die Kreativität und die Problemlösungskompetenz. Stressreaktionen werden gemildert und schneller abgebaut, die Resilienz wird gestärkt. Eine positive Lebenseinstellung wirkt in der Tat lebensverlängernd.

Evolutionsbedingt ist unser Gehirn als Schutzmechanismus auf Probleme und Gefahren programmiert. Wir registrieren deshalb mehr das Negative als das Positive (Negativitäts-Bias), neigen dazu, uns zu viele Sorgen zu machen. Die meisten Dinge, über die wir uns Sorgen machen oder vor denen wir Angst haben, treffen nicht ein.

Auch wenn es ein Leben ohne Leid, Angst und Schmerz nicht gibt, so sind wir unseren negativen Emotionen nicht hilflos ausgeliefert. Der Verstand kann Gefühle regulieren. Positive Gefühle können bewusst herbeigeführt werden und das Leben in eine „Aufwärtsspirale" gebracht werden. Eine positive Grundhaltung ist geprägt von Optimismus, der gute Gefühle und einen offenen Geist fördert. Neue Möglichkeiten eröffnen sich und die Erholung von Rückschlägen geht schneller. Sie fühlen sich anderen Menschen stärker verbunden, haben mehr Energie und schlafen sogar besser.

Während negative Gefühle unseren Blickwinkel einschränken, bewirken positive Gefühle das genaue Gegenteil. Sie erweitern unsere Wahrnehmung und machen uns kreativer.

Negative Gefühle sind oft intensiver, dafür stellen sich positive Gefühle häufiger – wenn auch unbemerkt – ein. Dabei kommt es auf die Relation zwischen positiven und negativen Ereignissen an. Die positiven sollten deutlich überwiegen. Auf jede bedrückende emotionale Erfahrung sollten drei positive Erlebnisse kommen (Verhältnis positiv : negativ = 3 : 1). Der Mittelwert in der Bevölkerung liegt bei 2 : 1, depressive Menschen haben häufig mehr negative Gefühle.

Es geht also nicht darum, nur positive Momente zu erleben, sondern das gesamte Spektrum menschlicher Emotionen. Eine angemessene Negativität erdet Sie, sodass Sie mit beiden Beinen fest auf dem Boden der Realität stehen. Mit Schauspielerei betrügen Sie sich nur selbst. Tief empfundene Dankbarkeit, Freude und Liebe können aber Ihr Leben zum Guten wenden. Sie gewinnen damit Ressourcen und Stärken, auf die Sie zurückgreifen können.

„Dankbarkeit ist nicht nur die größte aller Tugenden, sondern auch die Mutter aller anderen."

(Cicero, römischer Politiker und Philosoph, 106–43 v. Chr.)

Es hängt maßgeblich von Ihren Gedanken ab, ob Sie positive Gefühle entwickeln, denn es kommt nur auf Ihre Interpretation der Ereignisse an. Die Abhängigkeit von unseren Gedanken erklärt auch die Fragilität positiver Emotionen, denn unser Geist ist häufig angefüllt von Anforderungen, Sorgen und Zweifeln. Trotzdem haben Sie die Macht, positive Gefühle einzuschalten, wann immer Sie es wollen. Eine positive Haltung hilft, auf psychischer, mentaler, sozialer und physischer Ebene zu wachsen.

Persönlichkeit

Jeder Mensch hat eine Persönlichkeit, die sich aus dem Charakter und dem Temperament zusammensetzt. Man unterscheidet vier **Persönlichkeitstypen**:

- Kortisol-Typ: Stress-Vermeidender und Harmoniebedürftige (mag Ruhe, Stabilität, Sicherheit),
- Oxytocin-Typ: Fürsorgliche und Ausgeglichene (mag Beziehungen, Freundschaft, Hilfsbereitschaft),
- Dopamin-Typ: Abenteurer und Trendliebhaber (mag Herausforderungen, Veränderungen, Neues),
- Testosteron-Typ. Erfolgsliebhaber und Dominanzhungrige (mag Verantwortung, Anerkennung, Ausstrahlung).

Jeder Mensch trägt alle vier Anteile mehr oder weniger in sich, reine Typen sind eher selten. Charaktereigenschaften sind nicht unveränderbar. Wir verändern uns im Widerhall auf das Leben. Unsere Vorlieben ändern sich, die Art zu leben und die Dinge, die uns wichtig sind. Das Veränderungspotenzial unserer Psyche ist kognitiv und emotional immens. Nur etwa die Hälfte der Persönlichkeitsunterschiede sind genetisch bedingt. Besonders großen Einfluss auf die Persönlichkeit hat die Lebenssituation. Unser Gedächtnis und unsere Erinnerungen lassen uns zu individuellen Persönlichkeiten werden.

Sie können sich durch Ihr Denken, Fühlen und Handeln wandeln, quasi als ihr eigener Schöpfer. Unser Verhalten ist neben unseren Gedanken die zweite Säule unseres Ichs. Durch Variation des Verhaltens entwickelt man mehr Coping-Mechanismen – also Verhaltensweisen, die einem helfen, mit Schwierigkeiten besser umzugehen. Wir können uns also bewusst und zielgerichtet verändern. Allerdings bleiben wir oft, wer wir sind, weil es bequemer ist oder weil wir Angst vor etwas Neuem haben. Am Ende geht es darum, dass wir uns mit unserer Persönlichkeit wohlfühlen, also unserem Denken, Fühlen und Verhalten.

Hilfsbereitschaft ist eine lobenswerte Eigenschaft. Aber manchmal ist es sinnvoll und notwendig, die eigenen Interessen in den Vordergrund zu stellen. Insbesondere dann, wenn Sie das Gefühl haben, dass Sie ausgenutzt werden, sollten Sie den Mut aufbringen „Nein" zu sagen. Damit sind Sie keineswegs ein schlechter Mensch und es hat nichts mit Egoismus und Selbstsucht, sondern mit Selbstachtung und Selbstfürsorge zu tun.

Harmoniebedürftige und Fürsorgliche neigen dazu, die eigenen Bedürfnisse zurückzustellen. Rücksicht, Bescheidenheit, Hilfsbereitschaft, Empathie und Freundlichkeit sind anerkennenswerte Charaktereigenschaften, das beinhaltet aber nicht, dass Sie sich aufopfern und ausnutzen lassen müssen. Sie haben eine Fürsorgepflicht für sich selbst. Wenn es an Anerkennung und Respekt Ihnen gegenüber mangelt, sollten Sie auch Konsequenzen ziehen. Schuldgefühle sind fehl am Platz. Sie dürfen Ihren Wert als Mensch nicht davon abhängig machen, was andere über Sie denken und von Ihnen erwarten. Haben Sie den Mut, sich nicht zu verbiegen. Bleiben Sie authentisch, denn Sie müssen nicht von allen gemocht werden. Das richtige Maß an Egoismus sorgt dafür und gibt Ihnen mehr Selbstvertrauen. Wenn Sie Grenzen setzen und für Ihre eigenen Bedürfnisse einstehen, werden Sie von anderen ernster genommen und erhöhen gleichzeitig Ihren Selbstrespekt.

In der Persönlichkeitspsychologie ist das Fünf-Faktoren-Modell („Big Five") sehr bebekannt. Danach existieren fünf **Hauptfaktoren der Persönlichkeit** (Tab. 3.4.1):

- Offenheit (Aufgeschlossenheit),
- Gewissenhaftigkeit (Diszipliniertheit),
- Extraversion (Begeisterungsfähigkeit, Geselligkeit),
- Verträglichkeit (Rücksichtnahme, Empathie),
- Neurotizismus (emotionale Labilität).

Tabelle 3.4.1 Persönlichkeitstypen

Persönlichkeit	gewissenhaft	extravertiert	offen	emotional labil	verträglich
resilient	+	+	+	+	+
unterkontrolliert	–	+/–	+/–	+/–	–
überkontrolliert	+	–	–	+/–	+/–

Mit dem Alter steigen die Gewissenhaftigkeit und emotionale Stabilität an, während die Extraversion und die Offenheit absinken. Resiliente Menschen sind in der Regel emotional stabil, extrovertiert, offen für Neues, verträglich und gewissenhaft. Unterkontrollierte Typen sind weniger gewissenhaft und verträglich. Überkontrollierte Persönlichkeitstypen sind introvertiert und wenig offen, aber sehr gewissenhaft.

Aufgrund neurowissenschaftlicher Erkenntnisse geht man von zwei positiven Haupttypen der Persönlichkeit aus, dem Dynamischen und dem Stabilen. Der Dynamische lässt sich in den Ehrgeizigen und den Innovativen, der Stabile in den Feinfühligen und den Gewissenhaften unterteilen. Der Ehrgeizige kann sich negativ zum Karrieretypen entwickeln und der Innovative zum Veränderungssüchtigen. Der Feinfühlige ist in Gefahr, sich zum Ängstlich-Unsicheren zu verändern, der Gewissenhafte zum Zwanghaft-Dogmatischen. Dynamische Menschen sind veränderungsbereiter als stabile Menschen.

Menschen mit einem dynamischen Selbstbild beziehen ihre Kraft aus Herausforderungen, Menschen mit einem statischen Selbstbild aus der Sicherheit, wird die Herausforderung zu groß, verlieren sie das Interesse. Das statische Selbstbild ist eher ein Hindernis für Entwicklung und Veränderung, aber auch bei einem dynamischen Selbstbild muss man immer noch selbst entscheiden, welche Veränderung man will. Der Statische will Fehler vermeiden, der Dynamische sieht Fehler als Lernerfahrung zur Weiterentwicklung.

Aufräumen

Spätestens wenn alles unübersichtlich wird und die Anforderungen nicht mehr überschaubar sind, wird es Zeit, dass Sie eine Zäsur setzen und aufräumen. Dazu gehört nicht nur der Kleiderschrank und das Bücherregal, sondern die übervollen Schubladen, der Keller, die Garage und der Dachboden. Bewusst möglichst radikal leerräumen und sich von allen unnützen Gegenständen trennen. Alte Gegenstände halten uns in der Vergangenheit fest. Befreien Sie sich von Ballast.

Unsere Wohnungen sind häufig vollgestopft mit Krempel, den wir nicht brauchen. Unsere Bedürfnisse sind im Grunde genommen sehr einfach. Behalten Sie nur das, was Sie wirklich brauchen oder besonders lieben, und werden Sie den Rest los (verkaufen, recyceln, spenden). Die grundlegende Reihenfolge sieht so aus: Kleidung, Bücher, Schriftstücke, Kleinkram und zuletzt Erinnerungsstücke. Ausmisten spart Zeit und Geld und schafft Raum für die Dinge, die Ihnen wichtig sind. Sachen, die Sie nicht entsorgen, sollten einen festen Platz bekommen. Danach sollten die Räume sauber, ordentlich und einladend sein, aber nicht perfekt aufgeräumt. Ordnung schafft Struktur und erleichtert auch ein diszipliniertes Arbeiten.

Räumen Sie alle Papiere vom Schreibtisch, die nicht zu Ihrer augenblicklichen Arbeit notwendig sind. Erledigen Sie die Aufgaben in der Reihenfolge der Wichtigkeit. Lösen Sie Probleme sofort, wenn sie die zur Entscheidung erforderlichen Informationen haben. Delegieren Sie Aufgaben, die Sie nicht selbst erledigen müssen.

Das Aufräumen sollte aber auch weitergehen, bei Ihnen selbst, bei Ihrem Körper, Ihrem Geist und Ihrer Seele. Trennen Sie sich von überzogenen Erwartungen anderer und von Menschen, die Sie nur ausnutzen. „Weniger ist mehr":

- Nicht verzichten, sondern vereinfachen.
- Nicht schneller, sondern langsamer.
- Nicht Zwang, sondern Freiheit.
- Nicht Verzicht, sondern Genuss.
- Nicht Stillstand, sondern Aufbruch.

In den vergangenen Jahren hat das Lebenstempo stark zugenommen. Wir sind reizüberflutet und leistungsfixiert. Viele machen sich krank durch übermäßige Verpflichtungen, ständiges Vergleichen und das Rennen nach Geld, Status, äußerem Erscheinungsbild und dem Anhäufen von allerlei Kram. Es entsteht die Sehnsucht nach einer einfacheren und sinnhafteren Lebensweise. Dazu müssen wir uns von dem Drang nach Perfektion verabschieden und uns selbst wie auch Umstände so akzeptieren, wie sie sind. Alles ist unbeständig, unperfekt und unvollendet.

Glück und Zufriedenheit

„Glück ist die Bedeutung und der Sinn des Lebens, das Ziel der menschlichen Existenz."

(Aristoteles, griechischer Philosoph, 384–322 v. Chr.)

Psychische Grundbedürfnisse tragen entscheidend zur psychischen Gesundheit und persönlichen Entwicklung bei. Diese Grundbedürfnisse sind:

- Autonomie (selbstbestimmt entscheiden und nach eigenen inneren Werten handeln zu können),
- Kompetenz (Selbstwirksamkeit und Vertrauen in das eigene Können, Anerkennung und Wertschätzung),
- Bindung (Empathie und das Gefühl der Verbundenheit, Zugehörigkeit und Akzeptanz erleben).

Im erweiterten Sinne werden auch noch das Bedürfnis nach Sicherheit (Orientierung und Kontrolle) und die physiologischen Grundbedürfnisse wie Essen, Trinken, Schlafen und Lustbefriedigung genannt. Gegenseitige Empathie und Vertrauen sind die Basis dafür, dass wir uns miteinander sicher fühlen. Sind die Grundbedürfnisse ausgeglichen, wird Stimmigkeit und Konsistenz erreicht. Werden diese Grundbedürfnisse über längere Zeit nicht befriedigt, leidet die physische und psychische Gesundheit.

Die **positive Psychologie** beschäftigt sich nicht wie die traditionelle Psychologie mit psychischen Erkrankungen, sondern damit wie man ein glückliches und erfülltes Leben führen kann. Es besteht ein klarer Gegensatz zum „positiven Denken", das jegliche unangenehme Situation zu etwas Positivem verwandeln will. Die positive Psychologie als Teil der akademischen Psychologie beschäftigt sich auch mit negativen Gefühlen, zum Beispiel durch die Stärkung der Resilienz.

Es besteht eine klare Abgrenzung zum „**Positiven Denken**". Positives Denken ebnet den Weg zum Glück, so heißt es oft in Selbsthilfe-Ratgebern und Glücks-Kursen. Die Annahme, dass eine optimistische Grundhaltung uns langfristig glücklich macht, hält sich eisern. Forscher empfehlen, das Leben lieber realistischer zu sehen. Sie haben herausgefunden, dass ein positiv eingestellter Realismus langfristig zu mehr Glück und psychischem Wohlbefinden führt, als eine optimistische oder pessimistische Einstellung. Menschen mit einer realistischen Sicht auf die Dinge treffen die besseren Entscheidungen für ihr Leben. Damit erleben sie weniger Enttäuschungen. Wir neigen nämlich dazu, unser Wissen und unsere Fähigkeiten zu überschätzen *(Overconfidence-Effekt)*. Lassen Sie Zweifel und unterschiedliche Ansichten zu, denn sie eröffnen die Chance auf neue Erkenntnisse.

Das Glück der Optimisten ist häufig die Erwartung, die seltener eintritt als beim Realisten. Pessimismus ist auch keine Lösung, weil die Angst vor dem Schlimmsten positive Emotionen verhindert. Auf lange Sicht ist der beste Weg zu Glück und Zufriedenheit ein möglichst rationaler, realistischer Blick auf die Welt ohne „Zwang zum Glücklichsein". Beim Glücklichsein geht es nicht um realitätsfremde Weltanschauungen, sondern um die Fähigkeit, mit Achtsamkeit und Dankbarkeit (auch für kleine Dinge) einen resilienten Zustand der inneren Zufriedenheit zu schaffen. Im Zentrum steht dabei immer die eigene Entscheidung, der Mut zu den eigenen Bedürfnissen, der Mut zum „Nein" und auch der Mut zur Veränderung.

Lebensqualität wird meist gleichbedeutend mit persönlicher Zufriedenheit mit den eigenen Lebensbedingungen und Wohlbefinden gleichgesetzt. Dies schließt das körperliche, psychische und soziale Befinden eines Individuums ein. Zufriedenheit wirkt sich auf die Lebenserwartung aus. Menschen mit einem höheren Maß an subjektivem Wohlbefinden leben bis zu zehn Jahre länger. Der Maßstab für das Wohlbefinden ist (PERMA-Modell):

- P: **P**ositive Emotion (Positive Gefühle),
- E: **E**ngagement (Engagement),
- R: **R**elations (Beziehungen),
- M: **M**eaning (Sinn),
- A: **A**ccomplishment (Zielerreichung).

Glück und Wohlbefinden/Zufriedenheit werden häufig synonym gebraucht. Glück ist eher eindimensional, zeitlich begrenzt und auf ein Maximum an guten Gefühlen ausgerichtet. Wir sind im Grunde genommen alle süchtig nach positiven Gefühlen. Asiaten verbinden das eher mit Zuständen niedriger Erregung wie Gelassenheit und Ruhe, Europäer vor allem mit Zuständen hoher Erregung wie Freude und Begeisterung. Kulturelle Unterschiede spielen also auch eine Rolle bei der Empfindung glücklicher Momente.

Wenn Sie sich angewöhnen, Glück täglich wahrzunehmen, ohne es an Objekte zu binden, steigern Sie Ihre Lebensqualität. Es sind nicht die großen Glücksgefühle, **Frequenz statt Intensität** lautet die Lösung. Das ständige Streben nach Glück kann ganz schön unglücklich machen. Indem Sie positives Denken und Handeln praktizieren, erleben Sie mehr positive Gefühle und umso besser sind die Aussichten für ein erfülltes Leben.

„Das Glück deines Lebens hängt von der Beschaffenheit deiner Gedanken ab."

(Marc Aurel, römischer Kaiser und Philosoph, 121–180 n. Chr.)

Doch Glück ist flüchtig, beständiger ist die Zufriedenheit. Sie kann sogar zu einer konstant stabilen Grundhaltung der Psyche werden, wenn die Bedürfnisbefriedigung gesichert ist. Realistische Pläne, erlebbare Träume und Visionen machen uns zufrieden und stark. Ein Gefühl vom Frieden mit uns selbst und der Welt um uns herum, weniger euphorisierend, aber ruhig und stabil. Zufriedenheit ist mehr ein gedanklicher Prozess, den wir stärker beeinflussen können, als das eher flüchtige Glück.

Aber viele streben nach dem Glück durch Konsum, Perfektionswahn, Spiel und Drogen. Dem Glück haftet etwas Ekstatisches an und das kann süchtig machen. Der Mensch empfindet Glück eben nur, wenn etwas Außergewöhnliches passiert. Dann werden wir von einem chemischen Cocktail aus Dopamin, Endorphinen und Oxytocin überflutet. Zuviel von Dopamin kann aber süchtig machen. Dieser rauschähnliche Zustand ist vergänglich, denn die Botenstoffe werden wieder abgebaut. Rein biologisch betrachtet sichern „Glücksgefühle" das Überleben (Essen, Sex).

Das Wechselbad der Gefühle

„Es gibt viele Wege zum Glück. Einer davon ist, aufzuhören zu jammern."

(Albert Einstein, Physiker, 1879–1955)

Es gibt kein Leben, das immer supergut ist. Das Leben bietet bessere und schlechtere Erlebnisse im Wechsel, auf glückliche Momente folgen Enttäuschungen. Wer das Leben mit allen Höhen und Tiefen akzeptiert, der erlangt einen Zustand, der erstrebenswerter ist als das flüchtige Glück. Auch Momente der Traurigkeit und Melancholie haben dann ihre Berechtigung, denn wir können daraus Stärke ziehen. Eine Krise beinhaltet eine Gefahr aber auch eine Chance. Hilfen können bieten:

- Verständnis,
- geänderte Sichtweisen ins Spiel bringen,
- Hoffnungsperspektiven aufzeigen.

Das Überwinden von Krisen festigt unser Selbstwertgefühl. Besonders schwer zu verkraften sind Ehescheidungen, der Tod des Ehepartners und das Auftreten einer körperlichen Behinderung.

Trauer nach einem Todesfall

Nicht zu trauern hat einen negativen Einfluss auf das Gehirn. Verdrängte und nicht erledigte Trauer kann viel Lebensenergie rauben. Trauern bedeutet zurückzublicken und zu erinnern, aber auch nach vorne zu blicken. Die Zukunft ohne den geliebten Menschen muss gestaltet werden, um neuen Lebensmut zu schöpfen. Trauernde bewegen sich immer wieder zwischen zwei emotionalen Zuständen hin und her. So stehen manchmal der Verlust und die Traurigkeit im Vordergrund und manchmal die Neuorientierung und der zuversichtliche Blick nach vorne.

Die bekannten fünf Phasen der Trauer sind Verweigerung, Wut, Verhandeln, Depression und Akzeptanz. Doch die Trauer folgt in vielen Fällen nicht diesem Skript. Trauer ist nicht statisch und einheitlich. Dabei spielen viele Faktoren eine Rolle: die Persönlichkeit des Trauernden, das Verhältnis zu dem Verstorbenen, die äußeren Umstände, die Kultur. Wird der Abschiedsschmerz bewusst und kontrolliert verarbeitet, bleiben Gefühle der Dankbarkeit und Verbundenheit, während der Schmerz langsam schwindet. Begrenzen Sie die Zeit des Trauerns bewusst und bewahren einige liebgewonnene Dinge als Erinnerung auf. Es geht nicht darum, den Verlust nicht mehr zu spüren, sondern mit dem Verlust leben zu lernen. Heilung der verletzten Seele bedeutet, den Schmerz zuzulassen, nicht unbedingt zu vergessen aber lernen loszulassen und den Mut zu finden, das Potenzial des zukünftigen Lebens zu erkennen und auch anzunehmen. Wenn Sie Mitgefühl für andere praktizieren, sollten Sie sich Ihrer eigenen Ressourcen bewusst sein. Nehmen Sie nur so viel vom Schmerz und Leid des anderen in sich auf, wie Sie verkraften können.

Natürlich müssen wir uns nicht mit allem abfinden. Wir sollten unsere Ansprüche an die momentane Lage anpassen und Dinge akzeptieren, die nicht zu ändern sind (Lehre des Stoizismus). Selbst innerhalb eines guten Lebens werden Sie Rückschläge hinnehmen müssen. Schicksalsschläge können zu persönlichem Wachstum führen:

- Neuer Glaube an die eigenen Fähigkeiten (Selbstwirksamkeit),
- verbesserte Beziehungen (die wahren Freunde erkennen),
- größeres Mitgefühl für sich und andere,
- neuer Lebenssinn.

Zufriedenheit und Sinn

Die Zufriedenheit mit dem Leben wird von den meisten Menschen als höchstes Gut gesehen, noch vor Gesundheit, Bildung, Zustand der Umwelt, Arbeit und Freizeit, Einkommen und Wohnung sowie dem politischen System. Eine Erhöhung der Lebensqualität wird auch eine Veränderung Ihrer Lebenszufriedenheit und des Glücksempfindens bewirken. In diesem Zusammenhang gilt der **Sinn** als eigenständige Komponente des persönlichen Wohlergehens. Dieser Sinn kann liegen in:

- Arbeit und Leistung (Herausforderungen suchen, Ziele erreichen),
- Selbsttranszendenz (Leistung für die Gemeinschaft, Vermächtnis),
- Beziehungen (Freundschaft, Liebe, Hilfsbereitschaft),
- Religion und Spiritualität (Glaube an etwas Höheres).

Die Sinngebung basiert auf Werten und Überzeugungen, verlangt verantwortliches Handeln und Mut. Sinn stärkt die Resilienz und ist die Grundlage für ein gelingendes Leben.

Zufriedene Menschen sind begeisterungsfähig, verträglich, gewissenhaft und weniger labil, gehemmt oder ängstlich. Sie haben gefestigte soziale Bindungen und stabile Liebesbeziehungen. Partner und Freunde machen uns glücklich und umgekehrt finden glückliche Menschen auch eher Partner und Freunde.

Freunde

Grundsätzlich liegt es im Eigeninteresse, sich nicht zu sehr mit Konflikten zu belasten. Anstatt Menschen zu kritisieren und zu verurteilen, sollten Sie besser versuchen, sie zu verstehen. Mit Nachsicht und Güte schaffen Sie eine Atmosphäre der Sympathie. Lächeln Sie und interessieren Sie sich für den anderen. Der erste Eindruck ist entscheidend. Zeigen Sie Freundlichkeit, Offenheit und Aufgeschlossenheit. Nehmen Sie eine aufrechte Körperhaltung ein, sprechen Sie Ihren Gegenüber möglichst mit Namen an, suchen Sie Augenkontakt und hören Sie ihm zu. Sprechen Sie selbst von Dingen, die den anderen interessieren.

Wenn Sie einen Menschen dazu bringen wollen, dass er etwas Bestimmtes tut, dann müssen Sie dafür sorgen, dass er es aus eigenem Antrieb tut. Sparen Sie nicht mit Lob und zeigen Sie aufrichtige Anerkennung. Ein Streit hat meist nur Verlierer, versuchen Sie es lieber mit Freundlichkeit. Achten Sie andere Meinungen und seien Sie diplomatisch. Versuchen Sie, den Standpunkt des anderen zu verstehen, und prüfen Sie Vorschläge und Wünsche anderer mit Wohlwollen. Wenn Sie im Unrecht sind, haben Sie den Mut und geben Sie es offen zu. Wollen Sie etwas beanstanden, beginnen Sie am besten mit Lob und Anerkennung. Machen Sie Vorschläge anstatt zu kritisieren, denn keiner möchte sein Gesicht verlieren. Wenn Sie Ihrem Gegenüber zeigen, dass Sie eine gute Meinung von ihm haben, wird er sich auch entsprechend verhalten und Ihre Wünsche erfüllen. Wenn Sie ihn dann noch leicht am Oberarm berühren, wird er viel eher einer Bitte nachkommen.

Positive Beziehungen tragen zum subjektiven Wohlbefinden bei. Leider sind wir heute eher ein Volk von Einzelgängern und

-kämpfern. Die beste emotionale Unterstützung erhalten Sie von engen Freunden und Familienmitgliedern. Andere Menschen sind das beste Gegenmittel gegen die Betrübnisse des Lebens, denn unser größtes Bedürfnis sind sinnstiftende menschliche Verbindungen. Die Dänen bezeichnen es als „Hygge" (gemütliche Atmosphäre, in der man das Leben mit Freuden genießt). Wenn Sie wahre Freunde suchen, dann seien Sie selbst einer. Bieten Sie Ihre Hilfe und Zeit an. Haben Sie ein offenes Ohr und schenken Sie Vertrauen. Schenken Sie Ihren Freunden das Gefühl, stets willkommen zu sein und dass Ihr Leben durch sie schöner und reicher wird.

Eine Freundschaft besteht immer aus Geben und Nehmen. Beide Seiten sollten von der Freundschaft profitieren. Eine gute Grundlage sind gemeinsame Interessen („Gleich und gleich gesellt sich gern"). Dies fördert das Wohlfühlglück durch gemeinsame sinnliche Erfahrungen. Ehrlich gemeintes Interesse für andere ist eine großartige ethische Einstellung und Gesinnung, die in gewisser Weise aber auch egoistisch ist, da sie auch dem eigenen Wohl dient. Für eine gute Freundschaft spielen durchweg Vertrauen, Verständnis füreinander, Loyalität, Mitgefühl, Wahrhaftigkeit und Verlässlichkeit eine große Rolle. Freunde können sich auch unangenehme Dinge sagen, damit den Blickwinkel erweitern und Fehleinschätzungen vermeiden. Freundschaft lehrt ein Aushalten der Position des Anderen sowie im Anschluss eine Auseinandersetzung damit.

Wahre Freunde erkennt man vor allem in schwierigen Zeiten, wenn man sich verstanden und aufgehoben fühlt. *„Geteiltes Leid ist halbes Leid"*: Das Gefühl, dass sich jemand meiner Probleme annimmt, kann sehr entlastend und hilfreich sein. Dabei sollte die Selbstbestimmung des anderen respektiert werden. Die Grenzen des Nächsten dürfen nicht überschritten werden (Kultur der Achtung).

Ihr Umfeld hat einen großen Einfluss auf Ihr Leben. Manche Menschen sehen alles negativ und verbreiten eine bedrückende Stimmung. Da wir immer Gefahr laufen, solche Denk- und Verhaltensweisen zu übernehmen, ist es besser diese Menschen zu meiden. Sich selbst können Sie ändern, andere Menschen nicht.

Beziehungen, Liebe und Ehe

Wenn wir uns in einer Beziehung geliebt, geborgen und respektiert fühlen, werden weniger Stress- und mehr Entspannungsreaktionen ausgelöst, was für die Gesundheit förderlich ist. Lebendige Beziehungen sind Balsam für die Seele: eine funktionierende Partnerschaft, Gemeinschaft Gleichgesinnter, Freunde. Demgegenüber können Isolation und Einsamkeit zu chronischem Stress und Depression führen. Soziale Kontakte sind ein evolutionär gewachsenes Bedürfnis und unerlässlich für die körperliche und psychische Gesundheit. Einsamkeit macht krank. Die psychosozialen Folgen wurden in der COVID-Pandemie deutlich. In Japan gilt Einsamkeit mittlerweile als eines der größten Gesundheitsrisiken. Menschen mit häufigen sozialen Kontakten haben eine größere Lebenserwartung im Alter als solche mit weniger Begegnungen. Mit jeder Beziehung, die verlorengeht, kann im Alter aus Gelassenheit Verlassenheit werden. In vielen Fällen kann ein Haustier hilfreich sein und eine Ersatzbeziehung darstellen.

Im Gegensatz zur Angst, die uns einengt, wirkt die Liebe umgekehrt. Sie öffnet uns und macht uns größer, weil wir eine andere Person in uns aufnehmen. Es gibt eine einfache Regel: Besser eine gute Beziehung als gar keine und besser allein unter Freunden als in einer schlechten Partnerschaft.

Neurobiologisch sind an der Imitation von Verhaltensmustern sogenannte Spiegelneuronen beteiligt, die sich fast in allen Regionen der Großhirnrinde finden. Viele unserer Verhaltensmuster sind in Spiegelneuronen gespeichert, ein Zeichen für den Mensch als soziales Wesen. Bei zwischenmenschlicher Synchronisierung sind die Spiegelneuronen aktiv, was ein Wohlbefinden bei beiden fördert (Synchronisation). Aus der Kohärenz gemeinsamer Erfahrung entsteht eine gefühlte Resonanz. Bewegungsmuster werden unbewusst analysiert und Kooperationsbereitschaft aktiviert.

Wenn sich zwei Menschen unterhalten, werden die Gehirnwellen synchronisiert.

Wir suchen förmlich nach Resonanz mit unserem Gegenüber. Wir wünschen uns einerseits innige soziale Verbindungen und auf der anderen Seite persönliche Freiheit (Autonomie).

Was haben Philosophen und Schriftsteller alles über die Liebe und die Ehe geschrieben. Viele weise Worte, doch nur Spekulation oder Erfahrungswissen. Aber gibt es denn gesicherte Erkenntnisse der Wissenschaft zu diesem Thema? Ja, in der Tat, die gibt es. Insbesondere die Neurowissenschaften und die Positive Psychologie beschäftigen sich damit. Es gibt verschiedene Arten der Liebe: Selbstliebe, familiäre Liebe, Nächstenliebe, Objekt- und Ideenliebe, Gottesliebe, aber hier geht es natürlich um die Partnerliebe. Unter den positiven Gefühlen ist die Liebe die stärkste emotionale Erfahrung, die man machen kann. Sie ist eben mehr als Freude, Vergnügen, Dankbarkeit oder Hoffnung. Positive Emotionen werden subtil und kurz erlebt, können aber eine ungeheure Kraft und Wachstum in unserem Leben entfalten.

Glaubt man Umfragen, geht der Trend zur Kurzfristbeziehung. Spaß und Unverbindlichkeit statt Liebe, Romantik und Treue. Trotz dieses Trends zu individualisierten Lebensformen, lebt aber die Sehnsucht nach der einen großen Liebe.

Die Liebe ist ein Produkt der Evolution, wir sind also für die Liebe geschaffen. Die Liebe aktiviert Areale im Gehirn, die unterhalb der Schwelle des rationalen Denkens arbeiten, man kann also quasi „den Verstand verlieren". Unser Belohnungssystem wird aktiviert und wir werden von einem ganzen Cocktail von Neurotransmittern wie Dopamin, Serotonin, Endocannabinoide, Endorphine und Hormone wie Kortisol, Adrenalin, Oxytocin und Testosteron überschwemmt. Verliebt oder kokainabhängig sind ähnlich, gesünder ist aber allemal die Liebe und Liebeskummer kann wie Drogenentzug wirken.

Im Gehirn kommt es über Spiegelneurone zur Positivitäts-Resonanz, also zu einem Gleichklang der Gehirne, mit dem Gefühl der Fürsorge und Empathie. Oxytocin, das Kuschel- oder Liebeshormon, schafft Vertrauen, dämpft negative Gefühle, reduziert Stress und Schmerzempfinden. Der Vagus (10. Hirnnerv) wird aktiviert, was Kommunikation und Verständnis fördert. Das Immunsystem wird gestärkt und damit die Stressresistenz erhöht.

Liebe ist zwar flüchtig, aber immer wieder erneuerbar. Liebe macht glücklicher, gesünder und fördert die Resilienz, also die psychische Widerstandskraft. In der Partnerliebe werden positive Emotionen und Gesten wechselseitig gespiegelt, es kommt zur Synchronie im Verhalten mit gegenseitiger Fürsorge. Es tritt Vertrauen, Loyalität, Verlässlichkeit und Resonanz ein. Auch die intellektuellen Fähigkeiten werden geschärft und das soziale Netzwerk erweitert.

Und was sagt die Wissenschaft zur Ehe? Untersuchungen zeigen, dass glückliche Ehen sich in 6 Aspekten ähneln:

- Kenntnis der aktuellen „Landkarte" des Partners (Vergangenheit, Wünsche, Hoffnungen, Ziele),
- Zuneigung und Bewunderung (Leidenschaft, Freundschaft, Stolz und Dankbarkeit),
- Zuwendung (gemeinsame Interessen und Wertvorstellungen, Vertrauen, Verständnis, Verlässlichkeit),
- Beeinflussung (Geben und Nehmen, Zugeständnisse, Kompromisse),
- Probleme (Meinungsverschiedenheiten akzeptieren, positive Streitkultur, Lösungen finden),
- Persönliche Freiheiten (Fehler tolerieren, die Liebe atmen lassen – Freiheiten gewähren).

Menschen, die verheiratet bleiben, leben vier Jahre länger als Menschen, die sich scheiden lassen. Eine Scheidung kann die Funktionsfähigkeit des Immunsystems mindern.

Liebe ist grundsätzlich Harmonie, aber gelegentlich auch Ärger und Streit. Liebe ist Wohlfühlglück: Verständnis und Geborgenheit, gemeinsame Erlebnisse und Herausforderungen. Aber sie ist auch das Glück der Fülle, nämlich der positiven und negativen Erfahrungen, denn Hochgefühl geht nicht immer. Die Lebenskunst besteht eben im Umgang mit dem Positiven wie dem Negativen. Einfach geschehen lassen, ohne bestimmen zu wollen. Heitere Gelassenheit ist dazu die passende Geisteshaltung.

Liebende können sich wohltun und wehtun, die Liebe ist Leidenschaft und kann auch Leiden schaffen, sie ist Teil der Polarität des Lebens. Die Chemie des Glücks ist vergänglich und muss vom Leben immer wieder befeuert werden. Nach der Heirat erleben Mann und Frau einen Glücksschub, der ungefähr 2 Jahre anhält. Danach kehren beide zu ihrem ursprünglichen Glücksniveau zurück, das nennt man hedonistische Anpassung / Gewöhnungseffekt. So wie man sich auch an einen Lottogewinn gewöhnt. In der Liebe ist das Streben nach dem Dauerrausch ebenso zum Scheitern verurteilt, wie die Suche nach dem Dauerglück im Leben. Aber keine Sorge, das Glücksniveau steigt mit dem Alter wieder an und ist dann eben Zufriedenheit. Dann wirkt eben weniger das Dopamin oder die Endorphine, sondern das Serotonin.

Prinz Philip sagte auf die Frage was das Geheimnis nach 60 Jahren Ehe sei: *„Ständige Kompromisse"*.

Neurobiologie von Glück und Zufriedenheit

Positive Gefühle, Lebenszufriedenheit und Glück sind gesund und trainierbar. Hoffnung, Optimismus und ein Sinn für Humor sind mit reduziertem Sterberisiko verbunden. „Glück" ist weniger schicksalhaft als oft angenommen. Dieser Zustand ist das Ergebnis unserer subjektiven Bewertung und bildet die Grundlage, dass sich die Selbstheilungskräfte optimal entfalten. Wer glücklich ist, wird seltener krank und schneller gesund. Gesundheit entsteht durch die Summe unserer täglichen Gedanken, Gefühle und Handlungen.

„Der Heiterkeit sollen wir, wann immer sie sich einstellt, Tür und Tor öffnen; denn sie kommt nie zur unrechten Zeit."

(Arthur Schopenhauer, deutscher Philosoph, 1788–1860)

Lachen steckt an! Es erzeugt in uns und unserem Gegenüber ein Gefühl von Vertrauen und Glück. Lachen wirkt verbindend und macht uns stärker. Lachen baut Stress ab und sorgt für Wohlbefinden. Suchen Sie das Positive, so oft wie es geht, und meiden Sie das Negative. Praktizieren Sie Heiterkeit im Sinne einer ruhigen fröhlichen Gelassenheit.

Ungerechtigkeiten und Missstände verschwinden nicht, wenn man positiver denkt. Sich in die Opferrolle zu begeben, hilft aber auch meist nicht weiter, kann sogar ungesund sein und unsere Regulationsfähigkeit einschränken. Es gibt ein intrinsisches, individuelles Potenzial zu Glück und Zufriedenheit, trotz einer Welt, die Glück nicht immer befördert. Gehirn und Körper sind untrennbar miteinander verbunden. Über Erfahrungen und Verhaltensweisen können wir aktiv Einfluss nehmen und unsere Resilienz stärken.

Ständig sich mit anderen zu vergleichen, ist oftmals der Weg ins Unglück.

„Das Vergleichen ist das Ende des Glücks und der Anfang der Unzufriedenheit."

(Sören Kierkegaard, dänischer Philosoph, 1813–1855)

Es wird immer irgendjemanden geben, der glücklicher scheint. Der **Vergleich** mit anderen lässt uns stets in Minderwertigkeitsgefühle und Neid verfallen. Wir wissen heute, dass Anerkennung und Wertschätzung in Beruf, Gesellschaft und Familie glücklich machen können. Sie sind ein wichtiger Faktor für Stressreduktion und Resilienz sowie das Gefühl von Kohärenz und Ausgeglichenheit. Eine zu hohe Erwartungshaltung, Vergleiche und Selbstkritik sind neben Stress und Negativität die Hauptgründe für Unzufriedenheit. Viele Menschen leiden heute unter einer ichhaften Angst, in den Augen der anderen nicht genug zu sein. Sie werden zu Perfektionisten und fühlen sich früher oder später ausgebrannt.

Etwas für andere zu tun, altruistisch zu handeln, ohne dafür eine Gegenleistung zu bekommen, kann ebenfalls „belohnend" wirken, vorausgesetzt es kommt nicht zur Überforderung. Es ist ein Handeln, um zu geben und nicht um etwas zu bekommen. Belohnt werden Sie mit guten Gefühlen, innerer Ruhe und einem ruhigen Verstand.

„Es gibt nichts Gutes außer: Man tut es."
(Erich Kästner, deutscher Schriftsteller 1899–1974)

Ebenso Verbundenheit und ein Gemeinschaftserleben, wenn man etwas zusammen geschafft oder erlebt hat. Dies kann gemeinsames Singen im Chor sein, eine Glaubensgemeinschaft oder der Fankult im Fußballstadion. In Gesellschaften mit größerer sozialer Gleichheit vertrauen sich Menschen gegenseitig mehr. Darum sind gerechte Gesellschaften besser für alle. Sie etablieren und stabilisieren den Zirkel aus Empathie, Vertrauen und Sicherheit.

„Glück ist das Einzige, was sich verdoppelt, wenn man es teilt."
(Albert Schweitzer, deutscher Arzt, 1875–1965)

Neurotransmitter (Botenstoffe des Gehirns) wie Dopamin, Serotonin, Noradrenalin, Glutamat und GABA steuern unsere Gemütszustände. Ob wir ausgeglichen und glücklich oder niedergeschlagen und traurig sind, hängt entscheidend davon ab, in welchem Verhältnis unser Gehirn diese Neurotransmitter bildet. Dafür braucht unser Körper die entsprechenden Ausgangssubstanzen über die Nahrung (Aminosäuren, Vitamin C, Vitamin D, B-Vitamine, Omega-3-Fettsäuren, Magnesium, Selen, Zink).

Unser **Belohnungssystem** im Nucleus accumbens wird auf molekularer Ebene durch Dopamin und Melatonin hochreguliert und durch Kortisol und Noradrenalin herabreguliert. Es besteht aus zwei Untersystemen. Das erste ist das eigentliche Belohnungssystem, das mit der Erfahrung von Befriedigung und Lust verbunden ist. Dies geht auf die Ausschüttung von endogenen Opioiden (Endorphine) zurück. Das zweite System ist das Belohnungserwartungssystem, das über Dopamin vermittelt wird. Es baut auf Belohnungserfahrungen auf und entwickelt daraus Erwartungen, dass Handlungen wiederholt werden sollten, die in der Vergangenheit zu Belohnungen geführt haben. Bei Glücksempfindungen, die sich aufgrund von Vorfreude einstellen, ist dieses zweite System aktiv. Die Evolution hat es so eingerichtet, dass alle Aktivitäten, die das Überleben sichern, mit Glücksgefühlen belohnt werden. Dopamin zeigt seine Wirkung bei lustvollen Beschäftigungen wie Essen, Trinken, Sex, Arbeiten und Sporttreiben.

Verschiedene Suchtmittel und Drogen wie Alkohol, Nikotin oder Kokain führen genauso zur Freisetzung von Dopamin. Lust beginnt immer mit Vorfreude durch einen Dopamin-Schub und am Höhepunkt werden wir mit Endorphinen durchflutet. Lüste können ganz unterschiedlich entstehen, durch Sex, Essen, Sport, Spiele, Shopping und vieles mehr. Auch wenn wir im Flow sind (s. d.), können wir Lust empfinden. Es ist das unterschiedliche Wechselspiel der Botenstoffe, das zur Wirkung kommt. Alle diese Erfahrungen wirken im mesolimbischen System als Belohnung.

Eine **Sucht** ist letztendlich ein biochemisches Ereignis im Gehirn. Neben dem Dopamin- und Serotoninsystem wird durch **Alkohol** das GABA-System angesprochen. Dies führt zu der beruhigenden Wirkung von Alkohol. **Nikotin** dockt an den Acetylcholin-Rezeptor an und steigert so die Konzentration, Wachheit und Muskelspannung. Nikotin setzt cAMP frei und treibt damit den Energiestoffwechsel an. Über Noradrenalin aus der Nebenniere wird zusätzlich die Dopamin-Freisetzung gefördert. Nikotin (Aufputscher) und Alkohol (Beruhiger) sind das „ideale Drogenpaar". Neben Alkohol und Nikotin gilt **Cannabis** weltweit als das beliebteste Rauschmittel. Der Wirkstoff THC (Tetrahydrocannabinol) besetzt den Anandamid-Rezeptor und führt zu einer Steigerung von Endocannabinoiden und Dopamin. Es entspannt, beruhigt und löst Glücksgefühle aus. Die kontrollierte Freigabe von Cannabis verharmlost die Droge, die abhängig macht und insbesondere bei 18–25-Jährigen zu schweren Entwicklungsschäden des Gehirns führen kann. Das Risiko für kognitive Störungen, Psychosen, Depressionen und Angststörungen steigt.

Gabapentinoide (Gabapentin und Pregabalin) sind GABA-Analoga und führen zu einer reduzierten Freisetzung von Glutamat, Noradrenalin und Substanz P, was für die schmerzhemmende, angstlösende und antikonvulsive Wirkung verantwortlich ist. Darüber hinaus wirken sie auch auf das dopaminerge System, was ihre euphorisierende Wirkung erklärt. In Kombination mit Opioiden können selbst subtherapeutische Dosen zu tödlichen Zwischenfällen führen. Die Verschreibungshäufigkeit von Gabapentinoiden ist in den letzten Jahren auch außerhalb der Zulassung (neuropathische Schmerzen, Angststörungen, Epilepsie) stark gestiegen. Gleichzeitig mehren sich die Berichte über das Gefährungspotenzial und den illegalen Handel der Substanzen.

Kokain und **Amphetamine** steigern Dopamin, Serotonin und Noradrenalin. **Opioide** besetzen Endorphin-Rezeptoren und führen damit zur Schmerzreduktion, aber auch zu Glücksgefühlen. Beruhigungsmittel wie **Benzodiazepine** besetzen den GABA-Rezeptor und führen so zu der dämpfenden und beruhigenden Wirkung.

Allen eine Sucht erzeugenden Mitteln ist gemeinsam, dass es zu einer Gewöhnung und Förderung einer Dosissteigerung kommt. Umso schwieriger werden dann der Ausstieg und Entzug.

Fürsorge führt zur Freisetzung von Oxytocin, dem Bindungshormon, was zur Beruhigung der Amygdala führt. Wir fühlen uns geborgen, sowohl als Säugling, als auch als Erwachsener in liebevoller Zweisamkeit. Oxytocin ist der Klebstoff für eine erfüllte Partnerschaft. Diese Substanz reduziert die Stressreaktion und die Entzündungsneigung durch Senkung des Zytokin-Spiegels. Gleichzeitig aktiviert Oxytocin die Serotoninrezeptoren und hebt die Stimmung. Auch endogene Opiate spielen eine Rolle, indem das Immunsystem und das Schmerzempfinden herunter reguliert wird. Auch Vasopressin hat eine Wirkung als Liebeshormon, verstärkt die Bindung und gilt als Treuehormon.

Acetylcholin führt zur Freisetzung von Stickstoffmonoxid (NO), das wiederum antiinflammatorisch und blutdrucksenkend wirkt. Acetylcholin ist notwendig für die Merk- und Denkfähigkeit. Ohne Acetylcholin kann der Hippocampus (Gedächtnis) nicht arbeiten. Auch Serotonin hat einen Einfluss auf die NO-Regulation. Pulsschlag und Atmung beruhigen sich, wir fühlen uns glücklich und entspannt. Serotonin bezeichnet man auch als das „Zufriedenheitshormon". Es gibt uns ein Gefühl der Gelassenheit, inneren Ruhe, Ausgeglichenheit und Zufriedenheit. Serotonin ist wie Urlaub im Kopf. Sie sehen, ein ganzer Cocktail an Botenstoffen sorgt dafür, dass wir uns gut fühlen. Der Stress in Geist und Körper wird heruntergefahren, das Immunsystem funktioniert besser. Das erklärt, warum glückliche Menschen länger leben als unglückliche.

„Da es sehr förderlich für die Gesundheit ist, habe ich beschlossen glücklich zu sein."

(Voltaire, französischer Philosoph und Schriftsteller, 1694–1778)

Alles, was wir tun, ist darauf gerichtet, Negatives zu vermeiden und Positives zu erleben. Neurobiologisch sind die verschiedenen Erscheinungsformen von Glück, Motivation und Belohnung eng miteinander verzahnt. Man unterscheidet folgende Glückstypen:

- Typ-A: Wollen, Lösung von Aufgaben, Verbesserung von Fähigkeiten, Erfolg.
- Typ-B: Vermeidung von Stress und Angst, Druckabbau, Entlastung.
- Typ-C: Nicht-Wollen, Zufriedenheit mit Ist-Zustand, Vertrauen, Kooperation, Fürsorge.

Betrachtet man die Lebensspannen, so ist Typ-A das jugendliche Glück, verbunden mit Motivation, Vorfreude, Abenteuerlust und Begierde. Hier wirkt vor allem das Dopamin. Typ-B lässt sich der mittleren Lebensspanne zuordnen. Es ist das Auf- und Durchatmen, das Entkommen von Stress, die Erleichterung und Absicherung. Hier spielen die Stresshormone Adrenalin und Kortisol die dominierende Rolle. Bei Typ-C handelt es sich um die späte Lebensspanne. Man ist am Ziel angekommen, hat keinen „Appetit" und keine „Angst" mehr, Zufriedenheit und Serotonin dominieren. Im Flow-Zustand empfinden wir eine Mischung aus A-, B- und C-Glück, es passt alles zusammen.

Nach dem neuesten **„World Happiness Report"** von 2024 sind die Finnen das glücklichste Volk, gefolgt von den Dänen, Island, Schweden, Israel, Niederlande, Norwegen, Luxemburg, Schweiz, und Australien. Deutschland liegt auf Platz 24. Bei dieser Untersuchung werden berücksichtigt:

- Bruttoinlandsprodukt pro Kopf,
- soziale Unterstützung,
- Lebenserwartung,
- eigene Lebensentscheidungen treffen können,
- Großzügigkeit und
- Korruption.

Die Glücksforschung hat gezeigt: Geld und Reichtum machen nicht glücklich. Sie können zwar gewisse Rahmenbedingungen für Glück und Gesundheit darstellen, aber nicht dauerhaft glücklich machen. Sobald Sie die Armutsgrenze hinter sich gelassen und einen finanziellen Puffer besitzen, bestimmen andere Faktoren, ob sie ein gutes Leben haben oder nicht. Glück und Zufriedenheit kann man nicht kaufen.

„Wohlstand ist, wenn man mit Geld, das man nicht hat, Dinge kauft, die man nicht braucht, um damit Leute zu beeindrucken, die man nicht leiden kann."

(Alexander von Humboldt, deutscher Forschungsreisender, 1769–1859)

Große Armut macht Menschen unglücklicher, aber großer Reichtum macht sie nicht glücklicher. Geld schafft häufig mehr Probleme als es löst. Wenn man sich vom Geld abhängig macht, entsteht Gier nach mehr. Nach einem Lottogewinn, Belohnungen, Beförderungen, erfolgreich bestandenen Prüfungen tritt ein Gewöhnungseffekt ein und sie werden recht bald als gegeben angesehen und man kehrt zum Grundniveau zurück (hedonistische Anpassung – Gewöhnungseffekt). Ab einem gewissen Lebensstandard trägt eine weitere Erhöhung des Wohlstands nicht zu gesteigertem Glück bei. Zwischen Dingen und Erlebnissen gibt es einen Unterschied: Erlebnisse machen glücklicher, sie gehören uns alleine. Erhöhen Sie die momentanen Erlebnisse und weniger Ihre zukünftigen Erinnerungen!

Äußere günstige Umstände beeinflussen das Glückserleben weniger stark als das **Erreichen persönlicher Ziele**. Dies können individuelle Kompetenzziele oder generative Ziele mit einem Beitrag zu einem „größeren Ganzen" sein. Bei Befragungen nach dem Glück werden häufiger Begriffe wie „Zufriedenheit", „Liebe", „Hilfsbereitschaft" oder vielleicht die „Heirat" oder „Geburt des eigenen Kindes" genannt. Jeder findet anders sein Glück, im Großen wie im Kleinen. Glückliche und zufriedene Menschen:

- haben eine sinnvolle, erfüllende und kreative Aufgabe/Arbeit (Sinnhaftigkeit),
- sind offen für Neues und Veränderungen (Neugier),
- zeigen ein prosoziales Verhalten (Dankbarkeit, Hilfsbereitschaft, Selbstlosigkeit),
- sind hoffnungsvoll, optimistisch und humorvoll,
- können unliebsame Ereignisse und negative Gefühle akzeptieren (Gelassenheit),
- sind gewissenhaft und kritikfähig,
- haben ein positives Selbstbild (Selbstbewusstsein/Selbstwirksamkeit),
- sind sozial eingebunden (Partner, Familie, Freunde),
- sind religiös oder spirituell (Hoffnung, Trost, Unterstützung),
- haben Tatendrang und Enthusiasmus,
- sind von zeitlichen Zwängen frei,
- haben Realitätssinn,
- haben Ziele und blicken optimistisch in die Zukunft,
- genießen das Leben und versuchen, im Hier und Jetzt zu leben,
- treiben regelmäßig Sport und
- haben eine gute Resilienz (Widerstandskraft).

Glück und Zufriedenheit fließt einem nicht zu, sondern entsteht durch aktives Tun. Dies kann man auf drei Worte kondensieren:

Bewirken – Bewegen – Beziehungen

Nicht Geld oder Dauerspaß sind also die wichtigsten Dinge für ein zufriedenes und gelungenes Leben, sondern das Gefühl etwas bewirken zu können, die Qualität der Beziehungen, ob Belohnungen und Stress ausgewogen sind, sowie ein Gefühl von Stimmigkeit des eigenen Lebens (Kohärenz). Dazu trägt auch das richtige Maß an körperlicher Aktivität bei. Dann sind auch die Gefühle und der Verstand in Kohärenz. Häufig sind wir am glücklichsten, wenn wir tun, was uns wirklich wichtig ist, und nicht, was am einfachsten ist, den meisten Erfolg verspricht, am wenigsten Angst macht oder was andere von einem erwarten. Haben Sie den Mut, Zeit für sich zu reservieren und nicht erreichbar zu sein.

Glück umfasst einerseits Genuss, Wohlbefinden und angenehme Gefühle (**Wohlfühlglück** – das angenehme Leben) und andererseits persönliche Erfüllung, Sinnhaftigkeit und Lebenszufriedenheit (**Werteglück** – das erfüllte Leben). Glückliche Menschen sind in der Lage, den Augenblick zu genießen nach dem Motto: „live now!" Verschieben Sie nichts, was Ihnen jetzt Spaß bereiten könnte. Sorgen Sie öfter für Genuss, indem Sie das tun, was Ihnen guttut. Glücksempfinden kann bedeuten, sich an gute alte Zeiten zu erinnern, die Gegenwart auszukosten oder auch optimistisch an die Zukunft zu denken. Erlebtes Glück lässt sich in Gedanken wiederholen. Menschen, die nicht genießen können, werden häufig ungenießbar.

Glück und Zufriedenheit aktiv gestalten

Glück beginnt im Kopf, in unserem Gehirn. Da unser Gehirn veränderbar ist (Neuroplastizität) können wir mit Techniken lernen, mehr Glück und Optimismus in unser Leben zu bringen. Dabei geht es um Selbsthilfekompetenz, die mit einer verbesserten Selbstwahrnehmung (Achtsamkeit) auch die eigene Regulationsfähigkeit (Selbstheilung) und Widerstandskraft (Resilienz) einbezieht. Optimistische Patienten haben ein gesünderes Immunsystem, erholen sich von Krankheiten schneller und leben länger.

Glück und die Erwartung davon sind wichtige Triebfedern der Neuroplastizität. Begeisterung und Leidenschaft sind „Dünger" für Glück und Zufriedenheit. Es sind unsere Einstellungen, die über Glücklichsein und Unglücklichsein entscheiden. Positive Gedanken und Gefühle nehmen einen positiven Einfluss auf unseren Organismus und stärken unser Immunsystem. Eine negative Einstellung verursacht Stress und schadet unserem Immunsystem. Bis zu einem gewissen Grad können wir uns krank oder gesund denken. Es gibt einen direkten Einfluss positiver Gefühle auf epigenetische Prozesse und damit langfristig auf Gesundheit und Lebensdauer (Kapitel 4.2).

Grundsätzlich positives Denken wird auf Dauer unser Gehirn formen. Das bedeutet aber nicht, dass wir alles „schönreden" und die Realität um uns herum negieren, also die „rosarote Brille" aufsetzen sollten. Floskeln wie „Du kannst alles erreichen, wenn Du nur willst" sind wenig hilfreich, weil sie an der Realität vorbeigehen. Gemeint ist eine zugewandte, freundliche und zuversichtliche Lebenseinstellung. Positiv zu denken garantiert keinen Erfolg, erhöht aber die Erfolgswahrscheinlichkeit. Auch wenn ein Vorhaben nicht gelingt, verhilft positives Denken dazu, den Misserfolg besser zu bewältigen und wichtige Erfahrungen daraus zu ziehen. Übertriebener Optimismus („toxische Positivität") ist Selbstbetrug, der den Weg zu Burnout und Depressionen ebnet. Ein **positiver Realismus** weitet den Blick, macht uns kritischer und schützt uns vor Manipulation.

Unsere **Motivation** beruht auf der endogenen Belohnung im limbischen System. Als Voraussetzung benötigen wir Neugierde, Antrieb und Tatkraft sowie Handlung. Es entsteht ein neurobiologischer Kreislauf, der im günstigen Fall dann zur Belohnung führt. Grundsätzlich müssen die Aktivitäten und Verhaltensweisen (z.B. Bewegung und Sport) Freude machen, damit wir sie dauerhaft ausführen. Wirksame Verhaltensmodifikationen benötigen eine „appetitive" Motivation. Es muss sich lohnenswert und gut anfühlen. Dann können wir auch leichter in einen Flow-Zustand geraten.

Glück ist instabil und vergänglich, die Physiologie strebt wieder zum Ausgangspunkt. Tiefe und stabile Zufriedenheit ist uns nur selten vergönnt und biologisch wohl auch so gewollt. Wie bereits in Kapitel 2 erwähnt verläuft die Kurve des Glücks und der Zufriedenheit U-förmig mit Höhen in der Jugend und im Alter. In der mittleren Lebensphase stecken viele in einem Tiefpunkt, fühlen sich wie in einem Hamsterrad.

50 Prozent unseres Glücksniveaus sind genetisch festgelegt, nur 10 Prozent hängt von äußeren Umständen (Reichtum, Schönheit, Gesundheit) ab und 40 Prozent können wir durch unsere Handlungen und Gedanken selbst beeinflussen. Jeder von uns wird mit einem genetisch bestimmten Glücksfixpunkt geboren. Einige haben eben eine fröhlichere Natur und ein höheres Potenzial für Wohlbefinden. Wir haben aber einen großen Einfluss auf unser Glücksempfinden.

„Jeder ist seines Glückes Schmied"

(Redensart)

Das Geheimnis des Glücks oder Wohlbefindens liegt in unserem Verhalten, Denken und den Zielen. Auf eine negative Emotion sollten 3 positive Emotionen kommen, dann fühlt man sich lebendiger und kreativer. Weil unser Gehirn, Verhalten und unsere Gene plastisch sind (Epigenetik), ist unser Glücksempfinden veränderbar. Allerdings gibt es keine einzelne Maßnahme, die jedem Menschen gleichermaßen zu einem glücklicheren Leben verhilft. Die Interessen, Bedürfnisse, Fähigkeiten, Neigungen und Werte sind unterschiedlich. Deshalb ist die Abstimmung auf Ihren Lebensstil wichtig:

Positive psychologische Interventionen haben das Ziel, positive Gefühle, Gedanken und Verhaltensweisen aufzubauen. Sie werden am meisten von einer Intervention profitieren, wenn sie Ihren Vorlieben und Ihrer Persönlichkeit entspricht. Beispiele sind:

- Optimismus (positive Zielvorstellung, Coping-Strategien, negative Gedanken stoppen),
- Soziale Beziehungen (Empathie, positive Kommunikation, altruistisches Verhalten),
- Genießen (Achtsamkeit, positive Erinnerung, Flow-Erlebnisse),
- Dankbarkeit (positiver Tagesrückblick, Dankbarkeits-Brief, -Besuch, -Tagebuch),
- Vergebung (Groll loslassen, expressives Schreiben, Vergeben lernen),
- Sinn (positives Schreiben, positives Feedback, Lebens-Fazit),
- Aktivitäten (Sport, Gute-Laune-Musik, lustiger Film, Entspannungsbad).

Eine **optimistische Grundhaltung** hat einen ähnlichen präventiven Effekt auf die Lebenserwartung wie der Nichtraucherstatus. Ähnliches gilt für eine gute soziale Integration. Einsamkeit ist der Gesundheit abträglicher als Übergewicht oder Bewegungsmangel. Wer einsam ist ernährt sich meist ungesünder, trinkt mehr Alkohol und treibt weniger Sport.

Glück im Sinne von Happiness ist zunächst einmal ein Gefühl, das auf einer hohen Lebenszufriedenheit basiert. Neben der Zufriedenheit oder positiven Grundstimmung, gibt es aber auch die kurzfristigen Hochmomente. Glück kommt eben manchmal unscheinbar in unterschiedlicher Dosierung. Glück hat auch etwas mit **Kohärenz** zu tun. Wir brauchen das Gefühl des Zusammenhangs, der Verstehbarkeit und Sinnhaftigkeit des Lebens. Ein starker Kohärenzsinn fördert die Resilienz gegenüber den Risiken chronischer Erkrankungen.

Die **Positive Psychologie** will Ressourcen und Potenziale wecken, individuelles und gemeinschaftliches Wachstum und Wohlbefinden fördern. Dabei sollen das Genießen und das Glück nicht zu kurz kommen. Es geht um das Mehren von positiven Erfahrungen und Emotionen. Lebensfreude, Flow, Gelassenheit, Zufriedenheit, Genuss und Belohnung sollen gefördert werden. Dazu gehören auch Vertrauen, Mut, Zuversicht, Selbstbewusstsein und Optimismus. Im Zentrum der Praxis stehen dabei Dankbarkeits-, Achtsamkeits- und Meditationsübungen sowie kognitive Restrukturierung (Umdeutung).

Negative Denkmuster wie Sorgen, Ängste und Zweifel hindern Sie daran, Ihr Potenzial zu entfalten und ein glückliches und erfülltes Leben zu führen. Die eigenen negativen Gedanken sollen positiv aufgeladen werden. Seien Sie humorvoll und tun sie Dinge, die Sie zum Lachen bringen. Lassen Sie es sich gutgehen. Grübeln Sie nicht über Dinge, die Sie nicht ändern können oder wollen.

Jeder möchte ein langes und glückliches Leben führen. Die eigenen Stärken sollen zum Tragen kommen und Herausforderungen angemessen gemeistert werden. Ein Leben, das Sinn gibt, Spaß macht und wo Negatives eine Herausforderung und Wachstumspotenzial darstellt. Trotz vielem Auf und Ab soll am Ende eine **positive Lebensbilanz** stehen. Woher komme ich, welchen Weg bin ich gegangen, was habe ich erreicht? Nur vor sich selbst hat jeder Mensch sich für sein Leben zu rechtfertigen.

Wenn wir etwas dafür tun, um glücklicher zu werden, fühlen wir uns subjektiv besser, haben mehr Energie, stärken unser Immunsystem, sind kreativer und produktiver, festigen unsere Beziehungen und haben eine längere Lebenserwartung.

3.4.2 Veränderte Bewusstseinszustände

Veränderte Bewusstseinszustände können entweder natürlich auftreten oder künstlich erzeugt werden und physisch oder psychisch begründet sein. Auslöser sind

- körpereigene Substanzen (Neurotransmitter, Endorphine, Endocannabinoide),
- veränderte Aktivitätsmuster in bestimmten Hirnarealen,
- Gehirnschädigungen, Psychopharmaka und Drogen.
- gezielte Aktivitäten (bewusste Atmung, Musik, Askese, Fasten, Hypnose, Meditation, Yoga, sportliche Aktivität u. a.).

Es gibt keinen generellen zentralnervösen Mechanismus für die verschiedenen Formen von veränderten Bewusstseinszuständen. Aktivitäten können verschiedene Formen der Bewusstseinsveränderung hervorrufen, die Überlappungsbereiche zeigen und nicht streng voneinander zu trennen sind. Die neurobiologischen und psychologischen Vorgänge sind erst in Ansätzen bekannt.

Flow

Geistige Prozesse, wie durch den Begriff **„Flow"** beschrieben, scheinen eine besondere Bedeutung zu haben. Die Theorie besagt, dass in diesem Zustand ein Teil des Großhirns abgeschaltet wird und kognitive Vorgänge ausgeblendet werden. Dieses Herunterregulieren des präfrontalen Kortex (Transiente Hypofrontalitätstheorie), der zuständig für das Funktionieren der höheren, kognitiven Zentren ist, kann zum Teil das Phänomen des Runner's High erklären, nämlich Schmerzlinderung, Verlust der Wahrnehmung von Zeit und Raum, fließende Aufmerksamkeit und ein Gefühl der Enthemmtheit.

Da körperliche Aktivitäten sehr hohe Anforderungen an die Informationsverarbeitung im sensorischen, motorischen und autonomen System stellen, kommt es zur Hemmung von Arealen, die weniger aufgabenrelevant sind. Es dominieren dann die Bereiche, die für Automatismen zuständig sind, man ist reflexionsfrei und hat den Eindruck, sich von ganz allein fortzubewegen. Dabei laufen ähnliche Vorgänge ab wie bei einer Meditation. Man ist mental fokussiert, voller Tatkraft, aber gleichzeitig körperlich entspannt, alles läuft automatisch und mühelos. Im Flow-Zustand wird die maximale Konzentration und damit die Grundlage für eine Spitzenleistung erreicht. Wir sind dann am erfolgreichsten, wenn wir in Flow geraten.

Unter Flow versteht man das Gefühl der Leichtigkeit und das völlige Aufgehen in einer Tätigkeit. Es liegt eine Art rauschähnlicher Zustand vor, bei dem Körper und Geist mühelos zusammenwirken. Flow ist Kohärenzerleben, es passt alles.

Die Bezeichnung geht auf die Beschreibung von Csikszentmihalyi zurück. Als Bedingungen für einen Flow-Zustand nennt er

- Ziel (die Tätigkeit muss sich auf ein klar definiertes Ziel beziehen),
- Balance (es muss eine Balance zwischen Fertigkeiten und Herausforderungen bestehen),
- Feedback (Rückmeldung, ob die Anstrengung verstärkt oder verringert werden muss).

Die Flow-Merkmale sind:

- fokussierte Aufmerksamkeit (Parallelen zur Achtsamkeit),
- Verschmelzung von Handlung und Bewusstsein,
- Gefühl der Kontrolle,
- Verschwinden des Ichbewusstseins,
- verzerrtes Zeitgefühl und
- intrinsische Motivation (Autotelie).

Menschen, die leichter in den Flow kommen (Flow-Persönlichkeit), sind:

- engagiert und zielorientiert,
- intrinsisch motiviert (selbstbestimmt),
- mit hohem Selbstwertgefühl (Überzeugung der eigenen Erfolgsfähigkeit),
- optimistisch,
- haben eine internale Kontrollüberzeugung (Überzeugung der Kontrolle über die Ereignisse im eigenen Leben),
- sind meisterungsorientiert (Konzentration auf das Meistern neuer Fertigkeiten und den Prozess, nicht das Ergebnis),
- annäherungsmotiviert (Streben nach verbesserten Fähigkeiten und persönlichem Wachstum),
- sehr gewissenhaft (selbstdiszipliniert, zuverlässig, ambitioniert, organisiert, initiativ) und
- wenig neurotisch (emotional stabil, angstfrei, aktiv).

Mihaly Csikzentmihalyi nannte Menschen mit diesen Fähigkeiten **autotelische Persönlichkeiten.** Meist handelt es sich dabei um **positiv strebende Perfektionisten,** die Herausforderungen suchen und Fehler bzw. Misserfolge als Lern- und Wachstumsmöglichkeit sehen. Demgegenüber zeigt der **selbstkritische Perfektionist** ein vermeidungsorientiertes Verhalten mit dem Streben, Fehler zu vermeiden.

Ein **Flow-Zustand** wird allgemein als angenehm und emotional positiv erlebt und mit Begriffen wie Freude, Stärke, Zufriedenheit, Ausgeglichenheit, Wohlbefinden und Glücklichsein beschrieben. Im Flow treffen Aufmerksamkeit, Motivation und Umgebung in Harmonie zusammen, wobei die Zeitwahrnehmung sich verändert. Es liegt eine Aufmerksamkeit auf das Tun vor. Flow ist eine Mischung aus Achtsamkeit und sportlichem Ehrgeiz.

Die Tätigkeit geht wie von selbst, Herausforderung und Können befinden sich in Balance. Dieser Zustand ist eine Mischung aus moderater Erregung (Sympathikus) und stärkerer Entspannung (Parasympathikus). Flow ist mit einer Aktivität verbunden und ereilt uns nicht, wenn wir passiv sind. Voraussetzung ist eine gewisse Routine, sodass die Tätigkeit ohne Kontrolle wie von selbst abläuft. Dabei können situativ nur einzelne Flow-Komponenten mal mehr, mal weniger intensiv oder häufig erlebt werden.

Flow gilt als hochgradig funktionaler Zustand, der sich positiv auf die Leistung auswirkt. Dies konnte für verschiedene Arbeitsbereiche und Sportarten nachgewiesen werden. Es konnte gezeigt werden, dass bei optimaler Übereinstimmung von Anforderungen und Fähigkeiten die höchsten Flow-Werte erzielt werden und damit die zentrale Annahme der Flow-Theorie bestätigen. Je größer die Über-/Unterforderung war, desto stärker fielen die Flow-Werte ab. Außerdem korrelierten die Zufriedenheit mit der eigenen Leistung sowie die objektive Leistung mit der Flow-Intensität. Flow stärkt den Selbstwert und fördert auch Resilienz.

Leider handelt es sich beim Flow nicht um einen Dauerzustand. Das Gefühl stellt sich nur temporär und in den meisten Fällen rein zufällig ein. Dieses Erlebnis lässt sich auch nicht erzwingen oder verlässlich vorhersagen. Experimentelle Untersuchungen haben jedoch gezeigt, dass Flow durch ein beanspruchungsgesteuertes Training bzw. durch Suggestion erzeugt werden kann. Zwischen dem Einsatz von psychologischen Strategien und dem Flow-Erleben gibt es einen positiven Zusammenhang. Je öfter Emotions- und Gedankenkontrolle, Aktivierungs- oder Entspannungstechniken angewendet werden, desto häufiger und intensiver kommt es zum Flow-Erleben.

Wie oft und wie intensiv wir Flow erleben hängt von vielen Faktoren ab, die Sie selbst beeinflussen können:

- guter Trainingszustand und ausreichend Schlaf,
- Vermeidung von Störungen durch technische Geräte,
- Anpassung der Anforderung an die Fähigkeiten,
- Nutzung mentaler Techniken.

Menschen mit einer guten Absorptionsfähigkeit, d. h. der Fähigkeit, Ablenkungen auszublenden und sich zu fokussieren, gelangen eher in einen Flow-Zustand. Diese Fähigkeit kann durch gezielte Übungen verbessert werden. Insbesondere Achtsamkeitstraining und Meditation helfen Ihnen, Ihre Aufmerksamkeit zu bündeln und aufrechtzuerhalten. Achtsamkeit schaltet den Autopiloten ab und gibt uns Kontrolle und Entscheidungsfähigkeit zurück.

Im Flow wechseln die **Gehirnwellen** vom Beta-Bereich (Wachzustand) in den Bereich zwischen Alpha (Entspannung) und Theta (Meditation). Neurochemisch werden Endorphine (Schmerzlinderung, Wohlgefühl), Dopamin (Motivation, Antrieb), Noradrenalin (Konzentration, Durchhalten), Serotonin (Stimmung, Zufriedenheit) und Endocannabinoide (Gedankenverarbeitung) freigesetzt. Dabei handelt es sich um die fünf potentesten Neuro-Enhancer. Wir befinden uns in einer Art Rausch.

Flow stellt sich am ehesten dann ein, wenn Fähigkeiten und Erwartungen miteinander im Einklang stehen. Eine zu niedrige Anforderung ist genauso wenig Flow-förderlich wie ein Zuviel an Stress. Förderlich ist auch die Erinnerung an dieses ganz spezielle Feeling, eine klare Zielvorstellung und eine gewisse Lockerheit. Flow-Erlebnisse sind angenehme und schöne Momente, an die man sich gern erinnert und die ein Verlangen nach Wiederholung hervorrufen. Sie ergeben sich aus dem Zusammenspiel von Können, Konzentration, starkem Interesse und hohen Anforderungen. Flow kann somit zu einem wichtigen Tätigkeitsanreiz, zu einer Motivationsquelle, die entsprechende Tätigkeit immer wieder auszuführen, werden.

Flow setzt eine aktive Tätigkeit voraus. Es ist das Glück der Selbstvergessenheit, wenn man eins wird mit der Tätigkeit. Es liegt eine Aufmerksamkeit auf das Tun vor. Flow passiert dann, wenn alles zusammenpasst und man mit Freude in seiner Tätigkeit aufgeht. Auch weniger aufregende Tätigkeiten können uns in den „Flow“ bringen. Bei der Gartenarbeit, beim Musizieren, auch bei der stundenlangen Lektüre eins fesselnden Buches können wir maximal fokussiert und nur noch im Moment sein. Alles ist leicht und geht wie von selbst. Man ist entspannt und glücklich. Aber auch im Team kann es zum Flow kommen, wenn man Hand in Hand arbeitet und „resonant“ miteinander wird.

Nur wenn man sich auf das momentane Tun konzentriert und nicht über Vergangenes nachgrübelt oder sorgenvoll in die Zukunft blickt, kann sich dieses Glücksgefühl einstellen (manchmal ist es sogar hinderlich, überhaupt etwas zu denken). Dann stellt sich ein Automatismus ein und man geht in der Tätigkeit einfach auf, alles scheint dann völlig mühelos.

Trance

Seit jeher gilt im Rahmen von rituellen Handlungen die rhythmische Stimulation (Trommel- und Tanzrhythmen) als eine Methode, veränderte Bewusstseinszustände herbeizuführen. Ähnliche Reaktionen sind auch vom Techno-Tanz bekannt. Es treten außergewöhnliche Gefühle von Leichtigkeit, Wärme, Energie, Glück, Freude und Ekstase auf. Diese Erlebnisse fasst man unter dem Begriff „Trance“ zusammen. **Trance** (lat. transitus = Übergang) ist eine zeitlich umschriebene Veränderung des Bewusstseins oder ein Verlust des Gefühls der eigenen Identität.

Durch Konzentration auf einen Vorgang bei gleichzeitiger Entspannung und unter Ausschaltung des logisch-reflektierenden Verstands kommt es zu einer eingeengten Wahrnehmung der unmittelbaren Umgebung sowie zu stereotypen Verhaltensweisen oder Bewegungen, die außerhalb der eigenen Kontrolle erlebt werden. Das Zeit- und Schmerzempfinden ist eingeschränkt und es können Halluzinationen auftreten. Die Aufmerksamkeit ist auf das Erleben gerichtet.

Trance ist generell kein scharf abgegrenztes Phänomen, sondern stellt einen Sammelbegriff für eine ganze Reihe von induzierten Bewusstseinsveränderungen dar. Die Übergänge vom normalen Wachzustand zu verschiedenen Trancetiefen sind fließend. Bei Trancezuständen sind die **visuelle Imagination** im **Tagtraum, Selbsthypnose** und **autogenes Training** sowie **Atementspannung** und **Meditation** von Bedeutung. Diese autosuggestiven Techniken sind wichtige Teile des mentalen Trainings und regenerativer Maßnahmen (siehe 3.3).

Rhythmische Bewegungen des gesamten Körpers spielen eine große Rolle bei der Trance-Induktion. Als physiologische Ursache, die hinter der Verbindung zwischen Rhythmus und Trance-Zustand steht, wird eine Synchronisation von motorischen, respiratorischen, kardiovaskulären und elektrokortikalen Prozessen angenommen.

Durch Ablenkung in Form einer **Imagination** werden Strapazen, Schmerzen und die empfundene Beanspruchung reduziert, was die Leistungsfähigkeit stabilisiert. Dabei begibt man sich gedanklich an einen anderen Ort, z.B. einen schönen Strand, und lässt die Bilder wie in einem Film vorbeiziehen. Holen Sie das Bild näher wie mit dem Zoom einer Kamera. Können Sie Geräusche oder auch Stimmen hören, riechen oder sogar schmecken? Spüren Sie in Ihren Körper hinein, wo es entspannter, wärmer und angenehmer wird. Verstärken Sie dieses positive Gefühl wie mit einem Thermostat und lassen Sie es durch den ganzen Körper strömen. Sie können dieses Gefühl registrieren und in Zukunft immer wieder herholen, wenn Sie es brauchen.

Im entspannten Zustand fällt die Imagination leichter und Trance verbessert die Imagination. Damit werden stärkere Reaktionen des limbischen Systems und Konditionierungen (Wenn-dann-Verknüpfung) möglich. Die Methode besteht darin, im entspannten Zustand zunächst Akzeptanz für ein Problem herzustellen und dann ein Reframing durchzuführen. Das bedeutet, Ihrem Problem einen neuen Rahmen zu geben, das Positive im Negativen zu sehen. Die Imagination neutralisiert die Emotion und führt zu einer tiefgreifenden Entspannung (körperliche Reaktion). Mentale Bilder sollten immer positiv und lebendig sein. Dabei sollten alle Sinne angesprochen werden.

Bei der **Selbsthypnose** versetzt man sich ohne Unterstützung von außen selbst in Trance. Dabei wird der Aufmerksamkeitsfokus mit allen Sinnen auf eine entspannende Erinnerung oder Imagination gelenkt. Die Fähigkeit kritischen Denkens ist herabgesetzt. In der Entspannungstrance können Sie entweder die Ruhe genießen oder als mentales Training mit Autosuggestionen an sich selbst arbeiten. Selbsthypnose hat viele Facetten. Autogenes Training und die Meditation stellen weitere Formen der Selbsthypnose dar. Flow, Trance und Meditation sind verschiedene Wege, zu einem prähypnotischen, Glück bringenden Zustand. Man kann diese Zustände einfach genießen oder zur Suggestion und Visualisierung nutzen.

Imagination wirkt, denn unser Unterbewusstsein unterscheidet nicht zwischen einer Vorstellung und der Realität. Beobachten Sie Ihre negativen Gedanken und Gefühle und ersetzen Sie sie bewusst durch positive. Denken Sie an das, was Sie in Ihrem Leben erleben und sein möchten. Erleben Sie innerlich diese Bilder, als wären sie bereits Realität. Spüren Sie dabei die zugehörigen positiven Gefühle.

3.4.3 Mentales Training

Jeder Gedanke verbindet sich im Stirnhirn mit einem Gefühl. Allerdings haben wir ein neurologisches Ungleichgewicht in uns: **Negatives wird viel stärker bewertet als Positives**. Evolutionär ist das durchaus sinnvoll gewesen, Gefahren als wichtiger zu bewerten. Das kann auch die Dominanz der negativen Erinnerungen in der jüngeren Vergangenheit erklären. Dafür bleiben positive Ereignisse offenbar länger im Gedächtnis haften, vor allem was unsere Lebensgeschichte und unser Ich betrifft.

In der heutigen Zeit, in der viele unter **Dauerstress** stehen, kann dies negative Folgen haben. Überzogener Pessimismus treibt uns in eine Negativspirale. Häufiges negatives Denken schafft die neurobiologischen Grundlagen für Panikattacken, Angst und Depression.

Sind wir aber blind optimistisch, werden wir oftmals scheitern. Grundsätzlich sollten wir an jede Sache positiv herangehen, Erwartungen realistisch einschätzen und Rückschläge einplanen. Unerwünschte Gedanken und Emotionen bewusst zu unterdrücken, macht sie am Ende nur stärker. Eine optimistische Grundhaltung ist unserer Gesundheit zuträglicher. Optimisten haben weniger chronische Erkrankungen und eine 10–15 Prozent höhere Lebenserwartung.

Nur haben wir auf die an der Veränderung beteiligten Gehirnregionen keinen direkten Einfluss, denn die Entscheidungen werden meist unbewusst getroffen. Was mit Befehlen, Vorsätzen und Instruktionen unseres Stirnhirns nicht möglich ist, das gelingt mit Erfahrung. Unser Verhalten unterliegt dem Einfluss unserer Einstellungen und Wahrnehmungen, sie gründen auf unseren Denkweisen und Emotionen. Gedanken können wir bewusst kontrollieren und damit lassen sich indirekt Gefühle, Emotionen und Stimmungen verändern, was mit körperlichen Reaktionen verbunden ist.

„Habe den Mut, dich deines eigenen Verstandes zu bedienen."

(Immanuel Kant, deutscher Philosoph, 1724–1804)

Wir befinden uns im Leben ständig im Spannungsfeld von Verstand und Gefühl. Häufig stellt sich die Frage, ob man intuitiv aus dem Bauch heraus entscheiden sollte oder ob gründliches Nachdenken zum besseren Ergebnis führt. Grundsätzlich sind Intuition und rationales Denken keine getrennten Prozesse. Sie arbeiten in der Regel zusammen.

Dass **Bauchentscheidungen** immer besser sind, ist ein Mythos. Bei sehr komplexen Entscheidungen schlägt häufig das Gefühlsurteil das Abwägen von Vor- und Nachteilen. Die intuitive Entscheidung erfolgt auf der Basis früherer Erfahrungen. Dadurch werden Entscheidungen getroffen, die zur Persönlichkeit passen. In Situationen, in denen wir sehr viele Erfahrungen haben, können wir uns auch gut auf unser Bauchgefühl (Intuition) verlassen. Die Intuition ist eine Expertise, die wir in früheren Situationen erworben haben (Erfahrungen, Verhaltensmuster). Sie ist ein erlernter emotionaler Automatismus, der uns vor Gefahren schützt. Wenn sich die Umstände allerdings ändern und die Dinge vom Gewohnten abweichen, können intuitive Entscheidungen in die Irre führen. Wenn wir unseren Bauchgefühlen folgen, dann häufig nicht Erfahrungen, sondern eher Gefühlen, Wünschen und Trieben. Der Bauch wägt nicht ab, analysiert nicht, hält uns nicht an diszipliniert zu sein. Gefühle können irren, fast immer übertreiben sie. Dem überwiegend von Baugefühlen geprägten Menschen fehlt es an kognitiver Prüfung.

Menschen sind das einzige Säugetier, das Bauchgefühle kritisch hinterfragen und entgegen diesen Impulsen handeln kann. Der Verstand kann Bauchgefühle hinterfragen, kritisch prüfen und logisch denken. Kopfgeprägte Menschen haben allerdings Probleme, sich zu öffnen und Gefühle zuzulassen. Einen Ausgleich zwischen Bauchgefühl und Vernunft können unsere Werte und Tugenden schaffen, die wir durch Erziehung und Prägung erworben haben, und uns als moralischer Kompass dienen. Unser Gewissen ist der Abgleich als Kontrolle.

„Vernunft ist die Fähigkeit, Schlüsse zu ziehen."

(Immanuel Kant, deutscher Philosoph, 1724–1804)

Bei relativ einfachen Entscheidungen siegt das **rationale Denken**, die Vernunft. Wenn wir alles nur intuitiv entscheiden, werden wir zum Spielball unserer Gefühle. Je einfacher etwas ist, desto besser ist der Verstand. Wenn Sie Zeit haben, lohnt es sich immer nachzudenken. Wir sind in der Lage unser Denken und Handeln zu ändern, wenn wir es wollen. Wir sind, was wir tun. Dazu müssen wir Werte bewusst wählen und danach dann handeln. Über Einübung dieser Muster gelangen wir dann zur Selbstprägung (s.u.) Aber wir können nicht immer optimale Entscheidungen treffen, haben Sie den Mut, Fehler zu machen.

Zu viel Nachdenken im Sinne von **Grübeln** kann zu einer Endlosschleife (Gedankenkarussell) führen und uns unglücklich machen. Dagegen können uns Tagträume (Mindwandering) der Lösung näherbringen, denn sie stellen ein Reservoir von Ideen dar. Kreativität und Mindwandering sind im Prinzip dasselbe. Bewegung unterstützt die Kreativität (siehe 3.2). Allerdings muss dazu auch die Konzentration auf die Lösung des Problems kommen.

Der Schlüssel für mentale Gesundheit ist die Kontrolle unserer Gedanken. Negative Gedanken führen leicht zu schlechten Gefühlen und destruktivem Verhalten. Wir alle haben ständig bewusste und unbewusste Gedanken. Mit Ihrem **Bewusstsein** schaffen Sie sich Ihre Welt, denn das **Unterbewusstsein** unterwirft sich in gleicher Weise positiven wie negativen Gedanken. Ihre bewussten Gedanken rufen identische Reaktionen Ihres Unterbewusstseins hervor.

Das Unterbewusstsein ist durch **Suggestion** (suggerere, lateinisch = unterschieben) beeinflussbar. Diese Suggestibilität ist zwar unterschiedlich ausgeprägt, aber trainierbar. Man bezeichnet diese Fähigkeit auch als **Absorption**, die Fokussierung auf ein Wahrnehmungsobjekt. Die Absorptionsfähigkeit steht im Zusammenhang mit Phantasiebegabung, Tagträumen, Hypnotisierbarkeit und Imaginationsfähigkeit.

Unter **Autosuggestion** versteht man die Selbstbeeinflussung durch gezielte Gedanken und Vorstellungen. Durch Gedankentraining wird Einfluss auf unser Unbewusstes, unsere Einstellungen und Verhalten genommen. Ihre Gedanken münden in Gewohnheiten und verändern Ihr Umfeld. Die Grenzen liegen dabei in Ihren eigenen Überzeugungen. Sie erleben im Grunde genommen, was Sie gedacht haben, ob sie es wollen oder nicht. Was wir denken, strahlen wir auch aus, durch Mimik, Gestik und Sprache.

Wir müssen nicht unbedingt reale Erfahrungen machen, es reicht, wenn wir sie im Kopf erleben, um Veränderungen herbeizuführen. Je häufiger der Fokus auf etwas Positivem oder Negativem liegt, umso stärker wird dies neuronal abgespeichert und umso leichter haben wir auch wieder Zugriff auf diese Information.

Die Vorstellung eines Ereignisses aktiviert die gleichen Nervennetze wie die tatsächliche Erfahrung. Beispiel gefällig: Das Denken an eine Bewegung erhöht die Tendenz zur Ausführung dieser Bewegung. Beim mentalen Training im Sport und in der Rehabilitation macht man sich diese Wirkung zunutze. Die Vorstellung einer Bewegung aktiviert die entsprechenden Muskeln. In Gedanken ein Klavierstück zu spielen, verändert das Gehirn genauso wie das reale Tun (Carpenter-Effekt).

Es gibt drei Vorgänge, die Sie dabei unterstützen, Ihr Denken, Ihre Einstellungen und Ihr Verhalten zu verändern: **Wiederholung, Emotion und Aufmerksamkeit**. Um etwas Neues zu erlernen, ist die Wiederholung ein mächtiges Instrument. Wir müssen ein neues Verhalten häufig wiederholen, damit es uns in Fleisch und Blut übergeht. So fahren wir zu unserer Arbeitsstelle praktisch „wie im Schlaf", es läuft eine automatisierte Handlung ab. Es gilt der lateinische Spruch: *„Repetitio est mater studiorum"* (Wiederholung ist die Mutter des Lernens). Selbstveränderung ist möglich, kann schwierig und anstrengend sein, ist aber auch machbar und lohnend. Untersuchungen haben gezeigt, dass man im Durchschnitt 66 Tage braucht, um Gewohnheiten (Ernährung, Sport, Entspannung, Denken) zu verändern.

Verstärkt wird der Lerneffekt durch positive Emotionen, denn wir alle streben nach Belohnung und angenehmen Gefühlen. Eine ideale Suggestion liefert unserem Unterbewusstsein eine Vision, die mit positiven Gefühlen aufgeladen ist. Nur wenn man etwas tut, was eine emotionale Belohnung für die Psyche enthält, macht man weiter. Stellen Sie sich vor, Sie hätten Ihr Ziel bereits erreicht und kommen in den Genuss der verdienten Belohnung. Der dritte Punkt ist unsere Aufmerksamkeit. Effektives Lernen erfordert die volle Konzentration auf die betreffende Sache und denken Sie dabei in Lösungen und nicht in Problemen. Denken Sie an Erfolg, nicht an Fehlschläge.

Am einfachsten gelingen Veränderungen im entspannten Zustand durch Imaginationen. Dabei können wir Erfahrungen simulieren, um Veränderungen herbeizuführen. Wir können Erlerntes, also auch Angewohnheiten, überschreiben. Auch wenn schlechte Angewohnheiten sich nicht eliminieren lassen, man kann sie umprogrammieren. Diese neuen Vorstellungen sind mächtiger als unsere Willenskraft. Das **Grundkonzept** für Veränderungen im Gehirn ist:

- **Wiederholte konzentrierte Vorstellung.**

Visualisierung und Imagination werden häufig synonym gebraucht. Während bei der Visualisierung sich die Konzentration auf Seheindrücke beschränkt, nutzt die Imagination alle Sinne, um einen Eindruck von einer vorgestellten Situation zu erzeugen. Geruch, Geschmack, Geräusche, Körperempfindungen werden dabei neben visualisierten Elementen einbezogen. Damit entstehen wesentlich lebendigere Vorstellungsbilder. Imaginationen eröffnen ein Fenster zum Unbewussten.

Innere Bilder im Geiste spielen im Mentaltraining eine große Rolle. Sie haben einen starken Einfluss auf unser Mindset, also die Art und Weise wie wir denken. Visualisierung und Imagination können unsere Einstellungen und unser Verhalten verändern. Wirklichkeit entsteht in der Vorstellung. Imagination wurde von Carl Gustav Jung in die Psychotherapie eingeführt und wird heute in vielen Bereichen praktiziert. Sportler, die Mentaltraining nutzen, nehmen in ihrer Vorstellung den gewünschten Erfolg vorweg.

Spielen auch Sie in Ihrer Vorstellung durch, plastisch und mit allen Sinnen, was Sie erreichen möchten. Bauen Sie ein positives Bild auf, an das Sie glauben können und Sie mit Zuversicht erfüllt. Fokussierung auf ein Ziel, verbunden mit starker Motivation und positiver Erwartung (Emotion), schafft eine hohe Erfolgswahrscheinlichkeit. Tiefgreifende Veränderungen gelingen nur, wenn das limbische System (Emotionen) eingebunden ist. Veränderungen sind häufig mit Unbehagen verbunden, der Angst vor dem Ungewohnten. Wir brauchen für Veränderungen ein Bild der gewünschten Zukunft im Kopf, welches unseren Motiven entspricht und mit positiven Emotionen den aktuellen Zustand übertrifft. **Motive** können sein:

- Sicherheit,
- Gemeinschaft,
- Sozialer Bezug,
- Abwechslung,
- Anerkennung und
- Wachstum.

Wenn Sie eine Handlung in Ihrer Vorstellung wieder und wieder durchspielen, fällt es Ihnen leichter, sie auch auszuführen. Unser Gehirn kann nicht unterscheiden, es reagiert immer gleich, ob wir uns etwas vorstellen oder wirklich erleben. Es werden dabei dieselben Areale im Gehirn aktiviert, die zu denselben Empfindungen führen. **Mentaltraining mit Imagination kombiniert mit Entspannung** hilft bei:

- Stressbewältigung und Gesundheitsvorsorge (neue Ess- und Bewegungsgewohnheiten programmieren),
- Erleben positiver Emotionen,
- Schmerzablenkung und besserer Krankheitsbewältigung
- Planung und Umsetzung persönlicher Ziele,
- Abbau von Blockierungen wie Prüfungsangst,
- Stärkung von Selbstbewusstsein, Selbstwirksamkeit und Resilienz.

Um eine neue Gewohnheit zu etablieren brauchen Sie einen Auslöser, das Verhalten an sich und die Belohnung. Die Gewohnheit wird bewusst gezielt angelegt und verankert. Auch hier gilt es schrittweise vorzugehen und kleine Zwischenziele zu setzen. Wer zu viel zu schnell erreichen möchte, wird scheitern.

Wenn wir unser Denken ändern, ändert das letztendlich unsere Einstellungen und wie wir an unser Leben herangehen, also handeln. Dies beeinflusst, wie erfolgreich oder gesund wir sind und wie unsere sozialen Beziehungen aussehen. Bewegung, Achtsamkeit (Meditation) und mentales Training helfen Ihnen, Denken und Kreativität auf Höchstleistung zu bringen.

Grundeinstellungen, Überzeugungen, Wertvorstellungen und Glaubenssätze begleiten unser Leben. Wir haben sie von anderen Menschen, insbesondere den wichtigen Bezugspersonen, übernommen oder durch eigene Erfahrung entwickelt. Sie beeinflussen unsere Motivation, Entscheidungsfindung und Leistungsfähigkeit erheblich. Es sind die positiven wie negativen Prägungen unserer Persönlichkeit. Glaubenssätze sind die Essenz unseres Selbstwertgefühls.

Überzeugungen und Wertvorstellungen tragen uns durchs Leben. Sie machen uns die Welt übersichtlicher und erleichtern es uns, jeden Tag viele Entscheidungen zu treffen. Die Subjektivität der Wahrnehmung gefärbt durch Erfahrungen und bekannte Fakten (Evidenz) führt zu Überzeugungen, die nicht mehr sind als Hypothesen der Wirklichkeit. Dabei kommt es häufig zu einem Denken in Kategorien (Schwarz-Weiß-Denken), um die Komplexität der Welt zu vereinfachen. Als Folge fließen rationale und irrationale Gründe in unsere Entscheidungen ein.

Glaubenssätze sind wie eine Brille, durch die wir die Wirklichkeit sehen. Es sind gelernte automatisierte Denkmuster, die uns helfen, Situationen schneller zu bewerten. Negative Glaubenssätze, Gedanken und Selbstgespräche hindern uns daran, das Leben zu führen, das wir uns wünschen.

Die soziale Gemeinschaft, in der wir leben, hat formende und strukturierende Einflüsse auf unser Gehirn. Dabei kommt es häufig zur **selektiven Wahrnehmung** (Bestätigungsirrtum – Confirmation Bias). Argumente, welche die eigenen Einstellungen stützen, werden stärker wahrgenommen als das Gegenteil. Wir suchen nach bekannten Mustern und führen **Automatismen** aus, die wir lange kennen. Sie fühlen sich normal an, das ist eben die Macht der Gewohnheit, die eine wohltuende Auszeit von pausenlosen Entscheidungen darstellen kann. Unser Gehirn liebt den Zustand von Stimmigkeit (Kohärenz). Glaubenssätze folgen häufig Gedankenfallen (kognitive Verzerrung):

- Alles-oder-nichts-Denken,
- Übertriebene Verallgemeinerung,
- Katastrophisieren,
- Voreilige Schlussfolgerung,
- Vermutungen als Realität nehmen,
- Dinge persönlich nehmen.

Um Ihnen zu helfen, Ihre eigenen Glaubenssätze zu finden, gebe ich Ihnen Beispiele. Das ist natürlich keine vollständige Liste, sondern soll Sie inspirieren:

Negative Glaubenssätze:

- Ich bin ein Versager.
- Ich mache alles falsch.
- Ich bin unwichtig.
- Ich bin hilflos.
- Ich muss immer lieb und nett sein.
- Ich darf nicht meine Meinung sagen.
- Ich muss Erwartungen erfüllen.
- Ich sehe nicht gut aus.

Positive Glaubenssätze:

- Ich bin dankbar für …
- Ich verdiene es, glücklich zu sein.
- Ich darf Fehler machen.
- Ich bin mutig und schaffe das.
- Ich schenke meinen Gefühlen Beachtung.
- Ich bin optimistisch und zuversichtlich.
- Ich freue mich über …
- Ich genieße Ruhe und Entspannung.
- Ich schlafe gut und wache erfrischt auf.
- Ich bleibe ruhig und gelassen in allen Situationen.
- Ich bin voller Kraft und Lebensfreude.
- Ich lebe im Hier und Jetzt.
- Ich lebe sicher und geschützt.
- Ich vertraue meinem Partner und mir.
- Es geht mir gut und ich bin gesund.
- Ich liebe und akzeptiere mich, so wie ich bin.
- Bewegung tut mir gut.
- Ich bin voller Energie und Ausdauer.
- Mein Immunsystem ist stark.
- Ich denke positiv und konstruktiv.
- Ich bin voller Tatendrang und Begeisterung.
- Ich bin offen für neue Erfahrungen.
- Ich bin vergebend, verständnisvoll und mitfühlend.
- Ich bin ein guter Freund und hilfsbereit.
- Ich höre aufmerksam und interessiert zu.
- Ich leiste gute Arbeit und bin stolz auf mich.
- Ich liebe Herausforderungen.
- Ich gebe immer mein Bestes.
- Ich erfreue mich finanzieller Sicherheit.
- Ich bin glücklich und zufrieden.
- Ich habe alles, was ich brauche, und bin dankbar dafür.

Werden Sie sich Ihrer Prägungen bewusst, nur so können Sie sich von alten Mustern befreien. Finden Sie Ihre **Kernglaubenssätze.** Oft sind andere Glaubenssätze nur Variationen, die sich gegenseitig stützen und verstärken. Gestalten Sie Ihre **Suggestionen**, indem Sie persönliche Symbole, Bilder, Erfahrungen, Erinnerungen und Träume benutzen.

Meditation hilft Ihnen, negative Glaubenssätze zu erkennen, denn durch Meditation trainieren Sie die Selbstbeobachtung Ihrer Gedanken und Gefühle. Positive Glaubenssätze (**Affirmationen**, lateinisch „firmare" = befestigen, stärken) können Ihnen helfen, Ihre Selbstgespräche zu regulieren. Eine zielgerichtete Affirmation ist eine einfache Methode, sich positiv im Denken, Handeln und den zugehörigen Gefühlen zu verändern. Sprechen Sie ihre persönlichen Affirmationen mehrfach laut aus und spüren in sich hinein, ob es sich gut für Sie anfühlt. Verändern Sie ggf. die Formulierung und überprüfen Sie erneut die emotionale Wirkung. Dabei geht es nicht um „Selbsttäuschung", sondern um einen adäquaten Umgang mit Belastungen durch gedankliche Umstrukturierung. Der wichtigste Faktor für die Wirkung einer Suggestion ist die Wiederholung.

Affirmationen:

- wandeln negative Gedanken in positive um,
- machen Veränderungen von unliebsamen Gewohnheiten möglich,
- steigern das Selbstwertgefühl,
- fördern ein zielorientiertes Handeln und Akzeptanz.

Schutzstrategien gegen negative Glaubensätze auf Verhaltensbasis sind Verdrängung, Anpassung, Rückzug, Projektion oder Überkompensation. Die meisten Probleme entstehen nicht aus dem Glaubenssatz, sondern aus der Schutzstrategie, die wir wählen, um dem Glaubenssatz entgegenzuwirken.

Unser **Unterbewusstsein** ist kurz nach dem Aufwachen und vor dem Einschlafen am aufnahmefähigsten. Das sind die besten Zeiten für Ihre Affirmationen, da es zu diesen Zeitpunkten leichter fällt in den Alpha- oder Theta-Zustand zu gelangen. Morgens heben Sie die Grundstimmung und abends werden Lernprozesse gefördert, die im Schlaf ablaufen. Möglich ist aber auch jegliche andere Tageszeit. Probieren Sie verschiedene Zeiten aus. Wichtig ist nur, dass das Denken, Sprechen (Singen) oder Anhören (Diktierfunktion des Smartphones) Ihrer Affirmationen zur täglichen Routine wird. Wenn Sie Ihren positiven Glaubenssatz denken oder sprechen, können Sie durch Visualisierung (Imagination) den Effekt verstärken. Die Szenen, die wir uns vorstellen, sind für das Gehirn Realität.

Imaginationen sollten Sie möglichst im entspannten Zustand durchführen. In diesem Zustand sind Sie Ihrem Unterbewusstsein näher. Probieren Sie verschiedene Techniken der Entspannung aus (siehe Punkt 3.3). Dabei sollte das „Bild" möglichst detailliert sein und alle Sinne mit einbeziehen. Was können Sie sehen, hören, schmecken und tasten? Verknüpfen Sie das Bild mit einem positiven Gefühl, das verstärkt die Effektivität der Imagination. Das kann Dankbarkeit, Freude, Begeisterung, Vertrauen, Wertschätzung oder auch eine andere Emotion sein. Dankbarkeit ist eine der mächtigsten Gefühle, um die Suggestibilität zu verstärken. Sie können das Gefühl auch mit einem Anker (Gestik oder Berührung) verbinden und dadurch leichter hervorrufen (NLP-Technik). Begeben Sie sich in das Bild und erleben Sie die Situation als aktiv Teilnehmender.

Die häufigsten **Gründe für ein Scheitern** sind unrealistische Formulierungen, zu viel auf einmal erreichen zu wollen, zu wenig Geduld und inkonsequentes Handeln. Scheuen Sie nicht, bei Bedarf sich professionelle Hilfe zu suchen, wenn Ihre Einstellungen, Verhaltensweisen, Gefühle und Gedanken die Lebensgestaltung beeinträchtigen, ob in Ihren Beziehungen, Ihrem Beruf oder in sich selbst und Selbsthilfetechniken Ihnen nicht geholfen haben.

Automatische Entscheidungen und Handlungen beruhen auf unbewussten oder auch teilweise bewussten Gedanken und begleitenden Gefühlen, denn Ihr Denken ist ein mächtiges Werkzeug für die Beeinflussung Ihrer Gefühle. **Gedanken (Selbstgespräche) und Gefühle beeinflussen sich gegenseitig**. Daraus entwickeln sich Entscheidungen, Handlungen und Erfahrungen mit den entsprechenden Gefühlen. Über Handlungen denkt man nach, was wieder zu Gefühlen, Entscheidungen, neuen Handlungen und Erfahrungen führt. Der Kreislauf beginnt von neuem (Abb. 3.4.1).

Negative Selbstgespräche erhöhen über die Stressreaktion das Risiko für chronische Erkrankungen. Ein positiver innerer Dialog hat demgegenüber enorme gesundheitliche Vorteile:

- Ein längeres und gesünderes Leben,
- Seltener Schmerzen und Depressionen,
- Widerstandfähiger gegenüber Infektionskrankheiten,
- Gesünderes Herz-Kreislauf-System,
- Reduziertes Krebsrisiko,
- Mehr Stressresistenz und Zufriedenheit.

Wir können uns aus dieser Falle befreien, denn wir sind unseren Gedanken und Gefühlen nicht ohnmächtig ausgeliefert. Wir können unser Denken (Selbstgespräche) verändern und damit auch unsere Gefühle und Handlungen. Sie fühlen und handeln wie Sie denken. Wir führen pausenlos Selbstgespräche, quasi einen inneren Dialog. Sind diese Gespräche negativ, fühlen wir uns schlecht und dies kann unser Handeln lähmen. Führen wir aber positive und zuversichtliche Selbstgespräche, haben wir gute Gefühle und zeigen ein adäquates Handeln.

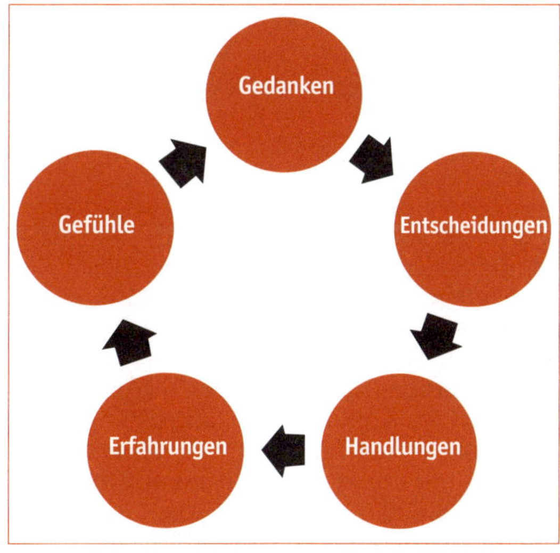

Abbildung 3.4.1 Gedanken, Gefühle und Handlungen

Am Anfang steht immer eine **Wahrnehmung** durch unsere Sinnesorgane oder Erinnerung. Es folgen die wertenden Gedanken über die Situation. Daraus entstehen Gefühle und die entsprechenden Handlungen.

„Es sind nicht die Dinge, die uns beunruhigen, sondern die Meinungen, die wir von den Dingen haben."

(Epiktet, griechischer Philosoph, 50–138 n. Chr.)

Unsere **innere Stimme** kommentiert alles und beeinflusst auf unbewusster Ebene unser Wahrnehmen, Denken, Fühlen und Handeln. Das Selbstvertrauen hängt wesentlich davon ab, ob die innere Stimme positiv und bestärkend oder negativ spricht. Glaubenssätze wirken häufig einschränkend, sind kontraproduktiv und machen uns kleiner, als wir sind oder sein könnten. Glaubenssätze sind Teil unseres Selbstbilds. Die größten Hindernisse sind häufig unsere eigenen Glaubenssätze und einschränkenden Verhaltensweisen. Wir stehen uns häufig selbst im Wege. Glaubenssätze haben – bewusst oder unbewusst – einen großen Einfluss darauf, welche Ziele wir uns vornehmen und ob wir sie erreichen. Das Unterbewusstsein ist eine mächtige gestaltende Kraft, die wir täglich einsetzen, nur häufig leider nicht zum Guten für uns.

Durch **Achtsamkeit** gegenüber unseren Gedanken, Gefühlen und Reaktionen erlangen wir Bewusstheit, wer und wie wir eigentlich sein wollen, was uns wichtig und warum es uns wichtig ist. Diese Selbsterkenntnis ist der Königsweg, um sich von persönlichen Problemen zu lösen und ein anderer Mensch zu werden. Vielen Menschen ist nicht bewusst, wie stark ihre Wahrnehmung durch subjektive Interpretation eingefärbt ist. Wir reagieren meist auf diese subjektiven Interpretationen und nicht auf die objektive Realität.

Wenn Sie es nicht schaffen, diese Wahrnehmung zu korrigieren, können Sie sich durch **Ablenkung** distanzieren. Sie geraten in eine bessere Stimmung und gewinnen Abstand zu dem Problem. Durch dieses Innehalten, können Sie besser reflektieren und die Situation realistischer einschätzen. Gewinnen Sie eine wohlwollende Haltung gegenüber Ihren Mitmenschen, vermeiden Sie unreflektierte Naivität oder ständigen Argwohn.

Sie können die Kraft der Gedanken nutzen, um Ihre Gefühlswelt und Alltagswirklichkeit zu erschaffen. Sie sind der Konstrukteur Ihrer Wirklichkeit. Sie sind für Ihre Stimmungen und Entscheidungen verantwortlich, denn nur an Ihnen liegt es, welche Haltung und Einstellung Sie zu den Ereignissen entwickeln. Konzentrieren Sie sich auf positive Gedanken und Gefühle sowie eigene Ziele und Visionen und blenden Sie alles Störende möglichst aus.

Ziele

Jeder kennt die guten Vorsätze zum Jahreswechsel, wie mehr Sport zu treiben oder sich gesünder zu ernähren. Häufig ist die Halbwertszeit der motivierten Vorhaben doch recht kurz und man verfällt wieder in die alten Verhaltensmuster, der innere Schweinehund hat wieder gesiegt. Veränderungen geschehen meist weniger durch Denken, Einsicht oder Bestrafung, sondern durch Emotion und Belohnung bzw. die Aussicht auf Belohnung. Dies können sein:

- Materielle Belohnungen (Geld, Privilegien),
- Soziale Belohnungen (Lob, Anerkennung, Auszeichnungen),
- Intrinsische Belohnungen (Selbstbestätigung, Selbstwirksamkeit)

Zunächst müssen Sie festlegen, was Sie verändern wollen. Ersetzen Sie Vermeidungsziele durch Annäherungsziele. Stellen Sie sich dann gedanklich vor, was sich in Ihrem Leben besser, attraktiver und glücklicher anfühlen wird, wenn Sie das geschafft haben, was Sie sich vorgenommen haben.

Zentrales Kriterium von **Motivation** ist die Zielausrichtung. Um die Selbstmotivation aufrechtzuerhalten, ist es wichtig, sich realistische **Ziele** zu setzen, die dem momentanen Leistungsstand entsprechend erreichbar, aber in gewisser Weise doch visionär sind. Ziele müssen spezifisch, messbar, attraktiv, realistisch und terminiert, kurz **SMART**, sein. Dazu müssen Sie Ihre Stärken und Schwächen kennen. Blinder Optimismus und eine zu hohe Erfolgserwartung lassen die Wahrscheinlichkeit für einen Misserfolg steigen.

Selbstmitfühlende Menschen sind stärker an persönlichem Wachstum interessiert als Leute, die sich ständig selbst kritisieren. Selbstkritik kann lähmend wirken. Wir brauchen eine mutige, zuversichtliche, neugierige und belastbare Einstellung, einen positiven Realismus.

Selbstbewusstsein bedeutet, sich selbst sehr gut zu kennen und einschätzen zu können. Ihr Ziel sollte zwar herausfordern, aber trotzdem im Bereich des Möglichen sein. Verinnerlichen Sie das Ziel, und wenn Sie daran denken, sollte es regelrecht kribbeln und ein Gefühl der Begeisterung und Entschlossenheit provozieren. Ziele geben dem Leben Struktur und Richtung. Das Erreichen selbst gesteckter Ziele erhöht das Selbstvertrauen und den **Selbstwert**, die subjektive und emotionale Bewertung des eigenen Selbst. Ein hoher Selbstwert korreliert mit Lebenszufriedenheit, psychischem Wohlbefinden und verbesserten sozialen Beziehungen. Fremdbestimmung, Misserfolge und unsachliche Kritik wirken sich negativ auf den Selbstwert aus.

Dazu gehört auch das **Selbstmitgefühl**, eine wertschätzende Betrachtung des eigenen Selbst, auch beim Erleben von negativen Emotionen. Leiden, Versagen, Schwächen und Imperfektion gehören zum menschlichen Leben. Es wird immer Menschen geben, die klüger, attraktiver oder erfolgreicher sind als wir. Perfektion ist nicht erstrebenswert, denn die einzige Konstante im Universum ist die Veränderung. Der Hang zum Perfektionismus führt zwangsläufig zur Selbstausbeutung und kann im Burnout enden. Am Anfang steht die Leidenschaft, die letztlich dann Leiden schafft. Die Lösung liegt in **Flexibilität und Anpassung** des eigenen Ziels. Beginnen Sie mit einem Setup und korrigieren es fortwährend. Es geht darum, trotz hoher Ansprüche, Unvollkommenheit zu akzeptieren. „Gut ist gut genug." Handeln Sie nach dem Pareto-Prinzip: 80 Prozent der Arbeit lassen sich mit 20 Prozent Mitteleinsatz erledigen.

Gerade in der heutigen Zeit braucht es einen Menschentyp, der Risiken abwägt und Glaubwürdigkeit verkörpert. Menschen, die zu ihren Überzeugungen stehen und nicht durch Lautstärke, sondern durch Kompetenz, Empathie und Loyalität überzeugen.

Die meisten gehen viel zu hart mit sich selbst ins Gericht. Vor allem Frauen neigen dazu, sich abzuwerten. Hinter dem Paradox der weiblichen Unzufriedenheit stecken die vielen Wahlmöglichkeiten, z. B. die Entscheidung für Karriere oder Kinder.

Wir verlieren das Vertrauen in unsere eigenen Fähigkeiten, wenn wir **überzogene Erwartungen** an uns stellen. Wer nicht aufpasst, den frisst der tägliche Konkurrenzkampf auf. Unsicherheiten, Sorgen, Ängste und Depressionen sind weit verbreitet und Selbstverurteilung ist ein häufiger Grund. Unser innerer Kritiker hat selten ein gutes Wort für uns übrig. Wir müssen aufhören, uns ständig zu bewerten und zu verurteilen. Schuldgefühle helfen niemandem, schaden aber der eigenen Person, unserem seelischen und körperlichen Wohlbefinden. Es genügt, Fehler einzugestehen, zu bedauern und Verbesserungsmöglichkeiten zu überlegen. Es ist ein Zeichen von Selbstsicherheit, wenn man zu seinen Fehlern steht.

Stattdessen sollten wir mehr **selbstbezogene Freundlichkeit** praktizieren. Sei Dir selbst der beste Freund. Selbstmitgefühl bedeutet, sich selbst Fehler, Schwächen und Grenzen zu vergeben und sich zu akzeptieren. Es korreliert negativ mit Grübeln, Depression und Angst. Selbstmitgefühl unterstützt Sie dabei, das volle Spektrum der Emotionen zu akzeptieren und freundlich mit sich umzugehen. Dies verhindert einen übersteigerten Selbstwert und den Übergang zum Narzissmus. Selbstmitgefühl bietet dieselben Vorteile wie ein hohes Selbstwertgefühl ohne dessen Schattenseiten. Es hilft Gefühle von Arroganz, Überheblichkeit und Vermessenheit keinen Raum zu geben. Allerdings sind ein narzisstisches Ich-Idealbild und Egozentrik zu einem Trend unserer Zeit geworden. Selbstinszenierung in sozialen Medien ist ein Beispiel dieser Entwicklung. Die Anerkennung wird gemessen mit Views, Likes und Followern. Durch das nach außen tragen des Ich entsteht nicht eine Solidarisierung, sondern eher Distanzierung und Abkapselung.

Selbstmitgefühl ist eine wirksame Quelle für emotionales Wohlbefinden und Zufriedenheit im Leben. Sie verschafft uns emotionale Belastbarkeit, fördert Resilienz, stärkt das Immunsystem und ist das beste Mittel gegen Burnout. Selbstmitfühlende Menschen sind optimistischer, da sie auftauchende Problemen besser bewältigen können. Sorgen Sie dafür, dass Sie jeden Tag etwas tun, was Ihnen das Gefühl gibt, dass es ein guter Tag für Sie persönlich war.

Wenn wir fürsorglich mit uns umgehen, erhöhen wir unseren Oxytocin-Spiegel und fördern damit Gefühle von Vertrauen, Ruhe, Sicherheit und Verbundenheit mit uns selbst und anderen Menschen. Achtsamkeit zu praktizieren fördert zusätzlich das Selbstmitgefühl. Wenn Sie sich das nächste Mal verurteilen oder eine schwierige Erfahrung machen, sagen Sie einfach zu sich:

„Das ist jetzt wirklich keine schöne Situation.

Aber das gehört eben zum Leben.

Ich will freundlich zu mir sein und

mitfühlend mit mir umgehen."

(Finden Sie ihre eigenen Sätze.)

Lassen Sie sich nicht von anderen ein Ziel vorgeben, sondern entwickeln Sie Ihre ganz persönliche Zielvorstellung, nachdem Sie Ihr Potenzial analysiert haben. Berücksichtigen Sie dabei, ob die Zielplanung mit den Anforderungen in anderen Lebensbereichen vereinbar ist. Am glücklichsten sind Menschen, die intrinsische Ziele (persönliches Wachstum, Gemeinschaft) und keine extrinsischen Ziele (Wohlstand, Anerkennung, Attraktivität) verfolgen. **Zielsetzungen**

- wirken aufmerksamkeits- und handlungslenkend,
- mobilisieren Energie,

- erhöhen das Durchhaltevermögen und
- motivieren das strategische Denker

Zieltugenden sind Umsicht, Geduld und Ausdauer. Hartnäckigkeit gepaart mit Leidenschaft sind gute Voraussetzungen für die Zielerreichung. Dabei wählen Sie am besten die **Strategie der kleinen Schritte,** denn damit haben Sie mehr Erfolgserlebnisse, stärken die Willenskraft und befreien sich aus Krisen. Das Erreichen eines selbst gesteckten Ziels bringt Ihnen Glück, Freude und Stolz, was die Motivation aufrechterhält. Am Spruch „Der Weg ist das Ziel" ist viel Wahres dran. Erfolg ist das, was Sie selbst für Erfolg halten.

Nutzen Sie auch die Idee des **Modeling**, indem Sie die Fertigkeiten eines Vorbilds (= Modell) für sich als Inspiration nutzen. Eine gute Portion Selbstvertrauen, Vorstellungskraft, Handlungsbereitschaft, Begeisterung und Ausdauer sind beste Voraussetzungen ein Ziel zu erreichen. Begeisterung ist Dünger fürs Gehirn.

Nur wenn Sie Ihre persönliche **Komfortzone** verlassen und bereit sind, neue Herausforderungen anzunehmen, werden Sie Ihre persönlichen Ziele erreichen. Die Angst vor dem Scheitern ist einer der Hauptgründe, warum Menschen Veränderungen meiden und alles beim Alten lassen. Der *Status Quo Bias* zeigt: Wir haben eine Tendenz, am Bestehenden festzuhalten (Macht der Gewohnheit), weil jede Veränderung Energie kostet. Auf die Motivation muss auch die Volition (Umsetzung) folgen. Soziale Unterstützung, Selbstverstärkung durch Belohnung und Selbstverpflichtung wirken verstärkend.

Aus Freude, Spaß und Zielstrebigkeit, gepaart mit den nötigen kleinen Erfolgserlebnissen (Zwischenziele) gewinnen Sie positive Energie und **Selbstvertrauen.** Motivation und **Überzeugung** in die eigenen Fähigkeiten werden am meisten durch positive Erfahrungen gesteigert. Dieses subjektive Vertrauen in die eigene Kompetenz wird auch **Selbstwirksamkeit** genannt: „Yes, I can!" Unsere Erfahrung, erreichte Erfolge, bewältigte Herausforderungen, Einstellungen, Träume und Visionen sind **Ressourcen**, die uns dabei helfen, angestrebte Ziele zu erreichen.

Erfolgserlebnisse können sich negativ in Form von Selbstüberschätzung, Überheblichkeit und Selbstzufriedenheit äußern, im positiven Sinne als gesteigertes Selbstvertrauen, Zuversicht und Leistungsstreben. Den Augenblick der erfüllten Erwartung und das Gefühl der Zufriedenheit sollten wir speichern als Erinnerung und als Motivation für weitere Vorhaben.

Das Ganze sollte allerdings nicht in Verbissenheit ausarten, eine Portion **Gelassenheit** schadet nie. Auf dem Weg zu Ihrem geplanten Ziel wird es auch schwierige Situationen und Rückschläge geben. Wichtig ist, dass Sie in solchen Momenten die Krisensituation meistern und beharrlich Ihren Weg weitergehen. Grübeln und ständiges Wiederkäuen negativer Erfahrungen hindern daran, zuversichtlich nach vorne zu blicken. Unsere Blockade liegt häufig in einem Denken in Problemen statt in Lösungen begründet. **Misserfolge** können zu Unsicherheit, Trägheit und Resignation führen, aber auch eine selbstkritische Analyse und verstärkten Leistungswillen provozieren. Probleme sollten Sie wahrnehmen, als Chance begreifen und lösungsorientiert angehen. Fehler sind nicht der Feind des Lernens, sondern stellen einen elementaren Bestandteil des Lernprozesses dar. Sehen Sie Fehler nicht als Niederlage, sondern als Herausforderung an. Aus Fehlern lernt man immer am meisten oder: Erfahrung ist der beste Lehrmeister (*„Usus est magister optimus"* – Marcus Tullius Cicero, römischer Politiker und Philosoph, 106–43 v. Chr.).

„Wer nie einen Fehler gemacht hat, hat auch nie etwas Neues ausprobiert."

(Albert Einstein, Physiker, 1879–1955)

Das angestrebte Ziel vor Augen kann im wahrsten Sinne des Wortes „Flügel" verleihen. Dann sind Sie wie im Rausch, voller Glücksgefühle und Stresshormone „bis unter die Haarspitzen". Um die Motivation brauchen Sie sich in solchen Situationen keine Sorgen machen, es „läuft" von alleine.

Kommt man in einer schwierigen Phase zu dem Schluss, dass das anvisierte Ziel nicht zu erreichen ist, kann durch ein vorher festgelegtes **Ersatzziel** eine Umbewertung vorgenommen und damit das psychophysische

Gleichgewicht wiederhergestellt werden. Alles-oder-Nichts-Denken wirkt stark einschränkend und hindert daran, die meist vorhandene Operationsvielfalt zu erkennen und zu nutzen. Flexibilität und Kreativität schaffen Ihnen Freiheiten. Mit der Strategie des Ersatzziels vermeiden Sie Negativerlebnisse und Motivationsverluste für die Zukunft.

Wichtig ist immer das eigene Bild, welches Sie sich machen. Akzeptieren Sie die Situation so, wie sie ist. Beim **Akzeptieren** geht es nicht um Aufgeben oder Einlenken. Es geht darum, die Geschehnisse hinzunehmen und aktiv zu entscheiden, was als Nächstes zu tun ist. Die Fähigkeit, Schwierigkeiten mental zu überwinden, unterscheidet den Erfolgreichen. Allen gemeinsam ist die Angst vor dem Versagen, der Zweifel, den Erwartungen und Anforderungen nicht gerecht werden zu können. Diese Blockaden entstehen durch negative Programmierung: „Ich schaffe die geplante Leistung nicht mehr". Schlechte Ergebnisse werden als Misserfolg und nicht als Lernerfolg gesehen. Wenn Sie Herausforderungen als Lernschritt ansehen, verändert sich Ihre Einstellung zur Situation. Sie haben weniger Stress, Sorgen und Ängste. Sie denken dann weniger in der Vergangenheit, sondern mehr in die Zukunft.

Frustration kann nämlich lähmend wirken. Lernen Sie, mit Niederlagen oder Misserfolgen cool umzugehen, sie als Chance zur Weiterentwicklung zu sehen und den Blick darauf zu richten, wie Sie einen neuen Versuch angehen können, um Ihr angestrebtes Ziel zu erreichen. Versagen kann durch eine konstruktive Form der Wut als Motivator und Bewältigungsstrategie wirken. Reden Sie dann von Erfolg, wenn Sie mit Ihren momentanen Möglichkeiten das optimale Ergebnis erzielen. Haben Sie Freude an der eigenen Leistung, auch wenn das Hauptziel nicht erreicht wurde, und erkennen Sie die Leistung der Konkurrenz ohne Verbitterung und Neid an. **Praktizieren Sie Akzeptanz und Gelassenheit**:

„Herr, gib mir die Gelassenheit,
die Dinge hinzunehmen,
die ich nicht ändern kann,
den Mut, die Dinge zu ändern,
die ich ändern kann,
und die Weisheit,
das eine vom anderen zu unterscheiden."

(Reinhold Niebuhr, amerikanischer Theologe und Philosoph, 1892–1971)

Persönliche Stärken, Ressourcen und Werte sind Muster von Gedanken, Gefühlen und Verhaltensweisen, die uns Energie und beste Leistung ermöglichen. Stärken, Ressourcen und Werte sind wie „der Wind in unseren Segeln" und hängen von den individuellen Lernerfahrungen ab.

➢ Werden Sie sich Ihrer Stärken, Ressourcen und Werte bewusst!

Stärken: intelligent, kreativ, reflektiert, diszipliniert, flexibel, zuverlässig, großzügig, sozial kompetent, hilfsbereit, verbindlich, ehrlich, loyal, tolerant, humorvoll, sympathisch, unterhaltsam, ausgeglichen, gebildet, wissbegierig, unternehmungslustig, kontaktfreudig ...

Ressourcen: Partner, Freunde, Familie, schöne Wohnung, guter Job, nette Kollegen, Gesundheit, stabile finanzielle Situation, Sport, Musik, Haustier, Freizeit, Kultur, Natur, Reisen ...

Werte: Mut, Offenheit, Fairness, Gerechtigkeit, Aufrichtigkeit, Authentizität, Treue, Nächstenliebe, Vertrauen, Lebensfreude, Gelassenheit, Großzügigkeit, Bescheidenheit, Hilfsbereitschaft, Zuverlässigkeit, Bildung, Anstand, Mitgefühl, Verständnis, Wohlwollen, Liebe, Einfühlungsvermögen, Toleranz ...

Verschiedene Techniken

Emotionen sind ein altes Programm, das wir nicht verändern können. Gefühle aber unterliegen dem Einfluss unseres Verstandes, wir können entscheiden, wie wir uns fühlen. Es sind unsere Bewertungen, die entscheiden, wie wir uns fühlen. Das bedeutet nicht, Missstände, Ungerechtigkeiten und Situationen, die nicht in Ordnung sind, einfach hinzunehmen. Gerade wenn Gefühle richtig hochkochen, hilft es, Abstand zu gewinnen, Ruhe zu bewahren, nachzudenken und dann erst zu reagieren.

Negative Gedanken und Gefühle nähren sich gegenseitig und führen zu einer Abwärtsspirale. Stoppen Sie diesen Teufelskreis. **Durch Grübeln** erhalten Sie nur ein negatives Zerrbild von sich selbst. Grübeln ist häufig das Problem und nicht die Lösung. Versuchen Sie die Tatsachen rational zu überdenken und suchen Sie nach Argumenten gegen die negativen Gedanken. Sie unterdrücken und verdrängen damit nicht Ihre negativen Gedanken, sondern Sie hinterfragen den Wahrheitsgehalt (**Gegenbeweis**). Damit können Sie Grübeleien und gedankliche Endlosschleifen durchbrechen. Durch Achtsamkeit lernen Sie ruhig zu bleiben und nachzudenken, bevor Sie reagieren. So werden Sie in Stress- und Krisensituationen gelassener und souveräner. Sie reagieren nicht automatisiert oder impulsiv. Stellen Sie sich folgende Fragen:

- Stimmt meine Einschätzung, oder liege ich falsch?
- Kann sich aus der Situation etwas Gutes ergeben?
- Was kann ich für die Zukunft daraus lernen?

Helfen kann dabei auch **Ablenkung durch eine Tätigkeit**, die Sie vollkommen in Beschlag nimmt. Praktizieren Sie Achtsamkeit, treiben Sie Sport möglichst in der Natur, musizieren Sie, machen Sie, was Ihnen Spaß macht, um die Laune zu verbessern. Bewerten Sie dann die Lage neu und lassen Sie sich nicht von der Negativität anderer Menschen anstecken. Sie können immer selbst bestimmen, von wem oder was Sie sich ärgern lassen.

Öffnen Sie die Augen für Freundlichkeit und Dankbarkeit. Vergessen Sie nicht, die guten Momente zu genießen und visualisieren Sie Ihre bestmögliche Zukunft oder schöne Momente. Stellen Sie sich ein **persönliches Portfolio** (Ordner, Mappe, Schachtel) **positiver und glücklicher Erinnerungen** zusammen, die beim Anblick Auslöser positiver Gefühle sind. Entwickeln Sie dieses Portfolio stetig weiter. Das Schwelgen in Erinnerungen ist eine durchaus lustvolle Tätigkeit.

Die **SARW-Technik** (**S**topp – **A**tme – **R**eflektiere – **W**ähle) ist eine Methode, um in akuten stressigen Situationen Entscheidungsfreiheit wieder zu gewinnen. Sie sagen zu sich selbst „Stopp", um zu der Situation Distanz zu gewinnen. Dann nehmen Sie einen tiefen Atemzug und atmen langsam aus, um die Stressrektion abzubremsen. Denken Sie über die verschiedenen Reaktionsmöglichkeiten nach und wählen Sie eine Möglichkeit davon aus.

Sie gehen dabei bewusst in die Beobachtung, ohne zu bewerten und sofort mental, emotional und körperlich zu reagieren. Durch das Innehalten entsteht eine mentale Pause, Sie aktivieren in der Beobachterrolle das Stirnhirn, gewinnen Freiheitsgrade, anstatt sich vom Problem einnehmen zu lassen.

Der Faktor Zeit ist enorm hilfreich, wenn es gelegentlich hoch hergeht und starke Gefühle aufkommen. Eine kurze Auszeit und Abstand sind hilfreich. Das kann Bewegung, Sport, Musikhören oder Reden sein. Überschießende Gefühle werden dadurch gedämpft und man gewinnt wieder Überblick.

Wenn-Dann-Technik: Wenn Sie sich in einer unangenehmen, z.B. angstbesetzten Situation befinden, dann wenden Sie ein Entspannungsverfahren (Atemübung) an.

Reframing: Dies ist eine Methode aus dem Neurolinguistischen Programmieren (NLP). Sie geben der Situation einen neuen Rahmen und deuten sie um. Sie sehen die Dinge aus einem anderen Blickwinkel.

Switchen: Sie verkleinern das mentale Bild einer persönlich belastenden Szene. Im Gegenzug ziehen Sie ein persönlich motivierendes Bild so groß wie möglich auf und füllen es mit Energie und positiven Gefühlen.

Gespräche: Sprechen Sie mit einem mitfühlenden Menschen, dem Sie vertrauen, über Ihre Gedanken und Gefühle. Oft genügt schon eine kurze Begegnung, um eine andere Sichtweise einzunehmen. Sie können so dem *Self-Serving-Bias* (selbstwertdienliche Beurteilung) entgegentreten. Sie können sich glücklich schätzen, wenn Sie

Freunde haben, die Ihnen ungeschminkt die Wahrheit sagen und Sie aus Ihrem Hin- und Hergerissen sein (kognitiver Dissonanz) befreien. Oder schreiben Sie in Ihr Tagebuch. **Schreiben** ist eine gute Methode, negative Gedanken loszuwerden.

Warten Sie nicht darauf, dass sich die Dinge von selbst regeln. Handeln Sie, auch kleine Schritte sorgen für bessere Laune und steigern Ihr Selbstwertgefühl. Motivation folgt der Aktion und Erfolg wird erschaffen durch Tun.

Das Entwerfen einer eigenen Bewältigungsstrategie wird als **Coping** bezeichnet. Durch Visualisieren haben Sie die Möglichkeit, schwierige Situationen in der Vorstellung zu integrieren. Handlungsplanungen haben einen positiven Effekt auf die Handlungsausführung. Dabei sollten je nach erwarteter Situation **verschiedene Lösungsszenarien** (Wenn-dann-Strategien) entwickelt werden. Diese erlauben dann, der Situation entsprechend zu reagieren und die bestmögliche Entscheidung zu treffen. Wenn Sie mögliche Probleme im Vorfeld erfassen und abklären, ist die Angst davor genommen. Eine festgelegte Handlungsanweisung verleiht Selbstsicherheit und Zuversicht in die eigene Stärke.

Zur Situationsbewältigung (Coping) stehen das emotionsorientierte und das problemorientierte Coping zur Verfügung. **Emotionsorientiertes Coping** kann die Umdeutung der Situation („kein Misserfolg, sondern Lernerfahrung") und die Abwertung oder Verleugnung („alles halb so schlimm") bedeuten. Unangenehm empfundene Gefühlslagen können damit abgeschwächt werden. Diese Strategie bietet sich an, wenn eine verhaltensmäßige Situationskontrolle mit den vorhandenen Mitteln nicht möglich ist, also bei Unabänderlichkeiten. Die Akzeptanz lässt eine Situation als weniger unangenehm erscheinen (Akzeptanz- oder Commitment-Therapie). Durch Akzeptanz gewinnen wir Entscheidungsfreiheit. Akzeptanz bedeutet loszulassen, den inneren Kampf zu beenden und zu entspannen.

Problemorientiertes Coping besteht in einer Form des Sich-Behauptens und findet dann statt, wenn die Situation als kontrollierbar wahrgenommen wird. Dies bedeutet aktive Einflussnahme, Treffen von Entscheidungen und Problemlösungsstrategien. Sie befinden sich dann wie in einem inneren Tunnel, konzentriert ausschließlich auf das, worauf es jetzt ankommt. Diese Handlungsorientierung fokussiert die Aufmerksamkeit auf die zur Erreichung des Handlungsziels relevanten Aspekte. Sie sind damit voll und ganz bei der Sache und agieren strategisch.

Auch wenn es schwerfällt, hilft **Lachen** in solchen Situationen. Dabei werden im Gehirn Areale aktiviert, die mit Glücksempfinden assoziiert sind. Die Stresshormone Adrenalin und Kortisol werden durch Lachen reduziert und dafür positiv wirkende Endorphine vermehrt produziert. Das Immunsystem wird gestärkt. Nehmen Sie einen Stift quer in den Mund und halten Sie ihn mit den Zähnen fest. Ihr Gesicht zeigt automatisch eine fröhlichere Mimik. Die Muskulatur sendet eine Information an Ihr Gehirn: „Ich lache, also geht es mir gut."

„Jeder Tag, an dem du nicht lächelst, ist ein verlorener Tag."

(Charlie Chaplin, britischer Schauspieler, 1889–1977)

Sobald man einen bestimmten Gesichtsausdruck annimmt, stellen sich offenbar auch die damit zum Ausdruck gebrachten Gefühle ein. Ein offenes, echtes Lächeln hebt nicht nur unsere Stimmung, sondern vermittelt auch Freundlichkeit und Warmherzigkeit. Wer ein Lächeln oder ein freundliches Wort sendet, wird dies sehr oft auch zurückbekommen. Ein chinesisches Sprichwort sagt: *„Wer nicht zu lächeln versteht, braucht gar nicht erst ein Geschäft aufzumachen."* Lächeln ist gesund und wir können mit einem eingeübten Lächeln unsere Stimmung heben.

Auch mit unserer **Körperhaltung** (Embodiment-Techniken) und unserem Gesichtsausdruck können wir unsere Entschlossenheit und unseren Tatendrang demonstrieren. Damit wird im Gehirn der Weg zum Abruf unserer Stärken gebahnt und das **Selbstvertrauen** gestärkt. Mit einer straffen, aufrechten Körperhaltung strahlen Sie nicht nur Selbstbewusstsein aus, sondern

Sie fühlen sich auch so. Durch die somatische Markierung erhalten Vorstellungen und Erinnerungen ihre emotionale Färbung. Ein starkes Selbstbewusstsein ist der erste Schritt zum Erfolg. Mit einer gekrümmten Körperhaltung wecken Sie im Kopf Mutlosigkeit, Aufgeben, Depression. Sie können mit Ihrem Körper Emotionen beeinflussen und Positivität sowie Lebensfreude ausstrahlen. Haltung erzeugt Haltung. Dazu gehören auch Blickkontakt und ein fester Händedruck.

Mentales Training

Jede **Änderung** beginnt mit der Erkenntnis, was Sie verändern wollen und der Entwicklung einer Zielvorstellung, die Ihren eigenen Werten entspricht. Vielleicht möchten Sie mehr Sport treiben, das Rauchen aufgeben oder blockierende Glaubenssätze auflösen. Im Grunde genommen geht es darum, wie bei einem Computer die Programme zu verändern, denn wir sind unseren Automatismen nicht auf ewig ausgeliefert. Dazu gehört, das Denken und Gefühle durch neues Wissen, Selbstreflexion oder neue Einsichten zu verändern. Durch Übung und Verinnerlichung können daraus neue Handlungsweisen entstehen. Das Ergebnis letztendlich ist, dass Sie sich anders fühlen, entscheiden, handeln und von Ihrem Umfeld auch anders wahrgenommen werden. Diese Prozesse des Updates mentaler Software sind kein kurzfristiger Prozess, es bedarf häufiger Wiederholung, damit die Nerven neue Verschaltungen vornehmen (Bahnung). Es ist so ähnlich wie Autofahren lernen. Bis es sicher abläuft, können Monate vergehen. Wenn man es häufig wiederholt, entstehen neue Automatismen.

Programme, die von Ihrem Unterbewusstsein gesteuert werden, können in tiefer Entspannung/Meditation/Hypnose (Hypnos, altgriechisch = Schlaf) geändert werden. In **Trance** (siehe Punkt 3.3) können wir auf das Unterbewusste einwirken. Gedanken, Gefühle und Handlungen werden Ihnen bewusst, die zuvor unbewusst und automatisch abgelaufen sind. In diesem Zustand der Trance können Sie Ihrem Unterbewusstsein positive Suggestionen zugänglich machen, neue Glaubenssätze und Verhaltensweisen können verankert werden. Dafür brauchen Sie ein möglichst **tägliches Training**.

Im Grunde genommen haben wir immer **drei Möglichkeiten**: Wir können eine Situation annehmen (love it), verändern (change it) oder verlassen (leave it). **Nur Sie alleine sind verantwortlich für Ihr Leben.**

„Die reinste Form des Wahnsinns ist es, alles beim Alten zu lassen und gleichzeitig zu hoffen, dass sich etwas ändert."

(Albert Einstein – deutscher Physiker, 1879–1955)

Unsere Gedanken beeinflussen ganz erheblich, auf welche Art und Weise wir unsere Umgebung wahrnehmen. Mit der Steuerung unserer Gedanken besitzen wir ein wirkungsvolles Hilfsmittel, um unsere Wirklichkeit zu beeinflussen. Dies erleichtert ein geordnetes und perspektivisches Handeln. Der Glaube und das Vertrauen in die eigenen Fähigkeiten können systematisch trainiert werden.

Mentales Training ist eine autosuggestive Behandlung, wobei durch Selbstmanipulation eine ganz spezifische mentale Verfassung geschaffen wird. Mit mentalen Trainingsformen lassen sich Informationsverarbeitungsprozesse (kognitive Fertigkeiten wie Wahrnehmung, Denken, Vorstellen, Erinnern) erlernen, verändern und verbessern. Mentales Training ist planmäßig wiederholtes, bewusstes Sich-Vorstellen einer Handlung mit dem Ziel, Einfluss auf unser Denken, Fühlen und Handeln zu nehmen und damit unsere Selbstregulationsfähigkeit zu verbessern.

Zum Einstieg in das mentale Training können **Selbstgespräche (Affirmationen)** und **Visualisierungen (Imaginationen)** empfohlen werden. Voraussetzung für mentales Trainieren ist ein relativer Entspannungszustand. Für die Handlung, die Sie mental trainieren möchten, benötigen Sie eine möglichst schriftliche Handlungsanweisung („Drehbuch"), die Sie am besten auswendig lernen.

Mit Visualisierung/Imagination können Sie

- Motivation und Selbstvertrauen stärken,
- Bewegungsausführungen verbessern,
- Routinen für schwierige Situationen einprogrammieren,
- Körperfunktionen positiv beeinflussen und
- Beanspruchungsempfinden reduzieren

Die persönliche Erfahrung ist die wichtigste Quelle für die eigene Kompetenzüberzeugung.

Visualisierung/Imagination Schritt für Schritt:

- Stellen Sie sich in der betreffenden Situation vor.
- Versuchen Sie, viele Einzelheiten wahrzunehmen.
- Was können Sie hören, riechen, fühlen?
- Tauchen Sie mit allen Sinnen in die Situation ein

Die am meisten verwendete Methode der Visualisierung stellt die **äußere Wahrnehmung** (objektive Visualisierung) dar. Mit dieser Methode wird man zum Beobachter und schaut auf sich, als betrachte man sich selbst in einem Film. Visualisierungstechniken werden oft in der Rehabilitation eingesetzt, um Heilungsprozesse zu beschleunigen und schneller wieder Anschluss an die frühere Leistungsfähigkeit zu erreichen. Wer erfolgreich sein will, muss sich selbst von außen vorstellen können, ohne Angst und ohne Zweifel.

Mit einem Mix aus Affirmationen, Meditationen und stimmigen Imaginationen programmieren Sie Ihr Unterbewusstsein am effektivsten.

Selbstsuggestion in Form eines **Selbstgesprächs** ist ein wirksames Instrument zur Steuerung des eigenen psychischen Zustands. Mit dem Ziel sollten Sie sich auseinandersetzen und eine positive Spannung im Sinne einer Aufbruchstimmung aufbauen:

- „Ich kann es schaffen."
- „Ich bin leistungsorientiert."
- „Ich freue mich auf die Herausforderung."

Erstellen Sie Skripte für Selbstgespräche, um negative Situationen in positive zu verwandeln (**Automatisierung**).

Wir führen pausenlos **Selbstgespräche,** manchmal bewusst, oft aber laufen sie unbewusst ab. Wenn wir uns ängstliche Gedanken machen, dann verspüren wir Angst. Wenn wir uns zuversichtliche Gedanken machen, dann sind wir hoffnungsvoll gestimmt. Wenn wir uns deprimierende Gedanken machen, dann sind wir niedergeschlagen. Einhergehend mit diesen Gefühlen findet eine adäquate körperliche Reaktion statt.

Die Art und Weise, wie wir mit uns selbst sprechen, hat erheblichen Einfluss auf unser Empfinden, auf die Reaktion auf bestimmte Situationen und letztlich auf unsere Leistung. Das Führen positiver Selbstgespräche sollten Sie systematisch üben. Erfolgreiche Menschen zeichnen sich durch konstruktive, anspornende und handlungsorientierte Selbstgespräche aus. Nutzen Sie Selbstgespräche zur Selbstsuggestion, Selbstmotivation und Aufmerksamkeitsfokussierung. Selbstgespräche können erfolgreich eingesetzt werden, um die Anstrengung zu erhöhen und die Leistung zu steigern. Positives Denken ist kein Selbstbetrug, wenn Sie nicht verdrängen, sondern lösungsorientiert denken. **Das positive Denken darf die Sensibilität für Probleme nicht blockieren**.

Vielmehr geht es darum, sich eine andere Sichtweise anzueignen. Ziel ist ein optimaler Eigenzustand und effektives Handeln bei Anforderungen jenseits der Routine. Schreiben Sie negative Selbstgespräche auf und ersetzen Sie diese durch positive, Zuversicht ausdrückende Sätze.

Diese bekräftigenden Aussagen, die autosuggestiv das Vertrauen in die eigenen Fähigkeiten steigern sollen, nennt man auch **Affirmationen**. Formulieren Sie kurze Sätze im Präsens und in der Ich-Form und vermeiden Sie Wörter mit negativem Charakter wie z. B. nicht, muss, kein, nie, keinesfalls. Beschreiben Sie einfach aber genau eine Aktion. Was wir denken, bewahrheitet sich besonders schnell, wenn es mit Gefühlen unterlegt ist. Affirmationen, die mit positiven Gefühlen verknüpft sind, wirken stärker. Wenn Sie etwas anders fühlen, werden Sie beginnen, anders zu denken. Locken Sie Wohlgefühle mit Ihren Worten und malen Sie sich die Situation plastisch aus. Und wenn Sie anders denken, werden Sie beginnen anders zu handeln. Dies veränderte Handeln führt dann zu mehr positiven Erfahrungen in Ihrem Leben.

Trainieren Sie diese Selbstgespräche und integrieren Sie sie auch in Kombination mit Visualisierungen. Diese Selbstinstruktionen könnten z. B. lauten:

- „Ich weiß, ich kann das." (Selbstvertrauen)
- „Ich gebe mein Bestes." (Aktivierung)
- „Ich mache das locker." (Instruktion)
- „Ruhig und konzentriert bleiben." (Erregungskontrolle)
- „Nicht alles auf einmal." (Strategie)
- „Nur noch diesen Abschnitt, das schaffst du leicht." (Ressourcenauslöse

Liegt die „Programmierung" fest, gehen Sie diese gedanklich in einem möglichst entspannten Zustand mehrfach durch. Da die Selbstinstruktion einen positiven Effekt anstrebt, muss auch der Inhalt positiv formuliert werden. Diese **Technik der Visualisierung/Imagination durch gedankliche Vorstellung** kann Selbstkontrolle, Konzentration und mentale Stärke verbessern. Visualisierungstechniken sollen emotionale Störungen, Hemmungen, Ängste und mentale Blockaden vermeiden oder mindern. Motivierende Gedanken und Überzeugungen wirken als selbsterfüllende Prophezeiung.

In dem Kreislauf Denken-Handeln-Fühlen kann man an jeder beliebigen Stelle eingreifen und damit seinen Zustand verändern. In der Selbsthypnose starten Sie mit dem Denken (Vorstellung), beim Sport mit dem Handeln, beides hat Einfluss darauf, wie wir uns fühlen. Wenn Sie lächeln, fühlen Sie sich glücklich. Wenn Sie eine bestimmte Eigenschaft haben wollen, handeln Sie einfach so, als ob Sie sie schon hätten. Beispiel: Aufrechte Körperhaltung und Blickkontakt stärkt das Selbstvertrauen. Oft ist es leichter, durch Handeln zu einer neuen Denkweise zu gelangen als durch Denken zu neuen Handlungsweisen.

Der Begriff **Selbsthypnose** wird unter einer ganzen Zahl von Namen geführt: Visualisierung, Selbstsuggestion, autogenes Training, mentales Training und andere. Sie können es nennen, wie Sie wollen, Prinzipien und Ziele sind dieselben. Mit Selbsthypnose können Sie:

- Stress verringern,
- Symptome (Schmerzen) lindern,
- Denken, Gewohnheiten, Einstellungen (Glaubenssätze) verändern,
- Leistungen verbessern.

Im Zustand der Trance ist die bewusste Kritik unterdrückt und das Unterbewusstsein ist für Suggestionen zugänglich.

Unbewusste Selbsthypnose findet jeden Tag statt, indem wir fantasieren, tagträumen und Erinnerungen aus der Vergangenheit mit Bildern und Empfindungen aufrufen. Bei der bewussten Selbsthypnose erleben Sie eine Situation und können gestaltend in die Bilder und Empfindungen eingreifen. Damit können negative Automatismen und destruktive Gedanken unterbrochen werden, indem der Autopilot ausgeschaltet wird und Denken, Handeln und Fühlen sich ändern. Mithilfe der Selbsthypnose trainieren Sie Ihr Unterbewusstsein, um sich so zu verhalten, wie Sie es sich persönlich wünschen. Was im Unterbewusstsein verankert ist, wird früher oder später zur Self-fulfilling prophecy.

Sobald Sie Ihre Glaubenssätze, Denkmuster und Bewertungen herausgefunden haben, können Sie diese einem Update unterziehen. Finden Sie darin eine Unterstützung für ein zufriedenes Leben, oder sorgen sie öfter für Probleme? Entsprechen Ihre Bewertungen der Realität? Beschreiben Sie in positiver Art, wie Sie in einer konkreten Situation Denken, Handeln und Fühlen wollen. Legen Sie diese Handlungsweise schriftlich fest. Formulieren Sie passende Autosuggestionen, konkret, ohne Negation, positiv und in der Gegenwart.

Zur **Tranceinduktion** können Sie verschiedene Techniken nutzen: Atemkonzentration, Autogenes Training, Progressive Muskelentspannung, Punktfixation, Rückwärtszählen, schöne Erinnerung, Lieblingsort, Tagtraum …

Suchen Sie einen Ort auf, an dem Sie entspannen können und stellen Sie sicher, dass Sie ungestört bleiben. Nehmen Sie eine entspannte Sitzposition ein. Wenn Sie sich hinlegen, schlafen Sie leichter ein. Dies können Sie tun, wenn Sie die Selbsthypnose vor dem Einschlafen durchführen. Schließen Sie die Augen, kommen Sie zur Ruhe und atmen Sie mehrmals tief ein und aus. Achten Sie dabei darauf, langsamer aus- als einzuatmen. Durch das Schließen der Augen wechseln die Gehirnwellen automatisch vom Aktivzustand der Betawellen in den entspannten Alphawellenzustand.

Falls Sie die Augen geöffnet halten, konzentrieren Sie sich auf einen Punkt, der sich langsam und regelmäßig oder auch gar nicht bewegt. Sie können dann bei eintretender Müdigkeit oder Schwere selbst entscheiden, wann Sie die Augen schließen möchten. Weisen Sie achtsam alle störenden Gedanken ab, konzentrieren Sie sich auf Ihre Atmung und tauchen Sie in eine tiefe Entspannung ein. Spezielle Meditations- oder Hypnose-Musik kann unterstützend wirken. In der Meditation geht es um Entspannung und Leere. Bei der Selbsthypnose wird diese Leere genutzt, Suggestionen (Affirmationen) zu verankern.

Konzentrieren Sie sich mit allen Sinnen auf die konkrete Situation. Alternativ können Sie das Skript auch auf Ihr Smartphone sprechen und abspielen. Den Satz mit der positiven Affirmation sagen Sie sich wiederholt vor. Lächeln Sie dabei, das unterstützt die positive Stimmung. In Ihrem Kopfkino denken, handeln und fühlen Sie nun genauso wie vorher skizziert (bildliche Suggestion). Tun Sie dies so lebhaft und detailliert wie möglich. Lassen Sie ein farbiges Bild entstehen und nehmen Sie es mit allen Sinnen wahr (Sehen, Hören, Riechen Schmecken, Fühlen). Sowohl Prozessvorstellungen als auch Zielvorstellungen sind dabei hilfreich, Ihr Ziel zu erreichen. Die positive Selbsthypnose arbeitet mit Vorstellungskraft und bringt Ihrem Gehirn bei, wie es sich alternativ verhalten kann. Sie nutzen den Prozess der Erinnerungsgestaltung und legen eine neuronale Spur im Gehirn. Neue positive Erfahrungen werden zu positiven Erinnerungen und zu positiven Erwartungen für die Zukunft. Kehren Sie am Ende wieder langsam in den Wachzustand zurück, z.B. indem Sie von eins bis fünf zählen.

➢ **Auf den Punkt gebracht:**
Was Ihnen und Ihrem Gehirn guttut:

- Denken Sie positive und gesunde Gedanken.
- Nutzen Sie mentale Techniken zur Veränderung von Denken, Fühlen und Handeln.
- Nehmen Sie sich jeden Tag Zeit, dankbar zu sein.
- Praktizieren Sie Meditation.
- Pflegen Sie Ihre sozialen Netzwerke.
- Legen Sie eine Sammlung wunderbarer Erfahrungen an.
- Treiben Sie Sport, möglichst in der Natur.
- Sorgen Sie für Sinn, Ziele, Spannung und Aufregung in Ihrem Leben.
- Konzentrieren Sie sich mehr auf das, was Sie mögen.
- Lächeln Sie häufig.
- Singen oder summen Sie.
- Fragen Sie andere Menschen um Rat, wenn Sie nicht weiterkommen.
- Lernen Sie jeden Tag etwas Neues.

4 ERKRANKUNGEN

Die demografische Entwicklung führt dazu, dass der medizinische Versorgungsbedarf immer schneller steigt. Die Babyboomer kommen mit Macht auf die Sozialsysteme zu. Mehr ältere, multimorbide und chronisch kranke Patientinnen und Patienten sind eine große Herausforderung für jedes Gesundheitssystem. Hinzu kommen die steigenden Belastungen, die durch die sogenannten Volkskrankheiten wie Adipositas, Diabetes oder Bluthochdruck entstehen, die inzwischen auch viele Jüngere betreffen. Außerdem zeigt sich eine Zunahme psychischer Erkrankungen. Laut Statistischem Bundesamt wurden 2020 erstmals mehr Ausgaben für die Behandlung psychischer Erkrankungen als für Herz-Kreislauferkrankungen registriert. Wir werden zwar im Durchschnitt nur noch marginal älter, dafür konservieren wir unsere Krankheiten dank des gesundheitlichen Fortschritts umso länger. Deutschland hat im Vergleich zu anderen Ländern mit hohen Einkommen eine der niedrigsten Lebenserwartungen, und das bei gleichzeitig teurem Gesundheitssystem.

Die **Gesundheitsausgaben** in Deutschland sind im Corona-Jahr 2022 auf einen neuen Höchststand von 497,7 Milliarden Euro gestiegen. Das waren 5.939 Euro je Einwohner. Wie das Statistische Bundesamt weiter mitteilte, waren die Gesundheitsausgaben 2022 insgesamt 23,6 Milliarden Euro oder 4,8 Prozent höher als 2021, dem zweiten Jahr der Corona-Pandemie. Der Anteil der Gesundheitsausgaben am Bruttoinlandsprodukt (BIP) lag 2022 bei 12,8 Prozent, das waen 0,3 Prozentpunkte weniger als im Vorjahr. Die Medizin ist ein Milliardengeschäft und keine Wohltätigkeitsveranstaltung. Alle Beteiligten verteidigen ihren Anteil mit „Zähnen und Klauen". Der betroffene Patient spielt dabei keine Rolle. Diagnostik und Therapie orientieren sich eher am finanziellen Erlös und nicht, was medizinisch unbedingt sinnvoll wäre. Trotzdem ist die Lage vieler Kliniken mittlerweile dramatisch. Für das Jahr 2023 wird ein außerplanmäßiger Kostenanstieg um weitere 1,5 Milliarden Euro erwartet (Berechnungen Deutsche Krankenhausgesellschaft). Im letzten Jahr schrieb nur jede 5. Klinik schwarze Zahlen.

Neben der Überalterung der Gesellschaft mit steigenden Volkskrankheiten und der allgemeinen Kostensteigerung kommt es zu einer erheblichen Steigerung der **Medikamentenpreise**. Die neue Biologika-Antikörper-Behandlungsstrategie hat zwar immer noch nicht den Durchbruch in der Heilung von Krebserkrankungen gebracht, allerdings die Überlebensrate marginal verlängert. Biologika-Verordnungen kosteten 2021 bereits 16 Milliarden Euro und lagen damit mit 31,5 Prozent der Pharma-Verordnungen (trotz konstanten Krebszahlen) an der Spitze. Ein Jahr zuvor waren es 14,6 Milliarden, ein 10 prozentiger Anstieg in einem Jahr.

Und es kommen immer neue Antikörperstrategien von Checkpoint-Inhibitoren, Car-T-Zell-Therapie bis hin zu Eingriffen in die Entzündungskaskade (TNF-alpha-Inhibitoren) hinzu. Einen weiteren „Hype" gibt es um die GLP-1-Rezeptor-Agonisten, die für die Diabetes-Therapie entwickelt wurden, mittlerweile aber zunehmend in der Adipositas-Behandlung eingesetzt werden. Als weiteres Beispiel seien die als neue Wunder-Migränemittel-Stoffklasse titulierten CGRP-Antagonisten genannt. Die Pharmaindustrie entwickelt eben das, was Gewinn verspricht. Das gilt auch für „alternativmedizinische Mittel", die zwar keine nachgewiesene Wirksamkeit haben, aber mit haltlosen Versprechungen beworben werden.

Trotzdem wird weltweit mit Statinen immer noch am meisten Umsatz gemacht. Zwischen 2002 und 2013 hat sich der Statin-Gebrauch in den USA nahezu verdoppelt und die Cholesterinwerte sind nachweislich gefallen, trotzdem haben jedoch die kardiovaskulären Todesfälle eher zugenommen. Auch in Schweden, wo Statine recht großzügig verordnet wurden, war dies nicht mit einer signifikanten Senkung der Herzinfarktrate oder Mortalität verknüpft. Trotzdem hagelte es von verschiedenen, insbesondere amerikanischen Interessengruppen, immer tiefere Vorgaben für einen angeblich „gesunden Cholesterinwert".

Besonders negativ fiel dabei die „European Society of Cardiology" auf, die es im August 2019 schaffte, eine angeblich neue europäische Leitlinie mit der Prämisse „as low as possible" zu etablieren. Dabei soll nun bei allen Personen mit sehr hohem kardiovaskulärem Risiko ein LDL-C-Zielwert < 55 mg/dl angestrebt werden. Da selbst bei gesunden Personen mit niedrigem kardiovaskulärem Risiko das LDL-C-Ziel verschärft wird (< 115 mg/dl), würde dadurch wahrscheinlich mehr als die Hälfte der erwachsenen Bevölkerung zum Behandlungsfall. Kurz vor der Veröffentlichung dieser neuen Leitlinie kam passend eine neue Cholesterinsenker-Stoffklasse auf den Markt, die sogenannten PCSK9-Inhibitoren.

Jedoch selbst für Risikopatienten schwanken die tatsächlichen evidenzbasierten Empfehlungen der anzustrebenden Zielwerte der LDL-Konzentration zwischen unter 55 mg/dl dieser „European Society of Cardiology/ESC" und dem fast dreifachen Wert von 135 mg/dl des britischen „National Institute for Health and Care Excellence (NICE)".

Deutschland ist nach wie vor Weltmeister im **Röntgen** und insbesondere in der Verordnung von MRT-Untersuchungen. Nach Zahlen der OECD kamen 2017 auf 1000 Einwohner 143 MRT-Untersuchungen, in Finnland waren es dagegen nur 43.

Weiterhin entstehen immer mehr sogenannte **Medizinische Versorgungszentren (MVZ)** als Zusammenschluss, in denen mehrere ambulant tätige Ärztinnen beziehungsweise Ärzte kooperativ unter einem Dach zusammenarbeiten. Die Anzahl von Medizinischen Versorgungszentren hat sich in den letzten zehn Jahren mehr als verdoppelt. Allein 2022 erhöhte sich die Zahl der MVZ gegenüber dem Vorjahr um 10 Prozent. Damit geht der Trend ungebrochen zum MVZ und zum angestellten Vertragsarzt. Was zunächst effektiv klingt, und in der DDR ein Erfolgskonzept war, entpuppt sich aktuell zumeist als „Ping-Pong-System", wo der Patient munter untereinander hin und her geschoben wird. Denn im Unterschied zu einer Gemeinschaftspraxis, von denen die MVZ auf den ersten Blick kaum zu unterscheiden sind, müssen die MVZ nicht unbedingt Ärzten gehören. Wie bei Krankenhäusern können auch Investoren jeder Art Besitzer sein. Etliche internationale Investoren haben deutsche Praxen als lohnendes Investitionsziel entdeckt.

Das Gesundheitswesen bzw. die klassische Gesundheitsversorgung wird größtenteils durch die **gesetzliche Krankenversicherung (GKV)** und zu einem kleineren Teil durch Steuerzuschüsse, **private Krankenversicherungen (PKV)** sowie Eigenleistungen der Patienten getragen. Das Defizit in der GKV wird für 2023 auf mehr als 17 Milliarden Euro geschätzt. Im privatärztlichen Bereich ist die Gebührenordnung (GOÄ) praktisch seit 1982 unangepasst. Allein ein überfälliger Inflationsausgleich würde in diesem Bereich zu großen Kostensteigerungen führen. Mittlerweile kostet nach der Gebührenordnung für Tierärzte eine Beratung für einen Hund zweieinhalbmal so viel wie für einen Menschen nach der GOÄ.

Trotzdem ist eine Privatabrechnung für einen Arzt immer noch bei weitem attraktiver als die Abrechnung der gesetzlich Versicherten. Ein klassischer Hausarzt als Allgemeinmediziner oder Internist erhält in der GKV eine Quartals-Grundpauschale von ca. 55 Euro, egal, wie oft der Patient in dem Quartal vorstellig wird. Noch abstruser stellt sich das Laborbudget dar, das sich ebenfalls aus dem Punktwert/Patient im Quartal errechnet, und bei unter 900 Scheinen weniger als 10 Euro/Patient ist. Und dabei trägt der Arzt noch das Budgetrisiko. Untersucht er den Patienten nach Abgabe der Quartalsunterlagen und Vorstellungen der Abrechnungsstellen zu oft oder macht angeblich zu viele Hausbesuche, wird ihm das Honorar gekürzt.

Ganz anders in der PKV: Da trägt das Risiko fast ausschließlich der Patient. Denn die Arzt- oder Heilpraktikerrechnung ist nach 14 Tagen fällig, und kürzt die Versicherung, bleibt der Patient zumeist auf den Kosten für die Behandlung sitzen.

Schaut man sich den aktuellen Datenreport des Statistischen Bundesamts für 2021 zum **Gesundheitszustand der Bevölkerung** und Ressourcen der Gesundheitsversorgung näher an, sind vor allen Dingen die stationären Behandlungen im Krankenhaus in den letzten 10 Jahren massiv angestiegen (bei den Frauen um 11 Prozent auf 10,4 Millionen Fälle, bei den Männern sogar um 16 Prozent auf 9,5 Millionen Fälle). Nach wie vor stellen Krankheiten des Herz-Kreislaufsystems, gefolgt von äußeren Verletzungen und an dritter Stelle Krankheiten des Verdauungssystems die häufigste Ursache eines stationären Aufenthalts dar. Interessanterweise blieb die Zahl der stationären Krebsbehandlungen in den letzten 10 Jahren dabei konstant. Den größten Anstieg mit 37 Prozent stellt die Diagnose „abnorme klinische und Laborbefunde" dar. Es wird schlicht und ergreifend mehr diagnostiziert und analysiert, und dieser Prozess setzt sich ungebremst fort.

Deutschland hat pro Kopf das teuerste Gesundheitssystem in Europa, die durchschnittliche Lebenserwartung liegt aber nur 6 Monate über dem EU-Durchschnitt (siehe Kapitel 2). Unser Gesundheitssystem ist zu stark auf die Behandlung schon eingetretener Krankheiten ausgerichtet, wirksame Vorbeugung fehlt. **Wir müssen weg von der Reparatur- und Medikamentenmedizin hin zur Präventionsmedizin!** Bis 2025 wird ein neues Bundesinstitut für Prävention und Aufklärung in der Medizin (BIPAM) mit Sitz in Berlin entstehen. In der neuen Behörde geht die Bundeszentrale für gesundheitliche Aufklärung (BZgA) auf. Das BIPAM soll sich künftig vor allem um die Prävention bei den großen Volkskrankheiten Krebs, Demenz und Herz-Kreislauferkrankungen kümmern. Diese drei Krankheiten sind ursächlich für drei Viertel der Todesfälle in Deutschland. Es sollen Vorbeugestrategien entwickelt und die Umsetzung mit den Gesundheitsämtern vor Ort abgestimmt werden. Das Robert-Koch-Institut (RKI) gibt alle Abteilungen, die sich bisher mit der Erfassung und Vorbeugung nichtübertragbarer Krankheiten beschäftigt haben, an das neue Bundesinstitut ab und konzentriert sich ganz auf die Infektionskrankheiten.

Dies reicht aber nicht aus. Die allgemeine Gesundheitskompetenz wird in Deutschland zu wenig gefördert. Fast 60 Prozent der deutschen Bevölkerung haben Probleme mit gesundheitsrelevanten Informationen. Die Folgen sind: Orientierungsschwierigkeiten im Gesundheitswesen, vermehrte Inanspruchnahme des ärztlichen Notdienstes, häufigere Krankenhauseinweisungen und Kommunikationsschwierigkeiten mit dem Personal im Gesundheitswesen. Prävention muss Teil der Lehrpläne in den Schulen werden. Ein gesundheitsbewusstes Verhalten sollte im Kindes- und Jugendalter geprägt werden. In dieser Phase wird am besten einem ungesunden Lebensstil vorgebeugt. Dabei müssen auch die Bedürfnisse und Lebensrealitäten einer zunehmend diversen Bevölkerung berücksichtigt werden. In den EU- und OECD-Ländern werden nur etwa 3 Prozent der Gesundheitsausgaben für Präventionsmaßnahmen aufgewendet. So könnten staatliche Gelder (z. B. Zucker- und Tabaksteuer) zweckgebunden zur Bewegungsförderung und Prävention eingesetzt werden.

Zwischen Machbarkeit und tatsächlich Erreichtem besteht in der Medizin eine große Lücke. Schätzungsweise 40 Prozent der vorzeitigen Todesfälle können in den Industrieländern auf vermeidbare Verhaltensweisen zurückgeführt werden. Menschen ernähren sich ungesund, bewegen sich zu wenig, konsumieren übermäßig Alkohol und Nikotin und befolgen ärztliche Empfehlungen nicht. Ausreichende Aufklärung führt nicht automatisch zu guten Entscheidungen.

Die Ursachen liegen in Angewohnheiten und Verzerrungen der Informationsverarbeitung und Entscheidungsfindung. Unangenehme Entscheidungen werden gerne in die Zukunft verschoben (Prokrastination). Wir erachten etwas als wichtig und notwendig, schieben es dann aber zugunsten anderer Aktivitäten auf, die schneller eine Belohnung versprechen. Menschen neigen dazu, die negativen Auswirkungen ihres gesundheitlichen Verhaltens zu unterschätzen („optimism bias") und bevorzugen den aktuellen Zustand („status quo bias").

Um selbst gesteckte Ziele zu erreichen, können verbindliche Selbstverpflichtungen („commitments") eine Hilfe sein. Selbstverpflichtungen mit positiven und negativen Konsequenzen können Menschen helfen, sich gesünder zu ernähren, mehr zu bewegen oder das Rauchen aufzugeben. Jeder einzelne kann dazu beitragen, unser Gesundheitssystem zu entlasten und bezahlbar zu halten. Die Basis dafür ist ein präventionsorientiertes Verhalten!

Ein ganzheitlicher Ansatz zur Gesundheitsfürsorge umfasst neben Ernährung, körperlicher Aktivität, Entspannung und psychischer Gesundheit auch Umweltfaktoren sowie den Zugang zu angemessener medizinischer Versorgung. Die Prävention von Krankheiten durch gesunde Lebensgewohnheiten, regelmäßige Vorsorgeuntersuchungen, Screenings und Impfungen trägt wesentlich zur Gesundheit bei.

Eine effektive Medizin zeichnet sich aus durch:

- Zugang zur Gesundheitsversorgung für alle,
- Früherkennung von Gesundheitsrisiken,
- Information und Aufklärung,
- wirksame Behandlung von Krankheiten,
- zunehmend individualisierte Therapien,
- Weiterentwicklung durch Forschung und Innovation.

4.1 Prävention

„Wer nicht jeden Tag etwas Zeit für seine Gesundheit aufbringt, muss eines Tages viel Zeit für die Krankheit opfern."

(Sebastian Kneipp, deutscher Pfarrer und Naturheilkundler, 1821–1897)

Auf der gesetzlichen Grundlage von **§20 des SGB V und dem Präventionsgesetz** (2015) sind die gesetzlichen Krankenkassen, Unfallkassen und Rentenversicherungsträger zu präventiven Angeboten in den Lebensstilbereichen Ernährung, Bewegung, Stressbewältigung und Suchtprophylaxe verpflichtet. Prävention und Gesundheitsförderung stellt eine gesamtgesellschaftliche Aufgabe dar und kann nicht auf die Sozialversicherungsträger beschränkt sein. Hier bedarf es einer konzeptionellen Neuorientierung unter Einschließung notwendiger Maßnahmen im Klimaschutz und in der Klimaanpassung. Prävention und Gesundheitsförderung sind eine basale Voraussetzung für ein resilientes und zukunftsfähiges Gemeinwesen.

Im Laufe der letzten Jahrhunderte stieg die Lebenserwartung insbesondere durch bessere Ernährung, Hygiene und die Entwicklung von Medizintechnik sowie potenten Medikamenten. Die Zahl chronisch kranker Menschen nimmt rasant zu, und das nicht nur, weil wir älter werden. Was sich jetzt zeigt, ist eine Epidemie an Übergewicht, Bewegungsmangel, psychischen Störungen, Tabak- und Alkoholabhängigkeit, auch bereits bei Kindern und Jugendlichen. Bei Personen mit niedrigem Sozialstatus sind die Risikofaktoren häufiger anzutreffen als bei Personen mit hohem Sozialstatus. Die Folge ist z.B. eine zunehmende Zahl an Diabetikern und Suchtkranken.

Die Anzahl der Krebserkrankungen hat sich in den vergangenen Jahrzehnten deutlich erhöht. Krebs ist in den seltensten Fällen, nämlich 5–8 Prozent, erblich bedingt. Es ist eine „multifaktorielle" Erkrankung, wo viele Faktoren eine Rolle spielen. Nach einer Studie des Deutschen Krebsforschungszentrums (DKFZ) verursachen vermeidbare Risikofaktoren 37 Prozent aller Krebsfälle. Neben der genetischen Disposition stellen der Lebensstil (Ernährung, Körpergewicht, Rauchen, Alkoholkonsum, körperliche Inaktivität, Stress, Schlafmangel) und Umweltexpositionen (Sonnenlicht, Chemikalien, gebaute Umwelt) Risikofaktoren für die Entstehung von chronischen Erkrankungen dar. Mehrere große Studien belegen, dass körperlich aktive Menschen ein reduziertes Risiko haben, an Dickdarm- und Brustkrebs zu erkranken. Auch für Endometrium-, Prostata- und Nierenzellkrebs gibt es Hinweise auf eine Risikoreduktion durch regelmäßige körperliche Aktivität. Bisher konnte in Studien kein Zusammenhang zwischen regelmäßiger sportlicher Aktivität und dem Erkrankungsrisiko für Rektum-, Magen-, Blasen- und Hodenkrebs nachgewiesen werden.

Lebensstilveränderungen reichen von der **Primärprävention** (Modifikation von verhaltens- bzw. umweltbedingten Ursachen) über die **Sekundärprävention** (Beeinflussung von Risikofaktoren) bis hin zur **Tertiärprävention** (Rehabilitation von einer Krankheit). Das Ziel der präventiven Medizin ist, auf einen Patienten, der extrinsische

Motivation benötigt, so einzuwirken, dass er intrinsisch motiviert wird. Nur durch selbstbelohnende Motivation wird ein Verhalten auch beibehalten. Dazu muss abgeklärt werden, ob der Patient veränderungswillig, veränderungsbereit und veränderungsfähig ist. Einer Sorglosigkeit müssen Bewusstwerdung, Vorbereitung, Handlung und Aufrechterhaltung eines geänderten Bewegungsverhaltens folgen.

Obwohl Ärztinnen und Ärzte sich täglich um die Gesundheit anderer kümmern, hat ihr Umgang mit der eigenen Gesundheit nicht unbedingt Vorbildcharakter. Jeder zweite Mediziner hat keinen eigenen Hausarzt. Vorsorgeuntersuchungen werden deshalb oft vernachlässigt und Selbstmedikation betrieben. Mediziner treiben nicht genug Sport oder andere körperliche Aktivitäten bei einer Tätigkeit mit hoher Arbeits- und Stressbelastung. Besonders anfällig ist die Berufsgruppe für psychische Erkrankungen.

4.1.1 Körperliche Aktivität und Sport

Sport und körperliche Aktivitäten haben eine positive Wirkung auf die Gesundheit und die Prävention von bewegungsassoziierten Erkrankungen (z.B. Adipositas, Osteoporose, koronare Herzerkrankung, Stoffwechselerkrankungen). Insbesondere ist die Förderung von Bewegung im Kindesalter als Grundlage für lebenslange Krankheitsprävention von herausragender Bedeutung. Trotz der gesundheitsfördernden Effekte von körperlicher Aktivität und dem unbestritten positiven Kosten-Nutzen-Faktor sind weltweit betrachtet circa 27,5 Prozent der Menschen körperlich inaktiv, wobei sich Frauen deutlich in der Überzahl (31,7 Prozent) gegenüber Männern (23,4 Prozent) befinden. In Deutschland bewegen sich 44 Prozent der Frauen und 40 Prozent der Männer über 18 Jahre zu wenig, über 60 Jahre sind es sogar 62 Prozent. Die durchschnittliche Gehstrecke in Deutschland beträgt 800m! Noch dramatischer sieht es in Deutschland bei den 11- bis 17-Jährigen aus: 88 Prozent der Mädchen und 80 Prozent der Jungen sind zu wenig körperlich aktiv. In Finnland, dass die WHO als leuchtendes Beispiel herausstellt, sind nur 16 Prozent der Frauen und 17 Prozent der Männer nicht aktiv genug.

Sportliche Betätigung birgt aber auch Gefahren für die Gesundheit, denn seit Jahren wird in allen Alters- und Leistungsklassen eine steigende Anzahl von Sportverletzungen festgestellt, die lange Ausfallzeiten in Sport und Beruf verursachen können. Diese Verletzungen bedingen teilweise enorme Kosten und stellen zunehmend ein gesundheitspolitisches Problem dar. Durch diese negativen Auswirkungen von Sportverletzungen gehen circa 40 Prozent des gesundheitlichen Nutzens des Sports wieder verloren. Dennoch werden Sportverletzungen in ihrer Gesamtheit noch kaum systematisch erfasst und zu wenig als Problem erkannt. Nach aktuellen Untersuchungen könnte etwa die Hälfte aller Sportverletzungen durch präventive Maßnahmen und adäquates Training vermieden werden. Hier wären Aufwärmen, Muskelaufbautraining, sensomotorisches Training, stabilisierende Maßnahmen, Regenerationsmaßnahmen und Ruhephasen, Vorsorgeuntersuchungen sowie eine sportartspezifische Ernährung zu nennen. Eines der größten Hindernisse ist jedoch bislang die tatsächliche Umsetzung präventiver Maßnahmen in der Praxis.

Viele Studien haben die positiven Wirkungen regelmäßiger sportlicher Aktivität bei Krebserkrankungen gezeigt. Sport und Bewegungstherapie führen zu einer signifikanten Reduktion der Mortalität bei Dickdarm- und Brustkrebs. Ausdauer- und Krafttraining tragen zur Steigerung der Leistungsfähigkeit und Lebensqualität bei, haben positiven Einfluss auf die Psyche, verringern die Symptomatik eines Erschöpfungs-/Müdigkeitssyndroms („Fatigue-Syndrom") und vermindern die Nebenwirkungen der Therapie. Zusätzlich sollten Koordinations- und Flexibilitätsübungen in das Training integriert werden.

Die Regulations- und Abwehrmechanismen des Körpers, die bei der Bekämpfung einer Krebserkrankung wirksam werden, können direkt durch körperliche Aktivität angeregt werden. Außerdem mehren sich weltweit die Belege für eine günstige Wirkung einer fett- und eiweißbetonten sowie kohlenhydratarmen Ernährung bei Krebserkrankungen.

Die Bedeutung regelmäßiger körperlicher Bewegung für die Prävention von Krebserkrankungen, aber auch für die Vorbeugung von Rückfällen wird in Deutschland noch immer unterschätzt und ist in der breiten Bevölkerung noch unzureichend als Botschaft angekommen. Sport kann so wichtig sein wie ein Krebsmedikament und Bewegung ist gelebtes Anti-Aging.

Prävention ist überaus wichtig und sollte ganz oben auf der Liste unserer Gesundheitsziele stehen. Männer gehen viel seltener zum Arzt als Frauen und versäumen Vorsorgeuntersuchungen gerne. Vor allem die Altersgruppe zwischen 35 und 55 Jahren zeigt sich als Vorsorgemuffel. Männer sterben im Durchschnitt einige Jahre früher als Frauen und tragen zum Teil selbst dazu bei. Sie trinken meist mehr Alkohol, rauchen häufiger, ernähren sich ungesund, wiegen zu viel und bewegen sich zu wenig. Frauen gehen mit ihrer Gesundheit sensibler und verantwortungsvoller um. Sie beschäftigen sich mehr mit dem Thema Gesundheit, achten mehr auf körperliche Signale, sind weniger risikobereit und gehen regelmäßiger zu Vorsorgeuntersuchungen (siehe Kapitel 3.2). Die Bundeszentrale für gesundheitliche Aufklärung (BZgA) stellt in verschiedenen Gesundheitsportalen für Frauen (www.frauengesundheitsportal.de) und Männer (www.maennergesundheitsportal.de) viele Informationen für ein gesundes Leben bereit. Zuverlässige und verständliche Vermittlung von gesundheitsbezogenem Wissen bietet auch das Bundesministerium für Gesundheit unter www.gesund.bund.de.

Die Medizin befindet sich im Umbruch. Immer mehr setzt sich die Erkenntnis durch, dass bei vielen chronischen Erkrankungen und im Alter Sport und Bewegung positive Effekte haben. Hinter Alterungsprozessen verbergen sich häufig mangelnde körperliche und geistige Aktivität. Chronische Krankheiten verkürzen die Lebenserwartung und beeinträchtigen die Lebensqualität. Zunehmend werden daher die Schwerpunkte in Forschung und Praxis von der Therapie zur Prävention verlagert.

Während Risikofaktoren wie Bluthochdruck, Diabetes mellitus, Fettstoffwechselstörungen, sowie Nikotin- und Alkoholabusus große Aufmerksamkeit geschenkt wird, findet die körperliche Inaktivität als Risikofaktor weniger Beachtung. Seit den 90er Jahren jedoch ist **Bewegungsmangel** durch die American Heart Association, die Weltgesundheitsorganisation (WHO) und die Internationale Sportärzte-Vereinigung (FIMS) als **Risikofaktor** anerkannt. Eine sitzende Lebensweise ist unabhängig von der körperlichen Aktivität riskant für die Gesundheit.

Die Sterblichkeit ist bei Übergewicht (BMI 25–29,9) nicht erhöht. Fettleibigkeit (Adipositas – BMI über 30) hingegen ist für viele Erkrankungen ein Risikofaktor. Das größte Risiko eines frühen Todes besteht bei jenen, die körperlich inaktiv sind. Das gilt für Menschen mit normalem Gewicht, Übergewicht und Fettleibige gleichermaßen. Als Basismaßnahmen gelten eine Umstellung des Lebensstils mit Ernährungsänderung und regelmäßiger körperlicher Aktivität. Für Fitnesstraining ist es nie zu spät.

Regelmäßiger Sport kann die Lebenszeit verlängern, allerdings geht ein Teil dieser Zeit für das Training drauf. Bereits bei einer leichten körperlichen Aktivität von 15 Minuten täglich oder 90 Minuten wöchentlich ergibt sich eine signifikante Reduzierung der Sterblichkeit.

Mehrere Studien belegen die Beziehung zwischen dem Fitnesszustand und der kardiovaskulären Sterblichkeit. Körperliche Aktivität senkt das Risiko für Herzinfarkt, Schlaganfall, Lungenkrebs und Darmkrebs bei Männern sowie Brustkrebs bei Frauen. Auch ein Rückgang der Arterienverkalkung (Arteriosklerose) ist möglich – was früher kaum für möglich gehalten wurde. Die früher empfohlene körperliche Schonung bei Herzinsuffizienz ist kontraproduktiv. Ein moderates Ausdauertraining nach individueller Belastbarkeit gehört heute zur Basistherapie der Herzinsuffizienz und nach Herzinfarkt (Herzsportgruppen). Der Effekt ist grob vergleichbar mit verschiedenen medikamentösen und interventionellen Strategien. Auch bei leichten Formen der Depression hat ein

Ausdauertraining positive Wirkungen und ist mit denen von Medikamenten vergleichbar – und das ohne schädigende Nebenwirkungen. Allerdings gibt es keine direkte Dosis-Wirkungsbeziehung zwischen Ausdauertrainingseffekten und dem Ausmaß präventiver Wirkungen.

Sport und körperliche Aktivität sollten je nach individueller Belastbarkeit, die mit einer Fahrrad-Ergometrie bestimmt werden kann, wie ein Medikament zur Therapie und Prävention chronischer Erkrankungen eingesetzt werden. Dazu genügt ein dreimaliges extensives – später auch mäßig intensives – Ausdauertraining pro Woche. Die untere Belastung sollte bei 65 Prozent der maximalen Herzfrequenz liegen und 85 Prozent sollten im Gesundheitssport nicht überschritten werden. Unter körperlicher Aktivität wird eine signifikante Steigerung des Energieumsatzes sowohl durch das Alltagsleben als auch durch sportliche Tätigkeiten verstanden.

Beim Bewegen des eigenen Körpers werden auch bei langsamerem Tempo Kalorien verbraucht. Ein Energiemehrverbrauch von **2.000–3.000 kcal/Woche** hat deutlich präventive Effekte. Bereits niedrigschwellige Gesundheitsprogramme erzielen bei regelmäßiger Teilnahme nachhaltige Gesundheitswirkungen. **Regelmäßig** ist die körperliche Aktivität dann, wenn sie zweimal wöchentlich oder öfter erfolgt.

So beträgt die Risikominderung der Gesamtsterblichkeit durch regelmäßige körperliche Aktivität 35 Prozent. Da 30 Prozent der Bevölkerung inaktiv und 60 Prozent nur gelegentlich körperlich aktiv sind, besteht somit ein großes Potenzial an Präventionsmöglichkeiten durch regelmäßige körperliche Bewegung.

Regelmäßige körperliche Aktivität bewirkt eine Vielzahl von Anpassungsvorgängen (siehe Punkt 3.2). Das Anpassungsvermögen lässt bei Bewegungsmangel nach, weil die Regulationsfähigkeit des vegetativen Nervensystems, der Hormone und des Stoffwechsels gestört ist. Vor der Aufnahme von regelmäßiger körperlicher Aktivität und sportlichem Training sollte eine Vorsorgeuntersuchung beim Arzt stehen. Danach steht einer gesundheitsbewussteren Lebensführung durch regelmäßige sportliche Betätigung nichts mehr im Wege.

Tipps für den Einstieg:

- Zur Prävention sind besonders die Angebote der Sportvereine zu empfehlen, die das Qualitätssiegel „Sport pro Gesundheit" des Deutschen Sportbundes und der Bundesärztekammer tragen (www.sportprogesundheit.de).
- Bundesweit können Ärzte auch ein „Rezept für Bewegung" ausstellen.

Wer unsicher ist, wie er anfangen soll, findet auf der Homepage der Deutschen Gesellschaft für Sportmedizin und Prävention (www.dgsp.de) Anregungen („Bewegung und Sport: Anfangen ja, aber wie?").

Besonders in der Prävention und Rehabilitation ist die individuelle Anpassung des Trainings wichtig. Hier bietet sich insbesondere ein Gruppentraining unter fachlicher Anleitung an. Regelmäßig betriebene körperliche Aktivität und Sport ist bei vielen Beschwerden und Erkrankungen als alleinige oder ergänzende Maßnahme sinnvoll (Tabelle 4.1.1).

Um **Änderungen im Lebensstil** umzusetzen, müssen Möglichkeiten geschaffen werden, die Fehlernährung, Rauchen, erhöhtem Alkoholkonsum, Stress und Bewegungsmangel entgegenwirken. Hier müssen Ärzte, Ernährungsfachkräfte, Psychologen, Physiotherapeuten und Trainer interdisziplinär zusammenarbeiten. Prävention muss sinnvoll in das Gesundheitswesen eingebunden werden. Vielleicht kann hier das Präventionsgesetz von 2015 Verbesserungen schaffen. Der Sport hat für die Gesunderhaltung der Bürger und durch seine integrative Kraft eine enorme Bedeutung für den Zusammenhalt unserer Gesellschaft. Die Vermittlung eines gesunden Lebensstils muss schon im Kindesalter beginnen und über den Kindergarten, die Schule und den Arbeitsplatz fortgesetzt werden. Prävention muss zu einem Pfeiler unseres Gesundheitswesens werden.

Die beiden Bereiche psychische und körperliche Gesundheit lassen sich nicht voneinander trennen. Beide beeinflussen sich gegenseitig. Patentrezepte gibt es nicht, häufig „führen viele Wege nach Rom".

Tabelle 4.1.1 Welche Beschwerden und Erkrankungen werden durch eine Bewegungs- und Sporttherapie günstig beeinflusst?

Organ / Gewebe / Körperfunktion	Beschwerden / Erkrankung
Allgemeinzustand	• Kopfschmerzen, Migräne • Schlafstörungen • Stress, Nervosität, Erschöpfung • muskuläre Verspannung, Rückenschmerzen • unregelmäßiger Stuhlgang, Verstopfung • Müdigkeit, Antriebsschwäche, fehlende Ausdauer • Menstruations- und klimakterische Beschwerden • Medikamenten-, Alkohol- und Nikotinabhängigkeit • schlechte Laune, fehlendes Selbstwertgefühl • erektile Dysfunktion • Cellulite
Herz/Kreislauf	• Hypertonie, Hypotonie • koronare Herzkrankheit • chronische Herzinsuffizienz • Herzrhythmusstörung • Herzklappenerkrankung, Herzfehler • periphere arterielle Verschlusskrankheit • Krampfadern, venöse Insuffizienz, Gefäßanomalien
Lunge	• chronische Bronchitis, Mukoviszidose • Asthma bronchiale • chronisch-obstruktive Lungenerkrankung (COPD)
Stoffwechsel	• Diabetes mellitus • Fettstoffwechselstörung (Dyslipoproteinämie) • Übergewicht, Fettleibigkeit (Adipositas) • metabolisches Syndrom
Niere	• chronische Niereninsuffizienz
Leber	• chronische Hepatitis • Leberzirrhose • Fettleber
Gelenke	• rheumatoide Arthritis • Gicht (Arthritis urica) • Osteoporose • Arthrose • Spondylitis ankylosans
Gehirn/Psyche	• zerebrovaskuläre Insuffizienz, Schlaganfall • Epilepsie • multiple Sklerose, Fibromyalgie • neuromuskuläre Erkrankung, Querschnittlähmung • Parkinson, Demenzerkrankung • Depression, Angsterkrankung

Tabelle 4.1.1 *(Fortsetzung)*

Organ / Gewebe / Körperfunktion	Beschwerden / Erkrankung
Gehirn/Psyche	• Psychosen • Restless-legs-Syndrom, Neuropathien • Essstörungen • ADHS • psychosomatische Beschwerden
Tumoren/Krebs/bösartige Erkrankungen	• Stammzelltransplantation • Brustkrebs, Prostatakrebs • Dickdarmkrebs • HIV/AIDS
Organtransplantation	• Herztransplantation, Lungentransplantation • Lebertransplantation, Nierentransplantation

Gesundheit erfordert ständige Anpassung und aktive Bewältigung. Setzen Sie sich vernünftige Gesundheitsziele und überlegen Sie, wie Sie diese erreichen können. Sehen Sie Rückfälle nicht als Scheitern an, sondern als Chance. Heilung ist immer auch Selbstheilung mit der richtigen Einstellung und Haltung.

4.1.2 Impfungen

Zu den präventiven Maßnahmen gehören auch **Impfungen**, die gegen das Auftreten von gefährlichen Infektionskrankheiten schützen sollen. Alle Menschen in Deutschland sollten grundsätzlich einen Impfstatus entsprechend den Empfehlungen der Ständigen Impfkommission (STIKO) aufweisen (www.rki.de). Bei Auslandsaufenthalten sind die länderspezifischen Empfehlungen zu beachten. Auch die jährliche Grippeimpfung und die Impfung gegen SARS-CoV-2 (Corona) sind bestimmten Bevölkerungsgruppen zu empfehlen. Diese Schutzimpfung wird in ihrer Wirksamkeit häufig unter- und in ihren Risiken überschätzt.

Es bietet sich an, bei den Vorsorgeuntersuchungen den Impfstatus zu überprüfen und notwendige Impfungen vorzunehmen. Grundsätzlich sollten Sie sich nicht bei akuten Infekten impfen lassen. Bei bestehenden Grunderkrankungen sowie Schwangerschaft und Stillzeit ist ein individuelles Vorgehen notwendig.

Nebenwirkungen durch eine Impfung sind zwar selten, aber nicht ausgeschlossen. Ein vermehrtes Auftreten von Impfnebenwirkungen unter körperlicher Belastung ist nicht bekannt. Sollte es zu Impfreaktionen wie Fieber, Schüttelfrost, Kopf- und Gelenkschmerzen kommen, ist Sporttreiben tabu, Ruhe und Schonung ist angezeigt.

Die Vorstellung, dass es langfristig besser ist, eine Krankheit durchzustehen, als sich impfen zu lassen, beruht auf keinen belastbaren Studien. Es gibt keine rationalen Gründe, die Krankheit einer Impfung vorzuziehen.

Ziel jeder Impfung ist es, das Immunsystem so zu steuern und zu aktivieren, dass es Antikörper und aktivierte T-Zellen gegen Krankheitserreger bildet. Die Frage, wie man die Wirksamkeit einer Impfung beeinflussen kann, haben Wissenschaftler in einer Meta-Analyse untersucht. Die wesentlichen Faktoren als Impf-Verstärker sind:

- Richtige Ernährung (Vitamine, Mineralstoffe, sekundäre Pflanzenstoffe).
- Vermeidung von Schadstoffen (Rauchen, Alkohol, Umweltgifte).
- Regelmäßige Bewegung und Sport.
- Regeneration (Schlaf, Ruhe, Ausgeglichenheit, wenig Stress).

Die Lebensstilfaktoren spielen also eine große Rolle.

4.1.3 Anti-Aging und Selbstoptimierung

Anti-Aging ist nicht unumstritten und dabei geht es auch um den zunehmenden Trend der Selbstoptimierung verbunden mit vermehrten schönheitschirurgischen Eingriffen. Im Spitzensport wird gelegentlich über das Ziel hinausgeschossen, Stichwort Doping. Solange man auf Doping verzichtet, ist sportliches Enhancement gesellschaftlich akzeptiert.

Auch Normalbürger und Prominente greifen immer häufiger zur **Droge oder Arzneimitteln**, um dem alltäglichen Stress von Job, Familie und Freizeit besser gewachsen zu sein. Selbst Schulkinder nehmen Medikamente (Schmerzmittel, Kreislaufmittel, Beruhigungsmittel, Ritalin® u. a.), da sie oder die Eltern meinen, damit bessere Leistungen in der Schule zu erzielen. Studenten nehmen Amphetamine und Beruhigungsmittel, um durch die Prüfungszeit zu kommen. Zum Neuro-Enhancement werden auch Kokain, Ephedrin und Pseudoephedrin und verschiedene Psychopharmaka verwendet, um die kognitive Leistungsfähigkeit (Vigilanz, Konzentration, Gedächtnis, Stimmung) zu verbessern. Vor der Einnahme dieser Substanzen kann aufgrund des erheblichen Nebenwirkungspotenzials nur gewarnt werden.

Ein neuer Trend ist das **Biohacking**, bei dem durch verschiedene Methoden versucht wird, den eigenen Körper besser zu verstehen und das Wohlbefinden sowie die Leistungsfähigkeit zu steigern. Durch Technologien des **Self-Tracking** mit Wearables entsteht eine neue Art des Enhancement. Fitness-Tracker sind heute in der Lage, eine ganze Reihe von Parametern zu bestimmen, die dann in einem Programm ausgewertet werden können. Im Netz kann man sich dann mit Gleichgesinnten vergleichen. Das Ziel: Besser werden und die Leistung optimieren. Werden Sie nicht Sklave Ihrer Daten und fragen Sie nicht die Uhr, ob Sie gut geschlafen haben. Bleiben Sie entspannt! Selbstoptimierung ist bis zu einem gewissen Grad gut, Optimierungswahn ist schlecht!

Für die **Präventivmedizin** könnte dies in Zukunft aber von zunehmender Bedeutung werden, wenn z. B. ohne Blutabnahme Blutwerte bestimmt werden können (**Biotracking**). Die personalisierte Medizin steht vor der Tür. In der Zukunft wird für jede Therapie geprüft werden, ob sie zum individuellen Genom passt. Wir werden unsere persönlichen Schwachstellen kennen (Gentests) und können unseren Lebensstil entsprechend anpassen. Für die Medizin bedeutet dies, dass die Erhaltung von Gesundheit durch Prävention eine Hauptaufgabe werden wird. Individuelle Verantwortung und personalisierte Verfahren sind die Kernelemente einer zukünftigen Medizin. Die qualitätsgesicherte Anwendung von künstlicher Intelligenz (KI) wird dabei in Zukunft die Patientenversorgung effizienter gestalten.

Die wahren „Joker", wenn es um Verjüngung, Leistungsfähigkeit und Gesundheit geht, sind moderater Sport für Ausdauer und Kraft sowie eine gesunde und abwehrstärkende Ernährung. Daran kommen Sie nicht vorbei, wenn Sie fit altern wollen.

➢ **Ein Tipp zum Schluss**:
„Ein gesunder Mensch ist auch nur ein Mensch, der nicht gründlich genug untersucht wurde."

Wenn Ihr Körper Sie nicht zwingt, sich mit ihm zu beschäftigen, dann sind Sie gesund. Nehmen Sie sich die Freiheit, nichts zu unternehmen, sooft es ihr Körper zulässt. Heilung und Wiederherstellung sind bei alltäglichen Problemen nicht die Ausnahme, sondern die Regel.

➢ **Auf den Punkt gebracht:**

Tipps zur Gesundheitsförderung und Krankheitsprävention:

- Ernähren Sie sich mediterran orientiert mit viel Gemüse und Obst.
- Vergessen Sie nicht, ausreichend zu trinken.
- Bewegen Sie sich regelmäßig an der frischen Luft und treiben Sie einen Sport, der Ihnen Spaß macht.
- Suchen Sie sich zum Ausgleich Hobbys, die Sie fordern und erfüllen.
- Denken Sie an Phasen der Regeneration und Entspannung, nicht nur im Urlaub.

- Vermeiden Sie Gesundheitsrisiken wie Übergewicht sowie Tabak- und Alkoholkonsum.
- Schaffen Sie sich im Arbeitsleben regelmäßige Pausen.
- Pflegen Sie Ihre Sozialkontakte und treffen Sie sich regelmäßig mit Freunden.
- Gehen Sie regelmäßig zur Gesundheitsvorsorge zu Ihrem Arzt.
- Positives Denken und Handeln sowie Achtsamkeit und Zuversicht sollen Sie leiten.

4.2 Therapie

„Der Fortschritt lebt vom Austausch des Wissens."

(Albert Einstein, Physiker, 1879–1955)

Die **Medizin** als Ganzes kombiniert etablierte medizinische Verfahren mit der wissenschaftlich geprüften Naturheilkunde. Dabei liegt der Schwerpunkt auch auf der Aktivierung der Ressourcen der Selbstheilung. Die beste Voraussetzung zur Heilung ist nicht der passiv hinnehmende Patient, sondern der Verantwortung für sich übernehmende aktive Patient (Selbstfürsorge).

Dabei spielt der Lebensstil (Ernährung, Bewegung, Entspannung, Denken) eine entscheidende Rolle. Die moderne **Mind-Body-Medizin (MBM)** ist eine Weiterentwicklung der deutschen Ordnungstherapie. Sie ergänzt die vorrangig somatisch orientierte Medizin um verhaltens- und lebensstilorientierte Ansätze, insbesondere bei chronischen Erkrankungen. Durch die Kombination von gesunder Ernährung, viel Bewegung, Entspannung, verhaltenspsychologischem Training und sozialer Unterstützung soll wieder „Ordnung" in das eigene Leben gebracht und die Selbstheilungskräfte aktiviert werden. Geist und Körper kommen als primär therapeutische Instrumente zum Einsatz. Der Patient soll Fähigkeiten zu Selbstwahrnehmung, Selbstfürsorge und Selbstverantwortung entwickeln und stärken. Die Mind-Body-Medizin verknüpft Erkenntnisse aus Medizin, Neurobiologie und Verhaltenspsychologie. Ein besonderes Augenmerk wird auf die Stressbewältigung gelegt. Sie ist streng wissenschaftlich untersucht und nicht „esoterisch" oder „alternativ".

Die konventionelle Medizin ist also unter Einbeziehung psychosomatischer Vorgänge **ganzheitlich**, auch wenn dies von der „Alternativmedizin" immer wieder bestritten wird. Ganzheitlichkeit ist ein wesentliches Merkmal jeder guten Medizin und kein Monopol der „Alternativmedizin".

„Es gibt in der Tat zwei Dinge, die Wissenschaft und die Meinung; die Erstere gebiert Wissen, die letztere Unwissen."

(Hippokrates von Kos, griechischer Arzt, 460–370 v. Chr.)

Die folgenden Ausführungen sollen Ihnen als Wegweiser (Kompass) durch den medizinischen Bereich dienen. Einzelne Erkrankungen, insbesondere organischen Ursprungs, werden nicht besprochen. Dies würde den Rahmen des Buches sprengen. Hier verweise ich auf die weiterführende Literatur und die Linksammlung. Es sollen aber einzelne psychosomatische Erkrankungen angesprochen werden, welche durch die zunehmende Stressbelastung deutlich zugenommen haben.

Warnen möchte ich Sie vor Gesundheitsratgebern im Internet („Dr. Google"). Die Ergebnisse sind oft irreführend und können verunsichern, und mehr schaden als nützen. Das Internet kann zu einer verstärkten Krankheitsangst führen (Cyberchondrie). Bleiben Sie kritisch und holen Sie im Zweifelsfall immer eine Zweitmeinung ein.

4.2.1 Medizin und „Alternativmedizin"

„Niemand wird mehr gehasst als derjenige, der die Wahrheit spricht."

(Platon, griechischer Philosoph, 438–328 v. Chr.)

Man kann davon ausgehen, dass sich der Wissensstand in der Medizin alle fünf bis sieben Jahre verdoppelt. Patienten haben ein Anrecht darauf, dass wissenschaftlich gesicherte Therapien der Grundpfeiler der Medizin sind. Ein Schlagwort in der modernen Medizin ist „evidenzbasiert". Therapien sollen nachvollziehbar und wissenschaftlich überprüfbar sein. Der Arzt verbindet dabei seine individuelle Erfahrung mit den besten, aktuell zur Verfügung stehenden wissenschaftlichen Erkenntnissen, um die für den Patienten optimale Therapie zu finden. Die Präferenz und der Wunsch des Patienten sind zu berücksichtigen. Grundsätzlich gilt in der Medizin: Was häufig ist, kommt auch häufiger vor. Das bedeutet im Umkehrschluss aber nicht, dass Seltenes nie vorkommt.

Bei der **evidenzbasierten Medizin (EbM)** geht es darum, vor dem Einsatz von Medikamenten und Therapien den soliden wissenschaftlichen Nachweis zu verlangen, dass sie helfen (Wirksamkeitsnachweis). Medizin muss wissenschaftlich solide sein und die beste Methode ist die evidenzbasierte Medizin. Aber auch sie hat Grenzen, denn **wir wissen nicht alles und können nicht alles heilen.**

Den aktuellen **Goldstandard** stellt die **randomisierte, kontrollierte Studie** (RCT – randomized controlled trial) dar. In der Medizin gehören dazu Placebo-Gaben in der Kontrollgruppe und doppelte Verblindung. Für Medikamente müssen sowohl ihre Wirksamkeit als auch ihre Unbedenklichkeit an einer größeren Patientengruppe nachgewiesen werden. Es muss sichergestellt sein, dass die Studienergebnisse replizierbar sind.

Auch RCTs sind nicht unfehlbar. Deshalb gibt es sogenannte **systematische Reviews** der Gesamtheit der Studien und **Metaanalysen** als höchstes Beweismittel (Cochrane, www.cochrane.de, PubMed, https://pubmed.ncbi.nlm.nih.gov/). Voraussetzung ist, dass qualitativ hochwertige Studien eingeschlossen werden. Es werden nicht Meinungen und Studien gezählt, sondern die Konsistenz methodisch starker Studien führt zu einem Konsens. Dabei wird ein Phänomen erkennbar, das die Wahrnehmung verzerrt: der *Publication bias.* Positive, bestätigende Studien werden fast doppelt so häufig publiziert wie negative oder uneindeutige Ergebnisse.

Wissenschaft ist eine Methode, die überprüfbares Wissen schafft. Dabei wird ein systematisiertes Verfahren zur Gewinnung von Erkenntnissen verwendet. Wissenschaft denkt in Wahrscheinlichkeiten, Regelmäßigkeiten und Zusammenhängen. Sie muss logisch bleiben und hat dementsprechend nichts mit Meinungen, Gefühlen und Ideologien zu tun. Die Stärke der Wissenschaft ist, immer wieder alles zu hinterfragen. In der Medizin gelten die Naturwissenschaften ergänzt durch Psychologie und Sozialwissenschaft als Grundlage. Eine Folge der wissenschaftlichen Methode ist, dass vermeintlich gesichertes Wissen sich als Irrtum herausstellen kann und revidiert werden muss. Die Methode ist eine Annäherung an die Wahrheit durch Ausschlussverfahren. Alles Unwirksame und Unplausible wird aussortiert.

Niemand ist gegen Irrtümer gefeit.
Das Große ist, aus ihnen zu lernen."

(Karl Popper, Österreichisch-britischer Philosoph, 1902–1994)

Auch in der wissenschaftlichen Medizin wird viel überliefertes Erfahrungswissen angewandt. Überzeugende oder zumindest ermutigende Belege für konventionelle Behandlungsverfahren liegen bei 35 Prozent. Zur Anwendung kommen allerdings in 80 bis 90 Prozent Maßnahmen, die von stichhaltigen Beweisen unterschiedlicher Ausprägung untermauert sind. In Bezug auf die Evidenz ist die ärztliche Praxis wesentlich besser als ihr Ruf.

Aus den Erkenntnissen der EbM werden **Leitlinien** der Fachgebiete zur Diagnostik und Therapie einzelner Erkrankungen entwickelt, um Einzelbeobachtungen und hypothetische Theorien von tatsächlichen evidenzbasierten medizinischen Erkenntnissen zu trennen. Leitlinien enthalten allgemeingültige Regeln, die Ärzten dazu dienen, im Krankheitsfall eine schnelle und pragmatische Orientierung zur Diagnostik und Therapie zu geben. Außerdem dienen sie auch dazu, das Gesundheitssystem sozial verträglich und bezahlbar zu halten. Krankenkassen müssen Regeln haben, um die Bezahlbarkeit für alle zu gewährleisten. Leitlinien erfüllen nie den Wunsch des Einzelnen auf alles, was ihm individuell guttut. **Lernen Sie mitzudenken und stellen Sie Fragen, wenn Sie etwas nicht verstanden haben. Kümmern Sie sich um Ihren Körper wie um Ihr Auto.**

EbM und die Leitlinien stellen keine Vorschrift, sondern das aktuelle Wissen dar. Bei der „Evidenz" werden verschiedene Klassen von Evidenzstärke unterschieden. Leitlinien stellen Hilfen für Ärzte zur **Entscheidungsfindung** und individuellen Nutzen-Risiko-Abwägung dar. Therapieentscheidungen dürfen keinen standardisierten Schemata (Algorithmen) folgen. Trotz EbM bleiben Wissen, Erfahrung und Können des Arztes entscheidend. Aber über eindeutige Forschungsergebnisse, die Wirkungslosigkeit demonstrieren, darf sich weder der Arzt noch der Heilpraktiker hinwegsetzen. Eine ärztliche Entscheidung ist immer ein Gemenge aus ethischen, sozialen, medizinischen, organisatorischen und wirtschaftlichen Aspekten.

„Zwei Dinge sind unendlich, das Universum und die menschliche Dummheit, aber bei dem Universum bin ich noch nicht ganz sicher."

(Albert Einstein, deutscher Physiker, 1879–1955)

Der Arzt steht vor der Aufgabe, aus dem evidenzbasierten Maximum das individuelle Optimum für den Patienten zu erreichen. Dabei muss er Begleiterkrankungen, Lebensgewohnheiten, persönliche Präferenzen und auch Ängste und Vorbehalte berücksichtigen. Ärztliches Handeln besteht immer aus der Diagnostik, der reflektierten Beurteilung (individueller Abwägung) und Handlung durch Therapie. Künstliche Intelligenz (KI) hat das Potenzial, die Patientenversorgung zu verbessern und dabei den Herausforderungen einer stetig wachsenden Informations- und Datenflut bei begrenzten Personalressourcen zu begegnen. Limitationen und Risiken von KI-Anwendungen müssen dabei berücksichtigt werden. Weiterhin geht der medizinische Konsens immer von einer **Stufendiagnostik** aus, wo von der wahrscheinlichsten Hypothese im Ausschlussverfahren in Schritten hin zu weniger wahrscheinlichen Hypothesen abgestuft wird, um eine „Schrotschussdiagnostik" zu vermeiden. Hierzu werden in den entsprechenden Leitlinien Top-down-Diagramme dargestellt, die je nach Befundkonstellation und Eingangsauffälligkeiten dann schrittweise die Anwendung hin zu spezielleren und damit auch meist kostenintensiveren Diagnostikmaßnahmen vorgeben oder die Anwendung solcher Maßnahmen ausschließen.

Problematisch wird es aber dann, wenn Leitlinienempfehlungen keine Kassenleistung darstellen. So empfiehlt zwar die Leitlinie zu Typ-2-Diabetes eine individuelle Ernährungstherapie, im entsprechenden Chroniker-Programm (DMP: Disease-Management-Programm) ist sie aber nicht enthalten, da sie keine Regelleistung der Kassen ist. Vier von zehn Menschen in Deutschland leiden an chronischen Krankheiten. Elf Chroniker-Programme gibt es bisher, doch von den fünf jüngsten kam bisher keines in der Versorgung an. Hier besteht laut Gesundheitsministerkonferenz erheblicher Nachholbedarf. Seit 2020 gibt es digitale Gesundheitsanwendungen (DIGA), auch Apps auf Rezept genannt, die eine Leistung der gesetzlichen Krankenkassen darstellen. Sie unterstützen bei der Erkennung, Überwachung, Behandlung, Linderung oder Kompensierung von Krankheiten (z.B. des Bewegungsapparates, Adipositas, Tinnitus, psychischen Störungen). Diese digitalen Hilfen werden bisher noch zu wenig genutzt, können aber in Zukunft ein wertvoller Bestandteil in der Versorgung werden.

Bei der Entscheidung zwischen vertretbaren und nicht vertretbaren Therapien kann die Ethik Hilfestellung leisten. Dazu gehört auch die demütige Einschätzung der eigenen Fähigkeiten, um Schaden vom Patienten abzuwenden. Nicht alles, was machbar erscheint, dient auch dem Wohl des Patienten. Beim Medikamenteneinsatz sollte gelten: So viele Medikamente wie nötig, so wenige wie möglich.

Nach der hippokratischen Tradition sollte Medizin „Primum non nocere, secundum cavere, tertium sanare" (Erstens nicht schaden, zweitens vorsichtig handeln und drittens heilen). Der ethische Grundsatz aus der Antike „Primum nihil nocere" (vor allem nicht schaden) muss um den ethischen Grundsatz „Primum efficax esse" (vor allem muss es wirken) ergänzt werden. Viele Medikamente haben Müdigkeit als Nebenwirkung, sind also „Energieräuber": Psychopharmaka, Antihistaminika, Antihypertensiva, Opiate und Chemotherapeutika.

Die Vorteile und Stärken der evidenzbasierten Medizin, auch als konventionelle oder Schulmedizin bezeichnet, sind:

- Abdeckung durch Versicherungen und das staatliche Gesundheitssystem.
- Qualifiziertes Personal, mit umfangreicher Ausbildung und Erfahrung.
- Spezialisierung in Teilgebiete.
- Effektive und schnelle Notfallversorgung.
- Krankheitsprävention (Vorsorgeuntersuchungen, Screenings, Impfungen).
- Präzise diagnostische Verfahren.
- Evidenzbasierte (wissenschaftlich fundierte) Therapien.
- Einbeziehung psychischer und sozialer Aspekte (ganzheitlicher Ansatz).
- Standardisierte Pflegepraktiken.
- Investition in Forschung und Innovation.
- Regulierung und Qualitätskontrolle.
- Transparenz und ethische Standards.
- Internationale Anerkennung.

Kritikpunkte an dieser Medizin sind:

- Zunehmende Fragmentierung des Gesundheitssystems.
- Bürokratie und administrativer Aufwand.
- Mangelnde Betonung der Prävention.
- Mangel an ganzheitlichem Ansatz.
- Lange Wartezeiten und begrenzte Zeit für Gespräche.
- Symptomorientierte Behandlung.
- Übermäßiger Gebrauch von Technologie und Medikamenten.
- Multimedikation (Wechselwirkungen).
- Standardisierung anstatt Individualisierung.
- Mangel an Betonung der Lebensqualität.
- Lobbyismus und Profitinteresse.

Gesundheitssystem

Im internationalen Vergleich sind in Deutschland Versorgungsdichte und -umfang auch für gesetzlich Versicherte auf einem hohen Niveau. Der Gesundheitspolitik kommt die schwierige Aufgabe zu, die Interessen der Gesundheitsanbieter und das Ziel einer effektiven Gesundheitsversorgung der Bevölkerung im Auge zu behalten.

Holen Sie sich bei wichtigen Entscheidungen Ihre Gesundheit betreffend Informationen aus verschiedenen Quellen und verlassen Sie sich nicht auf eine einzelne Aussage. Es geht um Ihr Leben und da sollten Sie die Verantwortung nicht gänzlich an andere abschieben. Sie müssen eigenverantwortlich entscheiden, welche Behandlung Sie für sich auswählen. Niemand außer Ihnen wird schließlich die Konsequenzen dafür tragen müssen.

Ein Grundsatz für Ärzte sollte sein: **Handele so, wie du es dir für dich oder einen nahen Angehörigen wünschen würdest**. Die Realität sieht allerdings anders aus: Die Häufigkeit operativer Eingriffe liegt bei medizinischen Laien um ein Drittel höher!

Gesetzliche und Private Krankenversicherung

Im Bereich der **Gesetzlichen Krankenkassen** müssen nach dem 5. Buch des Sozialgesetzbuches (SGB V) die Leistungen ausreichend, zweckmäßig und wirtschaftlich sein. Sie dürfen das Maß des Notwendigen nicht überschreiten. Leistungen, die nicht notwendig oder unwirtschaftlich sind, können Versicherte nicht beanspruchen, dürfen die Leistungserbringer nicht bewirken und die Krankenkassen nicht bewilligen.

Eine Leistungspflicht besteht im Bereich der **Privaten Krankenversicherung** grundsätzlich nur für medizinisch notwendige Maßnahmen. Das zentrale Kriterium für die medizinische Notwendigkeit einer Heilbehandlung ist deren **Eignung.** Eine Eignung ist dann anzunehmen, wenn aufgrund verfügbarer objektiver Erkenntnisse ein Heilerfolg mit einer bestimmten, substantiellen Wahrscheinlichkeit erwartbar ist. In den Fällen, in denen keine exakten

Daten zur Ermittlung von Erfolgswahrscheinlichkeit verfügbar sind, bleibt der Rückgriff auf die **überwiegende wissenschaftliche Anerkennung**.

Dieses Vorgehen findet seine Grundlage in den Musterbedingungen der Krankheitskosten- und Krankenhaustagegeldversicherung, die eine Leistungspflicht für Untersuchungs- und Behandlungsmethoden und Arzneimittel vorsehen, die „von der Schulmedizin überwiegend anerkannt sind". Um „allgemein" anerkannt zu sein, muss die Therapieform zwar nicht ausnahmslos, aber doch überwiegend in den fachlichen Beurteilungen (z.B. Leitlinien) als geeignet und wirksam eingeschätzt werden.

Der Begriff der „Vertretbarkeit" muss sich anhand verfügbarer objektiver Erkenntnisse zum Heilerfolg orientieren, wofür eine substantielle Wahrscheinlichkeit notwendig ist, die sich bei alternativen Heilmethoden bei Fehlen einer exakten Datenlage zur Ermittlung der Erfolgswahrscheinlichkeit aus dem Rückgriff auf die **überwiegende wissenschaftliche Anerkennung** herzuleiten hat.

Herleiten lässt sich die vorherrschende Lehrmeinung nur aus einer umfassenden Sichtung der verfügbaren wissenschaftlichen Publikationen und der anschließenden Abwägung der vorhandenen wissenschaftlichen Ergebnisse unter der Prämisse einer evidenzbasierten Herangehensweise. Unter einer evidenzbasierten Herangehensweise versteht man eine systematische Recherche, Auswahl und Bewertung **wissenschaftlicher Belege** (Evidenz) unter Anwendung standardisierter Methodik.

Die Notwendigkeit der Heilbehandlung ist allein aus medizinischer Sicht zu beurteilen. Aus der Sicht eines durchschnittlichen Versicherungsnehmers, auf den für die Auslegung dieser Vorschrift abzustellen ist, ist sie dahingehend zu verstehen, dass ihm nicht die Kosten für jede beliebige Maßnahme erstattet werden, sondern nur für solche, die objektiv geeignet sind, sein Leiden zu heilen, zu bessern oder zu lindern. Selbst ein multimodales Behandlungskonzept hat sich an Leitlinienvorgaben zu richten und muss eine Kontrolle der Effektivität der angewandten Maßnahmen beinhalten.

Individuelle Gesundheitsleistungen (IGeL)

Das Arzt-Bild wandelt sich immer mehr vom primär sozialen Beruf zu einem marktförmigen Dienstleister. Patienten werden zunehmend nicht als hilfsbedürftige Menschen, sondern als Kunden wunscherfüllender Dienstleistungen gesehen. Individuelle Gesundheitsleistungen werden heute vielfältig und fast bei jedem Arzt angeboten, ob sie nun sinnvoll sind oder nicht. Das können erweiterte Vorsorgeuntersuchungen, Ultraschalluntersuchungen, Augeninnendruckmessung, Professionelle Zahnreinigung, Zahnersatz usw. sein. Auch zahlreiche Behandlungen aus der Alternativmedizin werden als IGeL angeboten. In den meisten Fällen haben die angebotenen Leistungen nur einen zweifelhaften medizinischen Nutzen.

Laut IGeL-Report 2023 des Medizinischen Dienstes Bund bringen diese Angebote in der Regel nichts, können bei Untersuchungen verunsichern und schlimmstenfalls auch schaden. Von 55 bewerteten IGeL-Angeboten wurde nicht ein einziges als positiv bewertet. Lediglich Akupunktur zur Migräneprophylaxe und Lichttherapie bei saisonalen depressiven Verstimmungen werden als „tendenziell positiv" eingestuft. Der Rest wurde als „unklar", „tendenziell negativ" oder sogar „klar negativ" bewertet. Insbesondere Leistungen, die der Gesundheitsoptimierung dienen, stellen IGeL dar. Eine kritische Bewertung von IGeL finden Sie im Internet unter www.igel-monitor.de und www.iqwig.de.

Alternativmedizin

Das Angebot an **„Alternativmedizin"** ist in Deutschland riesig und kaum überschaubar. Fast zwei Drittel der erwachsenen Deutschen ist gegenüber alternativmedizinischen Heilmethoden aufgeschlossen. Die „Alternativmedizin" vermittelt den Eindruck sanft und ohne Risiken zu sein, dabei sind viele Methoden strittig und in der Wirksamkeit unbewiesen. **Eine Alternative ist nur dann gegeben, wenn man zwischen wenigstens zwei Optionen wählen kann, die beide geeignet sind, ein bestimmtes Ergebnis tatsächlich zu erzielen**.

Was kann die „Alternativmedizin" wirklich leisten und wann schadet sie? Blindes Vertrauen kann ernsthafte Folgen haben, deshalb vertrauen sie besser ihrem gesunden Menschenverstand. Medizin sollte grundsätzlich immer die individuell bestmögliche sein, unabhängig davon, ob sie der Schulmedizin oder der „Alternativmedizin" zugerechnet wird. Eigentlich gibt es nur die „Medizin". Die WHO hat eine Initiative gestartet, um auf der Basis wissenschaftlicher Erkenntnisse Standards für traditionelle Behandlungsmethoden zu entwickeln. Traditionelle Medizin ist zwar weit verbreitet, unklar ist aber bisher, welche Verfahren wirksam, effektiv sowie sicher und welche unwirksam sind.

Nicht zu empfehlen sind paramedizinische Theorien und Verfahren, wo Erklärungen gegeben werden, die elementaren wissenschaftlichen Erkenntnissen widersprechen. Diese mystischen und esoterischen Ansätze haben mit einer modernen Medizin nichts zu tun. Höchste Vorsicht ist immer dann geboten, wenn Methoden sehr abwegig und geheimnisvoll klingen. Außerdem sollte man hellhörig werden, wenn die Therapie alternativlos und ohne Nebenwirkung sein soll.

Nicht alles in der „Alternativmedizin" ist sinnvoll, aber das trifft auch auf die wissenschaftliche Medizin zu. Allerdings zeigen sich in der „Alternativmedizin" häufig, ideologische und esoterische Vorstellungen kombiniert mit medizinischem Viertelwissen, persönlichen Erfahrungen und Verschwörungstheorien. Auf zwischenmenschlicher Ebene können viele Alternativtherapeuten Hilfe durch Trost, Zuwendung und Hoffnung geben. Ihre Mittel und Methoden werden damit aber nicht besser oder wirksamer. Die Popularität der „Alternativmedizin" ist indirekt eine Kritik an der konventionellen Medizin, die Zeit, Mitgefühl und Empathie für den Patienten vermissen lässt.

Heilpraktiker

Esoteriker und private Geldgeber unterwandern die deutschen Hochschulen, und private Geldgeber fördern die Verbreitung von Homöopathie und anderen medizinischen Systemen an medizinischen Fakultäten. Pseudowissenschaftliche Lehr- und Forschungsangebote an Hochschulen nehmen zu.

Deutschland ist das einzige Land in der EU und der westlichen Welt, das in dieser Weise einen Berufsstand wie die **Heilpraktiker** (47.000 in Deutschland) zulässt, der nicht adäquat staatlich ausgebildet ist. Die staatliche Anerkennung suggeriert, dass Heilpraktiker angemessen ausgebildet und in medizinischen Fragen kompetent sind. Dabei beruht die Beliebtheit der Heilpraktiker vorwiegend darauf, dass der Therapeut sich Zeit nimmt sowie ein guter Zuhörer und Erzähler ist. Weitere Gründe sind die intensive Lobbyarbeit auf politischer Ebene und die teilweise aggressive Werbung („Wir sind zu Wundern fähig"). Häufig wird dagegen verstoßen, dass Verfahren beworben werden, deren Wirksamkeit nicht bewiesen ist.

Die Heilpraktiker gingen aus den Laienheilern hervor, wurden von der Nazi-Regierung im Rahmen der „Neuen Deutschen Heilkunde" geschaffen und sollten eigentlich nach einer Generation wieder aussterben, da sie keinen Nachwuchs ausbilden durften („Abschaffungsgesetz"). Nach dem Krieg erwarben die Heilpraktiker per Gerichtsbeschluss das Recht, Nachwuchs ausbilden zu dürfen. Das Bundesverwaltungsgericht erkannte die Tätigkeit des Heilpraktikers als freien Beruf in der Bundesrepublik Deutschland an.

Um in Deutschland als Heilpraktiker tätig zu sein, bedarf es einer staatlichen Erlaubnis. In Österreich darf die Heilkunde ausschließlich von Ärzten ausgeübt werden. Der Beruf „Heilpraktiker" ist dort durch das Ärztegesetz verboten und auch strafbar. Es existiert jedoch ein freies Gewerbe für „Hilfestellung zur Erreichung einer körperlichen bzw. energetischen Ausgewogenheit." Von „Energetikern" werden Bioresonanz, kinesiologische Methoden oder Magnetfeldanwendungen angeboten. Die diagnostische und therapeutische Tätigkeit im Zusammenhang mit Krankheiten ist diesem Gewerbe aber ausdrücklich verboten. Oft wird auch die Bezeichnung „Spiritueller Heiler" verwendet, um die gesetzlichen

Regelungen zu umgehen. In der Schweiz sind Heilpraktiker zugelassen. Seit 2015 gibt es dort den staatlich anerkannten und diplomierten Naturheilpraktiker, der eine geregelte Ausbildung mit Abschlussprüfung durchlaufen muss. Die Ausbildung ist also deutlich besser geregelt als in Deutschland.

Heilpraktiker in Deutschland dürfen keine verschreibungspflichtigen Medikamente verordnen, bestimmte Infektionskrankheiten inklusive Geschlechtskrankheiten nicht behandeln sowie keine Geburtshilfe und Zahnheilkunde betreiben. Sie dürfen auch nicht den Tod feststellen oder Arbeitsunfähigkeitsbescheinigungen ausstellen und Reha-Maßnahmen verordnen.

Der angehende Heilpraktiker muss 25 Jahre alt sein, einen Hauptschulabschluss sowie ein polizeiliches Führungszeugnis ohne gravierende Einträge vorlegen. Außerdem muss er vor dem Amtsarzt (Gesundheitsamt) eine Prüfung ablegen, in der medizinisches Grundlagenwissen abgefragt wird, um groben Fehleinschätzen vorzubeugen. Geprüft werden lediglich Grundkenntnisse in Anatomie, der Hygiene und den Infektionskrankheiten, damit ein Heilpraktiker erkennen kann, wofür er besser nicht zuständig ist. Bei Nichtbestehen der Prüfung kann diese unbegrenzt oft wiederholt werden. Der Qualifikationsnachweis bescheinigt nur die Ungefährlichkeit für die Volksgesundheit.

Angehende Heilpraktiker können zwar eine Heilpraktiker-Schule besuchen. Es existieren allerdings keine festgelegten Lehrpläne und Kontrollen. Man kann sich auch autodidaktisch auf die Prüfung vorbereiten, ohne je einen Patienten gesehen zu haben. Nach der Prüfung kann völlig unkontrolliert jedes Verfahren angewendet werden, das nicht operativ ist und keine verschreibungspflichtigen Medikamente verwendet. Der Heilpraktiker darf Injektionen geben und Infusionen legen. Trotz unzureichender Ausbildung sind die Befugnisse sehr weitreichend.

Eine Fortbildungspflicht und Qualitätssicherung wie bei Ärzten existiert für Heilpraktiker nicht. Die meisten Heilpraktiker sind nicht dazu ausgebildet, Patienten mit ernsten Erkrankungen verantwortungsvoll zu beraten. Oftmals überschätzen sie die Möglichkeiten der von ihnen angewandten Therapien. Daraus erwachsen die **indirekten Risiken** durch Weglassen oder Hinauszögern von effektiven Behandlungsmaßnahmen. **Direkte Risiken** erwachsen aus falsch-positiven oder falsch-negativen Diagnosen.

„Ich rate, lieber mehr zu können, als man macht, als mehr zu machen, als man kann."

(Bertolt Brecht, deutscher Schriftsteller, 1898–1956)

Heute nennt man das den Dunning-Kruger-Effekt aus der Sozialpsychologie. Er besagt, je weniger jemand weiß, desto weniger ist er in der Lage, zu erkennen, wie wenig er weiß, und desto weniger wahrscheinlich ist es, dass er seine Grenzen kennt. Unwissen und Inkompetenz verhindern das Erkennen von Unwissen und Inkompetenz. Es liegt eine kognitive Verzerrung im Selbstverständnis vor.

Es gibt keine wirklich funktionierenden Kontrollmechanismen, keine einheitlichen Diagnose- und Behandlungskriterien und auch keine Qualitätssicherung und Beschwerdestellen. Das deutsche Strafrecht fordert, dass der Heilpraktiker gemäß den Regeln ärztlicher Kunst („lege artis") handelt. Wie das ohne Ausbildung möglich sein soll, bleibt unklar. „Solange kein ausreichendes medizinisches Fachwissen und Können erworben wurde, dürfen keine Methoden angewendet werden, deren Indikationsstellungen oder Risiken sonst eine medizinisch-wissenschaftliche Ausbildung erfordern (BGH – AZ VI ZR 206/90)".

Die Zulassungs- und Tätigkeitsbedingungen der Heilpraktiker bedürfen dringend einer Neuregelung. Heilpraktiker praktizieren auf einem völlig unregulierten Markt. Ganz unverständlich ist, dass Heilpraktiker ohne jegliche psychotherapeutische Ausbildung Psychotherapien durchführen dürfen und dies auch tun. Seit 1993 gibt es den Sektoralen Heilpraktiker für Psychotherapie. Weitere sektorale Heilpraktiker gibt es für Physiotherapie, Podologie und Logopädie.

Ein bundeseinheitliches Curriculum und staatliche Prüfung zum „Mini-Mediziner" kann allerdings keine Lösung sein. Diagnostik und Therapie muss alleinige Aufgabe des Arztes bleiben. Ein „Gesundheitstrainer" kann durch Bewegung, Entspannungsmaßnahmen und Achtsamkeitstraining einerseits präventiv und andererseits therapeutisch ergänzend wirken. Eine staatlich geregelte und wissenschaftsorientierte Ausbildung könnte bei ausgebildeten Gesundheitsfachberufen wie Ergotherapeuten, Krankenpflegern, Physiotherapeuten und Logopäden zu einer Weiterqualifizierung führen. **Die Gesundheitsministerkonferenz (GMK) hat 2017 die zwingende Reformbedürftigkeit des Heilpraktikerwesens festgestellt.**

Unter dem Oberbegriff „Alternativmedizin" werden häufig auch die Begriffe wie „Erfahrungsmedizin", „Ganzheitsmedizin", „Komplementäre Medizin" und „Integrative Medizin" subsummiert, die in ihrem Konzept die „wissenschaftliche Medizin" oder „evidenzbasierte Medizin" (auch normale oder Schulmedizin genannt) mit ungewöhnlichen Verfahren ergänzen. Die Gegenüberstellung der Begriffe „Schulmedizin" und „Alternativmedizin" wurde vor allem in der Nazizeit verwendet, auch aus diesem Grund sollte man auf diese Begrifflichkeiten besser verzichten.

Eigentlich gibt es nur eine Medizin und die sollte vor allem eines sein: **wirksam und zwar über den Placeboeffekt hinaus!** Wenn etwas nachweislich hilft oder heilt, dann ist es Medizin, wenn etwas nicht hilft oder heilt, dann kann es auch keine Alternative sein und ist im Grunde genommen Pseudomedizin oder Fakemedizin (auch als Scheinmedizin, Paramedizin oder esoterische Medizin bezeichnet). Nachweisliche Wirksamkeit ergibt sich nur durch Wissenschaft auf dem Boden der Naturgesetze.

In der „Alternativmedizin" tummeln sich Therapeuten, die abstruse Methoden, Techniken und Erklärungsmodelle anwenden. Mit Esoterik und „Alternativmedizin" wird in Europa ein größerer Umsatz gemacht als mit Alkohol. Hinter dem Begriff

Tabelle 4.2.1 Alternative Diagnoseverfahren: Plausibilität: + = ja, ○ = unklar, – nein; Wirksamkeit: + = ja, ○ = teilweise, – = nein (keine Wirkung über den Placeboeffekt hinaus).

Therapie	Plausibilität	Wirksamkeit	Kommentar
Antlitzdiagnose	–	–	
Auradiagnostik	–	–	
Bioenergetische Diagnostik[1])	–	–	
Dunkelfeldmikroskopie	–	–	
Ferndiagnosen	–	–	
Fußreflexzonentherapie	–	–	
Haaranalyse	–	–	Nur bei Giftstoffen
Irisdiagnostik	–	–	
Kinesiologie	–	–	
Kirlianfotografie	–	–	
Pulsdiagnostik	–	–	
Radionik	–	–	
Reflexzonendiagnose	–	–	
Segmentdiagnose	–	–	
Zungendiagnose	–	–	

[1]) Bioenergetische Verfahren: Bioelektronik nach Vincent, Bioresonanztherapie, Decoder-Diagnostik, Elektroakupunktur nach Voll, Skasys, Vegatest, Vitatec u. a.

Tabelle 4.2.2 Alternative Therapien: Plausibilität: + = ja, ○ = unklar, – nein; Wirksamkeit: + = ja, ○ = teilweise, – = nein (keine Wirkung über den Placeboeffekt hinaus).

Therapie	Plausibilität	Wirksamkeit	Kommentar
Aderlass	○	○	Polycythaemia vera
Akupunktur	○	○	Schmerztherapie
Alexandertechnik	○	+	
Alternative Diäten	–	–	Gefahr für Fehlernährung
Alternative Krebstherapie	–	–	Gefahr der Therapieverzögerung
Anthroposophische Medizin	–	–	Biologisch nicht plausibel
Astromedizin	–	–	
Ayurvedische Medizin	+	○	häufige Verunreinigungen
Aromatherapie	○	○	entspannende Wirkung
Auratherapie	–	–	
Ausleiten	–	–	
Autogenes Training	+	○	
Bachblütentherapie	–	–	
Beten	–	–	siehe Meditation
Biofeedback	+	+	Schulung Körperwahrnehmung
Bioresonanztherapie	–	–	
Blutegeltherapie	+	○	Arthrose, plastische Operationen
Blutlasertherapie	○	○	
Bowen-Technik	–	–	
Chakren-Therapie	–	–	
Chelat-Therapie	–	–	Mineralstoffmangel möglich
Chiropraktik	○	–	Nebenwirkungen!
Druidentum	–	–	
Edelsteintherapie	–	–	
Eigenbluttherapie	○	○	
Eigenurintherapie	–	–	
Energetisiertes Wasser	–	–	
Energieheilung	–	–	
Entgiftung (Detox)	–	–	
Entschlackung	–	–	
Enzymtherapie	+	○	
Erdstrahlen	–	–	
Farbtherapie	–	–	
Fasten	+	○	
Feldenkrais-Methode	○	+	
Feng Shui	–	–	
Fernheilung	–	–	

Tabelle 4.2.2 *(Fortsetzung)*

Therapie	Plausibilität	Wirksamkeit	Kommentar
Frischzelltherapie	–	–	
Fußreflexzonenmassage	–	–	Entspannende Fußmassage
Geistheilung	–	–	
Germanische Neue Medizin	–	–	
Homöopathie	–	–	
Homotoxikologie	–	–	
Hydrotherapie	+	+	Reiztherapie
Hypnotherapie	○	○	Psychotherapeutisches Verfahren
Impfnosoden	–	–	
Informationsmedizin	–	–	
Isopathie	–	–	
Kältetherapie	+	○	
Kinesiotapes	○	–	
Kolonhydrotherapie	–	–	
Kraniosakraltherapie	–	–	
Krankheitssymbolik	–	–	
Kristalltherapie	–	–	
Lachtherapie	+	+	
Licht-Therapie	+	○	Depression
Lymphdrainage	○	○	
Magnettherapie	–	–	Dauermagnet ist wirkungslos
Magnetfeldtherapie	○	○	
Manuelle Therapie	○	○	
Massagetherapie	+	+	
Meditation / Achtsamkeit	+	+	
Mikrobiologische Therapie	○	○	Probiotika
Mikroimmuntherapie	–	–	
Mistel-Therapie	○	–	
Moxibustion	–	–	
Musiktherapie	+	○	
Naturheilkunde	+	○	
Neuraltherapie	○	○	
Ohrkerzen	–	–	
Orthomolekulare Medizin	+	+	Bei Mangelzuständen
Osteopathie	○	○	
Ozontherapie	–	–	
Phytotherapie	+	+	einzelne Präparate

Tabelle 4.2.2 *(Fortsetzung)*

Therapie	Plausibilität	Wirksamkeit	Kommentar
Pilates	○	+	
Placebo	+	○	
Progressive Muskelentspanng.	+	+	
Qigong	–	○	
Ölziehen	○	+	
Reiki	–	–	
Rolfing	–	–	
Sauerstofftherapie	–	–	
Schamanismus	–	–	
Schröpfen	–	–	
Schüßler-Salze	–	–	
Shiatsu	–	–	
Softlasertherapie	–	–	
Spagyrik	–	–	
Tai Chi	○	○	
Therapeutic Touch	–	–	
Thymustherapie	–	–	
Trad. Chin. Med. (TCM)	○	○	Chi, Meridiane nicht bewiesen
TCM-Kräuter	+	○	häufige Verunreinigungen
Triggerpunkt-Therapie	○	○	
Trinkkur	○	○	
Visualisierung	+	+	
Vodoo	–	–	
Wärmetherapie	+	+	
Yoga	○	+	

„Alternativmedizin" versammeln sich überwiegend Pseudomedizin, Fakemedizin und Scharlatanerie. Durch haltlose Heilversprechen werden häufig wirksame medizinische Behandlungen verzögert (indirektes Risiko). Viele Angebote der Szene sind unseriös, sinnlos, teilweise gefährlich und oftmals überteuert. Jeder Heilpraktiker kann sein Honorar für die Leistungen frei vereinbaren. Es gibt zwar eine veraltete Gebührenordnung, die allerdings nicht bindend ist.

Bei den Angeboten mit nachgewiesener Wirksamkeit handelt es sich nicht selten um Maßnahmen, die in vielen Wellness-Abteilungen angeboten werden, wie beispielsweise alle möglichen Arten von Massagen. Ich möchte Ihnen durch sachliche Information helfen, seriöse von unseriösen Angeboten zu trennen (siehe Tabellen 4.2.1 und 4.2.2).

Bioenergetische Test- und Therapieverfahren beziehen sich auf die Annahme, dass der menschliche Körper ein bioenergetisches System ist und dass eine optimale Gesundheit durch die Wiederherstellung des Energiegleichgewichts erreicht werden kann. Die genannten diagnostischen Methoden können nicht verlässlich zwischen gesund und krank unterscheiden. Die Ergebnisse sind vergleichbar mit Würfeln,

Fehldiagnosen sind vorprogrammiert. Es gibt keine wissenschaftlichen Beweise dafür, dass bioenergetische Testverfahren tatsächlich funktionieren oder zuverlässige Ergebnisse liefern. Die American Cancer Society, die American Medical Association und die National Institutes of Health haben solche Testmethoden als ungenau, unzuverlässig und wissenschaftlich unbegründet abgelehnt.

➢ **Plausibilität:** stimmen die Grundannahmen des Verfahrens mit den derzeitigen naturwissenschaftlichen Kenntnissen überein.

➢ **Wirksamkeit:** gibt es Evidenz, dass das Verfahren besser als der Placeboeffekt wirkt.

Wie diese Liste zeigt, sind die meisten Verfahren keine „Alternative". Wenn man sie genauer analysiert, bleibt von den Heilsversprechen wenig bis gar nichts übrig. Die Wirkung dieser Verfahren beruht in erster Linie auf dem Placebo-Effekt. Die in seriösen Studien gezeigten negativen Ergebnisse werden von den „Alternativen" bestritten, verfälscht oder geleugnet. Medizin arbeitet nicht mit Übersinnlichem und Esoterik. Zu wirksamer Medizin braucht es keine Alternative!

Viele Private Krankenversicherungen orientieren sich bei der Erstattung von Therapien der „Alternativmedizin" am **Hufeland-Leistungsverzeichnis**. Die Hufelandgesellschaft ist der Dachverband verschiedener „alternativmedizinischer" Gesellschaften. Das Leistungsverzeichnis ist eine Zusammenstellung verschiedener diagnostischer und therapeutischer Verfahren ohne wissenschaftlich gesicherte Basis. Das Hufeland-Leistungsverzeichnis stellt **kein Qualitätssiegel** dar.

Von vielen Vertretern der Alternativmedizin wird immer wieder argumentiert: „Wer heilt, hat recht". Das ist allerdings zu einfach gedacht, denn das Schwierige in der Medizin ist, einen direkten Wirkungszusammenhang zwischen dem Medikament oder einer Therapie und einer Zustandsveränderung beim Patienten nachzuweisen. Die eigene Erfahrung ist sehr störanfällig und hilft nicht immer, um das Ergebnis objektiv und sachlich zu beurteilen.

Kausalität und Korrelation

Ursache und Wirkung können unterschiedlich zusammenhängen. **Kausalität** bedeutet, dass eine Ursache eine Wirkung hervorgerufen hat. **Korrelation** liegt vor, wenn Ursache und Wirkung etwa zeitgleich aufgetreten sind, ohne dass ein ursächlicher Zusammenhang bestehen muss.

Wenn eine Besserung eintritt, muss das nicht unbedingt mit der Behandlung (Kausalität) zusammenhängen. Es kann auch eine Korrelation vorliegen:

- Eine natürliche Tendenz zur Rückläufigkeit (Selbstheilung),
- Regression zur Mitte (Ausreißer kehren zum Durchschnitt zurück),
- Placebo-Effekt,
- gleichzeitige andere Therapie,
- Entgegenkommen gegenüber dem Behandler (soziale Erwünschtheit).

Wir unterliegen gerne dem Bestätigungsfehler *(Confirmation bias)*, da wir entsprechend unserer Überzeugungen und Erwartungen denken (selektive Wahrnehmung). Wir nehmen verstärkt das wahr, was unserer geprägten Meinung entspricht und fühlen uns dadurch bestätigt.

Studien

Nicht alle Studien sind nach wissenschaftlichen Kriterien erstellt. Damit sie eine wissenschaftliche Aussagekraft haben, müssen Studien

- in einer wissenschaftlich anerkannten medizinischen Fachzeitschrift veröffentlicht worden sein und
- eine Kontrolle durch unabhängige Überprüfer unterzogen worden sein.

Als Goldstandard unter den Studien gilt die doppelt verblindete, randomisierte, placebokontrollierte Studie, kurz RCT (Randomised Controlled Trial). Dieses Studiendesign ist die Grundlage der evidenzbasierten Medizin (EbM).

Eine generelle Ablehnung oder abfällige Einschätzung komplementärer oder alternativer Behandlungsmethoden ist nicht angemessen. Allerdings rechtfertigt nicht jede positive Wirkung einer alternativmedizinischen Behandlung eine Therapie, wenn:

- nicht das Patientenwohl, sondern weltanschauliche und wirtschaftliche Aspekte im Mittelpunkt stehen,
- eine Therapie eingesetzt wird und damit lebensrettende Maßnahmen verzögert werden oder unterbleiben (z.B. in der Krebstherapie),
- der Patient in eine abhängige oder wirtschaftlich prekäre Situation gebracht wird.

Dabei werden die Patienten häufig in den Zustand der Angst versetzt und die konventionelle Medizin dämonisiert. Auf dem Gebiet der „Alternativmedizin" sind viele Gurus unterwegs mit teils kultischen oder rituellen Handlungen. Anhänger ziehen Glauben der Logik und Emotionen der Vernunft vor. In großen persönlichen Krisen sind Menschen anfällig für dubiose Angebote und Heilsversprechen. Die Verzweiflung verstellt den klaren Blick, das rationale Denken ist ausgeschaltet.

Es gibt viele „alternative" Methoden, die nachweislich unwirksam oder schädlich sind. Manche dieser Therapien werden von den Anbietern über einen sehr langen Zeitraum empfohlen. Während die wissenschaftliche Medizin Nachweisbares und harte Diskussionen zur Basis gemacht hat, verlassen sich „Alternativmediziner" auf Erfahrung, Glaube und Augenscheinplausibilität. Dabei verstoßen sie häufig gegen feststehende Naturgesetze. Es gibt zwar eine Vielzahl von Publikationen, meist aber nur Erfahrungsberichte oder Untersuchungen, die nicht dem wissenschaftlichen Standard genügen (Pseudoforschung).

Die „Alternativmedizin" bietet für komplexe Zusammenhänge einfache Lösungen an, die für den Patienten leicht verständlich sind. Zudem werden die Behandlungen als „sanft", „natürlich" und „nebenwirkungsfrei" bezeichnet. Wenn Therapien frei von Nebenwirkungen sind, haben sie mit großer Wahrscheinlichkeit auch keine nennenswerte Wirkung. Menschen mit chronischen Erkrankungen greifen gerne nach jedem Strohhalm. Sie sind sehr empfänglich für Aberglaube, Wunschdenken, einfache Lösungen und Übernatürliches. Selbst die „alternativen Therapien", die wirksam sind, wirken nicht – wie vielfach behauptet – ursächlich, sondern nur symptomatisch.

Allheilsversprechen, Exklusivität oder Geheimwissen sollte Sie hellhörig machen. Wenn Therapeuten magische oder esoterische Narrative darstellen, die Entscheidungen einschränken und abhängig machen, dann wird es problematisch. Die Kluft zwischen Versprechen und Wirksamkeit ist oft sehr groß. Als Erklärungen werden meist etwas „Geheimnisvolles", „nicht Erklärbares", „jenseits der wissenschaftlichen Beweisbarkeit" oder eine „Höhere Wahrheit" angegeben. Häufige Werbeaussagen sind:

- es wirken Energien und Informationen,
- Schwingungen kommen in Resonanz,
- Blockaden werden gelöst,
- ganzheitliche, natürliche und traditionelle Behandlung,
- das Immunsystem wird gestärkt.

Ob eine Verbesserung, eine Verschlimmerung oder keine Änderung eintreten, für jede Entwicklung hat die „Alternativmedizin" eine Erklärung:

- die Behandlung wirkt sofort oder braucht eine Weile,
- es kann zu einer Verstärkung der Symptome kommen („Erstverschlimmerung", „Heilungskrise"),
- wenn keine Veränderung eintritt, suchen wir nach einem besser passenden Mittel.

Beliebte Diagnosen und Untersuchungen in der „Alternativmedizin":

- Gestörtes Grundsystem,
- Autointoxikation,
- Chronic-fatigue-Syndrom (CFS),
- Darmverpilzung,
- Mikrobiom-Störung,
- Nahrungsmittelallergie,
- Wirbelblockaden,
- Energetische Dysbalance,
- Schwermetallbelastung,
- Vitaminmangel,
- Leaky-Gut,
- Immunschwäche,
- Störfelder,
- Mitochondriopathie und
- Übersäuerung.

Auffallend ist, wie viele der angebotenen Laboruntersuchungen von fragwürdiger Validität sind: Lmyphozytentransformations-Test (LTT) zur Borreliendiagnostik, IgG-Test auf Nahrungsmittelallergie (siehe Kapitel 3.1), Mikronährstoffdiagnostik, Stuhluntersuchungen, Zonulin, Alpha 1-Antitrypsin, Calprotectin und Lactoferrin bei „Leaky-Gut", DAO und Histamin bei Histaminose, Speichel- und Urinuntersuchungen auf Metallbelastungen, Gentest der Glutathion-S-Transferase, Rantes-Test auf Entzündungen im Kiefer usw.

„Alternativmedizinische" Behandlungen zeichnen sich häufig durch Polypragmasie aus: Diagnostik und Therapie mit multiplen therapeutischen Maßnahmen und Heilmitteln, die eine Effektivitätskontrolle unmöglich machen. Überdiagnostik und erfundene Krankheiten (Disease Mongering) sind an der Tagesordnung.

Besondere Therapierichtungen

Im deutschen Arzneimittelgesetz wurden 1978 drei sogenannte Besondere Therapierichtungen verankert: Homöopathie, Anthroposophische Medizin und Phytotherapie, bei denen die Wirksamkeit der eingesetzten Arzneimittel nicht nach den strengen anerkannten Maßstäben wissenschaftlicher Medizin belegt werden müssen, sondern für die lockerere Kriterien und Ausnahmeregelungen (Altzulassungen) gelten. Daraus folgte 2012 auch die Erstattungsmöglichkeit ohne Wirknachweis durch die gesetzliche Krankenversicherung.

Homöopathie

Wenn man wissenschaftlich korrekt untersucht, beruht die Wirkung der Homöopathie nicht auf den spezifischen Eigenschaften der Mittel, sondern auf dem Setting, also einem guten Arzt-Patient-Verhältnis und dem intensiven Gespräch (Placebo-Effekt). Man kann Wirkungslosigkeit auch als „sanfte Medizin" bezeichnen. Die Homöopathie verkörpert ein mittelalterliches, dogmatisches und esoterisches Weltbild. Die Prinzipien der Homöopathie widersprechen den chemischen, physikalischen und biologischen Gesetzmäßigkeiten.

Eine spezifische Wirkung homöopathischer Arzneimittel besteht nicht, auch ein Übergang von einem zunächst materiellen Wirkstoff in eine energetische Information lässt sich naturwissenschaftlich nicht nachweisen. Ab einer Potenz D6 ist der Wirkstoff so sehr verdünnt, dass eine arzneiliche Wirkung ausgeschlossen ist. Ab D24 (mit dem Überschreiten der Avogadro'schen Zahl wird nur noch Lösungsmittel mit Lösungsmittel verdünnt. Auch andere Erklärungsversuche wie „das Gedächtnis des Wassers", „Biophotonen" oder „quantenphysikalische Vorgänge" sind wissenschaftlich nicht haltbar. Die Vorstellungen Hahnemanns sind Gedankengebäude, die überholt sind.

Die positive Erwartungshaltung kann sich auch auf Kinder und Tiere übertragen. Homöopathie ist auch kein Naturheilverfahren, denn das Wirkprinzip hat nichts mit der klassischen Naturheilkunde zu tun. Zur klassischen Naturheilkunde gehören die Physikalische Therapie / Klimatherapie, die Bewegungstherapie, die Ernährungstherapie, die Phytotherapie und die Ordnungstherapie.

Homöopathische Arzneimittel dürfen per Arzneimittelgesetz als einzige Wirkstoffklasse nicht mit einem Hinweis, wofür oder wogegen sie helfen sollen, verkauft werden. Ein Wirksamkeitsnachweis ist per Ausnahmeregelung nicht erforderlich. Es handelt sich um „registrierte homöopathische Arzneimittel ohne Angabe einer therapeutischen Indikation". Trotzdem gelten Homöopathika, weil zugelassen, offiziell nach dem Arzneimittelgesetz als wirksam. Wirksamkeit also nicht per Nachweis, sondern per Gesetz.

Es gibt bisher keine doppelblind randomisierten kontrollierten Studien (RCT), die eine Wirksamkeit der Homöopathie über den Placebo-Effekt hinaus nachweisen konnten. Trotzdem sind die Akzeptanz und der Einsatz von Homöopathika in Deutschland hoch. Jährlich werden homöopathische Arzneimittel im Wert von über 600 Millionen Euro verkauft.

Die Homöopathie hat in der Bevölkerung ein sehr positives Image in Bezug auf Glaubwürdigkeit und Beliebtheit. Die Homöopathie ist eine überschätzte und nachweislich unwirksame Therapieform. Die Grundprinzipien („Prinzip der Ähnlichkeit", „Potenzierung", „Wassergedächtnis", „Energieübertragung") stammen aus der vorwissenschaftlichen Zeit und sind 200 Jahre alt. Eine positive Wirkung wird dem therapeutischen Setting (Placebo-Effekt) zugeschrieben.

In vielen Staaten (USA, Australien, Großbritannien, Ungarn, Russland, Schweden) regt sich mittlerweile Gegenwind gegen die Homöopathie. In den meisten Weiterbildungsordnungen der Ärztekammern in Deutschland ist die Homöopathie bereits verschwunden. Der Deutsche Ärztetag (2022) hat die Homöopathie aus der Musterweiterbildungsordnung gestrichen.

Anthroposophische Medizin

Für die anthroposophische Medizin gibt es keine wissenschaftliche Evidenz, insbesondere für die mystisch-spirituellen Aspekte. In der anthroposophischen Medizin werden bei der Beurteilung von Gesundheit und Krankheit auch Ideen von Reinkarnation und Karma herangezogen. Häufig werden Impfungen und konventionelle Krebstherapien von anthroposophischen Therapeuten abgelehnt.

Phytotherapie

Es ist ein Irrtum, dass Phytotherapie (Pflanzenheilkunde) in jedem Fall die harmlosere Alternative zu schulmedizinischen Medikamenten darstellt. Es gibt ein erhebliches Wechselwirkungspotenzial von pflanzenbasierten Medikamenten mit verschiedenen anderen Medikamenten. Risiken bestehen auch durch Beimengungen und Verunreinigungen (z.B. chinesische Kräuter). Natürlichkeit darf nicht mit Unbedenklichkeit und Sanftheit gleichgesetzt werden. Ein Großteil der modernen Pharmakologie hat sich aus der Kräutermedizin entwickelt.

Die Phytotherapie ist ein Naturheilverfahren mit wirksamen Pflanzenbestandteilen und steht damit im Gegensatz zu der Homöopathie und der anthroposophischen Medizin, wo im Wesentlichen hoch verdünnte potenzierte Substanzen angewendet werden. Für die Wirksamkeit einzelner Präparate gibt es Evidenz. Die Grundlage stellt die Wirkung der Inhaltsstoffe dar. Beispiele:

- Baldrian (Beruhigung, Schlafförderung),
- Capsaicin (Kreuzschmerz),
- Cranberry (Harnwegsinfektion),
- Echinacea (Erkältung),
- Efeu (Atemwegsinfekte),
- Fenchel (krampflösend, schleimlösend),
- Flohsamen (Reizdarm),
- Ginkgo (Demenz),
- Ingwer (Übelkeit, Erkältung),
- Johanniskraut (Depression),
- Kamille (Verdauungsbeschwerden),
- Kapuzinerkresse (Harnwegsinfekt),
- Kava (Angstzustände),
- Knoblauch (hoher Cholesterinspiegel),
- Mariendistel (Lebererkrankung),
- Myrtol (Husten),
- Pfefferminze (Verdauungsstörung Migräne),
- Ringelblume (Hauterkrankungen),
- Rosskastanie (Krampfadern),
- Rotklee (Menopausen-Symptome),
- Sägepalme (gutartige Prostatahyperplasie),
- Salbei (Halsschmerzen),
- Spitzwegerich (Husten),
- Teufelskralle (Rheuma, Arthrose),
- Thymian (Atemwegsinfekte),
- Trauben-Silberkerze (gynäkologische Probleme),
- Weide (Schmerzen),
- Weihrauch (Rheumatoide Arthritis),
- Weißdorn (Stauungsinsuffizienz).

Manche Mittel genießen einen Bestandsschutz, auch wenn die Wirksamkeit widerlegt wurde. Insgesamt ist der Bereich der Phytotherapie ziemlich unsystematisch und schwer überschaubar. Sie kann aber, sinnvoll angewandt, einen Beitrag zur Gesundheitsversorgung leisten. Bei pflanzlichen Arzneimitteln sind standardisierte Präparate aus der Apotheke zu empfehlen. In fast allen Fällen gibt es konventionelle Mittel, die den gleichen oder einen größeren Nutzen bringen.

Häufig verwendete weitere Therapien:

Akupunktur

Die Wirkung der Akupunktur ist bisher nicht genau verstanden, beruht aber wahrscheinlich auf einem Reiz-Regulationsprinzip. Es sollen vermehrt körpereigene Schmerzbotenstoffe (Opioide) ausgeschüttet werden. Die besten Wirkungen werden deshalb bei Schmerzen beobachtet. Zusätzlich sind der Placeboeffekt und eine erhebliche Suggestion aus dem aufwendigen Setting nicht zu unterschätzen. Für die theoretischen Grundlagen von Qi und den Meridianen gibt es keine Belege.

Um eine wissenschaftliche Klärung voranzutreiben, wurde mit den **GERAC-Studien** (2002–2007) *(German Acupuncture Trials)* die weltweit größten prospektiven und randomisierten Untersuchungen zur Wirksamkeit der Akupunktur im Vergleich zu einer leitlinienorientierten Standardtherapie (Physiotherapie und Einnahme nichtsteroidaler Antirheumatika) für die Indikationen chronischer Kreuzschmerz, chronischer Schmerz bei Kniegelenksarthrose, chronischer Spannungskopfschmerz und chronische Migräne initiiert. Die dreiarmigen Studien verglichen an insgesamt 3.500 Patienten eine Akupunktur an chinesischen Akupunkturpunkten (Verum, Stichtiefe bis 40 mm mit Nadelstimulation) mit einer Schein-Akupunktur (Stichtiefe bis max. 3 mm ohne Nadelstimulation entfernt von bekannten Meridianen und erkrankungstypischen locus-dolendi-Punkten) in 10 bis 15 Sitzungen mit der beschriebenen Standard-Therapie.

Als Ergebnis zeigte sich dabei:

Ein signifikanter Unterschied zwischen Verum-Gruppe (Anwendung von tatsächlichen Akupunkturtechniken) gegenüber der Sham-Gruppe (Schein-Akupunktur) war nicht festzustellen! Wurden die Daten um die Therapieversager bereinigt, ergab sich sogar eine **Überlegenheit der Scheinakupunktur** (37,3 Prozent) gegenüber der tatsächlich durchgeführten Akupunktur-Techniken (34,7 Prozent).

Die fehlende Überlegenheit der als einzig wirksam postulierten meridianlokalisierten Nah- und Fernpunkte sowie Ashi-(locus dolendi)-Punkte stellt **wesentliche Vorgaben der Traditionellen Chinesischen Medizin und des Lehrstoffs der etablierten Akupunkturgesellschaften in Frage.** Eine auf spezielle Schmerzsyndrome und differenzierende Punkt- und Meridianlokalisation abgestimmte Akupunkturanwendung kann bei fehlender Unterlegenheit einer Placebo-Nadelung nur bedingt aufrechterhalten werden.

Da selbst die Akupunkturgesellschaften mittlerweile von einem Reiz-Regulationsmodell ausgehen, das massive Reizerholungsphasen benötigt, um eine körperliche Gewöhnungsreaktion an den Reiz zu vermeiden und eine Überprüfung der Effektivität der Methode zu gewährleisten, wird auch aus den Erkenntnissen der GERAC-Studien deshalb spätestens nach 15 Sitzungen eine mind. 6-monatige Pause empfohlen.

Alternative Krebstherapie

In der „Alternativmedizin" gibt es für Krebserkrankungen viele dubiose, wirkungslose und teilweise gefährliche Therapien. Die Behandler sind oft keine Betrüger, sondern verblendete Überzeugungstäter, die an ihre Methode glauben und sie sehr überzeugend verkaufen können. Bei unrealistischen Versprechungen wie Heilung von Krebs ist Vorsicht geboten. Irisdiagnostik, Kinesiologie, Pendeln und Bioresonanz können keine Diagnose liefern. Seien Sie skeptisch, wenn Kritik und die Zusammenarbeit mit Ärzten abgelehnt werden. Wenn etwas zu schön klingt, um wahr zu sein, dann ist es meistens auch nicht wahr. Untersuchungen zeigten, dass bei schweren Erkrankungen wie Krebs eine alleinige alternative Therapie zum häufigeren und frühzeitigeren Ableben führt. Wenn es im Bereich der „Alternativmedizin" wirklich eine wirksame und kurative Krebstherapie gäbe, wäre sie längst von der Medizin übernommen worden und Gegenstand wissenschaftlicher Untersuchung. Es gibt keine einzige „alternative" Therapie, die eine Krebserkrankung heilen könnte.

Vergleichende Untersuchungen der Yale Universität in Connecticut, USA, von 2018 haben ergeben, dass bei einer Krebsbehandlung die Anzahl der Todesfälle unter der Alternativtherapie etwa doppelt so hoch wie bei der konventionellen Behandlung ist. Bei Brustkrebs war das Sterberisiko bei alternativmedizinischer Therapie sogar fünfmal, bei Darmkrebs viermal höher als bei konventioneller Behandlung. Bei einer **Krebserkrankung werden Sie mit einer kon- ventionellen Therapie mit hoher Wahrscheinlichkeit länger leben.**

Bioresonanz

Die Bioresonanztherapie basiert auf der Annahme, dass jeder Körper über eine individuelle Schwingung oder Frequenz verfügt und dass Krankheiten durch Störungen dieser Schwingungen verursacht werden. Die Bioresonanztherapie soll diese Schwingungen analysieren und durch die Abgabe von elektromagnetischen Signalen wieder ins Gleichgewicht bringen. Es gibt jedoch keine wissenschaftlichen Studien, die die Wirksamkeit der Bioresonanztherapie belegen. Es gibt auch keine wissenschaftlich fundierten Erklärungen dafür, wie die Bioresonanztherapie funktionieren könnte.

In der Wissenschaft wird die Bioresonanztherapie daher als pseudowissenschaftlich angesehen und es gibt keine Evidenz dafür, dass sie tatsächlich Krankheiten behandeln kann. Bekannt wurde der „Leberkäse-Test", der 2019 eindeutig die Wirkungslosigkeit der Geräte nachwies. Selbst eine Leiche erwies sich bei den Untersuchungen guter Gesundheit.

Bioresonanz darf nicht verwechselt werden mit **Biofeedback**. Bei diesem Verfahren lernt der Patient unbewusst ablaufende Prozesse im eigenen Körper gezielt wahrzunehmen und zu beeinflussen wie z. B. Herzrate, Blutdruck, Hauttemperatur. Dieses Verfahren schult die Körperwahrnehmung und die Selbstregulation. Biofeedback wirkt stressreduzierend und angstlösend.

Impfungen

Viele alternativmedizinisch tätige Therapeuten raten von Impfungen ab und empfehlen z. B. homöopathische Mittel und das ohne wissenschaftliche Grundlage. Das Risiko eines Impfschadens ist statistisch gesehen deutlich geringer als das Risiko, ungeimpft und damit ungeschützt zu erkranken und schwere Komplikationen zu erleiden (z. B. bei Masern).

Unser Immunsystem kann schneller und effektiver reagieren, wenn es einen Erreger bereits kennt. Impfungen stellen sehr gut erforschte medizinische Maßnahmen dar. Die Herstellung von Impfstoffen wird sorgfältig kontrolliert. Wirkverstärker und Konservierungsstoffe erhöhen die Sicherheit und Verträglichkeit. Auch die Anwendung von Mehrfachimpfstoffen bei Babys stellt keine Überforderung des Immunsystems dar. Mit Impfungen schützen Sie sich selbst und andere, das hat insbesondere die Corona-Pandemie gezeigt. Die Impfung verhindert nicht immer die Infektion, in den meisten Fällen aber einen schweren Krankheitsverlauf und einen Krankenhausaufenthalt. Während der Corona-Pandemie wurden durch die Impfung allein in Deutschland tausende Todesfälle verhindert. Impfen schützt und ist im Gegensatz zum Durchmachen der Krankheit die sanftere und bessere Alternative.

Informationen zu Impfungen: (www.rki.de) und (www.pei.de).

Manuelle Therapie, Osteopathie, Kraniosakral-Therapie und Chiropraktik

Für diese Verfahren ist der Wirksamkeitsnachweis schwach bis nicht vorhanden. Bei Schmerzen und Bewegungseinschränkungen ist es in den meisten Fällen besser, aktiv die Probleme anzugehen, statt sich passiv behandeln zu lassen. Gerade bei chronischen Rückenschmerzen ist ein multimodales Vorgehen sinnvoll. Dazu gehört neben einem Schmerzkonzept Bewegung sowie Training von Kraft, Stabilität und Mobilität. Unter professioneller Anleitung eines Physiotherapeuten soll durch das Erlernen von Übungen eigenverantwortlich weitertrainiert werden. Bewegung an der frischen Luft hat außerdem eine stressreduzierende und stimmungsaufhellende Wirkung.

Während der Nutzen der Chiropraktik nicht belegt ist, ist durch die Manipulation der Halswirbelsäule ein erhöhtes Risiko für Schlaganfälle erwiesen. Chiropraktik ist damit eine gefährliche Methode der Alternativmedizin.

Neuraltherapie

Ein häufig in der „Alternativmedizin" aber auch der wissenschaftlichen Medizin eingesetztes Verfahren ist die Neuraltherapie bzw. die therapeutische Lokalanästhesie. Unter der Neuraltherapie versteht man die gezielte Behandlung von örtlichen oder auch allgemeinen Störungen des Organismus mit einem Lokalanästhetikum. Dadurch soll im Sinne eines Reiz-Regulationsverfahrens die natürliche Selbstheilungskraft des Körpers unterstützt werden. Insgesamt gibt es einige Hinweise darauf, dass die Neuraltherapie bei bestimmten Erkrankungen wie der Behandlung von Schmerzen hilfreich sein kann, aber weitere Forschung ist erforderlich, um die Wirksamkeit und Sicherheit dieser Behandlungsmethode zu bestätigen.

Orthomolekulare Medizin

Mineral- und Vitaminpräparate können physiologisch und chemisch wirksam sein. Eine Evidenz ist nur gegeben, wenn ein Mangelzustand diagnostiziert wurde (siehe Kapitel 3.1). Beispiele für den sinnvollen Einsatz der orthomolekularen Medizin sind die Gabe von Vitamin C und Zink postoperativ zur Wundheilung, von Magnesium bei Wadenkrämpfen oder von Q10 bei einer Statin-Therapie. Es wurde auch gezeigt, dass Vitamin D bei der Vorbeugung von Knochenbrüchen und Osteoporose wirksam sein kann, und dass Magnesium bei der Vorbeugung von Migräne helfen kann.

Die **Mitochondrien-Theorie** postuliert, dass das Altern und viele damit einhergehende Erkrankungen auf eine Degeneration der Mitochondrien-Funktion zurückgeht. Ursächlich dafür seien reaktive Moleküle, die freien Radikale (ROS = Reaktive Sauerstoff Spezies), welche Strukturen wie z.B. die DNA schädigen. Obwohl wir eine Vielzahl von Antioxidanzien erzeugen, kann die Funktion der Mitochondrien beeinträchtigt werden, es entsteht oxidativer Stress.

Genauso wie die freien Radikale spielt auch Stickstoffmonoxid (NO) eine ambivalente Rolle. Im richtigen Maß hat NO wichtige physiologische Bedeutung für die Weitstellung der Blutgefäße, zur Entzündungskontrolle, als Botenstoff und in der Wirkung gegen Bakterien und Viren. Ein Zuviel an Stickstoffmonoxid (NO) kann eine Belastung für die Mitochondrien darstellen und zur Bildung von reaktiven Stickstoffverbindungen wie Peroxinitrit führen. Dies schränkt die Atmungskette und damit die Energiegewinnung ein. Man spricht von **nitrosativem Stress** und geht davon aus, dass dieser bei der Entstehung von Stoffwechsel- und Herz-Kreislauf-Erkrankungen sowie neurologischen Erkrankungen involviert ist.

Während die seriöse Forschung erst am Anfang der Grundlagenforschung steht, versprechen „Alternativmediziner" die Heilung fast aller Erkrankungen. Die Angebote der „Mito-Medizin" müssen selbst bezahlt werden. Zunächst der Labortest, um die „mitochondriale Dysfunktion" zu diagnostizieren, und danach die Therapie, meist mit Nahrungsergänzungsmitteln, um die schlappen Mitochondrien wieder fit zu machen. Aber die Formel „Erschöpfung gleich Mitochondrien-Leiden" ist eine grobe Vereinfachung. Wissenschaftlich anerkannt sind vor allem mitochondriale Erkrankungen, die durch Mutation im Erbgut entstehen und schwere Schäden an Muskeln, am Nervensystem und anderen Organen hervorrufen. Es gibt wahrscheinlich kaum eine Erkrankung an der die Mitochondrien nicht irgendwie beteiligt sind, allerdings könnte es sich dabei auch nicht um die Ursache, sondern um Kollateralschäden handeln. Bisher fehlen einfach eine verlässliche Labordiagnostik und qualitativ hochwertige Studien. Dabei bezieht man sich bei den Laborwerten häufig auf einen sogenannten „Optimal-Bereich". Dies ist unter evidenzbasierten medizinischen Kriterien nicht ansatzweise haltbar, da die Referenzwerte die Varianz der Referenzwerte „von–bis" die übliche Gauß'sche Verteilung in der Normalbevölkerung zeigen.

Die alternativmedizinische Vorstellung, dass man solche Erkrankungen mit ein paar einfachen Blutuntersuchungen, Vitamin- und Spurenelementinfusionen sowie Sauerstoffgaben erkennen und behandeln kann, ist Wunschdenken.

Alterung und degenerative Erkrankungen müssten zwar über die Verbesserung der Mitochondrien-Funktion zu beeinflussen sein, und Antioxidanzien können bestimmte Krankheiten zwar positiv beeinflussen, doch große Mengen können auch Schaden anrichten und die Selbstschutzmechanismen der Zelle unterminieren.

Als Therapiemaßnahmen einer gestörten Mitochondrien-Funktion sind eine gesunde Ernährung, Bewegung und ein ausgewogenes Gleichgewicht zwischen Anspannung und Entspannung zu empfehlen. Vegetarier und Veganer werden über die Ernährung häufig unzureichend mit Coenzym Q10 und L-Carnitin versorgt, welche für eine gute Mitochondrien-Funktion von Bedeutung sind. Bedeutende Nährstoffe für die Biogenese und Funktion der Mitochondrien sind: Vitamin-B-Komplex, Vitamin C, Eisen, Kupfer, Zink, Schwefel, Magnesium, Mangan, Cystein, Methionin, Alpha-Liponsäure, L-Carnitin, Coenzym Q10, Pyrrolochinolinchinon (PQQ).

Für die Mitochondrien-Gesundheit von besonderer Bedeutung ist regelmäßige körperliche Aktivität durch Bewegung und Sport, möglichst an der frischen Luft. Nach wiederholten Reizen durch mäßig belastenden Sport erhöht sich die Anzahl und die Kapazität der Mitochondrien. Körperliche Anstrengung verbessert das Herzkreislaufsystem sowie die kognitive und psychische Gesundheit, senkt das Diabetesrisiko, hält Muskeln und Knochen gesund, beugt Krebs vor, und begünstigt ein langes Leben. Bewegung ist die beste Medizin!

Yoga, Qigong, Tai Chi und Pilates

Abgesehen von dem philosophischen bzw. esoterischen Überbau, können Yoga, Qigong, Tai Chi und Pilates die Körperfitness positiv beeinflussen sowie Entspannung und Wohlbefinden fördern. Bei psychosomatischen Beschwerden können sie wie auch Meditation eine sinnvolle Ergänzung darstellen. Für die Behandlung organischer Erkrankungen fehlt allerdings die Evidenz.

Zahnheilkunde

Es wurde vielfach nachgewiesen, dass Atemwegs- und Herz-Kreislauf-Erkrankungen, Diabetes, Schlaganfälle, Darmerkrankungen sowie Autoimmunerkrankungen durch Erkrankungen im Mund-Kiefer-Bereich verstärkt werden. Dies ist häufig Folge anhaltender chronischer Entzündungen. Eine gute Mundhygiene, regelmäßige Kontrolluntersuchung und Prophylaxe beim Zahnarzt sind auf alle Fälle zu empfehlen.

Unter dem Begriff „**Ganzheitliche Zahnheilkunde**“ werden nicht selten unsinnige Behandlungen in die konventionelle Zahnheilkunde eingebunden, die ohne wissenschaftliche Evidenz sind, z. B. „Amalgamsanierung“ und „Quecksilberausleitung“. Die alternativmedizinische Schwermetallausleitung wird nachweislich von der wissenschaftlichen Medizin abgelehnt. Amerikanische und deutsche Ärzteverbände und die amerikanische Gesundheitsbehörde FDA (Food and Drug Administration) haben schon 1984 vor der Chelat-Therapie zur Schwermetallausleitung gewarnt. 1998 hat die Verbraucherzeitschrift der FDA (FDA Consumer) die Chelat-Therapie in die „Top Ten“ der als „Gesundheitsschwindel“ erkannten Methoden eingereiht. Keine unabhängige wissenschaftliche Studie hat bislang einen Erfolg dieser Methode nachgewiesen.

Der Epikutantest (ECT) und der Lymphozytentransformationstest (LTT) sind nicht geeignet, eine Materialunverträglichkeit auf Titan (Implantate) nachzuweisen. Diese Tests sollten für Titan nicht durchgeführt werden. Bei Verdacht, dass zahnprothetische Materialien, etwa Aluminium, Kobalt, Nickel oder Methacrylate, in Implantatlegierungen oder Suprakonstruktionen die Auslöser eines allergischen Kontaktekzems sein könnten, kann eine Allergietestung, etwa der Epikutan-Test, sinnvoll sein (Leitlinie 2023). Bioenergetische Testverfahren sind nicht geeignet, um Allergien oder Unverträglichkeiten nachzuweisen. Auch gibt es keine spezifischen Bluttests wie den Rantes-Test, um eine Kieferostitis nachzuweisen

Von den Befürwortern werden als Vorteile der „Alternativmedizin" genannt:

- Traditionelle Heilmethoden.
- Ganzheitlicher Ansatz.
- Zuwendung durch ausführliche Gespräche.
- Individualisierte Behandlung.
- Weniger Nebenwirkungen.
- Stressbewältigung und psychisches Wohlbefinden.

Kritikpunkte zur „Alternativmedizin" sind:

- Mangel an wissenschaftlichen Beweisen (Evidenz).
- Unzureichende Ausbildung und Kenntnisse des Therapeuten.
- Verzerrte Vorstellung von „Natürlichkeit".
- Anwendung gefährlicher Methoden.
- Fehlende Regulierung und Qualitätskontrolle.
- Verzögerung evidenzbasierter Behandlungen.
- Missbrauch von Placebo-Effekten.
- Stigmatisierung der konventionellen Medizin.

Was können Sie von einem guten Arzt / Therapeuten erwarten?

- Er fragt nach den aktuellen Beschwerden, den bisherigen Untersuchungen und Therapien sowie nach dem sozialen Umfeld und den Lebens- und Arbeitsbedingungen,
- bespricht die erhobenen Befunde und die gestellte Diagnose umfassend und verständlich,
- behandelt Sie freundlich und respektvoll,
- erklärt die geplante Behandlung und mögliche Alternativen auch in Bezug auf Nebenwirkungen und Risiken,
- überweist falls erforderlich zu weiteren Untersuchungen,
- erstellt einen Behandlungsplan und nennt auch die Kosten.

Sind Ihnen Dinge unklar, dann:

- lassen Sie sich zu keiner schnellen Entscheidung drängen,
- fragen Sie nach dem medizinischen Konzept und der wissenschaftlichen Beweislage zu der vorgeschlagenen Behandlung,
- werden Sie skeptisch, wenn nur die empfohlene Behandlung als wirksam genannt und andere Verfahren negativ dargestellt werden,
- sollten geforderte Vorauszahlungen Sie nachdenklich machen,
- erbitten Sie sich Bedenkzeit, um weitere Informationen und eine Zweitmeinung einzuholen.

Fragen vor der Behandlung:

- Was ist der Nutzen der vorgeschlagenen Behandlung?
- Wie sieht die Beweislage aus?
- Welche Risiken und Nebenwirkungen gibt es?
- Was passiert, wenn wir abwarten und beobachten?
- Würden Sie an meiner Stelle diese Behandlung selbst auch machen?

Werden sie vorsichtig, wenn:

- keine plausiblen Erklärungen gegeben werden,
- eine Methode für alles wirken soll,
- es keine Risiken und Nebenwirkungen gibt,
- versucht wird, Ängste zu schüren,
- Sie sich unter Druck gesetzt fühlen,
- Anzahlungen verlangt werden.

4.2.2 Kommunikation und Gedanken als Medizin

Viele Patienten wissen nicht, dass sie selbst über die Maßnahmen der Experten hinaus zu ihrer Gesundheit beitragen können. Sie fühlen sich häufig ohnmächtig und verfallen in eine Depression. Positives Denken allein funktioniert dabei nicht, weil es sich über die Realität hinwegsetzt und verdrängt. Doch was wir fühlen und glauben wirkt sich auf unsere Zellen aus. Wie wir mit uns reden, hat Einfluss auf unser physisches und psychisches Wohlbefinden.

Der erste Schritt besteht darin, die eigenen Emotionen zu akzeptieren und zur Ruhe zu kommen. Erst dann können wir mit klaren Gedanken einen gesunden Umgang mit den Problemen finden. Körper und Psyche sind nicht getrennt, sondern miteinander verbunden. Körperliche Leiden können psychische Ursachen haben und umgekehrt, es gibt keine Einbahnstraße. Mentale und emotionale Belastungen gehen körperlichen Leiden oft jahrelang voraus.

„Willst Du den Körper heilen, musst du zuerst die Seele heilen."

(Platon, griechischer Philosoph, 428–348 v. Chr.)

Ängste und Sorgen, die wir verdrängen, beeinflussen uns negativ. Oft haben wir mehr Gedanken, als uns lieb ist. Ständig kreisen sie in unserem Kopf herum. Wir fühlen uns gereizt, müde und ausgelaugt. Wir denken täglich nur zwei Prozent neue Gedanken, der Rest ist immer die gleiche Leier. Wenn es sich wie in einem Hamsterrad anfühlt, ist es an der Zeit umzudenken.

Nach modernen wissenschaftlichen Erkenntnissen können wir unseren Geist gezielt für unsere Gesundheit einsetzen. Beobachten Sie Ihre Gedanken und schreiben Sie diejenigen auf, die Ihnen gefallen und die Sie gerne wieder denken möchten. Machen Sie es zur Gewohnheit, bewusst schöne Gedanken zu denken, an denen Sie sich erfreuen. Das schenkt Ihnen Freude und Zuversicht. Es hilft Ihnen auch, Ruhe zu bewahren und erreichbare Ziele zu schaffen. Den meisten Menschen ist es fremd, dass die Art des Denkens zu Gesundheit und Heilung beitragen kann. Dieses gesunde Denken im Sinne eines **positiven Realismus** wirkt sich auf Ihr körperliches Wohlbefinden aus. Gönnen Sie sich bewusst kleine Auszeiten und tun Sie sich Gutes.

Gedanken, Emotionen und Immunsystem sind eng miteinander verknüpft. Angenehme Emotionen stärken das Immunsystem, negative Emotionen hemmen es. Ein stressreduziertes Leben und regelmäßige Sozialkontakte wirken sich positiv auf die Immunabwehr aus. Chronischer Stress kann das Immunsystem schwächen und chronische Erkrankungen fördern (Siehe Kapitel 1.4).

Wir können durch unsere Gedanken, Erfahrungen und Entscheidungen auch unsere Genregulation (Epigenetik) beeinflussen. Psychische Störungen auf der Bewusstseinsebene sind bedingt durch Störungen unbewusster limbischer Prozesse, die durch Defizite in der Produktion von Neurotransmittern und -modulatoren sowie der Rezeptoren gekennzeichnet sind.

Durch eine erfolgreiche **Psychotherapie** können sich epigenetische Schalter normalisieren. Psychotherapie wirkt, allerdings deutlich weniger, als dies oft angegeben wird. Bei rund einem Drittel der Interventionen zeigen sich sehr gute und längerfristige Effekte, bei einem weiteren Drittel nur geringe oder kurzfristige und bei einem Drittel keine Effekte. In der Pharmakotherapie zeigt sich ein ähnliches Bild.

Es gibt keine grundsätzliche Überlegenheit einer bestimmten Psychotherapie-Richtung. Die Wirkung psychotherapeutischer Interventionen wird zu 30–70 Prozent von unspezifischen Faktoren bestimmt: Im Glauben des Patienten an die Kunst des Therapeuten, im Glauben des Therapeuten an seine Fähigkeiten, dem Patienten zu helfen, und im Glauben beider an eine bestimmte Heilmethode.

Dieses häufig als „Placeboeffekt" bezeichnete Phänomen besteht aus neurobiologischer Sicht in einer erhöhten Ausschüttung von Oxytocin und endogenen Opioiden, was auf das Selbstberuhigungssystem und das Belohnungssystem wirkt und damit die Stressreaktion abschwächt. Es tritt ein Umlernen negativer Gewohnheiten des Denkens, Fühlens, Erinnerns und der Handlungen ein. Dabei kommt es nicht zu einer Löschung dysfunktionaler psychischer Zustände, sondern zu einem Überlernen, was auch bedroht ist von Rückfällen in alte Zustände. Eine kognitive Umstrukturierung hat allein keinen therapeutischen Effekt. Immer muss auch eine emotionale Umstrukturierung stattfinden, was dann zur Folge hat, dass der Patient seine Welt anders sieht und entsprechend denkt und handelt. Es entstehen neue Fühl-, Denk- und Handlungsgewohnheiten, die sich vornehmlich in den Basalganglien etablieren.

Die Beschwerden vieler Patienten sind nicht auf schlechte Gene, eine ungesunde Lebensweise oder einfach Pech zurückzuführen, sondern auf unglückliche Beziehungen, Einsamkeit, beruflichen Stress oder finanzielle Sorgen. Der epigenetische Code reagiert auf Bewegung, Gedanken, Emotionen, Verhaltensänderungen, und das unser ganzes Leben lang. Viele Erkrankungen lassen sich durch Änderung der Lebensumstände und -gewohnheiten positiv beeinflussen. Die Genregulation lernt durch unser Verhalten und passt sich entsprechend an. Nur müssen unseren Gedanken und Absichten auch Taten folgen. Heilung wird gefördert durch eine positive innere Haltung und die grundsätzliche Bereitschaft, gesund zu werden. Dazu gehört das Annehmen der Situation, so wie sie ist, sowie Lebensmut und Lebenswillen als grundsätzliche „innere Haltung". Glaube kann heilen, das zeigt auch die Wirkung von Placebos.

Wenn Gedanken häufig genug wiederholt werden, entstehen neue Verschaltungen, unser Gehirn ist neuroplastisch. Zwischenmenschliche Beziehungen und das, was sie an Emotionen und Erfahrungen mit sich bringen, werden in Nervenzell-Netzwerken im Gehirn gespeichert und damit Feinstrukturen verändert (erfahrungsabhängige Plastizität). Im Prinzip ist also eine Veränderung des Körpers mittels Gedanken möglich. Es gibt zwar eine ganze Reihe von Theorien (z.B. quantenphysikalische Vorgänge), nur die Abläufe auf atomarer Ebene sind bisher nicht geklärt.

Hier spielen z. B. das vertrauensvolle Verhältnis zwischen Arzt und Patient (Empathie) sowie ein achtsames und liebevolles Bewusstsein für sich selbst (Selbstmitgefühl) eine große Rolle. Überall, wo zwischenmenschliche Beziehungen quantitativ und qualitativ abnehmen, nehmen gesundheitliche Störungen zu. Patienten, die ihren Arzt als einfühlsam empfinden, folgen den Empfehlungen besser und sind seltener unzufrieden mit der Behandlung. Auch sind empathische Ärzte zufriedener und gesünder, denn Mitgefühl führt nicht zu Erschöpfung und Burnout.

Leider werden in der **ökonomisierten Medizin** Dienstleistungen rationiert, die keine Geräte erfordern: **Empathie und Zuwendung**. Das hat zur Folge, dass den Patienten mit ihren Bedürfnissen, Ängsten und Zweifeln weniger Aufmerksamkeit entgegengebracht wird. Gerade aber Krebspatienten haben häufig das Gefühl, die Kontrolle über das eigene Leben zu verlieren (Orientierungsverlust) und benötigen eine mitfühlende Betreuung. Es braucht Zeit, bis aus dem Gefühl des hilflosen Ausgeliefertseins wieder eine Zukunftsperspektive werden kann. Dazu braucht es zwischenmenschliche Zuwendung, die Halt gibt und die inneren Selbstheilungskräfte aktiviert.

Es muss wieder mehr in die Zwischenmenschlichkeit investiert werden, damit der alte, der kranke und der gebrechliche Mensch nicht an den Rand, sondern in den Mittelpunkt des Medizinbetriebs gerückt wird. Für die effektive Behandlung, insbesondere von ernsthaft oder chronisch kranken Menschen, bedarf es der **Kombination aus Evidenz und Beziehung**. Ohne Zuwendung und Zwischenmenschlichkeit fühlt sich der Patient alleingelassen. Selbst die bestfunktionierende Medizin kann dann keine humane Medizin sein.

Ärzte sind heute eher Kopfarbeiter als „Behandler". Doch Wissen ohne Zuwendung bleibt eine „kalte" Medizin. Dabei können Berührungen die Ausschüttung von Wohlfühlstoffen wie Dopamin, Endorphine und Oxytocin bewirken. Die Hände sind ein wichtiges Kontaktmittel. Das Berühren oder Handauflegen haben auch einen Placebo-Effekt. Berührung lindert Stress und fördert die Heilung.

Ein Drittel der Bevölkerung spricht sehr stark auf Zuwendung an, ein weiteres Drittel weniger stark und der Rest kaum.

„Achte auf deine Gedanken,
denn sie werden zu Worten.

Achte auf Deine Worte,
denn sie werden zu Handlungen.

Achte auf Deine Handlungen,
denn sie werden zu Gewohnheiten.

Achte auf Deine Gewohnheiten,
denn sie werden Dein Charakter.

Achte auf Deinen Charakter,
denn er wird Dein Schicksal."

(Charles Reade, engl. Schriftsteller, 1814–1884)

Die genannten Wirkungen können in einem Gesundheitssystem, in dem Patienten in einem Zeitfenster von 8 Minuten abgefertigt werden, kaum entstehen. Kassenmedizin ist heute Fließbandmedizin. Ärzte unterbrechen die Ausführungen der Patienten meist relativ schnell, dabei ist bekannt, wie wichtig aufmerksames **Zuhören** des Arztes für die Gesamtschau des Patienten ist. Zuhören zu können, hat etwas mit Wahrnehmung und Wertschätzung zu tun. Nur so können Wünsche, Bedenken, Schwächen und Stärken erkannt werden.

In der modernen Medizin ist Zeit ein so gut wie nicht vorhandenes Gut. Da bleibt kaum Raum für ein Gespräch, geschweige denn für den Aufbau einer tragfähigen Arzt-Patient-Beziehung. Beide Seiten fühlen sich hilflos in einem ökonomisierten und auf Effizienz ausgerichteten Medizinbetrieb. Viele Menschen empfinden eine solche Medizin als unpersönlich und herzlos. Die gesamte Medizin wird immer mehr einer Überformalisierung, Überregulierung und Bürokratisierung unterworfen. Es fehlt zunehmend eine soziale Zielorientierung und damit eine Sinngebung für die ärztliche Tätigkeit. Sukzessiver Abbau des Sozialen, Rationalisierung und Gewinnoptimierung sind an der Tagesordnung. Patienten, mit denen gute Kennziffern zu erreichen sind, werden bevorzugt. Die Medizin verkommt zum Reparaturbetrieb, kühl und ohne Seele. Durch das System wird die hohe intrinsische Motivation der Heilberufe sukzessive abgebaut.

Die **emotionale und soziale Ebene** bleibt auf der Strecke, wenn Naturwissenschaften und Ökonomie eine Allianz bilden. Medizin ist aber kein Produktionsbetrieb, sondern bei jedem Patienten ein komplexer und individueller Abwägungsprozess ohne absolute Sicherheit. Unterversorgung auf der einen Seite und Übertherapie auf der anderen Seite sind an der Tagesordnung. Der Medizinbetrieb ist technisch massiv aufgerüstet und das Zwischenmenschliche wird vernachlässigt. Das Vergütungssystem bestraft finanziell Ärzte, die eine Beziehungsmedizin betreiben, und belohnt Ärzte, die auf Technik und Invasivität setzen. Marketingstrategien spielen sowohl bei den gesetzlichen wie bei den privaten Krankenversicherungen eine große Rolle.

Der ökonomische Druck in Kliniken und Praxen hat immens zugenommen. Dem steht gegenüber, dass Patienten immer mehr Zeit und Informationen einfordern. Der Patient ist heute nicht mehr der „geduldig Ertragende", er will auch wissen: Was kann ich selbst tun, um wieder gesund zu werden? Qualitäts- und Hygienevorschriften, Dokumentationspflichten, Bürokratie, Fallpauschalen und Regressandrohungen bestimmen heute den Arbeitsalltag des Arztes. Patienten werden nach dem Erlös kategorisiert, was zur Entsolidarisierung von den Schwächsten führt. In diesem Umfeld ist eine zugewandte Medizin schwer möglich. Die sprechende Medizin muss wieder besser vergütet werden, zum Wohl der Patienten, aber auch aller im Gesundheitswesen Tätigen.

Ärzte sollten Worte und Medikamente gleich professionell einsetzen. Wenn ein Arzt Zuversicht weckt, kann er beim Patienten Reaktionen auslösen, die wie ein Medikament wirken. Worte und Medikamente zusammen sind besser als Worte allein und Medikamente allein. Da in die Hausarztpraxis zwei Drittel der Patienten mit psychosomatischen Beschwerden kommen, muss ein „Pro-forma-Mittel" und eine Aufmunterung den Arzt häufig aus seiner Zeitnot retten.

So ist es mehr als verständlich, dass sich Patienten bei einem Therapeuten wohl fühlen, der sich bei einem Erstgespräch eine Stunde Zeit nimmt, um Details zu aktuellen medizinischen Problemen, zur Vergangenheit, der familiären Situation sowie Wünschen und Ängsten zu erfahren. Das ist der Grund, warum viele Patienten lieber zu Heilpraktikern gehen und ihr Heil in der „Alternativmedizin" suchen. Wichtiger als Wirksamkeit scheint dann Zeit, Zuwendung und die Verheißung von Heilung zu sein.

Es wird Zeit, dass die Arzt-Patienten-Beziehung mit einer wertschätzenden **Kommunikation** wieder in den Mittelpunkt des medizinischen Handelns rückt. Mit Ungeduld und in Zeitnot kann Hilfe nicht gedeihen. Leider ist Kommunikation noch kein integraler Bestandteil der medizinischen Ausbildung.

Placebo-Effekt

Placebo-Effekte können den Blutdruck und das Immunsystem beeinflussen, den Erfolg von medikamentösen Behandlungen und Operationen verändern. Placebo kann vieles sein, eine Pille, eine Kapsel, eine Behandlung oder der Arzt selbst. Besonders stark ist der Einfluss auf subjektive Symptome wie Schmerz, Angst und Depressivität. Eine der bekanntesten Studien zum Placebo-Effekt (placebo, lateinisch = ich werde gefallen) ist die des Facharztes für orthopädische Chirurgie Dr. Bruce Moseley. Arthrose-Patienten der einen Gruppe wurden nach einem bekannten Verfahren operiert, die Kotrollgruppe erhielt einen vorgetäuschten Eingriff. Das Ergebnis war bei den Patienten, die nur zum Schein operiert worden waren, genauso gut.

Eine **Erwartungshaltung**, also etwas was sich nur im Kopf abspielt, kann ein reales, konkretes körperliches Symptom lindern. Eine Behandlung zu verschreiben, die nicht besser als ein Placebo wirkt, widerspricht den Prinzipien der evidenzbasierten Medizin, die einen echten Arzt vom Quacksalber unterscheidet. So ist die gängige Meinung. Doch es gibt noch viele weitere Beispiele. In der Schmerzbehandlung sind Placebos häufig so wirksam wie echte Schmerzmittel und bei Antidepressiva wird ein großer Teil der Wirksamkeit dem Placebo-Effekt zugeschrieben. Bei nahezu der Hälfte der Asthmatiker lässt sich mit einem wirkstofffreien Inhalator oder einer Scheinakupunktur eine Beschwerdelinderung erreichen. Placebos wirken auch, wenn bekannt ist, dass es sich um Placebos handelt aber suggeriert wurde, die Placebos könnten die Symptome mildern. Die Täuschung von Patienten ist keine zwangsweise Voraussetzung dafür, dass ein Placebo wirkt. Was wir aufgrund von Konditionierung über die Wirkung einer Pille glauben, wirkt sich auf die Reaktion des Körpers aus. Was wir denken, ist das, was wir erleben. Im Gehirn werden die gleichen Nervenbahnen und chemischen Verbindungen aktiviert, als hätte ein Medikament gewirkt. Und je mehr wir daran glauben, desto besser ist die Wirkung. Der Glaube liegt in der Art des Menschen, und das muss nicht eine Religion oder Gott sein. In ihrem Glauben ganz allgemein fühlen sich Menschen geborgen und beschützt, er gibt ihnen Trost, Kraft und Mut.

Es wurde auch gezeigt, dass Spritzen eher wirken als Pillen, und Kapseln eher als Tabletten. Rote, orangefarbene und gelbe Tabletten gelten als stimulierend, grüne oder blaue wirken beruhigend. So wirken grüne Tabletten besser bei Angst und gelbe Tabletten besser bei Depression. Größere bunte Pillen wirken stärker als kleine einfarbige. Teure Placebos haben eine bessere Schmerzlinderung als billigere. Placebos, die der Chefarzt im weißen Kittel verabreicht, wirken besser als die vom Pfleger im Poloshirt. Eine Scheinakupunktur wirkt besser als eine Placebo-Tablette.

Jeder Mensch, unabhängig vom IQ, ist für den Placebo-Effekt empfänglich, auch Ärzte und Wissenschaftler. Es gibt allerdings auch Menschen, die nur schwach bis gar nicht auf Placebos reagieren (Non-Responder). Voraussetzung ist, dass die Kommunikation zwischen Frontalhirn und tieferen Hirnarealen intakt ist. Placebo-Effekte sind neurophysiologische Phänomene. Physische und psychische Symptome sowie der Verlauf von Erkrankungen können beeinflusst werden. Placebos beeinflussen nicht nur, wie wir uns fühlen, sondern wirken bis in die Biochemie hinein.

Erklärungen für den Placebo-Effekt sind:

- Erwartungshaltung,
- Konditionierung (Vorerfahrung),
- Suggestibilität,
- Emotionale Zuwendung,
- Gleichzeitige andere Therapien,
- Veränderter Lebensstil,
- Spontanheilung (Regression zur Mitte).

„Es geht mir Tag für Tag und in jeder Hinsicht immer besser und besser."

(Emile Coué, französischer Apotheker, 1857–1926)

Er erkannte, dass die Wirkung der Medikamente, die er seinen Kunden verkaufte, davon abhing, mit welchen Worten er diese überreichte. Coué entwickelte die Lehre der Autosuggestion zur Unterstützung der Heilung.

Auf physiologischer Ebene wird für die Erwartungshaltung die Ausschüttung von Endorphinen angenommen. Das absteigende schmerzhemmende System wird aktiviert. Blockiert man diese durch die Gabe des Opioid-Antagonisten Naloxon, wirkt das Placebo nämlich nicht mehr. Für die emotionale Zuwendung wird eine Stressreduktion und Entspannung angenommen, was die Selbstreparaturmechanismen des Körpers aktiviert. Eine positive Erwartungshaltung und fürsorgliche Zuwendung können zu einer Aktivierung der Immunfunktion führen. Auch die Dopamin-Regulation im Belohnungssystem soll für den Placebo-Effekt eine Bedeutung haben. Hormone und Neurotransmitter scheinen überhaupt eine große Bedeutung in der Wirkung von Denken und Fühlen auf die physiologische Antwort des Körpers zu haben. Vertrauen und Zuwendung steigern Oxytocin, senken das Kortisol (Stressreduktion) und erhöhen körpereigene Opiate (Endorphine) sowie Serotonin. Es wird ein Selbstheilungseffekt ausgelöst.

Am effizientesten wirken Scheinmedikamente bei psychischen Erkrankungen wie Depressionen, Störungen im Bereich des Immunsystems wie Allergien, endokrinen Störungen wie Diabetes, Entzündungen wie Colitis, neurologischen Krankheiten wie Parkinson und Schlaflosigkeit, Herzproblemen wie Angina pectoris, Atembeschwerden wie Asthma und Husten und insbesondere Schmerzzuständen. MRT-Untersuchungen haben gezeigt, dass das Gehirn seine Schmerzrezeptoren während des Placebo-Effekts herunterreguliert. Die Forschung hat gezeigt, dass 20 bis 90 Prozent aller Patienten auf ein wirkstofffreies Medikament ansprechen. Durch die Zuwendung der Bezugsperson tritt der Placebo-Effekt auch bei Kindern und Tieren ein (Placebo by proxy – Placebo-Wirkung durch einen Vermittler). Eine Mutter nutzt dies instinktiv, wenn sie bei ihrem Kinde den Schmerz wegpustet. Bei Kindern treten stärkere Placebo-Effekte auf als bei Erwachsenen. Die Grenzen des Placebo-Effektes und der Selbstheilungskräfte liegen bei akuten, schweren Infektionskrankheiten, ernsthaften Verletzungen und bei systemischen Erkrankungen.

Demgegenüber kommen viele Untersuchungen zu dem Schluss, dass negative Überzeugungen und Erwartungshaltungen der Gesundheit schaden. Diesen Effekt nennt man **Nocebo-Effekt** (nocebo, lateinisch = ich werde schaden). Bekannt ist die Weißkittel-Hypertonie. Nocebo-Beschwerden entstehen infolge von Informationen zu Nebenwirkungen eines Medikaments oder einer Behandlungsmethode. Allein die Andeutung bestimmter Nebenwirkungen kann wie eine selbsterfüllende Prophezeiung wirken, die Macht der Suggestion ist groß. Schon die Angst vor der Krankheit kann krank machen. Als Wirkmechanismus wird eine Stressreaktion angenommen. Die zugrunde liegenden neuropsychischen Mechanismen von Nocebo-Effekten sind im Vergleich zu Placebo-Effekten weniger gut bekannt.

Es ist für den Patienten hilfreicher, die positiven Erwartungseffekte zu nutzen und dem Patienten zu versichern, dass die allermeisten Menschen die Behandlung bestens vertragen. Kommunikation muss dafür sorgen, dass negative Behandlungserfahrungen vermieden, Sorgen und Ängste vor der Behandlung verringert werden. Die Aufklärungspflicht für die Einwilligung (Informed Consent) zur Wahrung der Autonomie darf nicht zur Aufklärungslast werden.

Negative Überzeugungen sind von einer Stressreaktion begleitet. Ist unser Denken von Hoffnung und Optimismus geprägt, wird der Parasympathikus aktiviert und ein Entspannungszustand hervorgerufen. Dies ist die Voraussetzung, dass die natürlichen Selbstheilungsmechanismen in Aktion treten. Grundlage hierfür sind Aufklärung und Offenlegung aller Informationen sowie zuversichtliche und fürsorgliche Zuwendung des Behandlers. Eine gute Kommunikation kann die Wirksamkeit und Verträglichkeit von Behandlungen verbessern sowie die Compliance steigern, also die Bereitschaft, eine längere Behandlung zu befolgen.

Der Arzt selbst ist ein starkes Therapeutikum (die „Droge" Arzt), das am besten wirkt, wenn er:

- sich Zeit nimmt und seinem Patienten zuhört,

- auf Augenhöhe informiert,
- zugewandt und freundlich kommuniziert,
- Nachfragen zulässt,
- Optimismus und Zuversicht verbreitet,
- zu heilungsförderndem Verhalten ermuntert,
- sich respektvoll und partnerschaftlich verhält.

Nicht-traditionelle ersetzen durch „Alternative" Heilverfahren erzielen ihre Wirkung weniger durch die Behandlung selbst, als durch die Kombination aus persönlicher Überzeugtheit von der Heilmethode, fürsorglicher Zuwendung und dem sich daraus ergebenden Entspannungseffekt. Diesen Effekt kann sich eine nachgewiesenermaßen wirksame schulmedizinische Behandlung zusätzlich zu Nutze machen, nur muss der Behandler dies auch wollen und tun. Die „sprechende Medizin" kommt im normalen medizinischen Alltag zu kurz.

Ein Problem könnte sich aus der notwendigen Aufklärung ergeben, denn wahrheitsgemäß müsste über den Einsatz einer wirkungslosen Behandlung informiert werden, was die potentielle Wirkung dieser Therapie mindern oder verhindern könnte. Der Patient müsste dann über den Placeboeffekt aufgeklärt werden und in die Behandlung einwilligen.

Ihr Denken und Ihre Gefühle können Sie zwar in der Prophylaxe und der Heilung von Erkrankungen unterstützen, doch diesen Weg allein zu gehen, empfiehlt sich nicht. **Sie brauchen Ärzte, um die gebotenen schulmedizinischen Behandlungsmöglichkeiten optimal zu nutzen. Sollten Sie auch Therapeuten außerhalb des konventionellen Spektrums hinzuziehen, dann informieren Sie Ihren behandelnden Arzt, damit nicht widersprüchliche Empfehlungen entstehen, die Sie verunsichern und die gefährlich werden können.**

4.2.3 Wechselwirkung zwischen Körper und Geist

Das **seelische Gleichgewicht** ist wichtig für unser körperliches Wohlbefinden. Die gegenseitige Abhängigkeit ist schon lange bekannt. Nicht nur beeinflusst unsere Psyche den Körper, das gilt auch umgekehrt. So werden z. B. auf Kinderstationen Klinik-Clowns mit Erfolg für die Gesundung der kleinen Patienten eingesetzt. Sorgen, Ängste und Stress können zu körperlichen Symptomen führen: „Es ist mir auf den Magen geschlagen." „Ihm ist die Galle übergelaufen." Ein neueres Forschungsgebiet, die Psychoneuroimmunologie, beschäftigt sich mit den Zusammenhängen zwischen Seele, Nervensystem und Körperabwehr.

So kann Stress durch Hormonausschüttung einen Herzinfarkt oder Schlaganfall begünstigen oder das Immunsystem schädigen und zu Infekten führen. Im Gehirn kommt es zur Behinderung der Bildung neuer Nervenzellen. Die auslösende Funktion von Stress für die Entstehung von Depressionen bei bestehender genetischer Disposition gilt heute als wissenschaftlich gesichert. Umgekehrt tragen gute Gefühle, Glück und Entspannung zur Gesundheit bei, frisch verliebte Menschen werden selten krank.

Diese Erkenntnisse macht sich die Mind-Body-Medizin (MBM) zunutze, die in den USA schon verbreiteter ist als bei uns und durch mentale Techniken und Verhaltensänderungen positiv auf die Wechselbeziehungen zwischen Psyche, Immun- und Nervensystem einzuwirken versucht.

Jeder trägt die Möglichkeiten in sich, wieder gesund zu werden. Es gilt, die Selbstheilungskräfte zu aktivieren. Dazu muss man es schaffen, wieder Ordnung in das eigene Leben im Umgang mit Familie, Beruf, Hobbys und Plänen für die Zukunft zu bringen. Die eigenen Wünsche und Ziele sollen mehr Platz bekommen. Negative Gedanken, die sich um die Krankheit drehen, haben Freude und positives Denken verdrängt.

Die **Ordnungstherapie** soll die Lebensfreude zurückholen. Gesundheit muss dabei aktiv gestaltet werden, auch die Regeneration und Entspannung. Selbstheilungskräfte wirken auf physischer, emotionaler, mentaler und spiritueller Ebene. **Genesung und Selbstheilung** werden unterstützt durch:

- Gesunde Ernährung,
- Intervallfasten (Autophagie),
- Bewegung (vor allem in der Natur),

- Wärme- und Kältereize,
- Stressmanagement (chronischer Stress ist das größte Hemmnis der Selbstheilung),
- Entspannungstechniken und erholsamen Schlaf,
- Vertrauen in die Therapie und der Glaube an die Heilung (auch Spiritualität),
- Resilienz,
- soziale Einbindung (Partner, Familie, Freunde).

Der Mensch kann die Verantwortung für seine Heilung nicht an den Arzt abgeben. Der Arzt kann nur in vielfältiger Weise unterstützend wirken.

Wechselwirkung zwischen Bewegung und Psyche

Die massiven **Veränderungen in Arbeitswelt und Gesellschaft** bewirken nach Meinung vieler Experten eine Zunahme psychischer und psychosomatischer Erkrankungen, insbesondere depressiver Störungen und Angststörungen. Diese Leiden könnten zur Epidemie des 21. Jahrhunderts werden. Im Laufe des Lebens erleiden 11 Prozent der Männer und 23 Prozent der Frauen eine depressive Erkrankung. Fehlzeiten durch psychische Erkrankungen haben zwischen 2000 und 2019 um 100 Prozent zugenommen. Auch die Corona-Pandemie hat zu einer Zunahme psychischer Erkrankungen geführt.

Der Deutsche Gesundheitssurvey (DEGS – www.rki.de) ergab, dass pro Jahr 33 Prozent der Bevölkerung unter psychischen Problemen leiden, davon aber nur 42 Prozent medizinische Hilfe suchen. 2013 wurde die Sport- und Bewegungstherapie in die S3-Leitlinie „Psychosoziale Therapien bei schweren psychischen Erkrankungen" aufgenommen. Die komplexe Beziehung zwischen Motorik und Gehirn ist keine abstrakte Vermutung, sondern das Resultat der Hirnforschung der letzten zehn Jahre. Dynamik und Qualität unseres Hirnstoffwechsels und damit unsere psychomentale Leistungsfähigkeit ist auf das notwendige Quantum an täglicher Bewegung angewiesen.

Zur Erklärung der Mechanismen, die für die günstigen Effekte von körperlicher Aktivität auf die psychische Gesundheit verantwortlich sind, werden unterschiedliche Hypothesen diskutiert, wobei anzunehmen ist, dass mehrere Prozesse zusammenwirken:

- **Endorphinhypothese:** Unter körperlicher Belastung werden Endorphine ausgeschüttet, die eine positive Stimmungsveränderung bewirken sollen.
- **Katecholaminhypothese:** Ein Mangel der Neurotransmitter Dopamin, Adrenalin und Noradrenalin soll für depressive Stimmungszustände mit verantwortlich sein. Körperliche Aktivität führt zu einer verstärkten Ausschüttung dieser Stoffe.
- **Thermoregulationshypothese:** Körperliche Aktivität führt zu einer gesteigerten Durchblutung und Stoffwechselaktivität, was über die Anhebung der Körpertemperatur das Wohlbefinden verbessern soll.
- **Immunsystemmodulationshypothese:** Moderate sportliche Aktivität stärkt das Immunsystem mit der Folge verminderter Anfälligkeit und Verbesserung des subjektiven Wohlbefindens.
- **Ablenkungshypothese:** Körperliche Aktivität beansprucht die gedankliche Informationsverarbeitung und soll so von anderen Stressoren ablenken.
- **Selbstwirksamkeitshypothese:** Die Erfahrung, mit körperlicher Aktivität verbundene Anforderungen bewältigen zu können, wirkt sich positiv auf das Wohlbefinden aus.
- **Sozialisierungshypothese:** Die Gesellschaft anderer Personen, die uns sympathisch sind, hebt die Stimmungslage.
- **Endocannabinoidhypothese:** Sportliche Aktivität führt zu einer zentralnervösen Ausschüttung von körpereigenen Cannabinoiden, was zu einer verminderten Schmerzwahrnehmung und weniger Ängstlichkeit mit gesteigertem Wohlbefinden führen soll.

- **Transiente Hypofrontalitätshypothese:** Neuronale Aktivität, die für höhere gedankliche Aufgaben sowie die Verarbeitung emotionaler Informationen zuständig und im präfrontalen Hirnanteil angesiedelt ist, kann unter körperlicher Aktivität nur eingeschränkt ablaufen.

Depressive Erkrankungen sind die häufigsten psychischen Störungen. Man nimmt an, dass 5 Prozent der Bevölkerung an einer Depression leiden. Experten der WHO gehen davon aus, dass Depressionen neben Herz-Kreislauferkrankungen die zweithäufigste Ursache für eine Arbeitsunfähigkeit sind. Sportliche Inaktivität stellt einen Risikofaktor für das Auftreten einer Depression dar.

Im Mittelpunkt der biologischen Depressionstheorien stehen die Neurotransmitter- und Rezeptorstörungen sowie Stresshormonerhöhung. Starker Stress, Depression und Angst sind in einer Dosis-Wirkungs-Beziehung mit kürzeren Telomeren und vorzeitiger Zellalterung verbunden. Körperliche Aktivität soll

- den Stoffwechsel der zerebralen Überträgerstoffe Serotonin, Dopamin, Noradrenalin, Glutamat, Phenylethylamin, Acetylcholin, Endocannabinoide und Endorphine positiv beeinflussen,
- Stresshormone (Kortisol, CRH) abbauen und damit
- zu einer Stimmungsaufhellung führen.

Ist der Spiegel der „Glückshormone" niedrig, sieht man nur Probleme und die Depression droht. Bei hohen Werten an Endorphinen, Endocannabinoiden, Serotonin, Dopamin und Noradrenalin fühlt man sich leistungsbereit, denkt lösungsorientiert und hat gute Laune. Voraussetzung für die Bildung dieser Überträgerstoffe ist die Bereitstellung von „Bausteinen" und Ergänzungsstoffen (Tryptophan, Phenylalanin, Tyrosin, Zink, Magnesium, Vitamine C, D, B_3, B_6, Folat, Eisen, Kupfer, Omega-3-Fettsäuren, Lithium).

In jüngster Zeit werden auch vermehrt strukturelle und funktionelle Veränderungen im limbischen System, dem präfrontalen Kortex, dem Thalamus und Hypothalamus diskutiert. Die **Lauftherapie** soll zu Stressreduktion, vermehrter Freisetzung von Wachstumsfaktoren (VGF = vascular growth factor, BDNF = brain-derived neurotrophic factor, IGF-1 = insulin-like growth factor 1) und Neuronenbildung führen, was dem durch Stresshormone bedingten Zelluntergang entgegenwirkt und Entzündungsprozesse reduziert. Körperliche Aktivität führt zu einer Regeneration des Hirngewebes mit Zunahme der grauen Substanz. Zwischen Steigerung der Fitness und der Verbesserung kognitiver Parameter besteht eine signifikante Korrelation. **Neben körperlicher Aktivität gibt es derzeit kein anderes Verfahren, das derart umfassend und wirksam neuropsychiatrische Erkrankungen beeinflussen kann**. Jegliche Form von Bewegung ist für Ihr Gehirn besser als alle Rätsel, Matheaufgaben oder Krimis. Es ist nie zu spät für mehr Bewegung.

Das Gehirn ist also in der Lage, sich den Erfordernissen des Gebrauchs anzupassen (Neuroplastizität) und neues Gewebe zu bilden (Neurogenese). Die transiente Hypofrontalitätshypothese besagt, dass die höheren kognitiven Zentren (Stirnlappen), die für Informationsverarbeitung, Planungs- und Problemlösungsprozesse verantwortlich sind, durch sportliche Aktivität wie Laufen herunterreguliert werden. Diese Areale sind bei depressiven und Angstpatienten hyperaktiv, und zwar in Form von negativen Selbstgesprächen und sich ständig wiederholenden Planungs- und Problemlösungsversuchen.

Die **Lauftherapie** zielt vor allem auf die Behandlung von zeitlich begrenzten Störungen und Disharmonien, wie z. B. depressiven Verstimmungen, ab. Das gemeinsame synchrone Bewegen führt zu einem intensiven Miteinander. Die Verbindung von Bewegung und miteinander reden baut Stress ab, führt zu mehr Ausgeglichenheit, vertieft und festigt die Erfahrungen. Die Lauftherapie ist besonders wirksam, wenn sie durch andere Methoden, z. B. Entspannungstechniken, ergänzt wird. Die Lauftherapie kann neben einer Psychotherapie begleitend durchgeführt werden.

Ziele der Lauftherapie sind:

- Stärkung des Wohl- und Selbstwertgefühls,
- Verbesserung des seelischen Gleichgewichts,
- Kennenlernen und Akzeptieren des eigenen Körpers,
- Erlernen spezifischer Methoden des Stressabbaus sowie der Stresskontrolle,
- Erleben von Freude an der Bewegung,
- Knüpfen von sozialen Kontakten und
- Erfahren von positiven gruppendynamischen Prozessen

Die Lauftherapie ist eine ganzheitliche Körpertherapie zur Behandlung und Prävention verschiedener psychischer, psychosomatischer oder somatischer Beschwerden.

Durch das Erreichen körperlicher Erfolgserlebnisse werden Selbstwert und der Glaube an sich selbst gesteigert. Neben der Verbesserung motorischer und koordinativer Fähigkeiten sowie der Körperwahrnehmung werden das Immunsystem gestärkt, Spannungszustände abgebaut, der Antrieb gesteigert und die Schlafqualität verbessert. Verhaltenstherapeutisch gesehen wird durch eine kognitive Umstrukturierung mehr Handlungskompetenz, Selbstkontrolle und psychische Stabilität erlangt. Insgesamt liegen die Effekte der Lauftherapie in einer vitalisierenden, aktivierenden und stimmungsverbessernden Wirkung.

Therapiestudien zur Lauftherapie bei Angststörungen und Depressionen kommen überwiegend zu positiven Ergebnissen. Die Ergebnisse epidemiologischer und klinischer Studien sprechen dafür, dass körperliche Aktivität, insbesondere Ausdauertraining, dem Erhalt und der Verbesserung der geistigen Leistungsfähigkeit und der emotionalen Stabilisierung dient. Zusammen mit dem positiven Einfluss auf die Gehirndurchblutung könnte Lauftherapie/Ausdauertraining aus neuropsychiatrischer Sicht als präventive und therapeutische Maßnahme ersten Ranges angesehen werden. Zudem ist diese Methode jederzeit und preiswert anzuwenden. Weder hinsichtlich der geeigneten „antidementiven" bzw. „antidepressiven" Bewegungsformen, noch hinsichtlich der optimalen Belastungsdauer und -häufigkeit gibt es gesicherte wissenschaftliche Erkenntnisse.

Die Datenlage zum Ausdauerlauf als Therapie bei depressiven Erkrankungen kann für leichte bis mittlere Depressionen optimistisch eingeschätzt werden. Zumindest gilt die Lauftherapie neben Psychotherapie und medikamentöser Behandlung als eine sinnvolle zusätzliche Maßnahme im Gesamtbehandlungskonzept. In den meisten Studien wird ein dreimaliges Training in der Woche empfohlen, und zwar bei 60–80 Prozent der HF_{max}.

Das Herz ist mit dem menschlichen Gehirn und der Psyche aufs Engste verbunden. So können emotionale Erregung und psychischer Stress funktionelle Herzbeschwerden, Bluthochdruck und Herzrhythmusstörungen hervorrufen. Zwischen koronarer Herzkrankheit sowie Herzinsuffizienz und Depression besteht ein gut erforschter Zusammenhang. Auch die WHO hat auf die Bedeutung von Sport und Bewegung für die psychische Gesundheit hingewiesen.

Die positiven Einflüsse von Ausdauertraining auf Stimmung, Depressivität, Ängstlichkeit, Selbstbewusstsein und Stressbewältigung ist aus Studien bekannt. Der körperliche Zugang zum emotionalen Gehirn ist direkter und oft wirksamer als jener über das Denken und die Sprache. Die Wirksamkeit eines regelmäßigen körperlichen Trainings bei Depressionen wird von vielen Ärzten und Psychotherapeuten immer noch unterschätzt. Neuere Untersuchungen haben gezeigt, dass auch Krafttraining eine antidepressive Wirksamkeit entfaltet. Diese Form der körperlichen Aktivität kann im Rahmen eines multimodalen Therapieansatzes nach individuellen Bedürfnissen angeboten werden.

Bei Depressionen, Angsterkrankungen, Zwangsstörungen, Schizophrenien, vermindertem Selbstwertgefühl und beginnenden dementiven Erkrankungen (kognitiven Störungen) gibt es zunehmend Belege dafür, dass die Symptomatik über ausreichend intensive körperliche Aktivität signifikant beeinflusst bzw. einer Entwicklung präventiv vorgebeugt werden kann. Die WHO hat 2023 körperliche Bewegung als Intervention bei Demenz empfohlen. Auch in der Behandlung von Essstörungen, Suchterkrankungen sowie lernbehinderten und verhaltensauffälligen Kindern zeigen sich positive Effekte.

4.2.4 Erschöpfung und Burnout

Der menschliche Organismus ist ein **komplexes offenes System,** das sich durch ein Netz von Wechselbeziehungen auszeichnet. Jedes Individuum hat anlagebedingt Schwachpunkte oder auch Empfindlichkeiten. Kommt es durch eine lange chronische Belastung zu einer Dekompensation der Regulationsmechanismen, bilden sich insbesondere dort Symptome aus, wo genetisch bedingt eine geringere Kompensationsfähigkeit besteht, es entsteht ein **chronisches Belastungssyndrom**.

Als Ursachen kommen alle Faktoren in Betracht, welche die Regulation belasten: Stress, Infektionen, Umweltbelastungen, Fehlernährung, Bewegungsmangel oder körperliche Überlastung, psychische Belastungen usw. Die Tatsache, dass vor allem durch Viren verursachte Infektionen prinzipiell zu persistierenden Symptomen führen können, ist gut bekannt. Dies ist zum Beispiel nach Influenza, Coronavirus-Erkrankungen (COVID-19) oder nach Pfeifferschem Drüsenfieber durch das Epstein-Barr-Virus (EBV) möglich. Häufig ist es einfach die Vielzahl der Belastungen, welche die Regulationsfähigkeit des menschlichen Organismus überfordert. Sensibilitäten (Vulnerabilität) oder Stärken (Resilienz) werden durch genetische Prädispositionen, Persönlichkeitseigenschaften, Stresserfahrungen, Erziehung, Ausbildung, Lebensstil und die sozioökonomische Situation beeinflusst, wobei psychosomatische und somatopsychische Reaktionen auftreten können.

So ist es nicht verwunderlich, dass durch dieselbe Belastung dispositionsabhängig verschiedene Symptome auftreten oder verschiedene Ursachen das gleiche Symptom hervorrufen. Die chronische Erschöpfung (Burnout) ist nur eine Form einer ganzen Reihe von chronischen Belastungssyndromen. Weitere Beispiele sind Long COVID, Myalgische Enzephalitis / chronisches Fatigue Syndrom (CFS) und das Fibromyalgie-Syndrom (FS). Auch zu diesen gibt es symptomatische Überschneidungen. Belastungssyndrome treten in allen Lebensbereichen, Berufsgruppen, sozialen Schichten und Altersklassen auf.

In der Ätiologie werden neben infektiösen Ursachen auch neuroendokrine und biochemische Regulationsstörungen diskutiert. Chronischer Stress kann zu einer Störung des Regelsystems, das die Vernetzung von Hormonsystem, autonomem Nervensystem und Immunsystem kontrolliert, führen. Dies kann Auswirkungen auf wichtige neurovegetative Funktionen und das Abwehrsystem haben, was sich in unterschiedlichen Beschwerdekomplexen äußert.

Bei chronischen Belastungssyndromen ist eine individuell angepasste Behandlung am effektivsten. Aufgabe des Therapeuten muss es deshalb sein, die individuellen Belastungen zu verifizieren und zu minimieren, wobei je nach vorherrschenden Beschwerden verschiedene Fachdisziplinen gefragt sind. Die Forschungsergebnisse der Neurobiologie und Psychoneuroimmunologie werden in Zukunft zu einem besseren Verständnis der Ursachen dieser chronischen Belastungssyndrome und deren Behandlung beitragen.

Häufig wird auch von **funktionellen Beschwerden** gesprochen, wenn Schmerzen in unterschiedlichen Körperregionen, Störungen von Organfunktionen, vegetative Beschwerden sowie Müdigkeit und Erschöpfung auftreten. In den meisten Fällen helfen Aktivität, Achtsamkeit für eigene Grenzen und Bedürfnisse, Ablenkung und sinnvolle Ziele besser als Schonung, Medikamente oder operative Eingriffe.

In den Medien nimmt das Thema Burnout (Ausgebranntsein) einen breiten Raum ein. Nach einer Untersuchung „Arbeiten 2023" der Betriebskrankenkasse Pronova stuft jeder Fünfte (21 Prozent) die Gefahr, ein Burnout zu erleiden, als „hoch" ein, vor der Pandemie waren es 14 Prozent. Bisher gibt es allerdings keine einheitliche Definition des **Burnout-Syndroms**. Die Medizin spricht dann von einem Syndrom, wenn eine Symptomenvielfalt vorliegt und die Hintergründe nicht genau geklärt sind. Unter

Burnout wird ein Zustand emotionaler Erschöpfung, Depersonalisation und persönlicher Leistungseinbuße verstanden.

Burnout muss als ein Risikozustand für nachfolgende psychische oder körperliche Erkrankungen angesehen werden. Burnout kann auch die Folge einer spezifischen Erkrankung sein, z. B. Multiple Sklerose, Demenz, chronisches Schmerzsyndrom, Tumorerkrankung.

Obwohl Burnout erst seit wenigen Jahren in aller Munde ist, so hat es dieses Phänomen doch mit großer Wahrscheinlichkeit schon immer gegeben. Dabei erweist sich die Symptomatologie (Krankheitszeichen) von Burnout als sehr komplex und wenig spezifisch (depressiv und ängstlich gefärbte Erschöpfung mit psychosomatischen Reaktionen ohne organischen Befund: Herz-Kreislauf, Magen-Darm, Bewegungsapparat, Immunsystem, Schlaf usw.). Als Einzelsymptome wurden bereits mehr als 130 verschiedene Beschwerden publiziert.

Burnout-Prozesse können in jedem Beruf, an jedem Arbeitsplatz und in jeder Lebenssituation auftreten. In den meisten Fällen ist Burnout ein schleichend einsetzender und langwieriger Prozess.

Die **Entwicklung** eines Burnouts kann anhand eines Phasenmodells erklärt werden:

- Zwang, sich zu beweisen,
- verstärkter Einsatz, extremes Leistungsstreben („Brennen"),
- Überarbeitung mit Vernachlässigung eigener Bedürfnisse und sozialer Kontakte,
- Verdrängung von Konflikten,
- keine Zeit mehr für nicht-berufliche Bedürfnisse,
- zunehmende Verleugnung des Problems, abnehmende Flexibilität im Denken/Verhalten,
- Rückzug, Orientierungslosigkeit, Aggression, Zynismus,
- Leistungsverlust, Verhaltensänderung/psychosomatische Reaktionen,
- Verlust des Gefühls für die eigene Person/Bedürfnisse,
- innere Leere, Angstgefühle, Suchtverhalten,
- zunehmende Sinnlosigkeit und Desinteresse (Depression),
- Verzweiflung, Hoffnungslosigkeit und Suizidneigung.

Als **Ursachen** (ätiologische Faktoren) werden persönlichkeitsbedingte (innere) und umweltbedingte (äußere) Faktoren verantwortlich gemacht.

Als innere Ursachen sind zu nennen (Selbstverbrenner – aktives Burnout):

- hohe Erwartung an sich selbst (Idealismus, Ehrgeiz, Perfektionismus),
- starkes Bedürfnis nach Anerkennung (Dynamik, Zielstrebigkeit, Machtstreben),
- es anderen immer recht machen wollen, dabei eigene Bedürfnisse unterdrücken,
- nicht delegieren können/wollen,
- Einsatz bis zur Selbstüberschätzung und Überforderung,
- Arbeit als Ersatz für soziales Leben.

Als äußere Ursachen gelten (Opfer der Umstände – passives Burnout):

- hohe Arbeitsanforderung, Verantwortung und Zeitdruck,
- schlechtes Arbeitsklima, Mobbing,
- mangelnder Einfluss, wenig Autonomie,
- schlechte Kommunikation,
- Mangel an Feedback,
- fehlende Unterstützung/Anerkennung.

Zweifellos liegen Überschneidungen mit bekannten psychiatrischen Diagnosen wie **Depression** oder **Anpassungsstörung** vor. Teilweise wird Burnout auch nur als Risikofaktor für die Entwicklung einer Depression angesehen. Sehr häufig liegen aber alle Kriterien einer Depression vor, wenn von Burnout gesprochen wird. Nur hat Burnout nicht diesen stigmatisierenden Charakter wie eine Depression. Der Terminus wird teilweise als Ausweichdiagnose benutzt, weil psychische Krankheiten immer noch als Schwäche gelten. Burnout gilt in der Öffentlichkeit als Krankheit der Tüchtigen.

Problematisch ist in diesem Zusammenhang, dass es zwar Symptomenkataloge für das Burnout gibt, die dafür verantwortlichen neurobiologischen Mechanismen aber noch weitgehend ungeklärt sind. Nach funktionellen Untersuchungen der Sympathikus-Nebennierenmark-Achse (SNM-Achse) und der Hypothalamus-Hypophysen-Nebennierenrinden-Achse (HHNR-Achse) sowie verschiedener Neurotransmitter (z. B. Glutamat, Serotonin, Adrenalin, Noradrenalin) und Hormone (Corticotropin-releasing Hormon – CRH, Adrenocortikotropes Hormon – ACTH, Wachstumshormon, Schilddrüsenhormon) scheint die Fähigkeit zu einer angemessenen Stressantwort gestört zu sein.

Kortisol und Katecholamine haben tiefgreifende Auswirkungen auf die angeborene und adaptive Immunabwehr. Eine Verschiebung im Gleichgewicht dieser beiden Komponenten erhöht das Infektionsrisiko und die Anfälligkeit für chronische Krankheiten. Es finden sich nicht selten chronisch erhöhte Kortisolwerte und chronisch erniedrigte Testosteronwerte. Im späten Stadium sind häufig beide Werte auffällig niedrig, können aber auch völlig normal sein. Chronischer Stress verkürzt die Telomere und damit die Lebensdauer und schwächt die Aktivität der Telomerase.

Bei der ärztlichen Untersuchung müssen andere mögliche Ursachen für den Leistungsverlust wie Blutarmut, Störungen des Mineralhaushalts, Vitamin- und Spurenelementmangel, rheumatische Erkrankungen, Virus- oder bakterielle Infektionen (z.B. Epstein-Barr-Virus, Long-COVID), Hormonstörungen, Herz-Kreislauf-Erkrankungen oder auch eine Allergie ausgeschlossen werden.

Im Mittelpunkt der biologischen Depressionstheorien stehen Neurotransmitter- und Rezeptorstörungen sowie die Stresshormonerhöhung. Die auslösende Funktion von **Stress** für die Entstehung von Depressionen bei bestehender genetischer Disposition gilt heute als wissenschaftlich gesichert. Unter Stress versteht man die Antwort eines Organismus auf jede Art von Beanspruchung. Positiven Stress (**EuStress**) erlebt eine Person, wenn sie Freude empfindet oder etwas Angenehmes eintritt. Unglück, Frustration und Krankheit führen zu negativem Stress (**DisStress**). Die Reaktionen sind in beiden Fällen identisch, jedoch stellt nur der DisStress eine Bedrohung für die Gesundheit dar. Stress ist außerdem etwas Individuelles. Dieselbe Belastung kann individuell als völlig unterschiedliche Beanspruchung empfunden werden.

Unsere Arbeitswelt hat sich verändert. Zunehmende Arbeitsverdichtung, Flexibilisierung und Zeitarbeit mit damit verbundener Unsicherheit werden als große Belastung empfunden. Unsere Gesellschaft charakterisiert sich auch durch zunehmende Anonymität und Unpersönlichkeit. Tatsache ist, dass in den letzten Jahren die Krankschreibungen aufgrund psychischer Erkrankungen sowie die Verordnung von Psychopharmaka deutlich zugenommen haben. Da eine valide Diagnostik fehlt, ist der Beitrag des Burnouts hierzu unklar. Teilweise wird auch die Meinung vertreten, es gäbe keine Zunahme psychischer Erkrankungen, es erfolge lediglich eine frühere Feststellung und Behandlung.

Zur **Behandlun**g können bei leichteren Ausprägungen des Burnouts (Erschöpfung) **Veränderungen der Berufs- und Lebensgewohnheiten** (Coaching, Ordnungstherapie, Zeitmanagement – Work-Life-Balance, Arbeits-/Stress-Tagebuch) und Erholungsmaßnahmen (Entspannung, ausreichend Schlaf, gesunde Ernährung, soziale Kontakte, Hobbys, Sport, Urlaub) helfen. Der Betroffene muss lernen, elementare Grundbedürfnisse seelischer und körperlicher Art nicht zu ignorieren und seine Autonomie zurückzugewinnen. Bei bestehender Belastungsintoleranz ist das Selbstmanagement mit „Pacing" wichtig. So kann Entspannung über Biofeedback visualisiert werden. Die eigenen Grenzen anzuerkennen und nicht dagegen anzurennen ist hilfreich. Dazu gehört auch die Stärkung der Resilienz (psychischen Widerstandskraft).

In der Therapie des Burnouts gilt eine der individuellen Belastbarkeit angepasste, auf aerobe Ausdauer gerichtete **Bewegungstherapie** als effektive Basismaßnahme (z. B. Lauftherapie). Körperliche Aktivität soll den Stoffwechsel der zerebralen Überträgerstoffe Serotonin, Dopamin und Noradrenalin positiv beeinflussen, Stresshormone

(Kortisol, CRH, Katecholamine) abbauen und damit zu einer Stimmungsaufhellung führen. Bei stärkeren Ausprägungen des Burnout-Syndroms sind meist Psychotherapie (kognitive Verhaltenstherapie) und auch Medikamente (Antidepressiva) erforderlich.

Die **kognitive Verhaltenstherapie** macht Einstellungen, Gedanken, Bewertungen und Überzeugungen bewusst, überprüft diese und versucht die daraus gewonnenen Erkenntnisse in eine konkrete Änderung der Einstellung und des Verhaltens zu übertragen. Auch die achtsamkeitsbasierte Stressbewältigung wirkt unterstützend. Bei einer echten Depression kann die Symptomatik durch mehr Schlaf verstärkt werden. Schlafentzug hat nämlich antidepressive Wirkung und wird in der Therapie auch praktiziert. Die Behandlung muss also individuell gestaltet werden. Der Betroffene muss lernen, sparsam mit seinen mentalen und zeitlichen Ressourcen umzugehen sowie die notwendige Distanz zur Arbeit zu schaffen. Bei psychischen Problemen sollten Sie sich aktiv Hilfe suchen, verschweigen und negieren bringt Sie nicht weiter.

Dabei können Maßnahmen zur betrieblichen Gesundheitsförderung unterstützend wirken. Die erforderlichen Erholungszeiten und die Durchführung von Regenerationsmaßnahmen scheinen in der Wirtschaft völlig vernachlässigt. Ziel der Therapie kann es nämlich nicht sein, inakzeptable Arbeitsbedingungen und -anforderungen wieder tolerieren zu können, sondern es muss vielmehr darauf hingewirkt werden, das Risiko einer arbeitsbedingten Wiedererkrankung zu minimieren. Präventiv können veränderte gesellschaftliche Rahmenbedingungen über den Einfluss von Politik und Sozialpartnern wirken.

4.2.5 Wege zur psychischen Heilung

Ängste und Depressionen sind die häufigsten psychischen Störungen. Eine der großen Fallen unserer Gedanken ist die Angst. Um diese Angst zu überwinden, brauchen Sie Training durch mutiges Handeln. Mutig zu sein heißt nicht, ohne Sorgen zu sein. Es bedeutet, dass das Herz über den Kopf siegt, indem man sich auf das Gefürchtete zubewegt. Beginnen Sie einfach mit Ihren kleinen Sorgen, um mehr Mut zu gewinnen, denn nur durch Handeln kommen Sie weiter. Eine neue Gewohnheit entwickelt sich, indem Sie über einen bestimmten Zeitraum mit einer neuen Denk- und Verhaltensweise reagieren. Machen Sie es sich zur Gewohnheit, die Dinge einfach zu tun. „Just do it".

Wir können uns mit negativem Grübeln stressen und mit positiven Gedanken entspannen. Unsere Gedanken können unsere Physiologie verändern. Mentales Training kann die Gesundheit und die Selbstheilung fördern, denn jede Krankheit hat eine physische und eine psychische Komponente. Jede Heilung ist immer eine Selbstheilung. Die ärztliche Kunst besteht darin, den Prozess der Selbstheilung zu unterstützen. Wir können unsere Gedanken gezielt für unsere Gesundung einsetzen. Der aktuelle Stand der Forschung zeigt, dass die Wirkung von Placebos beeindruckend ist, und belegt damit, wie stark die Wirkung unserer Gedanken und Erwartungen auf unsere Heilung sein kann. Je stärker wir etwas erwarten, umso eher trifft das Betreffende ein.

Die **kognitive Verhaltenstherapie (KVT)** hilft, Kognitionen („Gedankengänge") bewusst zu machen, zu hinterfragen und auf den Wahrheitsgehalt zu überprüfen. Einstellungen können korrigiert werden, es entsteht ein neues Selbstbild. Das wirkt sich positiv auf Wahrnehmung, Verhalten und die Beziehung zu anderen Menschen aus. Die KVT führt zu epigenetischen Veränderungen mit einem geänderten Denken, Fühlen und Handeln.

Belastendes kann sich **in drei Ebenen** abspeichern und zu psychischen Erkrankungen führen. Der bewusste Teil liegt im Stirnhirn und als vorbewusste Erinnerung im Scheitellappen. Unbewusste Vorgänge laufen als Muster im Denken, Fühlen und Handeln in den Basalganglien oder als körperliche Symptome durch das vegetative Nervensystem und das Kleinhirn ab. Körper und Psyche wirken zusammen.

Wer durchgehend negativ denkt, lernt ein bestimmtes Muster, sich und die Umwelt zu sehen. Damit wird der Weg bereitet, an dessen Ende eine **Depression** steht. Auch Schmerzen drücken auf die Stimmung. Chronische Schmerzen können sogar depressiv machen und Depressionen können Schmerzen verstärken. Angst, Niedergeschlagenheit und negative Erwartungen senken die Schmerzschwelle und machen schmerzempfindlicher. Die Orte für Schmerz- und Gefühlsverarbeitung liegen im Gehirn dicht beieinander. Antidepressiva werden häufig in der Schmerztherapie eingesetzt.

Bei Depressionen konnte gezeigt werden, dass der präfrontale Cortex und der Hippocampus verkleinert sind. Dies führt zu einer verminderten Kontrolle der Amygdala (Mandelkern) mit eingeschränkter Plastizität, Gedankenstarre und negativen Gedankenschleifen.

Fast jeder zehnte Deutsche leidet an einer Depression (RKI). Weitere Symptome einer Depression sind Konzentrations- und Entscheidungsprobleme, Niedergeschlagenheit, Interessenverlust, Antriebsmangel, Erschöpfung, Ängste, Rastlosigkeit und innere Unruhe, Schlaf-, Ernährungs- und Sexualprobleme sowie somatoforme Störungen (Herzprobleme, Schmerzen, Darmerkrankungen). Eine depressive Erkrankung geht mit einer Reihe von negativen Gefühlen einher: Traurigkeit, Freudlosigkeit, Lustlosigkeit, Interessenlosigkeit, Gefühllosigkeit, Gleichgültigkeit, Schuld- und Minderwertigkeitsgefühle, Selbstmordgedanken.

Bei Depressionen kommt es zu wiederholten Stressreaktionen. Ursachen sind häufig ungelöste Konflikte, Über- aber auch Unterforderung. Unter dem Einfluss des Kortisols wird der Vorrat an **Noradrenalin** verringert, das normalerweise wach macht und energetisierend und antriebssteigernd wirkt. Gleichzeitig drosselt Kortisol **Dopamin und Serotonin** (Erwartung, Glücksempfinden, positive Stimmung). Mit der Stressreaktion wird die Produktion von Zytokinen gefördert, was zur Entzündungsneigung führt – ein Phänomen, was viele Krankheiten fördert. Der Dopamin-, Noradrenalin- und Serotoninmangel bei einer Depression ist also nicht die Ursache, sondern eine Begleiterscheinung durch die Stressreaktion. Entzündung, Zellschädigung und ausbleibende Reparatur erhöhen dann auch noch das Risiko, im Alter an einer Demenz zu erkranken.

Wege zur psychischen Heilung

Erfahrungen, bei denen über längere Zeit das Gefühl vorherrscht, einer Situation ausgeliefert zu sein, führen zu einer Haltung der Hilflosigkeit. **Das Modell der erlernten Hilflosigkeit** bildet die Grundlage der Behandlung von Depressionen mit der kognitiven Verhaltenstherapie. Unserer inneren Einstellung kommt eine große Bedeutung zu.

„Wenn Du in einem Loch sitzt, musst Du zuerst mit dem Graben aufhören."

(Tibetisches Sprichwort)

Jeder von uns kann in seinem Leben von einer Depression betroffen sein. Häufig fühlt man sich dann wie in einem tiefen Loch. Sich selbst zu kritisieren oder schuldig zu fühlen, ist dann ein wenig hilfreiches Verhalten, was die depressive Stimmung verstärken kann. Wir graben uns noch tiefer ins Loch. In der Folge versuchen viele, ihr Leid zu verdrängen oder mit Alkohol, Rauchen und Drogen zu vertuschen, sie machen es sich im Loch bequem.

Ein erfolgreicher Weg aus dem Loch erfordert zunächst, die Dinge zu akzeptieren, wie sie sind, und sich in der Folge darum zu kümmern, die Probleme im Hier und Jetzt zu lösen. Der erste Schritt ist durch Selbstwahrnehmung zu erkennen, dass wir ein Ungleichgewicht im Denken haben und Negatives stärker bewerten als Positives. Die positiven Dinge mehr in den Mittelpunkt zu stellen, soll zu einer automatisierten Gewohnheit werden. Ins Leben zurückkehren heißt auch, aktiv zu werden und Verantwortung zu übernehmen. Setzen Sie sich dazu bewältigbare Ziele. Kleine Schritte sind besser als keine Schritte. Bei schweren und langanhaltenden Depressionen bedarf es der Hilfe eines erfahrenen Therapeuten.

Psychische Gesundheit hat etwas mit der Fähigkeit zu tun, sich flexibel zwischen verschiedenen Handlungsalternativen entscheiden zu können (Verhaltensvielfalt). Das bedeutet, hinreichende Ressourcen,

Fertigkeiten und Fähigkeiten zu haben, um mit akuten und chronischen Belastungen erfolgreich umgehen zu können.

Wenn belastende Erfahrungen und Emotionen in Ihnen aufsteigen, sollten Sie dem etwas Neutrales oder Angenehmes gegenüberstellen. Dabei soll das Denken an das Negative immer kürzer und das Denken ans Positive immer länger werden. Durch diese Kontrastierung kommt es zu einer Neubewertung und negative Emotionen werden von diesen Erfahrungen gelöst.

Neue Muster im Denken, Fühlen und Tun können trainiert werden. Anders über uns und die Welt zu denken, positive Gefühle zu pflegen und auch anders zu handeln ist lernbar. Die Folge ist ein gesünderes und glücklicheres Leben. Zahlreiche Studien haben die heilende Wirkung guter Gefühle gezeigt. Freude, Liebe, Dankbarkeit, Vertrauen, Optimismus, Gelassenheit und Mitgefühl für sich und andere stärken das Immunsystem und die Selbstheilungskräfte. Hinzu kommt auch die Bedeutung intakter Sozialkontakte, denn Einsamkeit macht krank. Deshalb macht es Menschen auch krank, wenn sie empathie- und lieblos behandelt werden.

Eine pessimistische Lebenseinstellung, Depressionen, Angst, Wut und Stress haben negative Auswirkungen auf die Gesundheit, insbesondere auf das Herz-Kreislauf-System. Systematische psychologische Studien konnten zeigen, dass das Austoben von Wutanfällen die Wut eher noch steigert, als sie zu mäßigen. Praktisch bedeutet das auch, dass gewaltgeladene Filme und Videospiele gewalttätiges Verhalten einüben und nicht dem Aggressionsabbau dienen, wie oft behauptet wird. Unterdrückte Wut ist allerdings auch nicht gesundheitsförderlich. Stehen Sie zu Ihrer Wut und sprechen Sie darüber. Schaffen Sie Distanz (Atmung) und finden Sie den richtigen Ton. Rumzubrüllen ist wie Feuerlöschen mit Benzin. Wollen Sie Energie loswerden, dann versuchen Sie es mit Sport. Bewegung durch körperliche Aktivität und Sport hebt erwiesenermaßen die Stimmung.

Dabei geht es letztlich darum, Schwierigkeiten und Probleme weder zu ignorieren noch sich in ihnen zu verlieren, sondern eine gewisse Distanz zu wahren. Häufig richten wir aber unsere Aufmerksamkeit auf das Problem und geraten in einen Strudel, der die Anspannung verstärkt. Nur wenn wir in die Beobachterrolle geraten und Distanz gewinnen, haben wir die Chance, die Lösung zu erkennen.

Kognition und Emotion sind nicht trennbar. Aus diesem Grund kann Psychotherapie nur funktionieren, wenn die emotionale Komponente mitberücksichtigt wird. Ein guter Therapeut schafft Vertrauen und positive Emotionen, ist authentisch, empathisch und positiv zugewandt. Dreißig bis siebzig Prozent der Wirkung einer Psychotherapie lassen sich auf die Therapeuten-Patienten-Beziehung zurückführen. Wenn die „Chemie" stimmt, kommt es beim Patienten zur Ausschüttung von Serotonin, Oxytocin und Endorphinen. Die Freisetzung von Stresshormonen wird reduziert. Zuwendung bringt eine Art Placeboeffekt. Auch die Erwartungshaltung des Patienten auf Besserung aktiviert über Dopamin Vorfreude, Motivation und Antrieb.

Psychotherapie ist allerdings keine passive Angelegenheit wie eine Massage. Ohne aktive Mitarbeit mit Beobachtung, Reflexion und Einübung neuen Verhaltens wird sich kein Erfolg einstellen. Das Ziel ist Konsistenz und gute Gefühle herzustellen. Es geht darum, sein authentisches Selbst zu finden und sich aus Überanpassung oder Überabgrenzung zu befreien, um eine Balance zwischen Autonomie und Bindung zu erreichen.

Es gilt, über negatives Denken und Fühlen neue Muster darüberzulegen. Dieses Überlernen ist ein Prozess der Wochen und Monate dauert. Vermutlich ist die Kombination von auf Lösungen ausgerichtetem Denken-Fühlen-Handeln die Methode, die am effektivsten wirkt. Ausreichendes Wiederholen zur Stärkung der Nervennetze in Form von Bildern und Methoden aus der Selbsthypnose wirken unterstützend.

Weltweit stellen Depressionen eine große Krankheitslast dar. In Deutschland leiden 12 Prozent der Frauen und 9 Prozent der Männer an einer Depression. Eine zunehmende individualistischere Kultur, Alltagsstress, Arbeitsplatzunsicherheit und Zerfall des sozialen Zusammenhalts gelten als Ursachen für die Zunahme von Depressionen. Doch allein die Reduktion depressiver Symptome garantieren keine Lebenszufriedenheit und Wohlbefinden.

Bausteine für psychisches Wohlbefinden sind:

- Selbstakzeptanz (Selbstwert, Selbstmitgefühl),
- Optimismus und Vitalität,
- Positive Beziehungen (Partner, Familie, Freunde)
- Autonomie (Selbstbestimmtheit),
- Selbstwirksamkeit,
- Resilienz,
- Persönliches Wachstum (Flourishing – Aufblühen),
- Sinn im Leben (Zielorientierung).

Ein wahrhaft befriedigendes, erfreuliches Leben ist vielfältig. Selbstmitgefühl erlaubt uns, alle Aspekte des Lebens zu würdigen, die guten ebenso wie die schlechten. Damit das Leben interessant bleibt, brauchen wir Gegensätze in ihrer ganzen Fülle. Wenn Sie unter Depressionen leiden, kann dieses Buch eine Ergänzung sein und Ihnen helfen, Ihren Zustand zu verbessern. Ein Ersatz für eine professionelle Behandlung stellt es aber nicht dar.

Angst ist eine sinnvolle menschliche Reaktion, die uns beim Überleben helfen kann, wenn wir in Gefahr sind. Solche Reaktionsweisen sind angeboren oder durch Erfahrung erworben. Wenn die Angst uns allerdings daran hindert, unsere Ziele zu erreichen oder der Mensch zu sein, der wir sein möchten, ist es ratsam, dass wir etwas dagegen unternehmen. Angst ist das stärkte Gefühl, dass die im Hirnstamm abgelegten Regulationssysteme für körperliche Reaktionen und damit die Selbstheilungskräfte zu stören vermag.

Dabei geht es um Ängste vor nichtexistierenden oder unwahrscheinlichen Gefahren. Diese Ängste behindern und schränken unsere Möglichkeiten ein. Was Angst mit uns macht, hängt davon ab, wie wir mit ihr umgehen. Bei Unterdrückung kommt es häufig zum Rebound-Effekt. So wie wir Ängste erlernen können, können wir sie auch durch kontrollierte Konfrontation wieder verlieren. Das nicht bewertende Registrieren in Achtsamkeit führt zu Abstand und lässt uns gelassener reagieren. Dadurch schafft man mentale Distanz und kann flexibler und überlegter handeln.

Die **Akzeptanz- und Commitment Therapie (ACT)** zeigt: Je mehr wir die Angst akzeptieren, desto stärker lässt sie nach. Im Kern handelt es sich um eine positive Neubewertung der Angst (z. B. als Motivator und Energiespender). Bei der kognitiven Verhaltenstherapie (KVT) stellt sich der Patient seiner Angst (Habituation) und erlernt neue Bewertungen (kognitive Komponente). ACT und KVT sind beides gangbare Therapien bei Panik und Ängsten. Diese Therapieansätze zielen darauf ab, durch neue Erfahrungen (Konfrontationsübungen oder Beobachtungslernen) neue Gedächtnisspuren zu generieren. Mut ist nicht die Abwesenheit von Angst, sondern Mut ist, wenn man es trotz der Angst macht.

Gedanken über Misserfolg und Angst wirken sich grundsätzlich ungünstiger aus als erfolgszuversichtliche. Angst gehört zu Ihren größten Feinden. Die meisten Menschen glauben, keine Kontrolle über die angstbesetzte Situation zu haben, und sehen in Ablenkung, Verdrängung oder der generellen Meidung solcher Situationen die Lösung.

Tun Sie das, wovor Sie sich fürchten, und Sie werden Ihre Angst überwinden. Kontrolle, Vertrauen und Gewöhnung sind Gegenmittel für die Angst. Mit Ihrer Vorstellungskraft können Sie im entspannten Zustand angstbesetzte Situationen durchspielen und überwinden. Die meisten Ängste sind Folge verzerrter Kognitionen in Form von negativen Gedanken, Bewertungen, Erwartungen sowie unkontrollierter Fantasien. Überprüfen Sie Ihre Gedanken: Entsprechen Ihre Bewertung und Schlussfolgerung den Tatsachen und helfen Ihnen diese Gedanken, sich so zu fühlen und zu verhalten, wie Sie es möchten? Gesundes und hilfreiches Denken beruht auf Tatsachen. Ersetzen Sie negative Gedankenmuster durch konstruktive Vorstellungen und Handlungen. Dabei stellen Sie sich in der Situation vor und bewerten, fühlen und handeln in angemessener Form. Vorstellungsübungen werden auch als mentales Training, Imagination oder Visualisierung bezeichnet. Mentales Training wird erfolgreich im Sport eingesetzt.

So lernen Sie, die Situation Ihren Fähigkeiten und der tatsächlichen Gefahr angemessen einzuschätzen und adäquat zu handeln. Für dieses Umlernen braucht es allerdings etwas Zeit, weil zunächst ein Widerspruch zwischen Kopf und Bauch (Gefühlen) vorhanden ist, der sich erst auflösen muss. Anschließend werden Sie aktiv und begeben sich in die angstbesetzte Situation und tun so, als ob Sie bereits keine Angst mehr haben. Häufig ist die Reizleitung vom Angstzentrum zum Großhirn stärker ausgeprägt als die umgekehrte Kontrolle. Kein Wunder, dass dann die Angst meist mächtiger ist als der Verstand.

Stress und Angst treten auf, wenn Sie die aktuelle Situation als die eigenen Fähigkeiten überschreitend bewerten. An der Situation können Sie meist nicht viel ändern, aber Sie können Ihre Einstellung bewusst wahrnehmen, überdenken und auch ändern. Negative Emotionen sollten Sie stets kontrollieren und versuchen, durch positive Selbstinstruktion umzuwerten.

„Positives Denken“ mindert negative Emotionen und das Schmerzempfinden, eine ängstliche Einstellung verstärkt negative Emotionen und den Schmerz. Optimistisch eingestellte Menschen sind gesünder und haben ein widerstandsfähigeres Immunsystem. Von der Grundeinstellung ist unser Gehirn eher pessimistisch orientiert, um Gefahren besser zu begegnen. Trotz Vorsicht und Wachsamkeit sollten wir aber pessimistische Sichtweisen auf den Prüfstand stellen.

Negative Gedanken und Anstrengungswahrnehmung können verebben, wenn man sie nicht beachtet, gleichsam aus dem Bewusstsein ausblendet. Menschen, die trotz ablenkender Einflüsse auf ihre Aufgabe fokussiert bleiben, zeigen höhere Werte für die hemmende Kontrolle und erzielen bessere Ergebnisse. Umgekehrt beeinflusst mentale Erschöpfung die Leistung negativ. Scheuen Sie sich nicht, bei Bedarf die Hilfe eines Psychotherapeuten in Anspruch zu nehmen. Während es die Aufgabe von ausgebildeten Psychotherapeuten ist, psychische Krankheiten zu heilen, konzentrieren sich Coaches auf die Optimierung jedes möglichen Aspekts des Lebens. Manchmal genügt auch ein Gespräch mit einem guten Freund. Der Coach wird eher als Unterstützer und Lebensberater gesehen. Während beim Coaching der subjektive Leidensdruck meist viel geringer ist und der Coachingprozess in übersichtlichem Zeitrahmen abgeschlossen werden kann, sind für die Veränderungsarbeit in der Psychotherapie meist tiefergehende und länger dauernde Therapien erforderlich.

Resilienz wird als die innere Stärke bezeichnet, Widrigkeiten und persönliche Krisen ohne anhaltende physische und psychische Beeinträchtigung durchzustehen. Resilienz ist ein dynamischer Anpassungs- und Entwicklungsprozess. Dies verdeutlicht den Einfluss von Erziehung, Familie und Bildung sowie von sozialen Netzwerken auf die Ausbildung von Resilienz.

Die WHO hat den beruflichen Stress zu einer der größten gesundheitlichen Gefahren des 21. Jahrhunderts erklärt. Viele befinden sich im Status-Dauerkampf. Wer unter chronischem Stress leidet, kann häufig nicht mehr zur Ruhe kommen. Psychosomatische Erkrankungen, Suchtverhalten, Burnout und Depressionen können die Folge sein. Wie viel Stress ein Mensch empfindet, hängt in hohem Maße von seiner psychischen Widerstandskraft ab. Resilienz ist daher heute wichtiger denn je. Förderliche Faktoren sind ein unterstützendes soziales Umfeld, Akzeptanz und Lösungsorientierung, aber auch Mut und Zuversicht.

Resiliente Menschen erholen sich von einer Belastung schneller und finden leichter in den normalen Modus zurück. Resilienz kann durch Achtsamkeitsübungen und kognitive Umbewertung gesteigert werden.

Säulen der Resilienz sind:

- Selbstwirksamkeit (Vertrauen in die eigenen Fähigkeiten),

- Optimismus und Humor (positive Sicht auf die Realität, Zuversicht),
- Verantwortung und Gefühlsregulation (Opferrolle verlassen, zum Gestalter werden),
- Soziale Kompetenz (soziales Netzwerk: Familie, Freunde, Kollegen, Gemeinschaft),
- Akzeptanz (bewusste Haltung zur Realität, Achtsamkeit, Kohärenz, Verstehbarkeit),
- Zukunft und Visionen (realistische und sinngebende Ziele),
- Kreativität und Flexibilität (Lösungen finden, gestalten),
- Entspannungsfähigkeit (Pausen, Entspannungstraining, Bewegung, Hobbys).

Resiliente Menschen sind emotional beweglich und können ihre Reaktionen der jeweiligen Situation anpassen. Sie werden weder überwältigt noch reagieren sie unempfindlich. Resiliente Menschen sind hoffnungsvoller und empfinden Herausforderungen eher aufregend als belastend.

Mit dem Alter nimmt die Resilienz zu, was man auch als Reifungsprozess bezeichnet. Menschen lassen sich dann nicht mehr so leicht aus der Ruhe bringen, reagieren weniger gereizt, sind verlässlich und emotional stabiler. Probleme werden eher relativiert und akzeptiert.

Manche Menschen meistern Situationen, an denen andere verzweifeln. Noch mehr als Resilienz ist es die Haltung der **Zuversicht**, dass es zu einem guten Ausgang kommt, auch wenn die Umstände widrig sind. Wenn man jede Hoffnung fahren lässt, verliert man die Kraft zu handeln. Das bedeutet nicht, durch positives Denken und unbeirrten Optimismus eine naive Hoffnung aufzubauen. Die Zuversicht macht sich keine Illusion über den Ernst der Situation, versetzt aber in die Lage, der Angst und Ohnmachtsgefühlen zu trotzen und die realistischen Spielräume zu nutzen, die zu erkennen sind. Gerade in Krisenzeiten ist das von besonderer Bedeutung. „Jetzt erst recht" bedeutet: Weg von der Fixierung auf negative Schlagzeilen, hin zu Fortschritten, auch wenn sie zunächst nur klein erscheinen. Diese Haltung schafft uns innere Freiheit und eine gewisse Unabhängigkeit von äußeren Umständen. Statt Ohnmacht und Resignation entsteht Aktivität und Handlung. **Bleiben Sie zuversichtlich!**

➢ Und zum Schluss:

Die Bedeutung von Optimismus, Kohärenz und Achtsamkeit für die Gesundheit kann nicht ernsthaft bezweifelt werden. Nutzen Sie im Alltag bei negativen Emotionen positive Bilder und Erfahrungen um emotional umzuschalten. Legen Sie sich eine Schatzkiste an mit Gegenständen, die für verschiedene positive Emotionen stehen. Trainieren Sie den positiven Tagesrückblick (was war heute schön) und die Dankbarkeitsmeditation.

Der authentische Ausdruck von Wertschätzung und Anerkennung anderen Menschen gegenüber ist eine weitere Quelle positiver Emotionen. Nehmen Sie positive Emotionen bewusst wahr und genießen sie diese. Muße ist nicht einfach da, wenn wir gerade keine Verpflichtungen haben. Wir müssen sie aktiv schaffen. Legen Sie täglich kurze Pausen (Mini-Urlaube) ein. Das kann ein kurzer Mittagsschlaf, Musikhören, Spazierengehen, einen Kaffee oder Tee trinken usw. sein. Legen Sie sich Ihre eigene Liste der Mini-Urlaube an. Tun Sie etwas, das Sie lieben!

„Carpe diem" – **nutze den Tag**

(Horaz, römischer Dichter, 65–8 v. Chr.)

Nachwort und Danksagung

Mein Dank gilt Ihnen, liebe Leserinnen und Leser, dass Sie sich durch die vielen Seiten gearbeitet haben. Ich weiß, dass ich Ihnen eine ganze Flut an Informationen geboten und damit viel abverlangt habe. Das Buch basiert auf einer intensiven Recherche und meiner jahrzehntelangen Erfahrung als Mediziner. Aktuelle wissenschaftliche Erkenntnisse sind in die handlungsorientierten Strategien eingeflossen. Vieles, was ich Ihnen hier empfehle, habe ich selbst ausprobiert. Haben Sie den Mut, Dinge in Ihrem Leben zu ändern, und bleiben Sie neugierig und kritisch, aber auch zuversichtlich. Lassen Sie sich von anfänglichen Schwierigkeiten nicht demotivieren. Bleiben Sie dran nach dem Motto: „Der Weg ist das Ziel." Ich kann Ihnen versprechen, Mut, Beharrlichkeit und Ausdauer lohnen sich. Sie werden sich einfach rundum wohler fühlen und das Leben genießen.

Sie haben zu den vier wichtigen Lebensstilfaktoren Ernährung, Bewegung, Erholung und Denken/Fühlen/Handeln relevante Informationen erhalten. Jeder dieser Bereiche ist gleichermaßen von Bedeutung für unsere Gesundheit. Alle beeinflussen sich gegenseitig und können ohne die anderen nicht optimal funktionieren, denn Gesundheit ist ein komplexes System. Vertrauen Sie im Krankheitsfall ihren Selbstheilungskräften und einer nachgewiesen wirksamen Medizin.

Der Themenkomplex Gesundheit und die Bedeutung der Lebensweise für die Qualität und den Verlauf unseres Lebens faszinierten mich schon immer. Nach dem Studium der Medizin und Zahnmedizin habe ich die Weiterbildung zum Arzt für Mund-Kiefer-Gesichtschirurgie und Zahnarzt für Oralchirurgie absolviert. Wissenschaftliches Forschen auch im Sinne einer besseren Patientenversorgung hat mir immer viel Freude bereitet. Während meines gesamten Berufslebens in der Klinik, der eigenen Praxis und im öffentlichen Gesundheitswesen habe ich intensiv Fort- und Weiterbildung betrieben und Zusatzqualifikationen in Implantologie, Ästhetischer und Restaurativer Zahnheilkunde, Ganzheitlicher Zahnheilkunde, Akupunktur, Naturheilverfahren und Baubiologie erworben. Es war immer mein Bestreben, auch in der „Komplementärmedizin" einen umfassenden Überblick zu erlangen. Ich habe jahrelang Leistungssport getrieben und die positiven wie negativen Auswirkungen erlebt.

Ich danke meinen Lehrern, die mich unterstützten, anspornten und die Neugierde und den Wissensdrang in mir weckten. Sie waren Vorbilder, Förderer und kritische Begleiter meines Werdegangs. Leider ist eine ganze Reihe von ihnen nicht mehr unter uns. Auch danke ich meinen früheren Patienten und Mitarbeitern für ihr Vertrauen und ihre Treue über viele Jahre meiner beruflichen Tätigkeit.

Herrn Prof. Dr. Dr. med. Detlef Schuppan (Universität Mainz) danke ich für seine Hinweise zur Diagnostik und Therapie bei Nahrungsmittelunverträglichkeiten. Dem Journalisten Andreas Müller bin ich für seine Änderungs- und Formulierungsvorschläge dankbar.

Ich danke meinen Freunden für die inspirierenden Gespräche und die anspornende Kritik. Besonders zu erwähnen sind dabei Dr. med. Bärbel Kunstreich-Grißmer und Winfried Grißmer, die ihre Fachkompetenz in Psychotherapie einbrachten. Hervorheben muss ich auch meinen langjährigen Freund und Hausarzt Dr. med. Jürgen Rockenbach. Jürgen, Dir verdanke ich viele Hinweise, Ergänzungen und die kritische Durchsicht des Manuskripts. Herzlichen Dank für deine Unterstützung. In den vielen Jahren, die wir uns kennen, ist mir immer wieder bewusst geworden, wie besonders und einzigartig unsere Freundschaft ist.

Mein ganz besonderer Dank gilt meinem Freund Prof. Dr. med. Martin Engelhardt für seine unermüdliche Unterstützung bei der Umsetzung des Buchprojekts, das Geleitwort und die Korrektur des Manuskripts. Auch wir kennen uns vor allem durch den Sport über viele Jahre und haben immer einen regen Austausch und gegenseitige Hilfe gepflegt. Ich habe großen Respekt vor deinem Wissen und deiner Kompetenz. Herzlichen Dank, Martin, für deine ganze Hilfe. Mein Dank gilt auch Herrn Dr. med. Karl-Bernd Kortmann für seine Anregungen und Korrekturen.

Dem Verlag VOPELIUS, besonders Herrn Bernd Rolle und Frau Dagmar Gebauer, danke ich für das Vertrauen und die angenehme Zusammenarbeit.

Ganz besonders danken möchte ich an erster Stelle meiner Frau Doris für ihre Liebe und ihr Verständnis sowie die große Geduld bei der langwierigen Arbeit an diesem Werk. Ich wünsche mir, dass wir gemeinsam gesund alt werden und die Entwicklung unserer Kinder und Enkelkinder erleben und begleiten können. Auch danke ich meiner Familie, insbesondere unseren beiden Kindern Patrick und Christoph, für die Hilfe und Ermunterung, die ich immer erfahren habe. Familie ist eben die Keimzelle sozialen Lebens und so möchte ich auch nicht vergessen, meinen Eltern, die leider nicht mehr bei uns sind, dafür zu danken, dass sie mir dieses Leben geschenkt haben und wie auch meine Schwiegereltern immer für mich da waren.

Ich hoffe, dass ich Sie mit diesem Buch inspiriert habe, ihr Leben zum Positiven zu verändern, zu mehr Erfüllung, Lebensfreude, Energie, Wohlbefinden und natürlich Gesundheit. Die Wissenschaft ist ständig im Fluss, deshalb bleiben Sie kritisch, denn Sie allein haben die volle Verantwortung für Ihr Leben. Ich wünsche Ihnen von Herzen alles Gute und viel Erfolg beim Erreichen Ihrer Ziele.

Ihr *Lutz Aderhold*

Linksammlung

Activ-o-mat: www.activomat.de

Arzneitelegramm: www.arznei-telegramm.de

BZgA: www.bzga.de

Cochrane Deutschland: www.cochrane.de

Cochrane Österreich: www.medizin-transparent.at

DGE: www.dge.de

DGSP: www.dgsp.de

Edzard Ernst: www.edzardernst.com

Gesundheitsinformation: www.gesundheitsinformation.de

Gesundheitsportal Frauen: www.frauengesundheitsportal.de

Gesundheitsportal Männer: www.maennergesundheitsportal.de

Gute Pillen – schlechte Pillen: www.gutepillen-schlechtepillen.de

GWUP: www.gwup.org

IGEL-Monitor: www.igel-monitor.de

Impfen-Info: www.impfen-info.de

Infonetz Krebs: www.infonetz-krebs.de

Informationsnetzwerk Homöopathie: www.netzwerk-homoeopathie.info

Institut für Wirtschaftlichkeit im Gesundheitswesen: www.iqwig.de

Kölner Liste: www.koelnerliste.com

Krebsinformationsdienst: www.krebsinformationsdienst.de

Kritisch gedacht: www.scienceblogs.de

Paul-Ehrlich-Institut: www.pei.de

Portal der wissenschaftlichen Medizin: www.awmf.org/leitlinien

Psiram: www.psiram.com

Robert-Koch-Institut: www.rki.de

Sport Pro Gesundheit: www.sportprogesundheit.de

Verbraucherzentrale: www.klartext-nahrungsergaenzung.de

Ständige Impfkommission: www.rki.de

Verlässliche Gesundheitsinformationen: www.gesund.bund.de

Weisse Liste: www.weisse-liste.de

Wissen, was wirkt: www.wissenwaswirkt.org

Weiterführende Literatur – eine Auswahl

Kapitel 1

Blackburn E, Epel E. Die Entschlüsselung des Alterns. Der Telomer Effekt. München: Goldmann 2017.

Böhme M, Braun R, Breier F. Wie wir Menschen wurden. Eine kriminalistische Spurensuche nach den Ursprüngen der Menschheit. München: Heyne 2019.

Bowles JT. Das gejagte Gen. Sex, Hormone und das Geheimnis des Alterns. Hochdosiert. Die wundersamen Auswirkungen extrem hoher Dosen von Vitamin D_3 Immenstadt: Mobiwell 2019.

Bregman R, Faure U, Busse G. Im Grunde gut. Eine neue Geschichte der Menschheit. Hamburg: Rowohlt 2020.

Bröker B, Schütt C, Fleischer B. Grundwissen Immunologie. Berlin: Springer 2019.

Chatterjee R. Der Anti-Stress-Plan. In 4 Schritten zu mehr Gelassenheit und Gesundheit. München: Goldmann 2020.

Chopra D, Tanzi RE. Super-Gene. Die neuesten Erkenntnisse aus der Neurowissenschaft für ein langes Leben. Stuttgart: Nymphenburger 2017.

Collen A. Die stille Macht der Mikroben. Wie wir die kraftvollsten Gesundmacher bei der Arbeit unterstützen können. München: Riemann 2015.

Condemi S, Savatier F. Der Neandertaler, unser Bruder. 300.000 Jahre Geschichte des Menschen. München: Beck 2020.

Crönlein T, Galetke W, Young P. Schlafmedizin 1×1. Praxisorientiertes Basiswissen. Berlin: Springer 2020.

Dettmer P, Vogel S, Flückinger A. Immun. Alles über das faszinierende System, das uns am Leben hält. Berlin: Ullstein 2021.

Döll M. Darm Gesund. Beschwerden lindern, Immunsystem stärken, Hilfe bei Allergien. München: Herbig 2015.

Döll M. Gute Gene sind kein Zufall. Mit Epigenetik das eigene Erbgut optimieren. München: Südwest 2017.

Enck P, Frieling P, Schemann M. Darm an Hirn. Der geheime Dialog unserer beiden Nervensysteme und sein Einfluss auf unser Leben. Freiburg: Herder 2017.

Enders G. Darm mit Charme. Alles über ein unterschätztes Organ. Berlin: Ullstein 2018.

Erlacher D. Sport und Schlaf. Angewandte Schlafforschung für die Sportwissenschaft. Berlin: Springer 2019.

Fuhrmann J. Superimmun. So maximieren Sie Ihre Abwehrkräfte. München: riva 2017.

Ganten D, Spahl T, Deichmann T. Die Steinzeit steckt uns in den Knochen. Gesundheit als Erbe der Evolution. München: Piper 2016.

Glaubrecht M. Das Ende der Evolution. Der Mensch und die Vernichtung der Arten. München: Bertelsmann 2019.

Grassberger M. Das unsichtbare Netz des Lebens. Wie Mikrobiom, Biodiversität, Umwelt und Ernährung unsere Gesundheit bestimmen. Salzburg: Residenz 2021.

Harari YN. Eine kurze Geschichte der Menschheit. München: Pantheon 2015.

Hasler G. Die Darm-Hirn-Connection. Revolutionäres Wissen für unsere psychische und körperliche Gesundheit. Stuttgart: Schattauer 2019.

Kegel B. Epigenetik. Wie unsere Erfahrungen vererbt werden. Köln: DuMont 2018.

Know L. Die Mito-Medizin. Wie Sie Ihre Zellkraftwerke schützen, Krankheiten heilen und lange leben. Gesunde Mitochondrien – gesunder Körper. Kirchzarten: VAK 2018.

Koch M. Unser erstaunliches Immunsystem. Wie es uns schützt, wie es uns heilt – und wie wir es jeden Tag stärken können. München: dtv 2020.

Kotrschal K. Mensch. Woher wir kommen, wer wir sind, wohin wir gehen. Wien: Brandstätter 2019.

Krause J, Trapp T. Die Reise unserer Gene. Eine Geschichte über uns und unsere Vorfahren. Berlin: Propyläen 2019.

Krause J Trapp T. Hypris. Die Reise der Menschheit. Zwischen Aufbruch und Scheitern. Berlin: Propyläen 2021.

Kuklinski B. Mitochondrien. Symptome, Diagnose und Therapie. Bielefeld: Aurum 2016.

Kuklinski B, Schemionek A. Mitochondrientherapie – die Alternative. Schulmedizin? Heilung ausgeschlossen! Bielefeld: Aurum 2018.

Lehnert H, Kirchner H, Kirmes I, Dahm R. Epigenetik. Grundlagen und klinische Bedeutung. Berlin: Springer 2018.

Lesch H, Kamphausen K. Die Menschheit schafft sich ab. Die Erde im Griff des Anthropozän. München: Knaur 2018.

Lesch H. Kamphausen K. Wenn nicht jetzt, wann dann? Handeln für eine Welt, in der wir leben wollen. München: Penguin 2018.

Lieberman DE. Unser Körper. Geschichte, Gegenwart, Zukunft. Frankfurt: Fischer 2015.

Lynch B. Schmutzige Gene. Ein revolutionärer Ansatz Krankheiten an der Wurzel zu behandeln und Ihre Gesundheit typgerecht zu optimieren. Kandern: Unimedica 2018.

Mansuy IM, Gurret JM, Lefief-Delcourt A. Wir können unsere Gene steuern. Die Chancen der Epigenetik für ein gesundes und glückliches Leben. Berlin: Berlin Verlag 2020.

Mayer E. Das zweite Gehirn. Wie der Darm unsere Stimmung, unsere Entscheidungen und unser Wohlbefinden beeinflusst. München: riva 2017.

Panda S. Der Zirkadian-Code. Erholsam schlafen, Gewicht reduzieren, gesund sein. Kirchzarten: VAK 2019.

Paul S. Paläopower. Das Wissen der Evolution nutzen für Ernährung, Gesundheit und Genuss. München: Beck 2015.

Perlmutter D. Scheißschlau. Wie eine gesunde Darmflora unser Hirn fit hält. München: Mosaik 2016.

Pruimboon L, Reheis D. Werde wieder Mensch. Die Rückkehr des Homo sapiens. Den Haag: Plumtree 2020.

Rink L, Kruse A, Haase H. Immunologie für Einsteiger. Berlin: Springer 2018.

Roberts A. Kennis A. Die Anfänge der Menschheit. Vom aufrechten Gang bis zu den frühen Hochkulturen. München: Dorling Kindersley 2018.

Schaenzler N, Beigel F. Superorgan Mikrobiom. Der Darm als Schlüssel zu Gesundheit und längerem Leben. München: Gräfe und Unzer 2020.

Schreiber UC. Das Geheimnis der ersten Zelle. Dem Ursprung des Lebens auf der Spur. Berlin: Springer 2019.

Schubert C. Psychoneuroimmunologie und Psychotherapie. Stuttgart: Schattauer 2015.

Schubert C, Amberger M. Was uns krank macht, was uns heilt. Aufbruch in eine neue Medizin. Das Zusammenspiel von Körper, Geist und Seele besser verstehen. Munderfing: Fischer & Gann 2017.

Sonnenburg J, Sonnenburg E. Der gute Darm. Was er wirklich braucht, um uns gesund zu erhalten. Das Neueste aus der Mikrobiom-Forschung. München: Südwestverlag 2016.

Spork P. Der zweite Code. Epigenetik oder wie wir unser Erbgut steuern können. Hamburg: Rowohlt 2014.

Spork P. Gesundheit ist kein Zufall. Wie das Leben unsere Gene prägt. Die neuesten Erkenntnisse der Epigenetik. München: DVA 2017.

Steffens D, Habekuß F. Über Leben. Zukunftsfrage Artensterben: Wie wir die Ökokrise überwinden. München: Penguin 2020.

Straub RH. Altern, Müdigkeit und Entzündungen verstehen. Wenn Immunsystem und Gehirn um Energie im Körper ringen. Berlin: Springer 2018.

Streeck H. Unser Immunsystem. Wie es Bakterien, Viren & Co. abwehrt und wie wir es stärken. München: Piper 2021.

Strunz U. Die 15 besten Tipps für ein starkes Immunsystem. Bleiben Sie gesund! München: Heyne 2020.

Wolf A. Calabrese P. Stressmedizin und Stresspsychologie. Epidemiologie, Neurobiologie, Prävention und praktische Lösungsansätze. Stuttgart: Schattauer 2020.

Zschocke AK. Darmbakterien als Schlüssel zur Gesundheit. Neueste Erkenntnisse aus der Mikrobiomforschung. München: Knaur 2014.

Kapitel 2

Adler Y. Genial vital! Wer seinen Körper kennt, bleibt länger jung. München: Droemer 2023.

Attia P, Gifford B. Outlive. Wie wir länger leben können, als wir denken. Berlin: Ullstein 2024.

Bahnsen U. Das Leben lesen. Was das Blut über unsere Zukunft verrät. München: Droemer 2017.

Bartens W. Das Wohlfühlbuch. 333 Tipps für eine langes und gesundes Leben. München: Droemer 2016.

Blech J. Masterplan Gesundheit. Was Körper und Geist brauchen, um lange jung und fit zu bleiben. München: DVA 2023.

Chatterjee R. Der 4 Säulen Plan. Relax, Eat, Move, Sleep. Dein Weg zu einem längeren, gesünderen Leben. München: Goldmann 2019.

Coelho MP. Älter werden ohne zu altern. Ein Arzt verrät innovative Anti-Aging-Strategien um die biologische Uhr zurückzudrehen. München: riva 2019.

Conradi J. Gesund 100 Jahre alt werden. Die sechs Faktoren für ein langes und gesundes Leben. Rottenburg: Kopp 2021.

Despeghel M. So senken Sie ihr biologisches Alter. Das wissenschaftlich fundierte Programm, mit dem Sie jünger werden, als Sie eigentlich sind. München: riva 2016.

Froböse I. Die Beauty Fitness Formel. Tag für Tag besser aussehen mit dem Stoffwechsel-Programm. München: ZS 2018.

Froböse I. Die Formel Froböse. Der Wegweiser für ein vitales und gesundes Leben. München: Südwest 2020.

Froböse I. Die Gesundheitsformel der 100-Jährigen. 7 Schlüssel für ein langes Leben. München: ZS 2020.

Froböse I. Der Stoffwechsel-Kompass. Was uns in der zweiten Lebenshälfte fit, schlank und wach hält. Berlin: Ullstein 2022.

Ganten D, Niehaus J. Die Gesundheitsformel. Die großen Zivilisationskrankheiten verstehen und vermeiden. München: Knaus 2015.

Gifford B. Jung bleiben! Warum wir altern – und was wir wirklich dagegen tun können. München: Heyne 2016.

Grillparzer M. Smart Aging. Clever essen. Natürlich bewegen. Jung bleiben. Rundum glücklich ins Wohlfühl-Alter. München: Christian 2017.

Hamann B. Wie Sie Ihre Selbstheilungskräfte aktivieren. Das Geheimnis von Gesundheit, Vitalität und Glück. Rottenburg: Kopp 2017.

Huber J. Die vier Quellen der Jugend. Holistisches Anti-Aging. Wien: edition a 2022.

Kiechle M, Gorkow J. Tag für Tag jünger. Alles über die erstaunlichen Fähigkeiten unserer Zellen, den Alterungsprozess rückgängig zu machen. Münhchen: Heyne 2017.

Kleine-Gunk B, Wolf A. Präventionsmedizin und Anti-Aging-Medizin. Berlin: Springer 2022.

Kleine-Gunk B, Hobelsberger B. Verjünge deine Gene! Wie wir die neuesten Erkenntnisse der Epigenetik für unsere Verjüngung nutzen können. München: Gräfe und Unzer 2023.

Koch M. Alt werde ich später. Neue Wege, um geistig und körperlich fit zu bleiben. München: dtv 2021.

Lekutat C. Die 1-Minuten-Strategie. Wie Sie mit Micro-Preps gesünder werden und Ihr Leben verlängern. München: Knaur 2022

Mamtani M. (R)Evolution im Anti-Aging. Die Wissenschaft der Telomere. Werden Sie gesünder und jünger durch ganzheitlichen Telomere-Support. Bielefeld: tao.de in J. Kamphausen 2017.

Meyer AM, Polidori MC. Ratgeber Altern. Leitfaden für Gesundheit und Wohlbefinden im Alter. München: Elsevier 2021.

Nawroth P. Die Gesundheitsdiktatur. Weshalb uns Medizin und Industrie einen Lebensstil empfehlen, der nicht hält, was er verspricht. Kulmbach: Plassen 2016.

Nehls M. Die Methusalem-Strategie. Vermeiden, was uns daran hindert, gesund älter zu werden. Vörstetten: Mental Enterprises 2011.

Prang M. Vegetarier leben länger. Die 101 größten Gesundheitsirrtümer. München: Beck 2011.

Römmler A. Hormone. Leitfaden für die Anti-Aging-Sprechstunde. Stuttgart: Thieme2014.

Rubach M. Das Geheimnis des gesunden Alterns. Die Essenz aller wissenschaftlichen Studien. Mit vielen praktischen Anwendungen. München: Knaur 2020.

Ruge N, Duscher D. Altern wird heilbar. Jung bleiben mit der Kraft der 3 Zellkomponenten. München: Gräfe und Unzer 2020.

Ruge N, Duscher D. Verjüngung ist möglich. Wissenschaftlich erforscht – was wirklich hilft. München: Gräfe und Unzer 2021.

Schmitt-Homm R, Homm S. Handbuch Anti-Aging und Prävention. Die wichtigsten Forschungsergebnisse, die sinnvollsten Gesundheitsstrategien, die wirksamsten Praxistipps. Kirchzarten: VAK 2017.

Schumacher H. Restlaufzeit: wie ein gutes, lustiges und bezahlbares Leben im Alter gelingen kann. Köln: Eichborn 2014.

Sinclair DA, La Plante MD. Das Ende des Alterns. Die revolutionäre Medizin von morgen. Köln: DuMont 2019.

Stekovic S. Der Jungzellen-Effekt. Wie wir die Regenerationskraft unseres Organismus aktivieren. Wien: edition a 2018.

Verburgh K. Lange jung bleiben. München: mgv 2018.

Voelpel S. Entscheide selbst wie alt du bist. Was die Forschung über das Jungbleiben weiß. Hamburg: Rowohlt 2016.

Voelpel S. Die Jungbrunnenformel. Wie wir bis ins hohe Alter gesund bleiben. Hamburg: Rowohlt 2020.

Wimmer J. Die 3 großen Fitmacher. Alles für ein langes Leben. Darmgesundheit, gesunder Schlaf, starkes Immunsystem. München: Gräfe und Unzer 2022.

Kapitel 3.1

Baumeister F. Ketogene Diät. Ernährung als Therapiestrategie bei Epilepsien und anderen Erkrankungen. Stuttgart: Schattauer 2012.

Beliveau R, Gingras D. Krebszellen mögen keine Himbeeren. Nahrungsmittel gegen Krebs. Das Immunsystem stärken und gezielt vorbeugen. München: Goldmann 2018.

Biesalski K. Unsere Ernährungsbiographie. Wer sie kennt, lebt gesünder. München: Knaus 2017.

Biesalski K. Vitamine, Spurenelemente und Minerale. Indikation, Diagnostik, Therapie. Stuttgart: Thieme 2019.

Biesalski HK, Grimm P, Nowitzki-Grimm S. Taschenatlas Ernährung. Stuttgart: Thieme 2017.

Blech J. Schmeckt's noch? Die falschen Versprechen der Lebensmittelindustrie und wie wir einfach gesund essen können. Frankfurt: Fischer 2017.

Blech J. Die Krankheitserfinder. Wie wir zu Patienten gemacht werden. Frankfurt: Fischer 2019.

Bode T. Der Supermarkt-Kompass. Informiert einkaufen, was wir essen. Frankfurt: Fischer 2023.

Bracht P. Intervallfasten. Für ein langes Leben – schlank und gesund. München: Gräfe und Unzer 2018.

Bracht P. Meine Gesundheitsformel. Gesund, Schlank, Glücklich. München: Gräfe und Unzer 2019.

Bracht P, Leitzmann C. Klartext Ernährung. Die Antworten auf alle wichtigen Fragen. Wie Lebensmittel vorbeugen und heilen. München: Mosaik 2020.

Bracht P, Leitzmann C. Klartext Abnehmen. Die Antworten auf alle wichtigen Fragen. Wie Sie dauerhaft Ihr Wunschgewicht erreichen. München: Mosaik 2023.

Clement J, Lobeg K. Der Gesundschalter. Wie Sie Ihren Stoffwechsel maximieren und Ihre Zellen durch Autophagie verjüngen. München: Riva 2020.

Cordain L. Die Paleo-Ernährung. Das revolutionäre Ernährungs- und Lifestylekonzept für Fitness, Gesundheit und Gewichtsmanagement. Köln: Deutscher Trainer Verlag 2014.

Coy JF, Baumann FT, Spitz J, Cavelius A. Die 8 Anti-Krebs Regeln. Gesund im Einklang mit unseren steinzeitlichen Genen. München: Gräfe und Unzer 2011.

Despeghel M, Muliar D. Die Intervalldiät. Effizient und gesund abnehmen mit nur 2 Tagen Diät pro Woche. München: riva 2018.

Döll M. Natürlich jung mit Antioxidantien und bioaktiven Pflanzenstoffen. München: Herbig 2016.

Döll M. MSM. Natürliche Hilfe bei Entzündungen und Schmerzen. München: Südwest 2016.

Döll M. Meine Gesundmacher. Entzündungen vorbeugen und heilen. Mit den 20 wertvollsten Lebensmitteln. Stuttgart: Herbig 2019.

Elmadfa I. Die große GU Nährwert-Kalorien-Tabelle. München: Gräfe und Unzer 2019.

Elmadfa I. Ernährungslehre. Stuttgart: Ulmer 2019.

Elmadfa I, Leitzmann C. Ernährung des Menschen. Stuttgart: Eugen Ulmer 2019.

Elmadfa I, Meyer AL. Vielkönner Ballaststoffe. Fitter Darm, starkes Immunsystem, Topfigur. München: Gräfe und Unzer 2018.

Fasano A, Flaherty S. Die ganze Wahrheit über Gluten. München: Südwest 2015.

Fleck A. Schlank! und gesund mit der Doc Fleck Methode. Hilden: Becker Joest Volk 2017.

Fleck A. Ran an das Fett. Heilen mit dem Gesundmacher Fett. Hamburg: Rowohlt 2019.

Fleck A. Energy! Der gesunde Weg aus dem Müdigkeitslabyrinth. Immunsystem stärken, Entzündungen heilen, richtig entgiften. München: dtv 2021.

Fleck A, Klasen J, Riedl M, Schäfer S. Die Ernährungs Docs. So stärken Sie Ihr Immunsystem. München: ZS 2020.

Fleck A, Klasen J, Riedl M, Schäfer S. Die Ernährungs Docs. Schlank und gesund durch Intervallfasten. München: ZS 2021.

Fleck A, Klasen J, Riedl M, Schäfer S. Die Ernährungs Docs. Starkes Herz. Die besten Ernährungsstrategien bei Bluthochdruck, Arteriosklerose, Herzschwäche und Co. München: ZS 2021.

Fleck A, Schäfer S, Riedl M, Klasen J. Die Ernährungs Docs. Unser Anti-Bauchfett-Progarmm. München: ZS 2022.

Friedrich T, Nollau N. Die 6 : 1 Diät. 6 Tage essen, 1 Tag fasten. München: Südwest 2017.

Friedrich W. Optimale Sporternährung. Balingen: Spitta 2015.

Fung J. Die Schlank-Formel. München: riva 2019.

Fung J, Moore J. Fasten. Das große Handbuch. Heilen Sie Ihren Körper mit kurzem, langem und intermittierendem Fasten. München: riva 2017.

Fung J, Mayer E, Ramos M. Weniger ist mehr. Ein Leben lang gesund und schön durch Intervallfasten. München. riva 2020.

Gitter C. Ist das gesund oder kann das weg? Wirklich Alles über Nahrungsergänzungsmittel. München: Droemer 2020.

Gonder U, Tulipan J, Lommel M, Karner B. Der Keto Kompass. Aktuelles Wissen über ketogene Ernährung, Ketone und Ketose – Wirkweisen, Anwendungen und Chancen. Lünen: Systemed 2019.

Gonder U, Worm N. Mehr Fett. Warum wir mehr Fett brauchen, um gesund und schlank zu sein. Liebeserklärung an einen zu Unrecht verteufelten Nährstoff. Lünen: Sytemed 2010.

Goris E, Hutter CP. Der Duft-Code. Wie die Industrie unsere Sinne manipuliert. München: Heyne 2011.

Greger M, Stone G. How not to die. Entdecken Sie die Nahrungsmittel, die Ihr Leben verlängern und bewiesenermaßen Krankheiten vorbeugen und heilen. Kandern: Unimedica 2019.

Grillparzer M. Die Carb-100-Formel. Cleverer als No Carb. München: Heyne 2017.

Grimm HU. Der Bio-Bluff. Der schöne Traum vom natürlichen Essen. Stuttgart: Hirzel 2010.

Grimm HU. Die Ernährungslüge. Wie uns die Lebensmittelindustrie um den Verstand bringt. München: Knaur 2011.

Grimm HU. Leinöl macht glücklich. Das blaue Ernährungswunder. München: Knaur 2012.

Grimm HU. Chemie im Essen. Lebensmittel-Zusatzstoffe. Wie sie wirken, warum sie schaden. München: Knaur 2013.

Grimm HU. Garantiert gesundheitsgefährdend. Wie uns die Zucker-Mafia krank macht. München: Knaur 2013.

Grimm HU. Vom Verzehr wird abgeraten. Wie uns die Industrie mit Gesundheitsnahrung krank macht. München: Knaur 2013.

Grimm HU. Die Suppe lügt nicht. Die schöne neue Welt des Essens. München: Knaur 2014.

Grimm HU. Die Kalorienlüge. Wie uns die Nahrungsindustrie dick macht. München: Knaur 2015.

Grimm HU. Fleisch darf uns nicht wurscht sein. Warum es ein wichtiges Lebensmittel ist und wie uns die Tierindustrie krank macht. München: Knaur 2017.

Grimm HU. Echtes Essen. Der Anti-Aging-Kompass. Wie wir jünger und gesünder bleiben. München: Droemer 2019.

Gröber U. Mikronährstoffe. Metabolic Tuning – Prävention – Therapie. Stuttgart: Wissenschaftliche Verlagsgesellschaft 2011.

Gröber U. Gesund mit Vitamin D. Wie das Sonnenhormon hilft und schützt. München: Südwest 2017.

Gröber U. Arzneimittel und Mikronährstoffe. Medikationsorientierte Supplementierung. Stuttgart: Wissenschaftliche Verlagsgesellschaft 2018.

Gröber U. Mikronährstoff-Beratung. Ein Arbeitsbuch. Stuttgart: Wissenschaftliche Verlagsgesellschaft 2018.

Gröber U. Die wichtigsten Nahrungsergänzungsmittel. Das Plus für Ihre Gesundheit. München: Südwest 2019.

Gröber U. Covid-19 und Long-Covid. Bessere Resilienz durch immunrelevante Mikronährstoffe. Stuttgart: Wissenschaftliche Verlagsgesellschaft 2021.

Gröber U, Holick MF. Corona, Influenza & Co. Wie stärke ich mein Immunsystem? Stuttgart: Wissenschaftliche Verlagsgesellschaft 2021.

Gröber U. Kisters K. Aminosäuren in Prävention und Therapie. Eine Auswahl für die klinische Praxis. Stuttgart: Wissenschaftliche Verlagsgesellschaft 2020.

Großhauser M. Ernährung im Sport für Vegetarier und Veganer. Aachen: Meyer & Meyer 2014.

Gundry SR. Voller Energie statt völlig fertig. Stoffwechseloptimieren, Entzündungen heilen, Erschöpfung und Müdigkeit loswerden. Mit Ernährungsprogramm und Rezepten. München: riva 2022.

Hamann B. Aminosäuren. Dank revolutionärer wissenschaftlicher Erkenntnisse neue Vitalität gewinnen, besser schlafen, langsamer alter und Krankheiten vorbeugen. Rottenburg: Kopp 2018.

Hamm M, Ogielda J. Das Praxisbuch der Sporternährung. München: riva 2017.

Hartenbach W. Die Cholesterin-Lüge. Das Märchen vom bösen Cholesterin. Stuttgart: Herbig 2012.

Heiller I, Klaus A, Erlacher B, Tretter C. Die Abnehm-Docs. Nachhaltig und gesund abnehmen mit den Profis. Wien: Kneipp 2019.

Hermanussen M, Gonder U. Der Gefräßigmacher. Wie uns Glutamat zu Kopfe steigt und warum wir immer dicker werden. Stuttgart: Hirzel 2012.

Huber J, Österle B. Die Anti-Aging Revolution. Spielend schlank. Länger jung. Wien: edition a 2020.

Inchauspe J. Der Glukose-Trick. Schluss mit Heißhunger, schlechter Haut und Stimmungstiefs – Wie man der Achterbahn des Blutzuckerspiegels entkommt. München: Heyne 2022.

Ji S. Neustart für die Zellen. Der revolutionäre Weg, um die Widerstandskraft des Körpers radikal zu verbessern. München: riva 2020.

Joop A. Risikofaktor Vitaminmangel. Stoffwechsel und Immunsystem in Topform. Mehr Leistungskraft und eine stabilere Psyche. Schutz gegen Krebs, Herz-Kreislauf-Erkrankungen und Altersdemenz. Stuttgart: Trias 2017.

Jopp A. On / OFF Gesundheit. Den Körper neu erschaffen durch Ernährung. Köln: Consult Media 2021.

Kämmerer U, Schlatterer C, Knoll G. Krebszellen lieben Zucker – Patienten brauchen Fett. Gezielt essen für mehr Kraft und Lebensqualität bei Krebserkrankungen. Lünen: Systemed 2012.

Kämmerer U, Schlatterer C, Knoll G. Ketogene Ernährung bei Krebs. Die besten Lebensmittel bei Tumorerkrankungen. Lünen: Systemed 2014.

Kampitsch T, Zippel C. Natural Doping. Potenz, Fitness und Gesundheit durch hormonaktive Superfoods. München: riva 2016.

Karner B, Gonder U. Keto – richtig gesund. Mit ketogener Ernährung erfolgreich abnehmen und Diabetes, Demenz und viele andere Erkrankungen behandeln. München: ZS 2020.

Kasper H. Burghardt W. Ernährungsmedizin und Diätetik. München: Elsevier 2020.

Kast B. Der Ernährungskompass. Das Fazit aller wissenschaftlichen Studien zum Thema Ernährung. München: Bertelsmann 2018.

Kast B. Der Ernährungs-Kompass. Das Kochbuch. München: Bertelsmann 2019.

Kast B. Kompass für die Seele. Das Fazit neuester Studien zu Resilienz und innerer Stärke. Ernährung, Bewegung, Meditation u. v. a. 10 wissenschaftliche Wege, um Körper und Geist gesund zu halten. München: Bertelsmann 2023.

Keith L, Gonder U. Ethisch Essen mit Fleisch. Eine Streitschrift über nachhaltige und ethische Ernährung mit Fleisch und die Missverständnisse und Risiken einer streng vegetarischen und veganen Lebensweise. Lünen: Systemed 2015.

Kellmann R. Glück beginnt im Darm. Wie Sie mit der richtigen Ernährung Depressionen, Ängste und mentale Erschöpfung erfolgreich behandeln können. München: riva 2018.

Klasen J, Riedl M, Schäfer S. Die Ernährungs Docs. Unsere Anti-Krebs-Strategie. Was Ernährung bei der Prävention, Behandlung und Nachsorge wirklich leisten kann. München: ZS Verlag 2022.

Körner U. Schareina A. Nahrungsmittelallergien und -unverträglichkeiten. Diagnostik, Therapie und Beratung. Stuttgart: Thieme 2020.

Kreutzer M, Weisdorf S. Anti-Entzündungs-Ernährung gegen Rheuma, Arthrose und Gicht. Richtig essen für starke Gelenke. München: riva 2018.

Lauber H. Zucker zähmen! Die 5 besten Therapien bei Typ-2-Diabetes. Mainz: Kirchheim 2013.

Lauber H. Fit wie ein Diabetiker: Messen! Essen! Laufen! Mainz: Kirchheim 2017.

Leitzmann C, Keller M. Vegetarische und vegane Ernährung. Stuttgart: Ulmer 2020.

Lekutat C. Schlank für Faule. Das leben ist zu kurz, um sich mit nutzlosen Diäten zu quälen. München: Knaur 2021.

Lindberg F. Natürlich schlank mit der Mikrobiom-Diät. Die Darmflora erneuern, Gewicht verlieren und schlank bleiben. München: riva 2018.

Longo V. Iss dich gesund. Wissenschaftlich erprobte Ernährung für ein gesundes und langes Leben. Die Longvita-Diät. München: Goldmann 2018.

Lustig RH. Die bittere Wahrheit über Zucker. Wie Übergewicht, Diabetes und andere chronische Krankheiten entstehen und wie wir sie besiegen können. München: riva 2018.

Lütz M. Lebenslust. Wider die Diät-Sadisten, den Gesundheitswahn und den Fitnesskult. München: Knaur 2013.

Michalk C. Gesundheit optimieren – Leistungsfähigkeit steigern. Berlin: Springer 2019.

Michalsen A. Mit Ernährung heilen. Besser essen. Einfach fasten. Länger leben. Berlin: Insel 2019.

Montignac M. Die Montignac Methode. Essen und dabei abnehmen. Offenburg: Artulen 2015.

Müller SV. Mythos Süßstoff. Die ganze Wahrheit über künstlichen und natürlichen Zuckerersatz. Wien: Kneipp 2010.

Orfanos-Boeckel H. Nährstofftherapie. Orthomolekulare Medizin & Bioidentische Hormone: Mangel ausgleichen, Beschwerden lindern, Alterungsprozesse aufhalten. Stuttgart: Thieme 2022.

Perlmutter D, Loberg K. Dumm wie Brot. Wie Weizen schleichend Ihr Gehirn zerstört. München: Goldmann 2014.

Peters A. Das egoistische Gehirn. Warum unser Kopf Diäten sabotiert und gegen den eigenen Körper kämpft. Berlin: Ullstein 2012.

Pollan M. 64 Grundregeln Essen. Essen Sie nichts, was Ihre Großmutter nicht als Essen erkannt hätte. München: Goldmann 2011.

Pollmer U. Keckl G, Alfs K: Don't Go Veggie: 75 Fakten zum vegetarischen Wahn. Stuttgart: Hirzel 2017.

Riedl M. Iss Dich gesund mit Dr. Riedl. Mein Ernährungswissen und 150 Rezepte für ein gutes, langes Leben. München: Gräfe und Unzer 2018.

Riedl M. Abnehmen nach dem 20:80 Prinzip. München: Gräfe und Unzer 2019.

Riedl M, Fleck A, Klasen J. Die Ernährungs Docs. Wie Sie mit der richtigen Ernährung Krankheiten vorbeugen und heilen können. München: ZS 2016.

Riedl M. Mein Weg zur gesunden Ernährung. Aktuelle Antworten auf die 100 wichtigsten Ernährungsfragen. München: ZS 2020.

Riedl M. Unser Essen – Killer und Heiler. Warum wir etwas gegen die Katastrophe auf unseren Tellern tun müssen. München: Gräfe und Unzer 2022.

Riedl M. Heilen Sie Ihren Diabetes. Blutzucker im Griff mit der 20:80 Methode. Hilfe auch für Typ-1-Diabetiker. München: Gräfe und Unzer 2022.

Riedl M, Andresen V, Schäfer S, Klasen J. Die Ernährungs-Docs. Unsere Anti-Jo-Jo-Methode: Erfolgreich abnehmen ohne Diät. München: ZS 2024.

Riedl M, Lafer J. Medical Cuisine. Die Neuerfindung der gesunden Küche. München: Gräfe und Unzer 2021.

Riedl M, Fleck A, Klasen J. Die Ernährungs Docs. Gute Verdauung. Die besten Ernährungsstrategien bei Reizdarm, Zöliakie, Morbus Crohn & Co. München: ZS 2018.

Riedl M, Fleck A, Klasen J. Die Ernährungs Docs. Supergesund mit Superfoods. Die 10 wichtigsten Lebensmittel, um körperlich und geistig fit und gesund zu bleiben. München: ZS 2019.

Riedl M, Fleck A, Klasen J. Die Ernährungs Docs. Diabetes heilen. Wie Sie mit der richtigen Ernährung Diabetes Typ 2 heilen und Typ 1 verbessern können. München: ZS 2019.

Riedl M, Fleck A, Klasen J. Die Ernährungs Docs. Starke Gelenke. Die besten Ernährungsstrategien bei Rheuma, Arthrose, Gicht & Co. München: ZS 2019.

Riedl M, Fleck A, Klasen J. Die Ernährungs-Docs. Gesunde Haut. Die besten Ernährungsstrategien bei Neurodermitis, Schuppenflechte, Akne & Co. München: ZS 2019.

Riedl M, Klasen J, Fleck A, Schäfer S. Die Ernährungs Docs. Zuckerfrei gesünder leben. München: ZS 2020.

Riedl M, Klasen J, Andresen V, Schäfer S. Die Ernährungs Docs. Anti-Aging fürs Gehirn. Wie die richtige Ernährung uns länger geistig fit hält. München: ZS 2023.

Riedl M, Klasen J, Schäfer S, Andresen V. Die Ernährungs Docs. Gesund abnehmen mit der Darm-Fit-Formel. Wie Sie Ihr Mikrobiom auf schlank programmieren. München: ZS 2023.

Rittenau N. Vegan-Klischee ade! Wissenschaftliche Antworten auf kritische Fragen zu pflanzlicher Ernährung. Hilden: Becker Joest Volk 2020.

Rubach M. Die Ich-Ernährung. Ohne Diät gesund und glücklich. München: Herbig 2017.

Rubach M. Kaffee Apotheke. Die Bohne für mehr Gesundheit. München: Knaur 2019.

Rubin F. Heilen mit Lebensmitteln. Meine Top 10 gegen 100 Krankheiten. München: ZS 2019.

Schindler B. Wie wir unseren Speiseplan revolutionieren und unsere Gesundheit verbessern. Die neue Wissenschaft des prähistorischen Essens. Berlin: Allegria/Ullstein 2022.

Schmiedel V. Cholesterin – endlich Klartext! Ihr Weg zu optimalen Blutfettwerten. Stuttgart: TRIAS 2015.

Schmiedel V. Omega-3. Öl des Lebens für mehr Gesundheit. Lenzburg: Fona 2018.

Schmiedel V. Nährstofftherapie. Orthomolekulare Medizin in Prävention, Diagnostik und Therapie. Stuttgart: Thieme 2019.

Schmiedel V. Vitamine, Mineralstoffe und Spurenelemente. Ernährung, Diagnostik und Nährstofftherapie. Stuttgart: Thieme 2019.

Scholl J, Snowdon B. Diabetes zurück auf Null. Die Erkrankung stoppen und gesund werden. Mit über 90 Rezepten. Stuttgart: Trias 2022.

Schuppan D, Gisbert-Schuppan K. Tägliches Brot: Krank durch Weizen, Gluten und ATI. Berlin: Springer 2018.

Shanahan C. Zellnahrung. Warum unsere Gene natürliche Lebensmittel brauchen. München: riva 2018.

Smollich M. Das große Praxisbuch Ernährungsmedizin. Fundierte Ernährungsberatung, die besten Therapien, genussvolle Rezepte. München: Gräfe und Unzer 2022.

Smollich M, Vogelreuter A. Nahrungsmittelunverträglichkeiten. Lactose – Fructose – Histamin – Gluten. Stuttgart: Wissenschaftliche Verlagsgesellschaft 2018.

Spitz J, Jordan A, Spitz A. Vitamin-D-Mangel. Die unterschätzte Gefahr. Wien: Verlagshaus der Ärzte 2018.

Storr M, Storr C. Das Reizdarm-Programm. Beschwerdefrei mit ganzheitlicher Therapie. München: Gräfe und Unzer 2019.

Straubinger PA, Fensl M, Karre N. Der Jungbrunnen-Effekt: Wie 16 Stunden Fasten Ihr Leben verändert. Wien: Kneipp 2019.

Strunz U. Die neue Diät – das Fitnessbuch. Mehr Energie durch Metabolic Power. München: Heyne 2010.

Strunz U. Vitamine. Aus der Natur oder als Nahrungsergänzung. Wie sie wirken, warum sie helfen. München: Heyne 2013.

Strunz U. Warum macht die Nudel dumm? Leichter, klüger besser drauf: no carbs und das Geheimnis wacher Intelligenz. München: Heyne 2015.

Strunz U. forever schlank. No Carb: der erfolgreichste Weg zu einem gesünderen, schlankeren und fitteren Körper. München: Heyne 2016.

Strunz U. Die Aminorevolution. Forever Young mit Eiweiß, dem Grundstoff des Lebens. Warum uns Erbsen froh, Quark schlank und Hühnereier fit machen. München: Heyne 2021.

Strunz U.: Wieso macht die Tomate dick? Schlank und fit für immer – Kohlenhydrate aufspüren und austricksen. München: Heyne 2022.

Strunz U. 77 Tipps für einen gesunden Darm. Unser Superorgan stärken und schützen. Krankheiten wie Morbus Crohn, Neurodermitis, Depressionen und Alzheimer vorbeugen und heilen. München: Heyne 2023.

Strunz U, Jopp A. Geheimnis Eiweiß. Die Protein-Diät. München: Heyne 2014.

Strunz U, Jopp A. Fit mit Fett. Die Omega-3-Revolution. München: Heyne 2015.

Taubes G. Warum wir dick werden. Und was wir dagegen tun können. Kandern: Unimedica 2018.

Venesson J. Wie der Weizen uns vergiftet. Der Ratgeber für Glutensensitive. München: riva 2015.

von Helden R. Gesund in sieben Tagen. Erfolge mit der Vitamin-D-Therapie. Dresden: Hygeia 2015.

von Koerber K, Männle T, Leitzmann C. Vollwert-Ernährung. Konzeption einer zeitgemäßen und nachhaltigen Ernährung. Stuttgart: Haug 2012.

Willand G. Freispruch für die Kohlenhydrate. München: Gräfe und Unzer 2022.

Willett WC, Skerrett PJ. Harvard Medical School Guide: Gesunde Ernährung. Einfach und praktisch: erstklassige Wissenschaft für Ihre tägliche Ernährung. Stuttgart: Trias 2022.

Winters N, Kelley JH. Stoffwechsel in Balance. Krebs ohne Chance. Die metabolische Therapie: Tumorzellen durch ketogene Ernährung und Lebensstilveränderungen erfolgreich bekämpfen. München: riva 2018.

Worm N. Flexi Carb. Mediterran genießen, Lebensstil beachten, Kohlehydrate anpassen, schlank und gesund bleiben. München: riva 2017.

Worm N. Glücklich und schlank. Mit viel Eiweiß und dem richtigen Fett. Das komplette LOGI-Basiswissen. Mit umfangreichem Rezeptteil. München: systemed 2019.

Worm N, Mangiameli F, Knaur A. LOGI-Guide. Tabellen mit über 500 Lebensmitteln, bewertet nach ihrem glykämischen Index und ihrer glykämischen Last. München: systemed 2019.

Worm N, Mangiameli F, Lemberger H. Die neue LOGI-Diät. Mediterran abnehmen – wissenschaftlich basiert. München: riva 2020.

Worm N, Mangiameli F, Lemberger H. Die neue LOGI-Diät. Das Kochbuch. München: riva 2020.

Worm N, Segler K. Volkskrankheit Fettleber, Verkannt, verharmlost, heilbar. München: riva 2016.

Yudkin J, Lustig R. Pur, weiß, tödlich. Warum der Zucker uns umbringt – und wie wir das verhindern können. Lünen: systemed 2018.

Zampounidis A. Für immer zuckerfrei. Schlank, gesund und glücklich ohne das süße Gift. Köln: Bastei Lübbe 2017.

Zimmermann M, Schugast H, Burgerstein UP. Burgerstein Handbuch Nährstoffe. Vorbeugen und heilen durch ausgewogene Ernährung: alles über Vitamine, Mineralstoffe und Spurenelemente. Stuttgart: Trias 2018.

Zöllner F, Klasen J. Gesund Ernährung heute und morgen. Wegweisende Erkenntnisse: Wie wir uns ernähren sollten, um lange gesund zu leben und den Planeten zu schützen. München: ZS Verlag 2021.

Kapitel 3.2

Aderhold L, Weigelt S. Laufen! Vom Einsteiger bis zum Ultraläufer. Inkl. Trainingspläne von 10 bis 100 km. München: Elsevier 2018.

Arvay CG. Der Biophilia-Effekt. Heilung aus dem Wald. Wien: edition a 2015.

Arvay CG. Der Heilungscode der Natur. Die verborgenen Kräfte von Pflanzen und Tieren entdecken. München: Goldmann 2018.

Auer J. Der neue Körper-Führerschein. Bewegung-Ernährung-Lebensqualität. Aachen: Meyer & Meyer 2019.

Bachl N, Lercher P, Schober-Halper B. Bewegt Altern. Professionelle Strategien für ein gesundes und aktives Älterwerden. Berlin: Springer 2020.

Beck F. Bewegung macht schlau. Mentale Leistungssteigerung durch körperliche Aktivität. Berlin: Goldegg 2021.

Bernius A, Cavelius A. Waldbaden. Mit der heilenden Kraft der Natur sich selbst neu entdecken. Gesund und glücklich mit Shinrin Yoku. München: mgv 2018.

Blech J. Heilen mit Bewegung. Wie Sie Krankheiten besiegen und Ihr Leben verlängern. Frankfurt: Fischer 2014.

Bowman K. Bewegung liegt in deiner DNA. Wie man lernt, sich wieder natürlich zu bewegen und dadurch gesund wird. München: riva 2018.

Csikszentmihalyi M, Latter P, Weinkauff Duranso C. Laufen im Flow. Die Mentaltechnik für ein perfektes Lauferlebnis und maximale Leistung. München: riva 2018.

Dudney G. Das Tao des Laufens. Wie ich durch Laufen zu einem glücklichen und leidenschaftlichen Läufer wurde. Aachen: Meyer & Meyer 2017.

Froböse I. Leistung messen und steigern. Die besten Methoden aus dem Profisport – für Ausdauer- und Krafttraining. München: Gräfe und Unzer 2018.

Froböse I. 9 Regeln für einen optimalen Stoffwechsel. Fit, schlank und gesund in wenigen Schritten. Berlin: Ullstein 2023.

Froböse I. Muskeln – die Gesundmacher. So bleiben wir fit, schlank und mental in Balance. Berlin: Ullstein 2023.

Fuchs R, Gerber M. Handbuch Stressregulation und Sport. Heidelberg: Springer 2018.

Halle M. Schritt für Schritt: Endlich fit. München: Goldmann 2014.

Halle M. Jung bleiben mit gesunden Gefäßen. So drehen Sie Ihre biologische Uhr zurück. München: Goldmann 2016.

Haring R. Die Männerlüge. Wie viel Testosteron braucht der Mann. Wien: Braumüller 2015.

Hümmelgen M, Riepenhof H, Sturm C. Die Bewegungs-Docs. Bewegung als Medizin. Schritt für Schritt gesund und fit werden. München: ZS 2020.

Lauren M, Clark J. Fit ohne Geräte. Trainieren mit dem eigenen Körpergewicht. München: riva 2011.

Lekutat C. Gesundheit für Faule. Mach nicht viel, mach es richtig. München: Knaur 2021.

Macedonia M. Beweg dich! Und dein Gehirn sagt danke. Wie wir schlauer werden, besser denken und uns vor Demenz schützen. Wien: Brandstätter 2018.

Markser VZ, Bär KJ. Seelische Gesundheit im Leistungssport. Grundlagen und Praxis der Sportpsychiatrie. Stuttgart: Schattauer 2019.

McKeown P. Erfolgsfaktor Sauerstoff. Wissenschaftlich belegte Atemtechniken, um die Gesundheit zu verbessern und die sportliche Leistung zu steigern. München: riva 2019.

Minar E, Stevkovic S. Lebensmotor Bewegung. Die Wissenschaft erklärt den Körper-Code des Menschen. Wien: Ueberreuter 2022.

Miyazaki Y. Shinrin Yoku. Heilsames Waldbaden. Die japanische Therapie für innere Ruhe, erholsamen Schlaf und ein starkes Immunsystem. München: Irisiana 2018.

Müller-Wohlfahrt HW, Schmidtlein, O. Besser trainieren. So lernen Sie von den Erfolgsstrategien der Profis. München: Goldmann 2012.

Müller-Wohlfahrt HW. Bewegung. Das Lebenselixier für unsere Gesundheit. Berlin: Insel 2022.

O'Mara S. Das Glück des Gehens. Was die Wissenschaft darüber weiß und warum es uns so guttut. Hamburg: Rowohlt 2020.

Prang M. Die 77 größten Fitness-Irrtümer. München: Beck 2014.

Pullen W. Run for your life. Achtsamkeit und Bewegung für ein glückliches Leben. Stuttgart: Klett-Cotta 2018.

Rischko R, Froböse I. Für Fitness ist es nie zu spät. Aktiv und beweglich bis ins hohe Alter. München: ZS 2022.

Roßmann M, Neumann B. Fit mit jedem Schritt. Richtig gehen. Das einfachste Training, um gesund zu leben. München: Südwest 2017.

Schweizer G. Bewegung! Plädoyer für eine gesunde Gesellschaft. Salzburg: Ecowin 2019.

Seil R, Tischer T. Primärprävention von Sportverletzungen. Jena: Vopelius 2020.

Strunz U. Laufend gesund. So mobilisieren Sie die heilende Kraft des Körpers. München: Heyne 2012.

Strunz U. Das neue forever young. Einfach jung bleiben mit dem 4-Wochen-Erfolgsprogramm. München: Heyne 2014.

Strunz U. Der kleine Laufcoach. Laufen wie im Flow. München: Heyne 2017.

Strunz U. Lebensenergie. Das Wunder des Energiestoffwechsels. Alles über Erschöpfung, Dauermüdigkeit und Fatigue – und wie wir sie besiegen. München: Heyne 2022.

Strunz U. 77 Tipps für mehr Kraft und Ausdauer. Fit und gesund für immer – Das Immunsystem stärken, Krankheiten vorbeugen, jung bleiben. München: Heyne 2023.

Sulprizio M, Kleinert J. Sport in der Schwangerschaft. Leitfaden für die geburtshilfliche und gynäkologische Beratung. Heidelberg: Springer 2016.

Winter E. Waldbaden. Das Praxisbuch. Entspannung lernen – Achtsamkeit üben. Erfolgreiches Stressmanagement durch die Heilkraft des Shirin Yoku. München: Christian 2018.

Kapitel 3.3

Alman BM, Lambrou PT. Selbsthypnose. Ein Handbuch zur Selbsttherapie. Heidelberg: Carl-Auer 2019.

Burkhard A. Achtsamkeit. Entscheidung für einen neuen Weg. Stuttgart: Schattauer 2012.

Eder U, Sperlich FJ. Das Parasympathikus Prinzip. Wie wir mit nur wenigen Atemzügen unseren inneren Arzt fit machen. München: Gräfe und Unzer 2019.

Forster H, Janda P. Stress abbauen mit ROME. In vier Schritten zu Wohlbefinden und Leistungsfähigkeit: Relaxation, Organisation, Mentale Kompetenz, Energetisierung. Hannover: Humboldt 2012.

Friedrich W. Optimale Regeneration im Sport. Der Schlüssel zum Erfolg für Freizeit- und Leistungssportler. Balingen: Spitta 2014.

Froböse I. Power durch Pause. Stress stoppen, richtig abschalten, kraftvoll neu starten. München: Gräfe und Unzer 2016.

Graumann L, Walter UN, Krapf F. Regeneration. Jeden Tag erholt, ausgeschlafen und erfolgreich. München: riva 2019.

Hilbrecht H. Meditation und Gehirn. Stuttgart: Schattauer 2010.

Hodgkinson T. Anleitung zum Müßiggang. Berlin: Insel 2015.

Hof W. Die Wim-Hof-Methode. Sprenge deine Grenzen und aktiviere dein volles Potenzial. Die Kraft der Kälte entdecken. München: Integral 2021.

Hof W, de Jong K. Nie wieder krank. Gesund, stark und leistungsfähig durch die Kraft der Kälte. München: riva 2018.

Kabat-Zinn J. Gesund durch Meditation. Das große Buch der Selbstheilung durch MBSR. München: Knaur 2019.

Kabat-Zinn J. Im Alltag Ruhe finden. Meditationen für ein gelassenes Leben. München: Knaur 2019.

Lienhard L, Schmid-Fetzner U, Cobb E. Neuronale Heilung. Mit einfachen Übungen den Vagusnerv aktivieren – gegen Stress, Depressionen, Ängste, Schmerzen und Verdauungsprobleme. München: riva 2020.

Metzner MS. Achtsamkeit und Humor. Das Immunsystem des Geistes. Stuttgart: Schattauer 2013.

Nestor J. Breath – Atem. Neues Wissen über die vergessene Kunst des Atmens. München: Piper 2021.

Petermann F, Vaitl D. Entspannungsverfahren. Das Praxishandbuch. Weinheim: Beltz 2014.

Revenstorf D, Zeyer R. Hypnose lernen. Anleitungen zur Selbsthypnose für mehr Leistung und weniger Stress. Heidelberg: Carl-Auer 2016.

Rosenberg S. Der Selbstheilungsnerv. So bringt der Vagus-Nerv Psyche und Körper ins Gleichgewicht. Kirchzarten: VAK 2019.

Rubin F. Meine sanfte Medizin für einen guten Schlaf. Einschlaf- und Durchschlafstörungen natürlich behandeln. München: ZS 2018.

Rubin F. 7 Minuten am Tag. Endlich gesünder leben. Das Buch, das Ihre Gesundheit für immer verbessert. München: Knaur 2020.

Salzberg S. Entdecke die Kraft der Meditation. Das Praxisprogramm für Anfänger. München: Heyne 2014.

Salzberg S. Metta Meditation. Buddhas revolutionärer Weg zum Glück. Freiamt: Arbor 2019.

Strunz U. Das Schlaf-gut-Buch. Besser schlafen, optimal regenerieren, hellwach durch den Tag. Mit dem Strunz-Programm für gesunden Schlaf. München: Heyne 2018.

Strunz U. Das Stress-weg-Buch. Das Geheimnis der Resilienz. Was Stress mit unserem Körper macht – und wie wir ihn von innen abstellen können. München: Heyne 2022.

Stuck BA. Maurer JT, Schlarb A, Schredl M, Weeß HG. Praxis der Schlafmedizin. Diagnostik, Differentialdiagnostik und Therapie bei Erwachsenen und Kindern. Heidelberg: Springer 2017.

Surel C. Die Tiefschlaf-Formel. Voller Energie – ohne eine Minute länger zu schlafen. Freiburg: Herder 2021.

Vaitl D. Veränderte Bewusstseinszustände. Grundlagen – Techniken – Phänomenologie. Stuttgart: Schattauer 2012.

Walker M. Das große Buch vom Schlaf. Die enorme Bedeutung des Schlafs. Beste Vorbeugung gegen Alzheimer, Krebs, Herzinfarkt und vieles mehr. München: Goldmann 2018.

Wetter TC, Popp R, Arzt M, Pollmächer T. Schlafmedizin. Das Wichtigste für Ärzte aller Fachrichtungen. München: Elsevier 2018.

Williams M, Penman D. Das Achtsamkeitstraining. 20 Minuten täglich, die Ihr Leben verändern. München: Goldmann 2015.

Kapitel 3.4

Amen DG. Das glückliche Gehirn. So nehmen Sie Einfluss auf die Gesundheit Ihres Gehirns. Ängste, Aggressionen, Depressionen überwinden. München: Goldmann 2010.

Bargh J. Vor dem Denken. Wie das Unbewusste uns steuert. München: Droemer 2018.

Bartens W. Körperglück. Wie gute Gefühle gesund machen. München: Droemer 2010.

Bartens W. Glücksmedizin. Was wirklich wirkt. München: Droemer 2011.

Bartens W. Empathie. Weshalb einfühlsame Menschen gesund und glücklich sind. München: Droemer 2017.

Bauer J. Das Gedächtnis des Körpers. Wie Beziehungen und Lebensstile unsere Gene steuern. München: Piper 2018.

Beck H. 12 Gesetze der Dummheit: Denkfehler, die vernünftige Entscheidungen in der Politik und bei uns allen verhindern. Berlin: Ullstein 2023.

Becker J. Das Geheimnis der Intuition. Wie man spürt, was man nicht wissen kann. München: Piper 2014.

Becker J. Du kannst schaffen was Du willst. Die Kunst der Selbsthypnose. München: Piper 2016.

Berndt C. Zufriedenheit. Wie man sie erreicht und warum sie lohnender ist als das flüchtige Glück. München: dtv 2017.

Berndt C. Individuation. Wie wir werden, wer wir sein wollen. Der Weg zu einem erfüllten Ich. München: dtv 2020.

Bischoff C. Selbstvertrauen. Die Kunst dein Ding zu machen. München: Ariston 2014.

Bischoff C. Unbesiegbar. 55 Geheimnisse wie Du alle anderen überflügelst. München: Ariston 2018.

Bischoff C. Bewusstheit. München: Ariston 2020.

Blickhan D. Positive Psychologie. Ein Handbuch für die Praxis. Paderborn: Junfermann 2018.

Bonelli RM. Bauchgefühle. Wie sie entstehen. Was sie uns sagen. Wie wir sie nutzen. Wien: edition a 2022.

Bormans L. Glück. The World Book of Happiness. Köln: DuMont 2012.

Branden N. Die 6 Säulen des Selbstwertgefühls. Erfolgreich und zufrieden durch ein starkes Selbst. München: Piper 2015.

Breithaupt F. Das narrative Gehirn. Was unsere Neuronen erzählen. Berlin: Suhrkamp 2022.

Brohm-Badry M. Das gute Glück. Wie wir es finden und behalten können. Salzburg: ecoWing 2019.

Busch V. Kopf frei! Wie Sie Klarheit, Konzentration und Kreativität gewinnen. München: Droemer 2021.

Busch V. Kopf hoch! Mental gesund und stark in herausfordernden Zeiten. München: Droemer 2024.

Clear J. Die 1%-Methode. Minimale Veränderung, maximale Wirkung. Mit kleinen Gewohnheiten jedes Ziel erreichen. München: Goldmann 2020.

Csikszentmihalyi M. Flow. Das Geheimnis des Glücks. Stuttgart: Klett-Cotta 2017.

Dennett DC. Von den Bakterien zu Bach – und zurück. Die Evolution des Geistes. Berlin: Suhrkamp 2018.

Dobelli R. Die Kunst des klaren Denkens. 52 Denkfehler, die Sie besser anderen überlassen. München: dtv 2014.

Dobelli R. Die Kunst des klugen Handelns. 52 Irrwege, die Sie besser anderen überlassen. München: dtv 2014.

Dobelli R. Die Kunst des guten Lebens. 52 überraschende Wege zum Glück. München: Piper 2017.

Dobelli R. Die Kunst des digitalen Lebens. Wie Sie auf News verzichten und die Informationsflut meistern. München: Piper 2019.

Doidge N. Wie das Gehirn heilt. Neueste Erkenntnisse aus der Neurowissenschaft. Frankfurt: Campus 2015.

Doidge N. Neustart im Kopf. Wie sich unser Gehirn selbst repariert. Frankfurt: Campus 2017.

Duhigg C. Die Macht der Gewohnheit. Warum wir tun, was wir tun. München: Piper 2014.

Dweck C. Selbstbild. Wie unser Denken Erfolge oder Niederlagen bewirkt. München: Piper 2017.

Esch T. Der Selbstheilungscode. Die Neurobiologie von Gesundheit und Zufriedenheit. Weinheim: Beltz 2017.

Esch T. Die Neurobiologie des Glücks. Wie die positive Psychologie die Medizin verändert. Stuttgart: Thieme 2017.

Franckh P. Einfach glücklich sein! 7 Schlüssel zur Leichtigkeit des Seins. München: Goldmann 2015.

Fredrickson BL. Die Macht der guten Gefühle. Wie eine positive Haltung Ihr Leben dauerhaft verändert. Frankfurt: Campus 2011.

Fredrickson BL. Die Macht der Liebe. Ein neuer Blick auf das größte Gefühl. Frankfurt: Campus 2013.

Froböse I, Großmann P. Das Leben kann so einfach sein. Der leichte Weg für mehr Glück und Zufriedenheit. Köln: Bastei Lübbe 2016.

Gawdat M. Die Formel für Glück. Und wie Sie diese nutzen. München: Redline 2018.

Germer CK. Der achtsame Weg zum Selbstmitgefühl. Wie man sich von destruktiven Gedanken und Gefühlen befreit. Freiburg: Arbor 2015.

Gilbert P. Mitgefühl. Wie wir Mitgefühl nutzen können, um Glück und Selbstakzeptanz zu entwickeln und es uns wohl sein zu lassen. Freiburg: Arbor 2011.

Glaßmeyer A. Selbstfürsorge – dein Anker in turbulenten Zeiten. Wie du dich selbst nicht vergisst und deine Herausforderungen besser meisterst. Der Ratgeber für gesunden Egoismus. Hannover: Humboldt 2023.

Görlich H. Was Lebenskünstler richtig machen. Von Achtsamkeit bis Zufriedenheit. Stuttgart: Schattauer 2016.

Gottman JM. Die 7 Geheimnisse der glücklichen Ehe. Berlin: Ullstein 2014.

Grant A. Think again. Die Kraft des flexiblen Denkens. Was wir gewinnen, wenn wir unsere Pläne umschmeißen. München: Piper 2022.

Groß M, Groß I. Das Beste liegt vor uns. Wie wir neue Energien für unser Leben gewinnen. München: riva 2020.

Guzek G. Die Suchtlüge. Der Mythos von der fehlenden Willenskraft. Wie Sucht im Hirn entsteht und wie wir sie besiegen. München: Heyne 2023.

Hacke A. Über die Heiterkeit in schwierigen Zeiten und die Frage wie wichtig uns der Ernst des Lebens sein sollte. Köln: DuMont 2023.

Haidt J. Die Glücks-Hypothese. Was uns wirklich glücklich macht. Die Quintessenz aus altem Wissen und moderner Glücksforschung. Kirchzarten: VAK 2018.

Heckl R. Das lachende Gehirn. Wie lachen, Heiterkeit und Humor entstehen. Stuttgart: Schattauer 2019.

Holsboer F. Biologie für die Seele. Mein Weg zur personalisierten Medizin. München: Beck 2009.

Hüther G. Was wir sind und was wir sein könnten. Ein neurobiologischer Mutmacher. Frankfurt: Fischer 2018.

Hüther G, Burdy R. Wir informieren uns zu Tode. Ein Befreiungsschlag für verwickelte Gehirne. Freiburg: Herder 2022.

Hüther G, Hosang M, Grün A. Liebe ist die einzige Revolution. Drei Impulse für Ko-Kreativität und Potenzialentfaltung. Freiburg: Herder 2020.

Irvine B. Eine Anleitung zum guten Leben. Wie Sie die alte Kunst des Stoizismus für Ihr Leben nutzen. München: Finanzbuch 2020.

Kahneman D. Schnelles Denken, langsames Denken. München: Siedler 2012.

Kahneman D, Sibony O, Sunstein CR. Noise. Was unsere Entscheidungen verzerrt – und wie wir sie verbessern können. München: Siedler 2021.

Kast B. Kompass für die Seele. Das Fazit neuester Studien zu Resilienz und innerer Stärke. Ernährung, Bewegung, Meditation u.v.a. 10 wissenschaftliche Wege, um Körper und Geist gesund zu halten. München: Bertelsmann 2023.

Kempton B. Wabi Sabi. Die japanische Weisheit für ein perfekt unperfektes Leben. Köln: Bastei Lübbe 2019.

Kishimi I, Koga F. Du musst nicht von allen gemocht werden. Vom Mut sich nicht zu verbiegen. Hamburg: Rowohlt 2019.

Klein S. Die Glücksformel – oder wie die guten Gefühle entstehen. Hamburg: Rowohlt 2014.

Klein S. Der Sinn des Gebens. Warum Selbstlosigkeit in der Evolution siegt und wir mit Egoismus nicht weiterkommen. Frankfurt: Fischer 2011.

Köckritz A. Freude. Über die Entdeckung der Leichtigkeit. Berlin: Berlinverlag 2022.

Kölsch S. Die dunkle Seite des Gehirns. Wie wir unser Unterbewusstsein überlisten und negative Gedankenschleifen ausschalten. Berlin: Ullstein 2022.

Kondo M. Cleaning. Wie richtiges Aufräumen Ihr Leben verändert. Hamburg: Rowohlt 2013.

Korte M. Wir sind Gedächtnis. Wie unsere Erinnerungen bestimmen, wer wir sind. München: Pantheon 2019.

Korte M. Hirn Geflüster. Wie wir lernen, unser Gehirn effektiver zu trainieren. München: dtv 2021.

Küstenmacher WT, Seiwert LJ. Simplify your life. Einfacher und glücklicher leben. Frankfurt: Campus 2016.

Likar R, Janig H, Pinter G, Kolland F. Selbstheilung. Der innere Arzt und die Macht der Gedanken. Wien: Ueberreuter 2022.

Lyubomirsky S. Glücklich sein. Warum Sie es in der Hand haben, zufrieden zu leben. Frankfurt: Campus 2018.

Merkle R. Lass Dir nicht alles gefallen. Keine Angst, Nein zu sagen, deine Meinung zu äußern, zu kritisieren, vor Kritik. Mannheim: PAL 2017.

Merkle R. So gewinnen Sie mehr Selbstvertrauen. Sich annehmen, Freundschaft mit sich schließen, den inneren Kritiker zähmen. Mannheim: PAL 2017.

Merkle R. Wenn das Leben zur Last wird. Depressionen überwinden, ins Leben zurückkehren. Mannheim: PAL 2018.

Merkle R. Endlich wieder Lebensfreude! Wie Sie Ihre Depressionen überwinden und zu neuer Ausgeglichenheit finden. München: mvg 2019.

Neff K. Selbstmitgefühl. Wie wir uns mit unseren Schwächen versöhnen und uns selbst der beste Freund werden. München: Kailash 2012.

Nehls M. Das erschöpfte Gehirn. Der Ursprung unserer mentalen Energie – und warum sie schwindet. Willenskraft, Kreativität und Fokus zurückgewinnen. München: Heyne 2022.

Nehls M. Das indoktrinierte Gehirn. Wie wir den globalen Angriff auf unsere mentale Freiheit erfolgreich abwehren. Berlin: Mental Enterprises 2023.

Obermaier P, Täuber M. Gewinner grübeln nicht. Richtiges Denken als Schlüssel zum Erfolg. Berlin: Goldegg 2019.

Perlmutter D, Perlmutter A. Blöd im Kopf. Neustart fürs Gehirn – damit Konsumgesellschaft & Fast Food uns nicht kaputtmachen. München: Südwest 2020.

Peters A. Unsicherheit. Das Gefühl unserer Zeit. Und was uns gegen Stress und gezielte Verunsicherung hilft. München: Bertelsmann 2018.

Peterson JB. 12 Rules for Life. Ordnung und Struktur in einer chaotischen Welt. München: Goldmann 2019.

Porges SW. Die Polyvagal-Theorie. Neurophysiologische Grundlagen der Therapie. Emotionen, Bindung, Kommunikation und ihre Entstehung. Paderborn: Junfermann 2010.

Precht RD. Die Kunst kein Egoist zu sein. Warum wir gerne gut sein wollen und was uns davon abhält. München: Goldmann 2013.

Rankin L. Warum Gedanken stärker sind als Medizin. Wissenschaftliche Beweise für die Selbstheilungskraft. München: Penguin 2017.

Roth G. Warum es so schwierig ist, sich und andere zu ändern. Persönlichkeit, Entscheidung und Verhalten. Stuttgart: Klett-Cotta 2019.

Roth G, Trüber N. Wie das Gehirn die Seele macht. Stuttgart: Klett-Cotta 2019.

Rüegg JC. Mind & Body. Wie unser Gehirn die Gesundheit beeinflusst. Stuttgart: Schattauer 2010.

Rüegg JC. Gehirn, Psyche und Körper. Neurobiologie von Psychosomatik und Psychotherapie. Stuttgart: Schattauer 2011.

Rüegg JC. Die Herz-Hirn-Connection. Wie Emotionen, Denken und Stress unser Herz beeinflussen. Stuttgart: Schattauer 2013.

Schmid GB. Selbstheilung durch Vorstellungskraft. Wien: Springer 2010.

Schmid K. Kopfsache gesund. Die Wissenschaft entdeckt die Heilkraft der Gedanken. Wien: edition a 2018.

Schmid W. Unglücklich sein. Eine Ermutigung. Berlin: Insel 2013.

Schmid W. Dem Leben Sinn geben. Berlin: Suhrkamp 2013.

Schmid W. Gelassenheit. Was wir gewinnen, wenn wir älter werden. Berlin: Insel 2014.

Schmid W. Die Liebe atmen lassen. Berlin: Suhrkamp 2015.

Schmid W. Liebe. Warum sie so schwierig ist und wie sie dennoch gelingt. Berlin: Insel 2015

Schmid W. Vom Glück der Freundschaft. Berlin: Insel 2016.

Schmid W. Glück. Alles, was Sie darüber wissen müssen, und warum es nicht das Wichtigste im Leben ist. Berlin: Insel 2016.

Schmid W. Das Leben verstehen. Von den Erfahrungen eines philosophischen Seelsorgers. Berlin: Suhrkamp 2016.

Schnabel U. Zuversicht. Die Kraft der inneren Freiheit und warum sie heute wichtiger ist denn je. München: Blessing 2018.

Schreiber JM. Ich möchte lieber nicht. Eine Rebellion gegen den Terror des Positiven. München: Piper 2022.

Schuller B. Ändere dein Denken, ändere deine Welt. Wie Gedanken unser Leben verändern können. Augsburg: Hour of Power 2019.

Seligman M. Wie wir aufblühen. Die fünf Säulen des persönlichen Wohlbefindens. München: Goldmann 2015.

Spackmann K, Tyrvainen S. The Winner's Bible. Das Geheimnis erfolgreicher und glücklicher Menschen. Berlin: Goldegg 2018.

Stahl S. Das Kind in dir muss Heimat finden. Der Schlüssel zur Lösung (fast) aller Probleme. München: Kailash 2015.

Stahl S. Wer wir sind. Wie wir wahrnehmen, fühlen und lieben. Alles, was Sie über Psychologie wissen sollten. München. Kailash 2022.

Sterzer P. Die Illusion der Vernunft. Warum wir von unseren Überzeugungen nicht zu überzeugt sein sollten. Neuestes aus Hirnforschung und Psychologie. Berlin: Ullstein 2022.

Strunz U. 77 Tipps für ein gesundes Gehirn. Schneller denken, weniger vergessen, Krankheiten vorbeugen und heilen. So bleibt Ihr Gehirn forever young. München: Heyne 2020.

Täuber M. Gedanken als Medizin. Wie Sie mit Erkenntnissen der Hirnforschung die mentale Selbstheilung aktivieren. Berlin: Goldegg 2020.

Täuber M. Falsch gedacht. Wie Gedanken uns in die Irre führen und wir mit mentaler Intelligenz zu wahrer Stärken gelangen. Berlin: Goldegg 2021.

Täuber M, Obermaier P. Alles reine Kopfsache! 5 Phänomene aus der Hirnforschung, mit denen Sie alles schaffen, was Sie wollen. Berlin: Goldegg 2019.

Täuber M, Obermaier P. Das Prinzip der Mühelosigkeit. Warum manchen alles gelingt und andere immer kämpfen müssen. Berlin: Goldegg 2019.

Tödter R. Buddha räumt auf. Wie man mit weniger glücklich wird. München: Südwest 2015.

Thomashoff HO. Ich suchte das Glück und fand die Zufriedenheit. Eine spannende Reise in die Welt von Gehirn und Psyche. München: Ariston 2014.

Thomashoff HO. Das gelungene Ich. Die vier Säulen der Hirnforschung für ein erfülltes Leben. München: Ariston 2017.

Urner M. Schluss mit dem täglichen Weltuntergang. Wie wir uns gegen die digitale Vermüllung unserer Gehirne wehren. München: Droemer 2019.

Urner M. Raus aus der ewigen Dauerkrise. Mit dem Denken von morgen die Probleme von heute lösen. München: Droemer 2021.

von Berlepsch T. Update für dein Unterbewusstsein. Neues Denken. Neues Handeln. Neues Fühlen. München: Ariston 2020.

von Hirschhausen E. Glück kommt selten allein. Hamburg: Rowohlt 2011.

von Hirschhausen E. Die bessere Hälfte. Worauf wir uns mitten im Leben freuen können. Reinbek: Rowohlt 2018.

Waldinger R, Schulz M. The Good Life ... und wie es gelingen kann. Erkenntnisse aus der weltweit längsten Studie über ein erfülltes Leben. München: Kösel 2023.

Wehrle M. Der Klügere denkt nach. Von der Kunst, auf die ruhige Art erfolgreich zu sein. München: Mosaik 2017.

Wehrle M. Den Netten beißen die Hunde. Wie Sie sich Respekt verschaffen, Grenzen und den verdienten Erfolg erlangen. München: Mosaik 2021.

Wiest B. 101 Essays, die dein Leben verändern werden. München: Piper 2022.

Winscheid L. Hey Hirn! Warum wir ticken, wie wir ticken. München: Heyne 2018.

Winscheid L. Besser fühlen. Eine Reise zur Gelassenheit. Hamburg: Rowohlt 2021.

Wiseman R. Wie Sie in 60 Sekunden Ihr Leben verändern. Frankfurt: Fischer 2013.

Wiseman R. Machen, nicht denken! Die radikal einfache Idee, die ihr Leben verändert. Frankfurt: Fischer 2016.

Wolf D. Wenn Schuldgefühle zur Qual werden. Selbstvorwürfe ablegen, sich verzeihen lernen. Mannheim: PAL 2018.

Wolf D. Ängste verstehen und überwinden. Wie Sie sich von Angst und Phobien befreien. Mannheim: PAL 2018.

Wolf D, Merkle R. Gefühle verstehen, Probleme bewältigen. Eine Gebrauchsanleitung für Gefühle. Mannheim: PAL 2016.

Wolf D, Merkle R. Verschreibungen zum Glücklichsein. Denkanstöße für mehr Liebe, Glück, Zufriedenheit. Mannheim: PAL 2017.

Kapitel 4

Andree M. Placebo-Effekte. Heilende Zeichen, toxische Texte, ansteckende Informationen. Paderborn: Wilhelm Fink 2018.

Aust N. In Sachen Homöopathie. Eine Beweisaufnahme. Elbersdorf: Web-Site-Verlag 2013.

Bartens W. Ist das Medizin oder kann es weg? Welche Therapiemethoden wirklich helfen und worauf wir verzichten sollten. München: Gräfe und Unzer 2021.

Berndt C. Resilienz Das Geheimnis der psychischen Widerstandskraft. Was uns stark macht gegen Stress, Depressionen und Burn-out. München: dtv 2019.

Bernhardt K. Panikattacken und andere Angststörungen loswerden. Wie die Hirnforschung hilft, Angst und Panik für immer zu besiegen. München: Ariston 2016.

Bernhardt K. Depressionen und Burnout loswerden. Wie seelische Tiefs wirklich entstehen und was Sie dagegen tun können. München: Ariston 2019.

Bikman B. Warum wir krank werden. Insulinresistenz als wahre Ursache für chronische Krankheiten wie Diabetes, Alzheimer oder Krebs – und wie wir sie bekämpfen können. München: riva 2021.

Bingel U, Schedlowski M, Kessler H. Placebo2.0. Die Macht der Erwartung. Zürich: rüffer & rub 2019.

Bischoff C. Selbstvertrauen. Die Kunst dein Ding zu machen. München: Ariston 2014.

Blech J. Die Krankheitserfinder. Wie wir zu Patienten gemacht werden. Frankfurt: Fischer 2019.

Böhme R. Resilienz. Die psychische Widerstandskraft. München: C.H. Beck 2019.

Braumann KM, Stiller N. Bewegungstherapie bei internistischen Erkrankungen. Berlin: Springer 2010.

Bundesärztekammer. Placebo in der Medizin. Köln: Deutscher Ärzteverlag 2011.

Burisch M. Das Burnout-Syndrom. Theorie der inneren Erschöpfung. Zahlreiche Fallbeispiele. Hilfen zur Selbsthilfe. Berlin: Springer 2010.

Davis DM. Heilen aus eigener Kraft. Wie ein neues Verständnis unseres Immunsystems die Medizin revolutioniert. München: DVA 2019.

Deimel H. Facetten der Bewegungs- und Sporttherapie in Psychiatrie, Psychosomatik und Suchtbehandlung. Sankt Augustin: Academia 2012.

Dispenza J. Du bist das Placebo. Bewusstsein wird Materie. Dorfen: Koha 2018.

Dobos G. Chronische Krankheiten natürlich behandeln. Mein erfolgreiches Therapiekonzept. München: Zabert Sandmann 2012.

Dobos G. Endlich schmerzfrei und wieder gut leben. Die eigenen Heilkräfte stärken mit moderner Naturheilkunde. München: Scorpio 2018.

Dobos G. Das gestresste Herz. Mit Naturheilkunde für ein längeres Leben. Neueste Forschung zu Lebensstil und Herzgesundheit. Das 8-Wochen-Programm. München: Scorpio 2019.

Dobos G, Paul A. Mind-Body-Medizin. Integrative Konzepte zur Ressourcenstärkung und Lebensstiländerung. München: Elsevier 2019.

Döll M. Arthrose. Endlich schmerzfrei durch Naturheilmittel. Sanfte Hilfe für Ihre Gelenke. München: Goldmann 2015.

Egger G, Binns A, Rössner S, Sagner M. Präventionsmedizin. Chronische Krankheiten – Vorbeugen und Behandeln. München: Elsevier 2017.

Ellert C. Long COVID. Wege zu neuer Stärke. Symptome, Behandlungen, Hilfe zur Selbsthilfe. München: ZS Verlag 2022.

Engelhardt M. (Hrsg.) Sportverletzungen. Diagnose, Management und Begleitmaßnahmen. München: Elsevier 2022.

Ernst E. Nazis, Nadeln und Intrigen. Erinnerungen eines Skeptikers. Hannover: jmb 2015.

Ernst E. Homöopathie – die Fakten (unverdünnt). Berlin: Springer 2018.

Ernst E. Schmu. Scheinmedizinischer Unfug. Hannover: jmb 2019.

Ernst E. Heilung oder Humbug? 150 alternativmedizinische Verfahren von Akupunktur bis Yoga. Berlin: Springer 2021.

Ernst E. Alternativmedizin – was hilft, was schadet. München: Gräfe & Unzer 2021.

Ernst E. Vorsicht Heilpraktiker. Eine kritische Analyse. Berlin: Springer 2023.

Esch T, Esch SM. Stressbewältigung. Mind-Body-Medizin. Achtsamkeit. Selbstfürsorge. Berlin: MWV 2015.

Federspiel K, Herbst V. Die Andere Medizin. "Alternative" Heilmethoden für Sie neu bewertet. Berlin: Stiftung Warentest 2005.

Froböse I. Raus aus der Tablettenfalle. Das Erfolgsprogramm für ein Leben ohne Pillen & Co. München: Gräfe und Unzer 2019.

Fröhlich-Gildhoff K. Rönnau-Böse M. Resilienz. München: Ernst Reinhardt 2019.

Gitter C. Zu Risiken und Nebenwirkungen fragen Sie Ihre Apothekerin. Alles über die fantastische Welt der Medikamente. München: Droemer 2019.

Goldacre B. Die Wissenschaftslüge. Die pseudowissenschaftlichen Versprechungen von Medizin, Homöopathie, Pharma- und Kosmetikindustrie. Frankfurt: Fischer 2010.

Gottschling S, Amend L. Leben bis zuletzt. Was wir für ein gutes Sterben tun können. Frankfurt: Fischer 2016.

Gottschling S. Amend L. Schmerz los werden. Warum so viele Menschen unnötig leiden und was wirklich hilft. Frankfurt: Fischer 2017.

Gottschling S, Amend L. Wer heilt hat Recht. Chancen und Grenzen der Alternativmedizin. Frankfurt: Fischer 2019.

Gotzler M. Biohacking. Optimiere dich selbst. Besser schlafen, mehr leisten, ausgeglichener sein, länger leben. München: riva 2018.

Gotzsche PC. Impfen. Für und Wider. Die Wahrheit über unsere Impfstoffe und ihre Zulassung, inklusive der neuen Corona-Impfstoffe. München: Riva 2021.

Graf C. Sport- und Bewegungstherapie bei Inneren Krankheiten. Lehrbuch für Sportlehrer, Übungsleiter, Physiotherapeuten und Sportmediziner. Köln: Deutscher Ärzte-Verlag 2014.

Graf D, Lammers C. Anders heilen? Wo die Alternativmedizin irrt. Aschaffenburg: Alibri 2015.

Grams N. Homöopathie neu gedacht. Was Patienten wirklich hilft. Berlin: Springer 2015.

Grams N. Gesundheit! Ein Buch nicht ohne Nebenwirkungen. Berlin: Springer 2018.

Grams N. Was wirklich wirkt. Kompass durch die Welt der sanften Medizin. Berlin: Aufbau 2020.

Grönemeyer D. Weltmedizin. Auf dem Weg zu einer ganzheitlichen Heilkunst. Frankfurt: Fischer 2018.

Grönemeyer D. Naturmedizin und Schulmedizin! Mein gesammeltes Gesundheitswissen wichtiger Volkskrankheiten. Frankfurt: Fischer 2020.

Grönemeyer D. Medizin braucht Zuwendung, Vertrauen und Mut zu neuen Wegen. München: Ludwig 2022.

Hasler G. Resilienz: Der Wir-Faktor. Gemeinsam Stress und Ängste überwinden. Stuttgart: Schattauer 2017.

Hauck E, Huster S. Wirkprinzipien der Placebo-Effekte in der medizinischen Behandlung. Baden-Baden: Nomos 2019.

Hölter G. Bewegungstherapie bei psychischen Erkrankungen. Grundlagen und Anwendung. Köln: Deutscher Ärzte-Verlag 2011.

Hontschik B. Erkranken schadet Ihrer Gesundheit. Frankfurt: Westend 2019.

Hontschik B. Heile und Herrsche! Eine gesundheitspolitische Tragödie. Frankfurt: Westend 2022.

Huber R, Michalsen A. Komplementärmedizin. Stuttgart: Haug 2014.

Hübner J. Komplementäre Onkologie. Supportive Maßnahmen und evidenzbasierte Empfehlungen. Stuttgart Schattauer 2012.

Hufeland-Leistungsverzeichnis. Integrative Medizin. Stuttgart: Thieme 2020.

Hüther G. Raus aus der Demenzfalle! Wie es gelingen kann, die Selbstheilungskräfte des Gehirns rechtzeitig zu aktivieren. München: Arkana 2017.

Hüther G. Lieblosigkeit macht uns krank. Was unsere Selbstheilungskräfte stärkt und wie wir endlich gesünder und glücklicher werden. Freiburg: Herder 2021.

Kappauf H. Wunder sind möglich. Spontanheilung bei Krebs. Freiburg: Herder 2011.

Kreil C. Fakemedizin. Falsche Heilversprechen, skrupellose Ärzte und gerissene Gurus. München: Komplett-Media 2021.

Lackner H, Zielinski C. Die Medizin und ihre Feinde. Wie Scharlatane und Verschwörungstheoretiker seit Jahrhunderten Wissenschaft bekämpfen. Wien: Ueberreuter 2022.

Lambeck M. Irrt die Physik? Über alternative Medizin und Esoterik. München: Beck 2016.

Lamberty P, Nocun K. Gefährlicher Glaube. Die radikale Gedankenwelt der Esoterik. Köln: Bastei Lübbe 2022.

Liebscher-Bracht R, Bracht P. Die Arthrose Lüge. Warum die meisten Menschen völlig umsonst leiden – und was sie dagegen tun können. München: Goldmann 2017.

Liebscher-Bracht R, Bracht P. Schmerzfrei und beweglich bis ins hohe Alter. Das große Selbsthilfe-Buch nach der Liebscher & Bracht-Methode. München: Mosaik 2022.

Maio G. Geschäftsmodell Gesundheit. Wie der Markt die Heilkunst abschafft. Berlin: Suhrkamp 2014.

Maio G. Den kranken Menschen verstehen. Für eine Medizin der Zuwendung. Freiburg: Herder 2015.

Maio G. Auf den Menschen hören. Für eine Kultur der Aufmerksamkeit in der Medizin. Freiburg: Herder 2017.

Maio G. Mittelpunkt Mensch. Lehrbuch der Ethik in der Medizin. Stuttgart: Schattauer 2017.

Maio G. Werte für die Medizin. Warum die Heilberufe ihre eigene Identität verteidigen müssen. München: Kösel 2018.

Marchant J. Heilung von innen. Die neue Medizin der Selbstheilungskräfte. Reinbek: Rowohlt 2020.

Marianovic M. Die Gesundheitslüge. Risiken und Nebenwirkungen eines kranken Systems. München: Gräfe und Unzer 2020.

Markser VZ, Bär KJ. Sport- und Bewegungstherapie bei seelischen Erkrankungen. Forschungsstand und Praxisempfehlungen. Stuttgart: Schattauer 2015.

Marquardt M. Erschöpft. Warum uns allen die Kraft ausgeht und was wir dagegen tun können. Mit dem Recharge-Programm für ein gutes Leben. Köln: Bastei-Lübbe 2021.

Masten AS. Resilienz: Modelle, Fakten & Neurobiologie. Das ganz normale Wunder entschlüsselt. Paderborn: Junfermann 2016.

Mewes N, Reimers CD, Knapp G. Prävention und Therapie durch Sport. Band 1: Grundlagen. München: Elsevier 2015.

Mooren FC, Knapp G, Reimers CD. Prävention und Therapie durch Sport. Band 3: Orthopädie, Rheumatologie, Immunologie. München: Elsevier 2016.

Much T. Der große Bluff. Irrwege und Lügen der Alternativmedizin. Berlin: Goldegg 2016.

Mueller A. Unheilpraktiker. Wie Heilpraktiker mit unserer Gesundheit spielen. München: Riemann 2016.

Müller SV. Mythos Süßstoff. Die ganze Wahrheit über künstlichen und natürlichen Zuckerersatz. Wien: Kneipp 2010.

Nawroth PP. Gebt der Medizin ihren Sinn zurück! Aufruf zu einer radikalen Umkehr im Gesundheitswesen. Berlin: Springer 2018.

Nehls M. Die Alzheimer-Lüge. Die Wahrheit über eine vermeidbare Krankheit. München: Heyne 2014.

Nguyen-Kim MT. Die kleinste gemeinsame Wirklichkeit. Wahr, falsch, plausibel. Die größten Streitfragen wissenschaftlich geprüft. München: Droemer 2021.

Oertel V, Matura S. Bewegung und Sport gegen Burnout, Depressionen und Ängste. Berlin: Springer 2017.

Oertel-Knöchel V, Hänsel F. Aktiv für die Psyche. Sport und Bewegungsinterventionen bei psychisch kranken Menschen. Berlin: Springer 2015.

Osterhaus T. Der Blutwerte Code. Was dir Eisen, Omega-3, Vitamin D und Co. über deine Gesundheit verraten und wie du sie optimierst. München: riva 2023.

Poser M. Der Placebo-Effekt. Wie die Seele den Körper heilt. Amerang: Crotona 2015.

Prang M. Alternativmedizin. Was sie leistet. Wann sie schadet. München: Beck 2014.

Reimers CD, Reuter I, Tettenborn B, Broocks A, Thürauf N, Knapp G. Prävention und Therapie durch Sport. Band 2: Neurologie, Psychiatrie/Psychosomatik, Schmerzsyndrome. München: Elsevier 2015.

Reuther G. Der betrogene Patient. Ein Arzt deckt auf, warum Ihr Leben in Gefahr ist, wenn Sie sich medizinisch behandeln lassen. München: riva 2019.

Rubin F. Meine besten Gesundheits-Tipps fürs Älterwerden. Vorbeugen, Lindern, Heilen. München: ZS 2015.

Rubin F. Meine besten Hausmittel. Krankheiten vorbeugen und natürlich behandeln. München: ZS 2016.

Rubin F. Meine sanfte Medizin für ein starkes Herz. Herzerkrankungen, Bluthochdruck & Arteriosklerose natürlich behandeln. München ZS 2017.

Schaaber J. Pillen-Poker. Wie uns die Pharmaindustrie schadet und was man dagegen tun kann. Berlin: Suhrkamp 2023.

Schmacke N. Der Glaube an die Globuli. Die Verheißungen der Homöopathie. Berlin: Suhrkamp 2015.

Singh S. Ernst E. Gesund ohne Pillen. Was kann die Alternativmedizin? München: Hanser 2009.

Strunz U. Frohmedizin. Der aktive Weg zur Gesundheit. Ohne Pillen und Medikamente. Neue Strategien gegen Herzinfarkt, Schlaganfall, Diabetes ... München: Heyne 2009.

Strunz. Wunder der Heilung. Neue Wege zur Gesundheit. Erkenntnisse und Erfahrungen. München: Heyne 2014.

Strunz U. Blut. Die Geheimnisse unseres „flüssigen Organs“. München: Heyne 2015.

Strunz U. Strategien der Selbstheilung. Die sieben Schritte zur Gesundheit. München: Heyne 2016.

Strunz U. Der Schlüssel zur Gesundheit. Erfahrungen und Überzeugungen eines passionierten Arztes. München: Heyne 2016.

Strunz U. Neue Wege der Heilung. Gesundheit geschieht von innen. München: Heyne 2017.

Strunz U. 77 Tipps für ein gesundes Herz. Fit für ein ganzes Leben. So erhalten Sie Ihre Gefäße jung und senken das Herzinfarktrisiko. München: Heyne 2019.

Strunz U. Neue Wunder der Heilung. Krebs, Rheuma, Migräne, Asthma … Patienten berichten, wie sie schwere Krankheiten besiegt haben. München: Heyne 2019.

Strunz U. 77 Tipps für Rücken und Gelenke. Beweglich bleiben, Schmerzen besiegen. Frei von Arthrose, Rheuma, Bänderriss & Co. – ein Leben lang. München: Heyne 2021.

Strunz U. Heilung erfahren. Verborgene Krankheiten erkennen und besiegen. Was wirklich hinter rätselhaften Symptomen steckt. München: Heyne 2022.

Strunz U. 111 Tipps für einen gesunden Körper. Das Beste für Herz, Gehirn, Darm, Rücken, Gelenke und eine starkes Immunsystem. So bleiben Sie ein Leben lang gesund und fit. München: Heyne 2023.

von Hirschhausen E. Wunder wirken Wunder. Wie Medizin und Magie uns heilen. Hamburg: Rowohlt 2016.

Walach H. Heilung kommt von innen. Selbstverantwortung für die eigene Gesundheit übernehmen. München: Knaur 2018.

Walach H, Michael S, Schlett S. Das große Komplementär Handbuch für Apotheker und Ärzte. Stuttgart: Wissenschaftliche Verlagsgesellschaft 2018.

Wittig F. Die weiße Mafia. Wie Ärzte und die Pharmaindustrie unsere Gesundheit aufs Spiel setzen. München: riva 2015.

Wittig F. Krank durch Früherkennung. Warum Vorsorgeuntersuchungen oft mehr schaden als nutzen. München: riva 2018.

Register

Acetylcholin 35f, 74, 112, 174, 190, 251
Achtsamkeit 53, 147, 163ff, 183, 192ff, 253
ACTH 141, 173,255
Adipokine 84
Adipositas 32, 38, 79, 81, 85, 88, 101, 118, 136, 154, 214, 218f, 226
Adrenalin 20, 30, 35f, 81ff, 95, 114, 128, 164, 167, 187, 190, 209, 250, 255
Affirmation 202, 210ff
AGEs (Advanced Glycation End Products) 50, 64, 83, 119
Akupunktur 228, 232, 239
Aldosteron 35, 67
Alkohol 26ff, 33, 40, 104f, 116, 123, 189
Allesesser 14, 24, 55, 58
alpha-Liponsäure 47f, 50, 73, 78, 113f, 116, 133, 172, 242
Altern 45ff, 157
Alternativmedizin 26, 28, 121, 224, 228ff
Alzheimer 25, 37, 48, 64, 66, 71, 119
Aminogramm 56
Aminosäuren 56ff, 77f, 106, 132
Aminosäureprofil 60
AMPK (Adenosinmonophosphat-aktivierte Proteinkinase) 49ff, 94,96
anabol 58, 82, 94, 132, 154ff
Ängste 21f, 28, 89, 141, 166f, 189f, 205f, 244, 249ff, 256, 259f
Anti-Aging 70, 140, 155, 223
Antibiotika 7, 22f, 25, 59, 146
Antioxidanzien 46ff, 72ff, 90f, 102, 113f, 133f, 241f
Apfeltyp 85
Appetit 20, 22, 24, 80ff, 86, 105, 107, 118f, 173
Arachidonsäure 59, 66, 69
Arbeitsumsatz 78
Atemtechnik 163ff, 208, 212
ATI (Amylase-Trypsin-Inhibitoren) Sensitivität 99, 125f
ATP (Adenosintriphosphat) 48, 77
Ausdauertraining 33, 105, 136ff, 145, 151f, 156ff, 219f, 252
Autophagie 48f, 94ff, 113
Autosuggestion 197, 199, 212

Ballaststoffe 23ff, 58f, 61f, 84, 97f, 101f
Bauchentscheidungen 21, 198
Bauchfett 64, 84f, 96
Bauchumfang 85
BDNF (Brain-derived neurotrophic factor) 41, 49, 70, 94, 148, 251
Belohnungssystem 22, 62, 65, 104, 111, 176, 187ff
Bewegung 17, 20, 51ff, 92, 97, 135ff, 140ff, 147ff, 161, 218ff, 250ff
Beziehungen 185f
Biologika Therapien 214
Biologische Uhr 19
Biologische Wertigkeit von Eiweiß 60
Bioresonanz 121, 229, 239f
Birnentyp 85
Bisphenole 53, 117, 154
Bitterstoffe 62
Blutfette 47, 58, 66, 68, 84, 104
Blutzuckerspiegel 35f, 50, 61, 64, 80, 82f, 87f, 92f, 95, 98, 102, 156
BMI (Body-Mass-Index) 19, 79f, 84f, 88, 219
Braunes Fettgewebe 51, 96
Bulimie 82
Burnout 164, 192, 204f, 253ff

cAMP (zyklisches Adenosinmonophosphat) 78, 189
CED (Chronisch-entzündliche Darmerkrankungen) 24, 26f, 100, 122
Chiropraktik 240f
Cholesterin 67ff, 89f, 131, 153f, 214f
Cholesterinspiegel 24, 68f, 102f, 113
Cholezystokinin 21, 81f
Chromatinmodifikationen 17f
Circadianer Rhythmus 37ff
Coenzym Q10 47f, 67, 78, 106, 113, 133, 241f
CRH (Corticotropin-Releasing-Hormon) 36, 251, 255f
Curcumin 49f, 103, 118f

Darmbakterien 22ff, 101
Darm-Hirn-Verbindung 20, 24ff
Darmimmunsystem 26
Depression 22, 25, 94, 251ff
DHEA (Dehydroepiandrosteron) 47, 135, 153
Diabetes 62ff, 82ff, 88f
Diäten 82ff
Dopamin 21f, 62ff, 82, 128, 139ff, 148, 179f, 184, 187ff, 250f, 257f
Dysbiose 24f, 122

Eier 58, 60
Eisen 128ff
Eiweißquellen 58
Emotionen 21f, 33, 82, 141f, 166f, 175f, 179f, 193, 197ff, 243ff, 258ff
Endocannabinoide 36, 94, 100, 187, 189, 194, 196, 250f
Endorphine 35f, 65, 94, 141, 168f, 184, 187ff, 194, 196, 209, 245, 248, 250f, 258
Energiebilanz 78, 86f, 97, 117
Energiedichte 58, 88, 98, 107, 109
Energiestoffwechsel 74, 77f, 91f, 110f, 128, 130, 151, 189
Enterotyp 24
Entschlackung 93, 106
Entspannungsmaßnahmen 162ff, 195, 250f
Entzündungen 30ff, 46ff, 66f, 69ff, 83ff, 116, 129ff, 145, 162
Epigenetik 17ff, 52, 244f
Epigenom 17ff, 46, 49, 51
Erholungsnerv, siehe Parasympathikus
Ernährung 14f, 23ff, 55ff, 97ff, 114ff
Ernährungsberatung 88, 90, 92
Ernährungspyramide 98f
Evidenzbasierte Medizin 225ff, 235
Evolution 11ff, 20f, 29
Exorphine 62
Exposom 17

Fast Food 105, 107, 109
Fasten 20, 33, 41, 49, 53, 55, 92ff, 156
Ferritin 85, 128
Fette 66ff, 77, 87
Fettgewebe 80, 83f, 96
Fettleber 64, 66, 69, 83f
Fettleibigkeit 14, 53, 64, 86, 219
Fettsäuren 24, 27, 66ff, 77f, 84, 96, 101, 103
Fettstoffwechsel 87f, 90f, 93, 95ff, 112
Fisch 58ff, 70f, 98, 105ff
Fleisch 58ff, 66f, 98, 105ff
Flexitarier 106
Flow 194ff
FODMAPs 99, 123
Folsäure (Vitamin B9) 18, 24, 71, 74, 126, 130
Formula-Diäten 88, 92
Freie Radikale 46f, 113f, 129ff, 241
Fruktose 64, 122f

GABA (gamma-Aminobuttersäure) 21, 80, 104, 141, 172f, 189f
Gefühle 176f, 179f, 183f, 192f, 198, 202ff, 258
Genom 16ff
Genregulation 17f, 52, 244f
Gesamtumsatz 78
Geschmacksqualitäten 62
Geschmacksverstärker 118f
Gesundheitsprofil, Test 41ff
Gesundheitssystem Kosten 136, 214f
Gewohnheiten 7f, 177f, 199f, 244f
Gewürze 90
Ghrelin 22, 38, 63f, 81f, 173
Gicht 14, 64, 110
Glaubenssätze 200ff, 212
GLP-1 (Glucagon-like Peptid 1) 81, 102
GLP-1-Agonisten 88, 214
Glück 21f, 52, 182ff, 205f
Glukagon 83, 92, 96
Glukoneogenese 38, 58, 61, 77, 95f, 132
Glukosamin 50
Glukose 35f, 50, 58, 60f, 65, 77f, 80ff, 91, 96
Glutamat 80, 104, 118f, 189
Glutathion 48, 59, 90, 113, 133
Gluten 28, 89, 99, 121, 124ff
Glykämische Last 60, 86f, 89, 98, 100f
Glykämischer Index 60f, 64, 86f, 89
Glykogen 35, 61f, 65, 77, 82ff, 90, 111f
Glykogenabbau 35, 77
Glykogenspeicher 61, 65, 90, 112, 158
Glyx-Diät 89
Grundumsatz 78ff, 84, 86f, 95ff, 153

Harnsäure 14, 64
HbA1-c 50, 84
HDL-Cholesterin 66ff, 90, 104, 153
Heilpraktiker 229ff
Heißhunger 80, 82ff
Herz-Kreislauf-Erkrankungen 25f, 28, 32f, 36, 45ff, 58f, 62f, 66ff, 84f, 94, 100, 104, 112, 114, 136f, 144, 153, 155, 214ff, 218ff, 242, 252, 258
HGH (Human Growth Hormone), siehe Wachstumshormon
Hirnentscheidungen 22
Histaminintoleranz 123f
Homöopathie 237f
Homöostase 35, 45, 80, 82, 86, 168
Hormesis 48f
Hülsenfrüchte 58, 61f, 98
Hunger 38f, 63f, 80ff
Hyperaktivität 21, 64f, 120, 148
Hypoglykämie 80, 82f, 84, 91, 156
Hypophyse 35, 38, 80f, 141, 154ff, 176
Hypothalamus 22, 34f, 39, 80ff, 154ff, 175f

IGF (Insulin-like Growth Factors) 49f, 60, 84, 94, 96, 156
Imagination 165, 197, 199f, 202, 210ff
Immunglobulin G Screening 28
Immunseneszenz 19, 32
Immunsystem, adaptives 30ff, 255
Immunsystem, angeborenes 29ff, 125, 145, 255
Impfung 31, 33, 222, 240
Individuelle Gesundheitsleistungen (IGeL) 228
Infektionsrisiko 145ff, 255
Insulin 35, 47, 49f, 53, 58, 60, 62, 80ff, 107f, 117, 119
Insulinresistenz 64, 80, 83f, 89f
Insulinspiegel 53, 62, 80, 82ff, 86ff, 93, 108
Interleukine 30, 32, 46, 64, 85, 111f
Intervallfasten 18, 40f, 53, 83, 92ff

Jod 126, 130
Jo-Jo-Effekt 86, 88, 95

Kaffee 50, 96, 99, 110ff, 128, 130
Kakao 100, 123
Kältereize 29, 51, 92, 96, 170, 250
katabol 58, 94, 153f
Katecholamin 32, 145, 163, 173, 250, 255f
Kausalität 235
Ketogene Ernährung 91f
Kinder und Jugendliche 17, 23, 60, 63ff, 94, 101, 106, 108, 121f, 129ff, 136, 148ff, 220, 223
Koffein 93, 110ff, 128, 155, 174
Kognitive Revolution 12f
Kognitive Verhaltenstherapie 174, 256f
Kohärenz 45f, 188, 192ff, 201, 261
Kohlenhydrate 49f, 61ff, 68, 77ff, 81, 83ff, 99, 101f, 107ff, 146
Kombinationsschmerzmittel 111
Körperfettanteil 79f, 96
Körperhaltung 209f
Korrelation 235
Kortisol 30ff, 35f, 38, 47, 58, 67, 70, 81ff, 85f, 141, 145f, 153ff, 163, 167f, 173, 209, 255ff, 257
Kräuter 91
Kreatinphosphat 77
Krebs 18ff, 45ff, 59f, 62, 70, 91f, 96, 112ff, 116, 214, 217ff, 239f

Lachen 188, 209
Laktoseintoleranz 15, 103, 120, 122ff
Landwirtschaftliche Revolution 15
Lauftherapie 251f
LDL-Cholesterin 66, 68ff, 90, 102, 131, 153, 215
Leaky Gut 26f, 99, 121, 124, 132, 236f

Lebenserwartung 51f, 58, 68, 106, 165, 183, 193, 214
Leitlinien 91, 122, 124, 174, 225f, 228, 250
Leptin 38, 64, 80ff, 95, 119, 173
Leukotriene 69, 130
Licht 37ff, 171ff, 228
Liebe 179f, 185ff
Light-Lebensmittel 89
limbisches System 21, 34, 62, 107, 140, 176, 179, 192
Lipolyse 35, 77, 83, 111
Lipoprotein a 68
LOGI-Methode 89f
Low-Carb-Ernährung 84, 88f, 91, 98, 109

Magersucht 79, 82
Magnesium 126, 128
Makronährstoffe 56, 107f
Mangel im Überfluss 81, 107, 126
Massage 158, 169
Meditation 164ff, 193f, 196f, 202, 211
Mediterrane Ernährung 67, 100, 108f
Melatonin 38f, 47, 50, 172ff, 189
Menschenarten 13
Mentales Training 197, 210, 256, 260
Metaanalysen 225
Metabolisches Syndrom 83, 93, 125, 131, 136, 153
Metformin 25, 50, 131
Methylierung 17ff
Mikrobiota 22
Mikroglia 27
Milch 103
Mind-Body-Medizin 224
Mineralstoffe 74ff, 105, 126f, 134
Mitochondrien 19, 46ff, 77f, 241f
Molke 58ff, 93, 132
mTOR (mammalian target of rapamycin) 49ff, 53, 94, 96, 103, 113
Muskelaufbau 49, 57, 60, 70, 96, 132, 136, 155, 173
Mutation 17f

NAD Vorläufer 50
Nährstoffdichte 61, 88, 98, 107
Nahrungsergänzungsmittel 25, 49f, 102, 126ff
Nahrungsmittelunverträglichkeiten 27f, 99, 120ff
Neutralgewicht 86
Niacin (Vitamin B3) 50, 74
Nocebo-Effekt 120, 248
Noradrenalin
Normalgewicht 79, 116
Nucleus accumbens 62, 139, 148, 189
Nüsse 61, 98, 108, 114, 116, 121

Öle 69ff, 91, 98
Omega-3-Fettsäuren 12, 19, 50, 59, 66, 68ff, 114ff, 119, 126, 178
Omega-3-Index 70f
Omega-6-Fettsäuren 59, 66, 69ff
Optimismus 19, 21, 178, 183, 188, 191ff, 198, 248f, 258ff
Orexin 80
Orlistat 88
Orthomolekulare Medizin 126, 241
Östrogene 47, 62, 67, 81, 84f, 94, 151, 153f
Out-of-Africa Theorie I 12
Out-of-Africa Theorie II 13
Oxytocin 35, 168f, 184, 187, 190, 244f, 248, 258

PAL Faktor 78f
Parasympathikus 20, 34, 36, 82, 162ff, 166ff, 248
Persönlichkeitstypen 180f
PGC-1alpha 49, 78
Phytotherapie 238
Placebo-Effekt 231, 235, 237ff, 244f, 247ff, 256, 258
Positive Psychologie 183, 193
Positives Denken 51, 179, 183f, 192, 211, 260f
Präbiotika 23, 25, 114, 126
Prävention 136, 216ff, 223, 227
Probiotika 23, 25, 114, 126
Progressive Muskelentspannung 163
Prostaglandine 59, 69, 130
Proteine / Eiweiße 17, 56ff, 68, 81, 87, 89ff, 98, 107ff, 114, 132
Psychotherapie 244, 256, 258, 260
Pterostilben 50

Quercetin 47ff, 103

Randomisierte Kontrollierte Studie 225, 235
Rapaloga 50
Rapamycin 49f
Rauchen 28, 113, 116
Regeneration 60, 77, 132ff, 157f, 161f, 168ff, 173
Resilienz 168, 181, 260f
resistente Stärke 100f
Resveratrol 49f, 103
Rohkost 100

Salz 90
Sättigung 80ff, 87f, 102, 117
Sauna 170
Säure-Basen-Haushalt 109f
Schilddrüse 24, 35, 78
Schilddrüsenhormone 78, 81, 92, 129f
Schlaf 18f, 21, 37ff, 51f, 81, 170ff, 256
Schwangerschaft 58f, 65, 94, 106, 120, 127ff, 152
Sekundäre Pflanzenstoffe 18, 46, 49f, 98, 102f, 113
Selbstbewusstsein 191, 193, 204, 209
Selbstgespräche 201ff, 210ff
Selbsthypnose 197, 212f
Selbstoptimierung 223
Selen 78, 106, 127, 129f
Semaglutid 88
Senioren 50ff, 60, 79, 149, 157ff
Serotonin 21, 35, 62, 81f, 94, 100, 128, 141, 172, 187ff, 248, 251, 257f
Sibutramin 88
Sirtuine 20, 49ff, 53, 94, 172

SNP (single nucleotide polymorphism) 17
Soja 57ff, 106, 154
Somatotropin, siehe Wachstumshormon
Spermidin 49, 96
Sport 25, 32f, 38, 41, 48ff, 60, 65, 78, 82, 90f, 94ff, 107, 109ff, 128f, 133, 136f, 140ff, 173f, 218ff, 250ff
Spurenelemente 75f, 100, 113, 127, 133f
Statine 25, 69, 133, 154, 214, 241
Steinzeit-Ernährung 58, 66, 98
Stickstoffmonoxid (NO) 36, 78, 100, 132, 137, 156, 190, 241
Stress, akuter 33, 35
Stress, chronischer 18ff, 32ff, 86, 162, 174, 186, 255
Stresshormone 30, 35, 78, 90, 145, 163, 209, 251
Stressmanagement 37, 162
Stressnerv, siehe Sympathikus
Stressreaktion 20, 34f, 190, 203, 257
Sucht 22, 63, 104, 184, 189f
Superfoods 114f
Süßstoffe 25, 119f
Sympathikus 20, 34ff, 82, 166
Systematische Reviews 225

Tagträume 165, 197ff
Tellermodell 107
Telomerase 19, 35, 140, 255
Telomere 19f, 35, 51, 62, 70, 111, 140, 166, 255
Testosteron 47, 58, 62, 67, 81, 84f, 94, 105f, 131, 151, 153ff, 173, 180
Thyroxin 35, 78, 130
TNF-alpha 30, 32, 46, 145, 214
Trance 196f, 210, 212
Transfette 50, 66f, 70f
Trennkost 106, 108
Triglyzeride 66ff, 84
Trijodthyronin 78, 130

Übergewicht 53, 79ff, 101, 116ff, 149f
Umweltgifte 33, 46, 116f
Untergewicht 73, 94
Uricase 14

Vagus-Nerv 20ff, 36f, 82f, 162ff
Veganer 58, 70, 78, 105f, 129ff, 242
Vegetarier 105f, 128ff, 242
Vitamin B_{12} 18, 24, 50, 73f, 105f, 130
Vitamin D 50, 67, 72, 92, 105, 131, 134, 153, 156, 241
Vitamine 18, 24, 46ff, 71ff, 92, 98ff, 105ff, 126f, 133f
VLDL 66, 68
Vollwertkost 100
Vormenschen 11f
Vorsorgeuntersuchungen 143f, 217ff

Wachstumshormon 35, 39, 47, 50, 58, 78, 81, 95f, 105, 135, 155f
Wärmereize 51, 170, 250
Wasser 38, 53, 109f
Wechseljahre 103, 152
Weizensensitivität 99, 121, 124f
Western Diet 23, 49, 55, 70, 105

Zahnheilkunde 242
Ziele 142, 176, 191, 204ff
Zink 92, 106, 114, 129, 241
Zivilisationskrankheiten 14f, 45, 55, 62, 84, 147
Zöliakie 27f, 89, 99, 124f
Zucker 22f, 61ff, 83f, 87, 89, 98ff, 116
Zufriedenheit 52, 166, 182ff, 188ff, 203ff
Zusatzstoffe 102, 117ff
Zuversicht 192f, 200ff, 211, 259ff
Zyklusstörungen 151, 154
Zytokine 26f, 29f, 32, 145, 190, 257